개정 2판

안정성, 운동 수행능력 향상 운동

운동 효율성과 부상 예방을 위한 실제적인 생체역학 및 체계적인 훈련

옮긴이 한상완 외

STABILITY, SPORT AND PERFORMANCE MOVEMENT

PRACTICAL BIOMECHANICS AND SYSTEMATIC TRAINING
FOR MOVEMENT EFFICIENCY AND INJURY PREVENTION
SECOND EDITION

JOANNE ELPHINSTON

영 문 출 판 사

■ 옮긴이

한상완
광주보건대학교 물리치료과 교수

김태수
고려대학교 이학박사
현) 한국재활승마학회 교육이사
현) 고려대학교, 용인대학교 등 출강
전) 전주기전대학 재활승마과 초빙교수

강경희
고려대학교 체육학 석사
고려대학교 체육학 박사 수료
현) 하늘병원 스포츠의학연구소 팀장
전) 동신대학교 운동처방학과 겸임 교수

이영신
물리치료사
동신대학교 대학원 졸업(이학박사)

조현정
NARAE(나래) 연구소 대표
대한빙상연맹 훈련과학위원
대한빙상연맹 의무분과위원

공성아
성균관대학교 삼성융합의과학원 책임연구원
(삼성서울병원 임상의학연구소 연구원)

문병무
대구대학교 재활과학대학 물리치료 전공(이학박사)
광주보건대학교 & 원광보건대학교 외래강사
쿠미운동발달센터 대표

이재현
현) 서울시 통합건강증진사업지원단 부단장
현) 대한건강운동관리사협회 교육위원
전) 서울성모병원 의료정보학교실 연구교수
전) 하늘스포츠의학연구소 책임연구원

STABILITY, SPORT AND PERFORMANCE MOVEMENT
Practical Biomechanics and Systematic Training for Movement Efficacy and Injury Prevention **2nd Ed.**

〈알림〉
다음 정보는 일반적인 정보 목적용으로만 제공된다. 독자 개인은 이 책에서 게시하는 제안을 실시하기에 앞서 반드시 항상 자신의 건강관리 제공자와 상담해야 한다. 이후에 지시되는 모든 적용은 독자의 재량에 따라 실시되며, 독자 본인에게 전적으로 책임이 있다.

안정성 및 운동 수행능력 향상 운동

운동 효율성과 부상 예방을 위한
실제적인 생체역학 및 체계적인 훈련

2017년 8월 18일 초판인쇄
2017년 8월 25일 초판발행

지은이 : Joanne Elphinston
옮긴이 : 한 상 완
발행인 : 박 병 조
발행처 : 도서출판 영문출판사
등 록 : 1987년 12월 21일 제2-419호
주 소 : 서울시 강남구 삼성동 69-1
전 화 : (02) 514-5590, 776-5590
팩 스 : (02) 756-8943
E-mail : yeongmunsa@empal.com
홈페이지 : www.ymsbook.net
정 가 : 28,000 원
ISBN 978-89-7224-420-2 93510

※ 파본은 교환해 드립니다.

목차 (Contents)

7장: 2 단계 – 통합 ······227

8장: 3 단계 – 전신 협응력 ······259

9장: 4 단계 – 동적 조절 ······281

10장: 교육 프로그램 전반의 안정성 ······309

11장: 샘플 프로그램들 ······329

제 2 판 서문 (Preface to the Second Edition)

이 책의 첫 번째 판을 영어로 출간한 2008년 이후 많은 부분이 변경되었습니다. 이 기간 동안에 안정성, 특히 "코어(core)" 개념에 대한 왜곡과 전문가들 사이에 많은 의견 개진들은 필자가 제2판을 저술하는데 많은 자극이 되었습니다.

앞으로 4년은 더 빨리 지나갈 것입니다. "기능적"이란 용어는 그 이전에 "코어"와 비슷한 운명을 겪고 있습니다. 만약 운동을 기능적인 면에서 생각할 경우, 비기능적으로 생각되는 다른 운동들 보다 기능적인 운동을 더욱 하고 싶은 욕구가 많을 것으로 생각됩니다. 통합된 전신운동은 특히, 개인 스포츠 또는 직업 등과 연관해서 운동처방을 할 경우 적절하고 유익하며, 이상적인 운동효과로 전이될 수 있습니다. 그러나 나는 임상 및 컨설팅 일을 하면서 많은 사람들을 만난다. 이들은 상대적으로 높은 부하에서 기능훈련을 하지만 최적의 훈련 효과를 얻기 위해 필요한 근본적인 기초능력이 부족하여 원래 가지고 있는 부상 또는 기술적인 장벽으로 인해 어려움을 겪고 있습니다.

가끔 기능을 발휘하기 위해, 기능을 발휘할 수 있는 단계를 건너뛰는 경우가 있습니다. 습관적 움직임 패턴의 재교정; 부적절한 긴장 이완; 움직임 복원; 고유수용감각과 자각을 강화시키는 것을 포함합니다. 이러한 운동 목표를 달성하기 위해서는 기능적 운동처럼 보이지 않을 수도 있지만, 신체가 정상적인 긴장 패턴이 생기지 않게 하고 지속적인 힘을 관리할 수 있는 능력을 증가시키는 것이 더욱 효과적일 수 있습니다

템포를 간단하게 변화시키면 기본적인 조절문제를 밝혀내고 해결할 수 있습니다. 적절한 자세에서 일시적인 부하 감소는 문제에 대한 해결과 타이밍, 협응력을 개선할 수 있습니다. 사람이 새로운 전략을 수립하기 위해 신체와의 관계를 느낄 수 있도록 감각 입력을 증가시킬 수도 있습니다. 관련된 전략에는 비기능적인 것처럼 보이지만 사실 통합적이고, 효과적인 운동으로 가는 과정에서 필요한 운동학습 단계입니다. 이 단계는 운동을 유발시킬 수 있는 시동열쇠가 될 수 있습니다.

안정성과 기능훈련이 운동선수들의 기술향상적인 면에서 보면 **효과적인 향상**을 위해 간단한 운동이다 생각하면 한 단계 더 발전할 수 있다고 기대할 수 있습니다. 코치의 영역으로 자주 여겨지지만, 선수트레이너를 포함한 모든 사람들은 근력, 파워, 안정성 또는 그들이 사용할 수 있는 다른 훈련 형태, 자신감, 제한이 없는 운동 등 최종 목표를 향해 나아가는데 필요하며, 운동 능력에 영향을 미칠 수 있다고 생각합니다.

이 책에 제시된 운동 동작의 용어는 1판에서 제시된 용어와 약간 다르게 서술하였습니다. 2008년에 쓴 1판은 여전히 존재하지만, 기능-접근 프로그램을 만들기 위한 방법과 힘에 대해 논의해야 할 것들이 많이 있습니다. 나는 한때 안정성에 대한 정의에 대한 토론을 제안하고자 하였으나, 이제는 효율적인 움직임, 아름답게 움직이는 개념(the concept of moving beautifully)에 대해 더 공개적으로 토론하고자 합니다.

아름답게 움직이는 것은 누구든지 할 수 있습니다. 나는 자신의 몸에 대해 배우기 위해 1판을 구입해서 본 독자들에게 자신이 좋아하는 개념과 테크닉을 말해주고 감사의 편지를 보내준 일반인(비운동선수)들에게 감사합니다. 높은 강도로 운동을 요구하는 코치, 감독 등 운동지도자들을 위해, 자신의 트레이닝 전문 지식을 보다 훌륭하고 효율적인 방법으로 제시하여 많은 사람들에게 도움을 줄 수 있도록 트레이닝 전문 서적을 저술하는 저자들이 많이 있습니다. 그러나 이 책은, 운동선수들을 훈련시키면서 얻은 나의 경험에 의해 저술되었으며, 근력과 파워의 문제를 해결하기 위해 노력했지만, 반복적인 손상과 운동 수행력 저하 문제들을 겉보기에는 적은 노력으로 극복된 것 같지만, 이 책은 손상과 운동수행력에 문제되거나 또는 방해되는 것들을 풀 수 있는 중요한 핵심을 제공했습니다.

이것은 나에게 매우 중요합니다. 내가 일을 처음 시작할 때 어떤 문제가 있는지를 확인하고 환자에게 제공하는 프로그램에 무슨 문제가 있는지를 찾을려고 노력했었습니다. 그러나 요즘 나는 **사람들이 비정상적인 방법으로 운동하는 것을** 정상적인 방법으로 운동할 수 있도록 돕고 있습니다. 움직임 문제, 특히 조절과 관련된 움직임 문제는 근본적으로 무언가가 부족하여 발생하는 것으로 보입니다. 나는 점점 많은 사람들이 많은 문제들을 가지고 있는 것을 발견하였고, 그들이 하는 것보다 훨씬 더 나은 움직임이 필요하지만, 긴장, 노력, 습관 및 신념을 통해 부자연스러운 움직임이 나타난다고 생각하였습니다.

다이아몬드는 바위를 깨야만 밖으로 노출될 수 있습니다. 그런 다음 잠재력을 최대한 발휘할 수 있도록 연마시켜야 합니다. 따라서 나의 많은 고객들의 습관적인 문제 또는 방해되는 문제들을 최우선 과제로 삼아 잠재력을 발휘할 수 있도록 빠르게 변화시킬 수 있습니다. 만약 우리가 문제를 해결하고 점차적으로 발전하면, 우리 몸은 새로운 해결방법을 찾을 수 있습니다. 만약 우리가 이 방법을 완전히 숙달한다면, 우리는 힘을 관리하는 방법과 효과적인 운동 방법을 알고 체계적으로 운동 강도를 증가시켜 적용할 수 있습니다.

나는 또한 많은 선수들이 수평과 수직선을 기준으로 엄격하게 훈련을 실시하기 때문에 그들이 가지고 있는 운동 수행력 보다 더 많은 파워를 발휘할 수 있는 것을 알고 있습니다. 그들은 운동을 원활하고 강력한 파워를 발휘할 수 있도록 도와주는 타이밍, 미세 조절 및 잠재적 탄력성을 잃어버리는 형태로 유지됩니다. 이것은 신체 조절에 대한 잘못된 적용 입니다. 신체 조절은 운동을 가능하게 해야 하며, 제한시키지 말아야 합니다. 운동선수들은 종종 "자동차 핸드브레이크를 끈 상태로 움직임(move with the handbrake off)"으로 허락해줄 필요가 있습니다.

나는 여기에서 기술에 대한 범주를 분류해서 서술하는 것을 구체적으로 제시하지 않았습니다. 우리는 정보가 지배하는 문화가 자리 잡았으며, 많은 분야에서 기술에 대한 잘못된 오해들이 존재하고 있습니다. 전문가들은 우리가 과학적인 연구를 통해 코칭, 훈련 및 재활에서 필요한 실질적인 과제들을 해결해야 한다는 것을 이해합니다. 우리는 또한 의미 있는 방법으로 과학을 실질적으로 해석하기 위해 움직임을 이해하고 소통할 수 있는 간단한 방법들이 필요합니다.

1판에서는, 간단히 직접적인 용어에 대해 신경을 쓰며 서술 했으나, 2판에서는 새로운 정보들과 현장의 트레이너와 치료사들에게 도움이 되고 즐거울 만한 내용들을 추가했습니다. 여러분들 중 일부는 책 전체를 읽는 분들도 있을 것이고, 필요한 부분만 읽는 분들도 계실 것으로 생각됩니다. 대부분의 개념은 간단한 용어로 잘 설명되어 있으며, 운동선수, 코치와 의착전문가들 간의 언어 장벽을 제거하고 의사소통을 돕기 위해 이 책을 쉽게 서술하기 위해 노력했습니다.

지난 4년간은 프로 축구선수와 다른 댄서, 골퍼, 스키어, 필라테스 선생님 등을 가르치면서 지식에 대한 탐험과 발전을 할 수 있었습니다. JEMS(Joanne Elphinston Movement Systems)의 시작을 통해 같은 생각을 가진 전문가들과 다양한 의견 교환과 발전하고 있으며, 나는 운동에 대한 열정과 흥미를 가지고 있는 각 전문가들에게 모두 감사드립니다.

내 희망은 당신이 새로운 내용들을 즐겁게 이용하기를 희망하며, 그것을 발전시켜 즐기시기를 바랍니다.

Joanne Elphinston
May 2013

역자 서문

최근에 생활체육 동호인, 일반인들이 운동에 참여하는 비율이 더욱 증가하고 있어 운동에 대한 관심 증가와 함께 부상예방 및 운동수행을 증가시키기 위한 훈련방법에 대한 관련 서적들이 많이 발간되고 있다. 이런 많은 운동관련 서적들 중에 저자들이 번역한 "Stability, Sport and Performance Movement"는 운동에 대한 개념과 평가, 움직임을 통한 운동수행력 향상을 이해할 수 있도록 제시해준 책으로 물리치료사 및 트레이너들에게 매우 유용하게 이용할 수 있을 것으로 생각됩니다.

움직임을 통해 건강을 찾고, 경쟁에서 이길 수 있는 신체를 갖기 위해서는 잘못된 일상생활 습관 및 운동습관을 명확하게 찾아내어 운동학습을 통해 무의식적으로 정확한 자세 및 운동자세가 만들어져야 건강한 신체 및 운동수행력을 성취할 수 있을 것이다.

번역하는 과정 중에 많은 전문가들이 참여했기 때문에 용어 및 전문용어를 통일하려고 노력했으며, 내용을 한글로 번역해 서술하는 경우 더욱 독자들에게 혼돈을 줄 수 있어 운동 기술에 대한 설명을 번역하는 과정 중에 이해하기 힘든 용어의 경우 영어를 그대로 사용하였다.

이 책을 통해 재활운동 및 운동치료 분야에서 근무하고 있는 치료사 및 트레이너들에게 이 책이 많은 도움이 되기를 기원합니다.

이 책이 번역되기 까지 많은 시간을 투자해주신 번역진들에게 감사하며, 출판에 힘써주신 영문출판사 박병조 사장님 이하 전 직원분들게 감사드립니다.

2017년 7월 역자대표 **한상완**

감사의 글 (Acknowledgments)

이 책을 몇 차례 쓰려고 시도했지만, 스톡홀롬의 SISU Idrottsböcker에게 위임을 받지 못해 쓸 수가 없었으나, 스웨덴 스포츠 위원회에 있는 Catarina Arfwidsson의 조언에 의해 쓸 수 있었습니다. 스웨덴에서 처음 2년간의 생활은 Lotus Publishing의 Jon Hutchings가 영어로 책을 제작할 비전을 갖기 전까지는 일상적인 생활이었습니다.

이 책을 집필하는데 많은 사람이 참여하지 않았습니다. 나는 운동선수들과 해결책을 찾기 위해 도전하였고, 훈련에 대한 책임을 느끼며; 코치들과 함께 원칙을 적용하여 선수들을 훈련시키고, 코치들의 교육수준을 높여야 한다는 생각을 가지고 있었습니다; 여러 분야의 과정들을 공유하고자 하는 스포츠 과학자들과 물리치료사와 기타 스포츠 전문가들이 단순한 특정 개념에 대한 열정을 친절하게 공유하며 나를 지지해 주었습니다.

개인적으로 감사해야 하는 사람들이 있습니다. Allan Uhlmann, Sarah Hardman, Heather Watson, Jackie Zaslona, Susie Morel, Jo Racle, Jenny Manners 및 Liz Blenkinsop은 본문에 대한 자신의 생각을 친절하게 설명하고 공유했습니다.

Danielle Nichols, Rob Ahmun, Kent Fyrth, Nick Jones 및 Leah Cox는 사진 모델 역할을 해준 것에 대해 매우 감사드립니다. Esporta Cardiff의 조 토마스 켐프(Jo Thomas-Kemp)는 사진 촬영을 위한 공간을 마련해주고 지원을 해주었습니다.

마지막으로, 남편인 켄트 피어스(Kent Fyrth)에게 감사드립니다.

소개 (Introduction)

모든 스포츠에서 기술적 능력이 뛰어난 운동선수들이 있습니다. 우리는 그 운동의 효율성을 아름다움으로 표현하고 많은 노력을 통해 운동을 수행하는 것을 본능이라고 생각합니다. 이 숙달된 기술적 능력은 생체 역학을 지원하는 물리적 구조, 운동을 올바르게 순서화하기위한 신경근 조절, 불필요한 긴장 없이 운동 수행에만 집중할 수 있는 운동심리 기술 및 경기가 끝날 때까지 운동 패턴을 지속적으로 유지하는 운동생리학이 필요합니다.

이 복잡한 학문들이 모여 다방면으로 연구하여 신체는 다양한 움직임을 발휘할 수 있다. 이것은 스포츠 활동 범위를 확대시켰지만, 다양성은 기술 숙련도에 있어 가장 큰 도전이 될 수 있습니다. 이것은 원하지 않는 움직임을 허용하고, 동작을 조절할 때 근육 긴장을 촉진시킵니다. 가장 효과적인 운동동작을 할 수 없어 효율성을 저하시킵니다. 관절 각도, 타이밍과 운동 순서의 다양성을 제공하며, 우리에게 많은 운동 옵션을 제공하지만 복잡성, 피로, 속도, 민첩성, 지구력 또는 기술적인 요구사항들이 증가하는 상황에서 운동조절의 문제를 증폭시킬 수 있습니다.

수영, 장대 높이뛰기, 스프린트 카약과 같은 닫힌 스킬 스포츠(closed skill sports, 행동하는 동안 환경이 안정적이고 변하지 않는 스포츠, 참고: THE FREE DICTIONARY)에서 요구되는 수행력은 최소한의 변화로 정확하게 동작을 재현하는 능력입니다. 이 운동선수들은 자신의 운동기술을 학습하여 가변성을 점차적으로 제한시키고자 노력합니다. 이러한 기술들을 적응하는 것을 권장합니다. 이 기본적인 기술이 지속되면, 시합 경기에서 최고의 수행력을 발휘하기 위해서는 환경의 작은 변화에도 정확한 조정을 통해 시합에 참여해야 합니다.

테니스, 축구, 알파인 스키와 같은 오픈 스킬 스포츠(open skill sports, 행동하는 동안 환경이 다양하고 예측할 수 없는 스포츠) 선수들은 다양한 방법으로 움직이고 빠르게 변화하는 상황에 적응할 수 있어야하지만, 그들에게 작용하는 힘을 조절하여 정확하고 효과적인 운동을 만들어 낼 수 있어야 합니다. 이 도전들은 스포츠 기술의 다양성을 넓히고 그들의 다양성을 조절하는 것입니다. 선수들은 신뢰할 수 있는 연구 결과를 가지고 더 많은 운동 옵션을 개발하는 것을 목표로 합니다.

세계 정상급 수준의 경기에서 우리는 움직임의 경제성과 조절의 차이점을 관찰할 수 있습니다. 일부 운동선수들은 운동생리학 또는 근력과 결단력을 합친 것과 같은 다른 가치 있는 것들을 극대화시켜 기술적인 한계를 보완합니다. 그들은 성공할 수 있지만, 이 방법들을 사용하는 것은 퍼즐 조각이 없이 지그소 퍼즐(jigsaw puzzle)을 맞추기 위해 다른 퍼즐조각을 이용해 완성하고자 하는 것과 같습니다. 비어 있는 공간을 덮을 수도 있지만, 그 그림은 누락된 부분이 있어 퍼즐을 완성할 수 없습니다. 문제는 운동선수들이 어떻게 목표를 달성하는가가 아니라 신체의 모든 시스템이 최적화 된 상태에서 얼마나 많은 운동을 할 수 있는지가 중요합니다.

안정성, 가동성, 자세, 신체 인식, 좌·우 대칭 및 균형을 만들기 위해서는 부상 예방 운동과 스포츠 관련 움직임 개선 및 발달이 기본적으로 되어 있어야 가능합니다.

이런 요인들이 부족하여 신체적 제한, 불균형 및 비효율인 근육 수축 패턴들이 발생하면 운동의 기술적인 목표를 달성하지 못하게 합니다.

정확한 근 수축 패턴과 수축시간이 유발하면 신체적 잠재력이 발달되어 목표하고자 하는 기술적인 능력을 증가시킬 수 있습니다.

이 책이 코어에 대한 모든 것은 아닙니다 (It's Not All About the Core)

이 책의 목적은 코어 안정성을 개발하기 보다는 효과적인 운동을 위해 기본적인 신체적 요인들을 기반으로 촉진시키는 것입니다. 코어 안정성은 코어 자체를 발달시키는 훈련 개념으로, 과학적인 문헌들에서 일관성 있는 근거중심논문들이 부족함에도 불구하고 잠재적인 효과에 대한 주장들이 많이 제기되고 있습니다. 문제들 중 하나는 통합된 기능적 신체운동(integrated functional body movement)에서 분리되어 한 부분으로 인정받고 있다는 것입니다.

안정성이 스피드 또는 파워와 같은 체력의 일부분으로 인식되면, 운동선수들은 더 많은 코어근육들을 활성화시키는 운동방법들을 찾으려고 할 것입니다. 몇몇 전문가들은 스위스 볼 운동과 같은 불안정한 상태에서 운동을 지지하고 있으며, 일부 전문가들은 코어 안정성을 발달시키기 위해 역도 경기와 같은 훈련들이 필요하다고 주장합니다. 역도 경기에서 인상, 용상 모두 몸통을 다른 방식, 다른 목적으로 자극합니다. 몸통 근육들의 활성화에 대한 여러 연구들에서 부하를 준 상태와 부하를 주지 않은 상태에서 몸통 근육들의 활성화를 비교하고 있습니다. 놀랍게도, 연구자들은 신체가 부하를 받을 때 몸통에서 더 많은 근육들의 활성화가 되는 것을 발견했습니다[37]. 이것은 부하를 준 접근법이 더 효과적이라는 증거로 간주될 수 있습니다.

만약 우리의 목표가 운동의 효율성이라면, 더 많은 부하가 필요하지 않을 것입니다. 만약 당신이 무거운 중량을 들고 스쿼트를 한다면, 저항에 대항해서 척추를 지지하기 위해서 몸통 근육들의 활성화가 증가해야 합니다. 당신이 예측되는 부하와 대칭 운동에 대한 반응을 훈련할 수 있으며, 이것은 스포츠에서 요구하는 체력에 적절하게 대응할 수 있습니다. 그러나 예측이 불가능하게 갑자기 방향 전환, 다른 동작을 통한 조절 또는 오랜 시간동안 전신운동을 최적화 시키는데 필요한 낮은 강도에서의 지속적인 근육 활동에 대해서는 훈련을 받지 않았습니다. 이런 상태는 다른 신경근 반응 운동이 필요로 합니다. 이것은 신체의 기능적 움직임에 필요한 사항입니다.

코어 안정성은 움직임 가동성 및 조절을 독립적으로 신체를 최적화할 수 없습니다. 스포츠에서 요구하는 신체의 움직임은 운동 수행에 적합한 근육들의 활성화와 복잡한 근육들의 수축 패턴 순서가 필요합니다. 이 근육 수축패턴 순서는 **기능적인 운동 패턴**으로 알려져 있으며, 발바닥부터 몸 전체를 걸쳐 머리까지, 근골격계와 신경계 사이에 상호 작용들이 필요합니다.

JEMS 접근법 (The JEMS Approach)

조앤 엘핀스톤 운동시스템(Joanne Elphinston Movement Systems; JEMS)은 수년간 경기력 향상 컨설팅 및 교육을 통해 다양한 운동선수들 및 선수들을 지원해주는 전문가들의 요구를 충족시키기 위해 발전해 왔습니다. 사람들은 나에게 의미 있는 방식으로 개념을 전달할 수 있도록 찾도록 요청했고, 신체적인 요소들 중 결여된 요인들을 식별하고 통합하면서 기존 훈련 방법에서 새로운 관점을 제시하는 것을 요구했습니다. 이 방법은 이제 다양한 JEMS 교육 세미나와 이 책을 통해 전달될 것입니다. 이 책에 나와 있는 주요 JEMS 원칙은 오렌지색과 JEMS 로고로 강조되어 표시되어 있습니다.

JEMS는 수영, 배드민턴, 체조, 가라데, 유도, 사이클, 축구, 역도, 농구, 육상, 스노우 스포츠, 골프, 승마 및 테니스와 같은 다양한 종목의 국제 수준인 선수들과 함께 훈련하고 있습니다. 또한, 주말 스포츠 종목 참여자와 스포츠를 즐기거나 경기력을 향상시키고자 하는 사람들에게도 효과적입니다.

2장에 제시된 프로그램은 훈련 가능한 움직임을 위한 기본적인 신체적 능력을 제공하고 자세, 균형, 가동성과 신경근 조절을 통합한 기능적 운동 패턴들을 발달시키고자 개발한 것입니다. 이 운동을 더 빠르고, 강하고, 더 강력하게 훈련할 수 있습니다.

이 모든 것이 자연스럽게 작용해야 최고의 운동선수가 될 수 있습니다. 아무도 보지 못했기 때문에 개선될 수 있는 요소들이 있는 것을 깨닫지 못하는 전문가나 선수들이 있습니다. 그들이 부상으로 인해 가지고 있는 기본적인 체력 요인들이 상실되고 있다는 것을 알지 못하는 사람들이 많으며, 단지 그들이 왜 성공적으로 다시 재기할 수 없는지만 궁금해 합니다. 그 다음 우리들 중에 자연스럽게 운동 수행력을 잘하는 선수들을 찾으려고 노력합니다.

JEMS 접근법은 순수한 정형적/구조적 프로그램은 아닙니다. 운동학습이 근육 수축 보다 더 많고, 가끔씩 상황에 따라 요구되는 신체 반응에 필요한 감각활용을 이해하는데 핵심역할을 하며, 운동선수가 신체적 변화를 경험하고 새로운 이해를 통해 자세를 수정하고 또는 부하를 변화시킬 때 필요합니다.

프로그램의 초기 단계에는 가장 간단한 도구 중 하나인 스위스 볼을 이용해 감각 피드백과 낮은 역치에서의 자동 반응을 촉진시키는 훈련을 실시합니다. 그러나 자극을 조절하는데 사용할 수 있는 유일한 운동장비는 아닙니다. TRX, 레드 코드(red cords), 케트벨(kettlebells) 및 모든 장비를 이용해 적절하게 사용될 때 운동 효능반응을 자극할 수 있습니다. 반대로, 충분한 이해 없이 사용했을 때에는 운동 기능부전을 발생시킬 수도 있습니다.

만약 원리를 이해한다면 운동 효능을 발달시키는데 거의 모든 것들을 응용해서 사용할 수 있습니다.
이것은 운동 도구가 중요한 것이 아니라 운동프로그램과 기술이 중요하다는 것입니다.

JEMS
Joanne Elphinston
Movement Systems

이 책을 사용하는 방법 (How to Use This Book)

무엇을 할 것인가에 대한 아이디어를 얻는 것이 도움이 되지만, 더 바람직한 것은 당신이 운동에 대한 이해를 하는 것이 더욱 좋습니다.

1 단원에서는 기본이 되는 기초로, 1장에서 4장은 운동과 안정성 사이의 관계, 새로운 개념 소개 및 기존 운동 형태를 다시 검토하는 부분으로 구성하였습니다. 여기서 우리는 JEMS 접근 방법의 기초를 제시하고 5장에서 기능 평가와 평가방법을 사진으로 제시하였으며, Ⅱ단원에서는 점진적으로 진행되는 프로그램 작성과 운동 내용을 서술하였습니다.

2 단원의 6장에서 12장은 운동 프로그램의 적용을 서술하였습니다. 여기에는 운동의 다양한 내용들을 포함하고 있습니다. 중요한 두 가지 주제를 설명하고 있습니다:

1. 운동 효능은, 여러 요소들 사이에 상호 작용을 포함하고 있습니다. 따라서 효과적인 프로그램은 서로를 지지하고 향상시키는 다양한 자극들을 포함시켜야 합니다. 각 운동 프로그램을 제시한 챕터에서 조절, 균형, 가동성, 인식 및 신경근 협응력을 개선하기 위한 보완 요소를 포함한 프로그램들을 균형 있게 제시하였습니다.
2. 체계적인 진행은, 효과적인 프로그램에서 핵심입니다. 따라서 각 4개 챕터에서는 이전 기술들을 기반으로 더 많은 기술 또는 부하 요소를 도입하는 프로그램을 제시하였습니다. 운동을 반복적으로 오랜 시간동안 실시해 익숙하게 만들어야 할 것입니다. 왜 당신이 운동을 하고 있는지, 어떻게 해야 하는지, 어떻게 프로그램을 진행해야 하는지, 그리고 대안으로 사용할 수 있는 것이 무엇이 있는지를 또한 차이가 무엇인지를 이해해야 합니다.

작은 일에 주의를 기울이세요. 큰 동작을 위해 몸을 준비할 때 중요한 핵심 움직임은 종종 그 내부에 있습니다.

잘 움직이는 것은 복잡할 필요가 없습니다. 기본적 원칙은 과학을 기반으로 하지만, 실질적으로 당신은 무엇을 찾고, 그것이 무엇을 의미하는지, 그리고 만약 당신이 겪은 것이 아니라면 그것을 어떻게 고쳐야 하는지를 알아야 합니다. 이것이 바로 이 책에서 중요한 점입니다.

언어와 표현에 대한 주석 (A note on language and expression)

이 책은 스포츠 분야에서 일하는 운동선수, 코치, 스포츠 과학자 및 의료 전문가 간에 공통 언어를 설정하기 위해 가능한 한 간략하게 작성된 실용적인 자료입니다. 우리 모두가 서로 내용을 이해할 수 있도록 서술하였습니다. 서로 다른 독자들은 일반적으로 발행물을 분류하여 읽을 것이지만, 그러나 더 큰 시각으로 생각하는 독자들은 서로 다른 관점들을 어떻게 어울리는 지 볼 수 있는 기회가 없어집니다. 운동선수의 관점과 의학, 과학 또는 코칭 전문가들이 책의 내용을 인지하고 유용성을 줄이기보다는 내용들을 강조해야 합니다.

부록 1(357쪽)은 해부학 및 운동 용어에 대한 도움이 필요한 분들을 위한 용어집을 제공합니다.

단원 1

기초와 기본원리
/ Foundations and Fundamentals

1장 힘, 흐름과 기능적 힘 조절
/ Force, Flow and Functional Force Management

동작의 힘

조절 영역

기능적 힘 조절 전략

운동의 시작과 힘 전달

운동자극의 방향

기능적 힘 조절은 우리의 효율적인 움직임을 지원하고 통제하는 것을 통해 개념화하는 방법이다. 많은 사람들이 정상 움직임에서 공통제어 방법론의 일부와 생체역학 그리고 행동 사이에서 이해하는데 있어 논란과 대립을 극복하기 위하여 힘에 대한 소통을 위한 이 접근법을 개발하였다.

운동 자극 작업은 내 자신의 고객으로부터 가져온 실용적인 코칭과 임상 과제들을 만남으로서 유래되었고, 그들의 문제를 파악하고, 해결함에 있어 모두 유용함을 발견하였다. 나는 당신도 그렇게 하길 바란다.

동작에서 힘 (Forces in Motion)

신체의 운동은 힘의 일정한 흐름을 포함한다. 모든 동작은 우리가 힘을 만들고 힘을 조절하는 것을 요구한다. 우리가 얼마나 효과적이고 능률적으로 이것을 할 수 있을지는 우리의 기술습득과 손상에 대한 우리의 저항이 영향을 미칠 것이다. 이것은 기능적 힘 조절(functional force management; FFM)이다. 이것은 힘, 속도와 균형 같은 자질을 통해 신체 **표현**과 신체 구조로부터 압력을 전환하기 위한 충격흡수와 힘의 분배 같은 전략을 통해 신체 **보전**이나 보호를 위한 우리 능력의 핵심이다.

FFM의 4 가지 중요한 요소:

1. 힘의 방향과 생성이 얼마나 효과적인지
2. 힘이 몸 전체에 전달되는 방법이 얼마나 효과적으로,
3. 신체 구조에서 힘의 확산과 분배가 얼마나 효과적인지, 그리고
4. 신체에서 힘의 확산과 이완은 얼마나 효과적인지

이러한 4 가지 요소는 당신의 기술과 수행력, 손상의 위험을 최소화하는 능력에 직접적으로 영향을 미칠 것이다.

힘의 생성과 전달을 통한 움직임을 개념화하는 것은 우리 몸 전체에서 생체역학적 상호작용을 인식하고 능숙함과 효율성을 위해 필요한 통합이라 할 수 있다. 그것은 또한 우리에게 움직임의 붕괴를 이해하는 실제적인 방법을 제공한다.

조절 영역 (Control Zone)

힘 관리를 이해하기 위한 몇 가지 기본 원칙이 있다. 첫 번째는 영역의 개념이다. 신체는 3 가지 주요 영역으로 나눌 수 있다. 이들은 동일한 정밀도로 힘 영역, 조절 영역, 힘관리 영역으로 설명될 수 있다. 이 책의 목적을 위해, 우리는 그들을 **조절 영역**(control zone)이라 부를 것이다.

조절 영역 사이의 연결은 힘 관리를 위해 필수적이며, 각각의 조절 영역은 이러한 연결을 유지하면서 인접한 조절영역에 대해 독립적으로 움직일 수 있어야 한다.

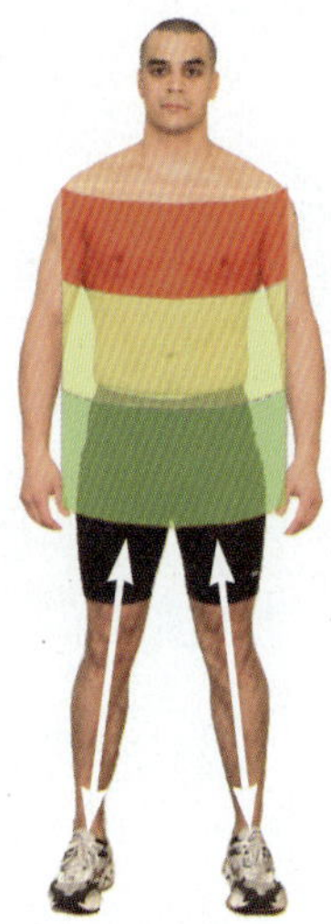
1.1

하지 조절 영역 (The Lower Control Zone)

하지 조절 영역(lower control zone; LCZ)은 그 위에 모든 것을 지지하고 이동시키며, 주요한 구성요소는 골반이다. 그러나 발에서 반사가 골반 근육의 활성화를 유도하기 위해 도움을 준다. 이것에 대해서는 나중에 더 자세히 조사하겠지만 지금은 하지 영역의 수행력에서 발은 반드시 고려되어야 한다는 것을 의미한다.

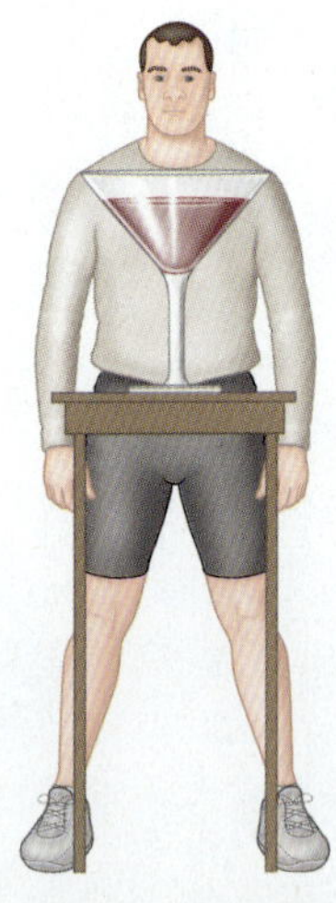
1.2

하지 조절 영역은 단지 그것 위의 조절 영역에 대한 지지만을 제공하는 것은 아니다. 이것은 다리를 통해 힘을 아래로 확산시킨다. 그렇지 않다면 보통 척추나 무릎, 신체의 다른 곳에서 해결해야만 한다. 이것은 효과적인 수직 방향의 힘 관리이며, 충격 흡수 방법이다. 점프에서 착지할 때를 예로 들면, 수직력이 부드럽게, 아래로 흘러 밖으로 나가게 엉덩관절과 무릎의 구부림을 유지하는 협응력이다(그림 1.3).

운동선수의 엉덩관절과 무릎 주위 근육의 과한 수축으로 인해 그들의 동작에 제한이 발생하면, 골반이 아래쪽으로 움직임을 멈추고 위에서의 힘으로 허리에 충격이 가게 된다. 이것은 척추 구부리기에 영향을 미치고 시간이 지남에 따라 허리통증의 원인이 될 수 있다. 운동선수는 대신 부하를 분산하기 위한 시도로 무릎을 안쪽으로 무너뜨리며 수직력에 반응할 수 있다. 이것은 무릎과 발목, 그리고 다양한 손상을 일으키는 원인이 되는 수직 압박 증가에서 벗어나게 해준다.

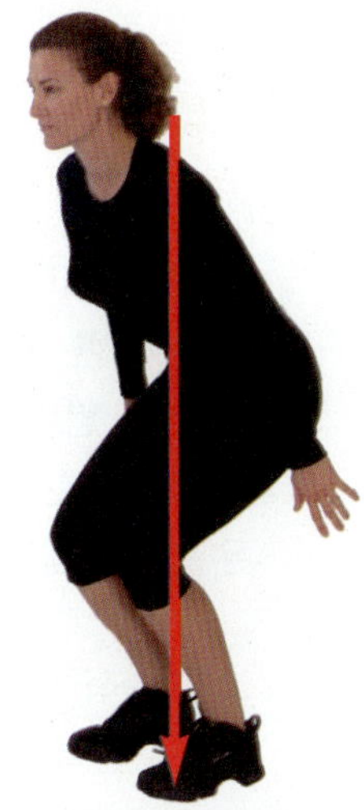

1.3

하지 조절 영역의 기능적 힘 조절(FFM)은 전방돌출, 운동량 조절, 지지와 균형의 기본적인 행동을 포함한다. 이것들은 앞으로 3장에서 검토할 것이다.

중심 조절 영역 (The Central Control Zone)

중심 조절 영역(central control zone; CCZ)은 일반적으로 코어(core)로 간주하고 몸통의 심부와 천층의 근육을 포함한다. 그 기능 중 하나는 척추 구조를 보호하는 것이다; 그러나 그것은 또한 상지와 하지 조절 영역의 중요한 연결장치이고 전달자이다. 이처럼 효율적인 움직임을 위해 이러한 조절영역들의 힘의 전달이 중요하다.

중심 조절 영역의 수행력은 운동선수가 서거나 골반 위에 앉아서 경쟁하든지 관계없이 하지 조절 영역의 지지와 위치 그리고 이동시키는 것에 크게 의존하게 된다. 예) 승마/카누/보트타기. 하지 조절 영역이 옆으로, 앞으로 또는 뒤로 기울어져 있다면, 중심 조절 영역은 반드시 수직을 유지하기 위해 적응해야 한다. – 그것은 떠 있거나 분리될 수 없다. 너무 자주, 복부근육을 견고히 하는데 초점을 맞추고 척추자세를 바로잡으려고 시도한다. 그러나, 척추는 골반이 위치하는 곳에 단지 위치하게 되고 종종 이는 하지 조절 영역이 해결되어야 한다. 분리된 코어(core) 훈련은 기능적 전이를 이루기 위해 하지 조절 영역 작업의 통합이 필요할 것이다.

상지 조절 영역 (The Upper Control Zone)

상지조절영역(upper control zone; UCZ)은 어깨뼈, 가슴, 어깨를 포함한다. 그리고 이것의 위치는 조절영역의 지지하는 것에 중대한 영향을 미친다. 어깨위치 문제는 종종 하지 조절 영역의 힘에서 유래되거나 비효율적인 중심 조절 영역에서 생기게 된다.

예를 들어, 하지 조절 영역의 문제에서 기인한 골반 옆 기울기는 어깨의 처짐이나 올라감 같은 상지조절 영역의 균형잡기 반응을 유발할 수 있다. 중심 조절 영역의 문제는 부하 아래에서 척추의 굽힘, 폄 또는 옆으로 굽힘의 붕괴로 보여질 수 있다. 그것은 몸통의 지지로부터 분리된 어깨이다. 자세적, 위치적 그리고 기능적으로, 어깨는 바로 아래의 지지와 연결의 질에 의존하고 있다. 3장에서, 우리는 상지조절영역과 관련된 많은 특수한 힘 관리 전략에 대해 조사할 것이다.

기억 노트: 조절영역 단절 이야기

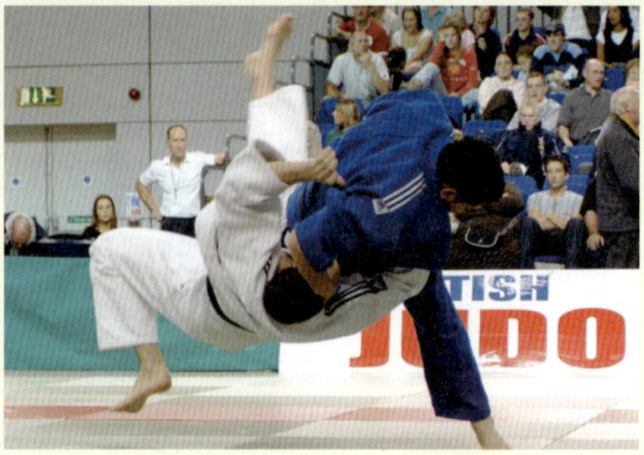

한 엘리트 유도선수는 2년 동안 투병생활을 하며, 심한 목 통증으로 고통스러워 했다. 그는 그 당시 연부조직과 관절 치료를 다양한 형태로 받았다. 또한 특수한 목강화요법을 받았지만 증상은 변하지 않았다.

기능적 힘 조절 관점에서 그를 보았을 때, 이 선수는 근력강화와 컨디션 조절과 시합하는 동안 서 있는 자세에서 그의 어깨는 항상 올라가 있었다. 이것은 천식환자에서 매우 자주 볼 수 있다. 이 선수는 천식을 갖고 있었다. 그는 끊임없이 자신의 어깨를 올리고 있다는 것을 모르고 있었다. 그는 단지 자신은 자신만만해 보인다고 생각했다.

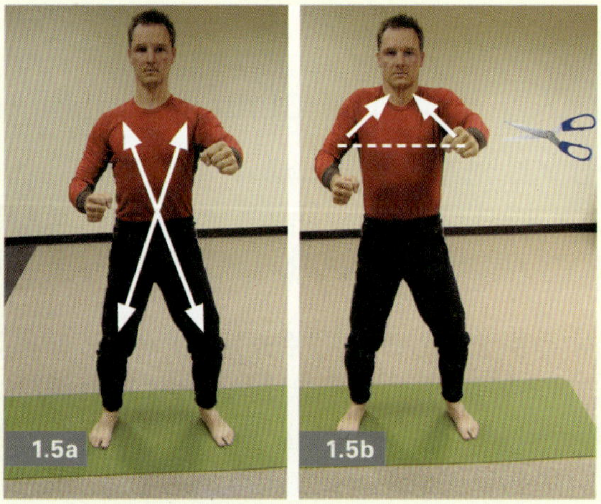

유도는 전신 스포츠이다 — 선수는 바닥에서 힘의 생산능력과 지지를 필요로 한다. 어깨를 올리는 것은 하체 힘과 조절 가능성으로부터 팔을 분리시키는 것으로 하지와 중심 조절 영역으로부터 상지 조절 영역을 효과적으로 뽑는 것이다(그림 1.5 a–b). 그의 중심과 하지 조절 영역은 접근할 수 없었다. 그 선수는 그의 상지 조절 영역을 고정할 수 있는 다른 해결책을 찾을 필요가 있었다. 사용할 수 있는 유일한 해결책은 목 근육의 연결을 통해 팔을 안정시키고 그의 어깨를 올리는 것이다. 그가 팔의 힘을 만들고 싶었을 때마다, 그의 목에는 부하가 걸렸을 것이다.

이 문제를 해결하기 위해, 그 선수에게 상지 조절 영역을 안정시키고, 올렸을 때와 비교하여 그의 어깨를 올렸을 때와 목의 압박과 조절 시 느끼는 다른 감각을 알려줘야 한다. 이것은 그의 "능력 영역"으로 불린다. 그의 팔을 통해 힘을 관리하면서 그의 능력 영역에서 협력함으로써, 그는 바닥에서 그의 팔을 통해 더 많은 연결을 느꼈다. 이것은 세 가지 영역의 연결과 몸을 통한 힘의 공유의 결과이다. 만약 그의 능력 영역 이상 일하게 되었을 경우 그는 연결을 잃게 되고 그의 목의 통증은 악화된다.

항상 그의 능력 영역에서 일하고 초과하지 않는 것은 그 선수의 전체 훈련 프로그램 전반에 주요한 지시였고 이것은 단순한 해결책이었음에도 불구하고, 그의 목 통증을 놀라울 정도로 빠르게 감소시켰다.

기능적 힘 관리 전략 (Functional Force Management Strategies)

힘 관리 전략은 현재 시도되는 수행력에 의해 결정되고, 많은 스포츠에서 서로 다른 다양한 전략을 다른 시기에 사용할 것이다. 이것은 근육 활동과 조절영역 상호작용의 필요에 따라 달라질 것이다.

영역의 적층 (Zone Stacking)

영역의 적층은 비교적 일관된 위치 관계에서 인접한 조절영역을 연결하고 유지하는 것이다. 효율적인 근육 협응을 통해 달성될 때, 사용되는 근육활동은 영역 적층에서 증가하였거나 과제의 수요를 충족시키기 위해 감소하였다. 그러나 몸통 위치 자체의 근육 길이는 거의 변화 없이 유지되었다. 영역의 적층을 만드는 것은 지속 가능하다. 단단한 중심 기둥으로 몸통을 통해 힘의 전달을 허용하는 동안 그들이 힘을 가하는 것처럼 사지의 활동을 지지한다.

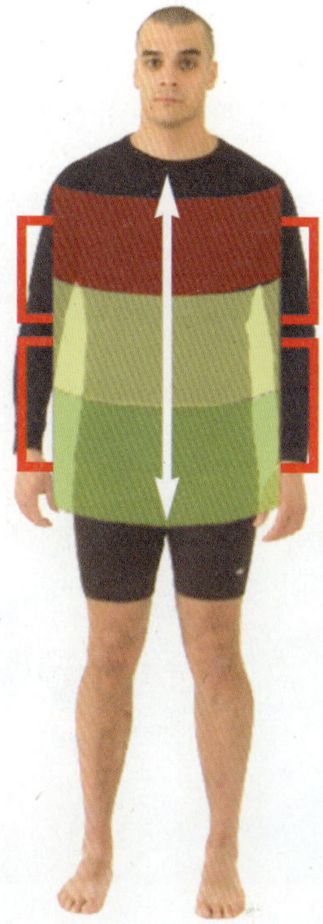

예를 들어, 자유형 수영선수는 힘을 만들어내기 위해 세 가지 조절 영역 모두를 연결하여 영역의 적층을 사용하고, 물속에서 가장 효과적인 라인을 획득할 것이다. 자유형 수영은 종축 회전이나 몸통의 구르기를 필요로 하고, 이 수영선수의 조절 영역을 위해 일관된 위치 관계를 유지할 필요가 있다. 조절 영역이 서로에 대해 회전하거나 옆으로 굽힘된다면 효율은 손실될 것이다.

아래 그림의 노젓는 사람은 그의 척추를 보호하고, 몸통을 통해 그의 발로부터 손을 통해 밖으로 힘을 효과적으로 전달하기 위해 영역 적층을 사용하고 있다.

사이클링은 영역 적층 스포츠의 일례이다. 3가지 조절 영역 모두를 일관되고 안전한 관계를 유지한다면, 그들은 페달을 통해 더 큰 힘의 전달을 위해 발과 엉덩이 사이의 힘을 포함할 수 있는 플렛폼을 만들 수 있다. 힘은 다리를 통해 튼튼한 중심으로부터 유도될 것이다. 영역 적층은 또한 해머나 원반 던지기(그림 1-8)와 체조에서 사용되는 것처럼 축을 중심으로 효과적인 회전을 촉진한다. 영역 적층에서 기억해야 할 중요한 점은 압축되지 않는다는 것이다. 영역은 연결되어 있지만 몸통은 그 길이를 유지한다.

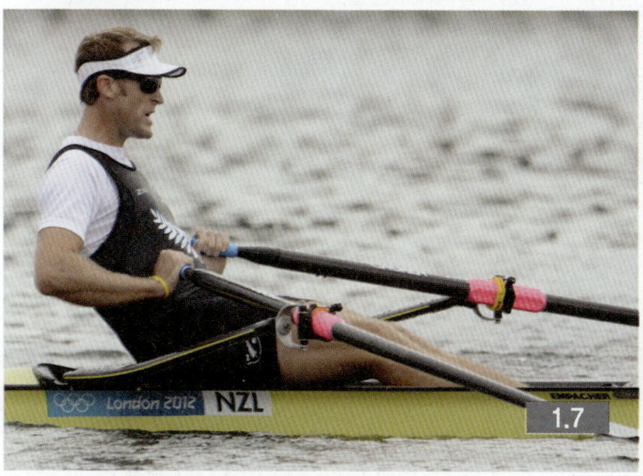

1.7

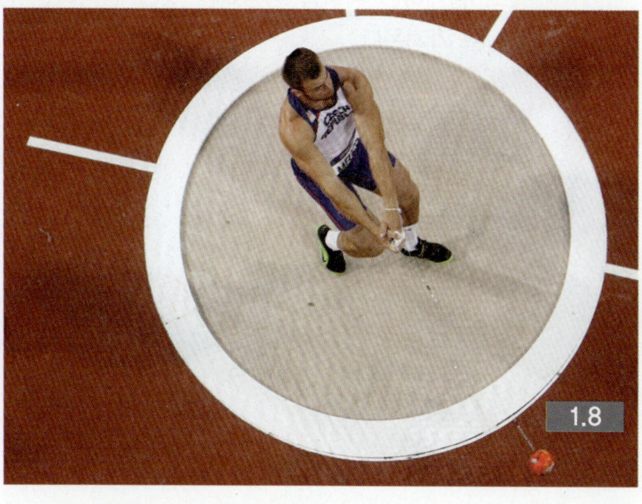
1.8

갑옷(압박) 슈트 전략 〔Suit of Armour (Compression) Strategy〕

영역 적층은 종종 **갑옷슈트 전략**(suit of armour strategy)과 혼동된다. 갑옷 슈트는 큰 몸통 근육을 단단하게 하는 것과 관련된 압박전략이다. 이것은 주로 어깨와 엉덩이를 잡아 보호하는 행동이고, 높은 근육 힘을 사용하여 골반에 몸통을 잠근다. 힘 흐름 측면에서, 그 자극은 압박하는 것이고, 몸통중심 방향의 자극이다(그림 1-9). 본질적으로, 이것은 몸통을 통한 힘 전달을 중단시키고, 조절 영역 사이에서 독립적인 동작을 없앤다. 예를 들어, 이 전략은 럭비 태클과 같은 충격에서 견딜 때 매우 유용하다.

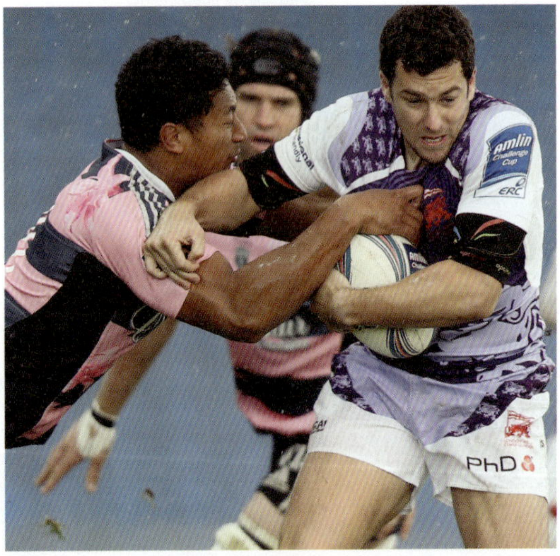

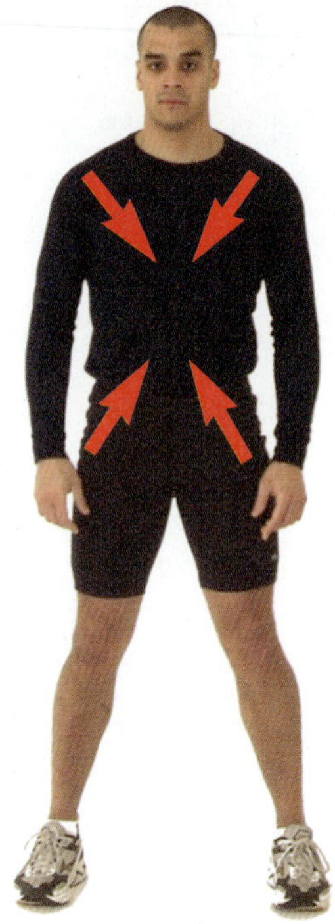

1.9

갑옷슈트는 잠깐 동안 어떤 스포츠에 이용될 수 있다. 예를 들어, 트랙 사이클링을 시작하는 동안 다리로부터 매우 높은 힘에 대해 몸통의 강한 조절을 해야 할 때이다. 그러나, 이 행동은 높은 에너지 비용을 가진다. 그리고 지속적으로 작용하는 전력은 아니다. 그 역할이 동작을 억제하고 제한하는 것이기 때문에 능숙하고, 지속 가능하며, 동적 움직임이 필요할 때는 도움이 되지 않는다.

훈련 노트

로드사이클 선수와 트라이 애슬론 선수는 이 두 가지 전략의 차이를 분명히 할 필요가 있다. 그 갑옷슈트로 자신의 몸통 안정성을 만들기 위해 핸들을 뒤로 당기는 사람은, 호흡 동안 갈비뼈의 확장과 부드러운 엉덩관절의 동작을 방해하는 복부의 압박을 야기한다. 그들의 꼬리뼈에서 손을 떼어 놓고 길게하는 자극을 상상하는 것을 장려하면 장거리에서 종종 결과와 원활한 동작의 의미에서 빠른 향상을 가져온다.

게다가, 럭비선수는 태클만 훈련할 수 없다; 현대의 선수들은 비록 그들이 경기 중 어느 위치에 있더라도 빠르고 민첩해야만 한다. 갑옷 슈트는 그들이 이용해야 하는 몇 가지 몸통 전략 중 하나이다.

탄성지지 전략 (Elastic Support Strategy)

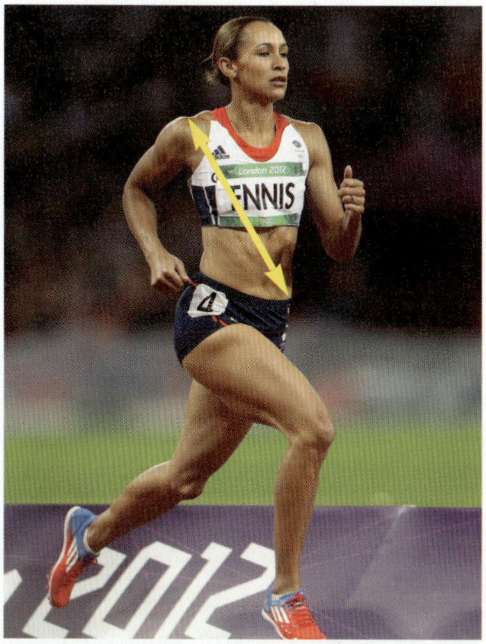

다음 가능성은 **탄성지지 전략**으로 사지의 무한한 움직 임을 허용하고, 하지에서 상지조절영역으로, 그리고 상지에서 하지 조절 영역으로 효율적인 힘 전달체계를 만든다.

탄성지지는 몇 개의 체계를 통해 작용한다. 예를 들어, 런닝은 몸통의 역회전에 의해 만들어진 끊임없는 대각선 스트레칭과 이완의 **대각선 탄성지지**를 사용한다. 이것은 하지 조절 영역으로 전달하는 상지 조절영역의 활동과 그 반대활동을 허용하는데 생체역학적으로 매우 효율적이다. 힘은 몸통을 가로질러 대각선 교류를 통해 위 아래로 끊임없이 흐른다. 이 체계는 또한 신체의 어느 한 영역이나 구조에 과도한 스트레스를 피하는데 도움을 주기 위해 넓은 영역에서 힘을 나눈다.

이 대각선 탄성지지 자극은 육상선수에서 나타난다. 상지와 하지 조절 영역의 역회전 동안 중심 조절 영역은 연결하고 전달한다.

동일한 탄성연결 원리는 야구선수에서 볼 수 있다. 이 대각선 스트레칭은 발에서부터 하지 조절 영역을 지나 상지조절영역과 손을 통해 나가는 힘의 경로를 만든다.

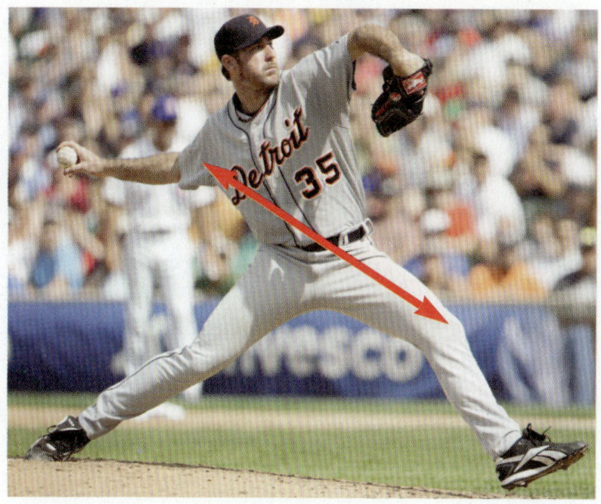

잘 작용하는 중심 조절 영역은 상지와 하지 조절 영역을 연결하고 통합하는데 매우 중요하다. 그러나 이것은 이와 같은 예에서 주의해야 한다. 종종 인용되어진 것처럼 힘이 중심부에서 만들어지지 않은 경우, 그리고 이것은 확실히 운동사슬의 끝에 있는 팔에 의해 만들어지지 않는다. 이 힘은 하지 조절 영역에서 만들어지고 앞쪽으로 보내는 것과 회전하는 동작에 의해 몸통을 통해 전달된다.

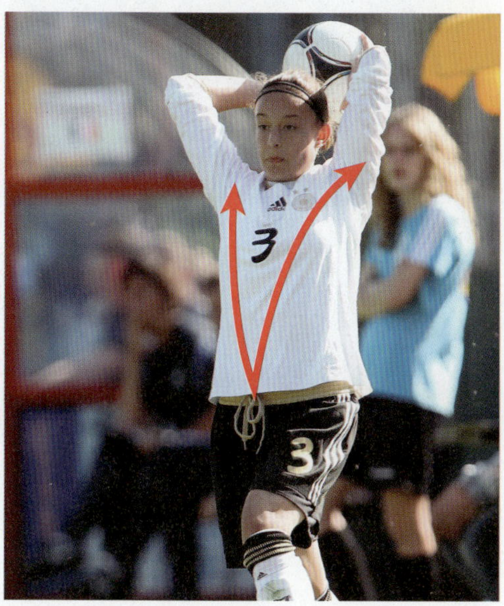

탄성지지는 단지 대각선 방향만은 아니다. 그림 1.13에서 우리는 골반이 양쪽 팔 상지조절영역에서 중심 조절 영역을 통해 연결하는 것을 볼 수 있다. 힘의 자극은 위쪽과 바깥쪽이다. 이것은 **선형 탄성지지**이다. 만약 중심 조절 영역의 분리에 의한 복벽의 이완과 힘의 흐름이 끊겼다면, 상지조절영역은 힘을 만들 때 지지없이 출발해야 한다.

1.13 선형 탄성지지에서 대칭적으로 올라가는 힘 흐름의 자극. 세 가지 조절영역 모두 연결되어 있다.

훈련 노트

그레이하운드(Greyhound)(6장)는 두 대각선과 선형 탄성지지에 관련된 고전적 기초운동이다. 이것은 첫 번째 단계에서 낮은 부하운동으로 엉덩이와 어깨에서 충분한 스트레칭에 의해 운동선수가 부적당한 갑옷형태의 슈트에서 벗어날 수 있도록 하고 효과적인 탄성지지를 확립하는데 필요한 더 깊은 연결을 만든다.

탄성지지는 또한 나선형동작으로 이용된다. 테니스와 골프 같은 스포츠는 몸통을 통해 위로 손을 통해 밖으로 그리고, 축구에서 공을 찰 때 발을 통해 아래와 밖으로 힘을 전달하는 것을 통한 힘을 만들어 내기 위해서 **나선형 탄성지지**에 의존한다. 운동선수는 반드시 조절영역사이에 연결을 유지해야 한다. 그러나 이러한 형태의 접근을 위해서는 나선형 장력을 만들기 위해 가슴과 골반을 각각 독립적으로 동시에 움직일 수 있어야만 한다.

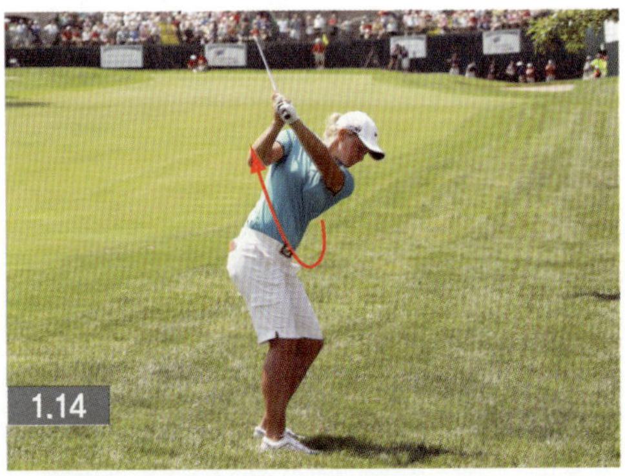
1.14

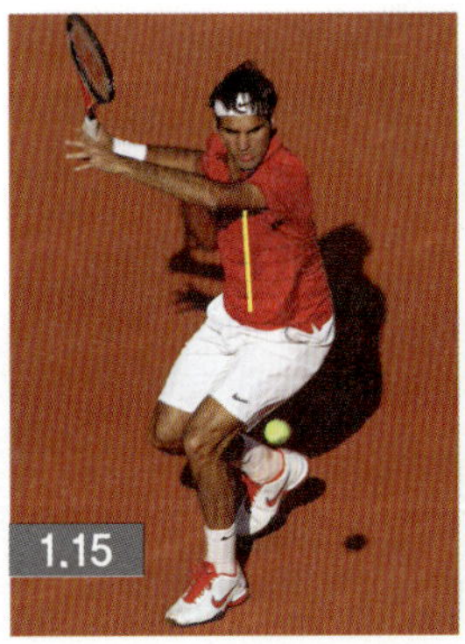
1.15

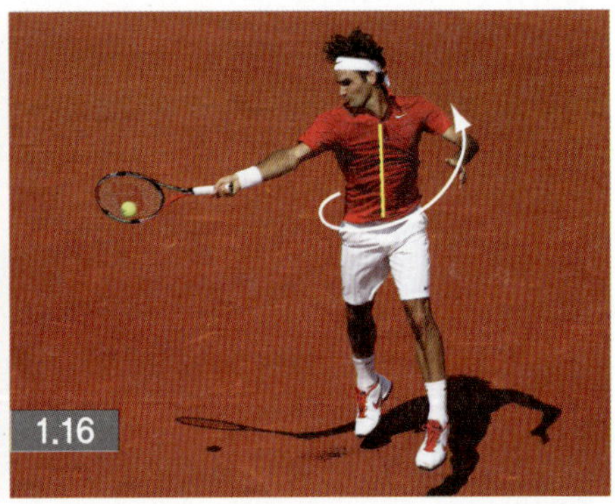
1.16

골프에서, 나선형 탄성지지를 준비할 백스윙의 높이에서 어깨와 골반 사이의 각의 차이인 소위 'X Factor'가 이것을 만든다(그림 1.14). 동일한 원리의 다른 적용에서, 이 테니스 사진은 엉덩이와 무릎의 굽힘에 의한 하지 조절 영역에서 힘을 만들어 내기 위해 용수철처럼 나선형으로 휘감는 것을 묘사하며, 골반을 통해 나선형으로 다리에서 힘이 전달되는 방식으로 중심 조절 영역을 통해 위로 그로고 팔을 통해 밖으로 전달된다(그림 1.15–1.16).

신경근육계 반응전략 (Neuromuscular Response Strategy)

FFM(기능적 힘 조절) 논의는 또한 **신경근육 반응전략**을 포함해야만 한다. 이것은 예기치 않은 것에 대처하고 외부적 문제에 즉시 반응하며, 가능한 신체 스트레스를 최소화하고 조절과 균형을 회복하는 신체능력이다. 이것은 예기치 않은 것에 성공적으로 대처하기 위해 즉각적으로 적응할 수 있어야 하며, 무엇보다도 엄격하지 않은 안정화 반응이다. 우리는 9장에서 신경근육 반응 작업의 몇 가지 예를 볼 수 있다.

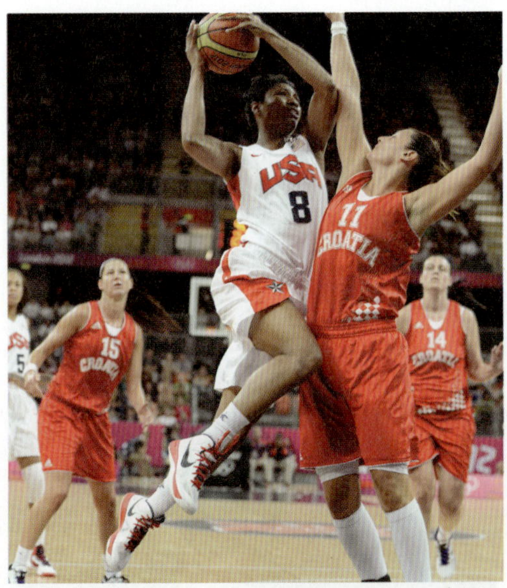

훈련 노트

코어(core) 훈련의 인기가 상승하면서 특정 과제 훈련에 대한 고려 부족으로 다양한 생체 역학적 문제와 유사한 것을 가져왔다. 이것은 육상선수에게 특별한 것이 아니다. 골프선수와 농구선수에게 갑옷슈트 전략에 적합한 강도로 높은 몸통강화 운동을 제공한다. 몸통의 힘을 증가 시키는데 필요한 지지와 수행력을 제공한다는 것을 뒷받침할 생각이다. 그러나, 이 선수들에 따라서는 효율적인 스포츠 고유의 동작을 위한 기능적 움직임을 잃어버린다. 고정된 것외에 압축 관계를 유지하는 영역 훈련을 갖는다.

육상선수의 경우, 종종 엉덩관절과 어깨의 가동성 부족과 역회전 감소를 통해 표현된다. 골퍼의 경우, 감소된 X Factor는 스윙기술 문제처럼 명백하게 나타나는 보상전략과 잠재적인 힘의 감소로 이어질 것이다. 농구선수는 강하게 될 수 있다. 하지만 잘못된 착지의 영향으로부터 자신의 무릎과 허리를 보호하기 위해 필수적인 신경근육 보호장치가 활성화되기에 너무 느리다.

중심 조절 영역 훈련은 적절한 요소들의 혼합으로 구성되고 각기 다른 전략의 형태를 가질 수 있다. 그러나 궁극적으로 당신은 선택한 중심 조절 영역 훈련에 몸이 실제 필요로 하는 것이 무엇인지 반영해야 한다.

기억 노트:

철인 5종 경기선수는 허리 문제와 수행능력 문제를 제시했다. 선수의 몸통 컨디셔닝 프로그램은 높은 강도로 몸통을 굽히고 회전하는 것이 포함된 많은 고전적 방법으로 구성되어졌다. 그러나 중립몸통 위치에서 선수를 조절하는 훈련은 아무 것도 없었다. 그들은 단순히 선수의 복부근육의 동심성 강화에만 초점을 맞추었다. 그녀의 스포츠, 수영, 달리기, 사격, 펜싱과 승마는 모두 자주 과도한 긴장 없이 일정한 길이의 몸통근육의, 중립(굽힘되지 않은) 척추 위치에서 우수한 조절을 필요로 한다. 그녀의 프로그램에 몸의 인식과 중립 척추에 대해 고려된 다양한 운동이 포함하도록 조정하면 선수는 모든 스포츠에서 급속한 발전을 이룰 수 있다.

우리가 본 바와 같이, 움직이는 동안 비록 그들이 서로의 관계 속에서 이동할 수 있지만, 효율적인 힘의 전달을 위해 조절영역 서로의 연결을 유지하는 것이 필요하다. 안정성 이후의 논의에서, 우리는 사지 움직임이 중앙골격에 연결된 근육으로부터 힘 관리가 필요한 것을 볼 수 있었다. 그래서 다리는 몸통에 주의를 기울이지 않고서는 결코 훈련되지 않으며, 팔은 하지 조절 영역으로부터 기초지지를 설립하지 않고서는 훈련되지 않는다.

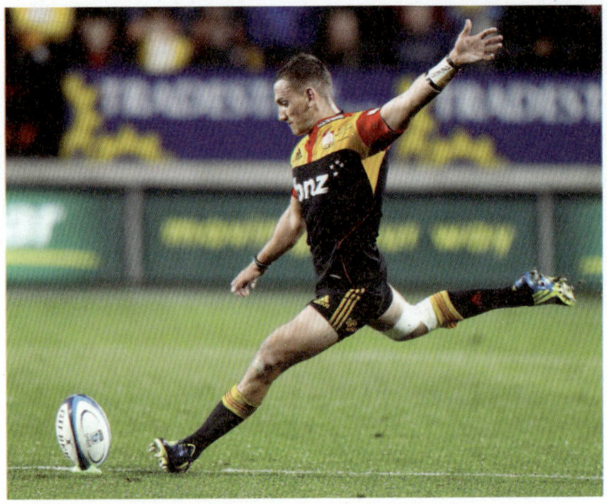

3개의 조절영역은 동작의 자유를 허용하면서 연결되어 있다.

힘의 전달의 차단 (Blocking of Force Transmission)

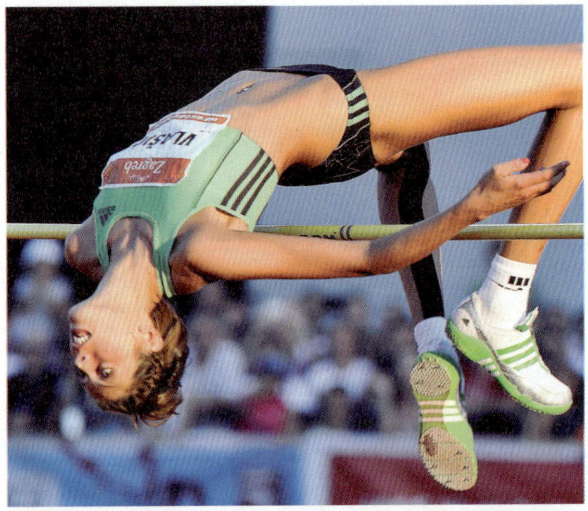

핵심 안정성 접근의 기본 오류 중 하나는 조절영역이 연결의 유지를 위해 고정된 관계에 머물러 있는 것을 강조한 것이다. 몇몇 스포츠에서 관련이 있지만, 갈비뼈와 골반은 항상 동일한 거리에 떨어져 유지하면서 상당한 정도의 정상 생체역학을 방해한다는 생각이다. 이 생각은 연결개념의 오용이다. 이것은 조절영역 간의 위치관계를 변경하는 것으로 전적으로 가능하고, 굉장히 중요하다. 이것은 **신장** 메커니즘을 통해 이루어진다.

중요점

신장은 확장이다. 그리고 확장은 균형의 자극이며, 자신감 있고 긍정적인 조절된 움직임이다. 부적당한 단축은 자극으로부터 자기 방어와 대응하는 것이고, 자신감이 부족하거나 조절이 부적절할 때 자주 보였다.

분리를 위한 연장을 잘못 생각한 사람들로부터 일부 오해가 생겼다. 만약 사람들이 간단하게 등을 뒤로 젖혀 굽히고 그들의 중간부분에서 손을 놓는다면, 그들은 척추의 압축 대신에 몸통의 신장을 만든다. 그 자극은 허리에서 아래쪽 안으로 향하는 대신에 몸통 전체를 통해 위쪽과 밖으로 향한다.

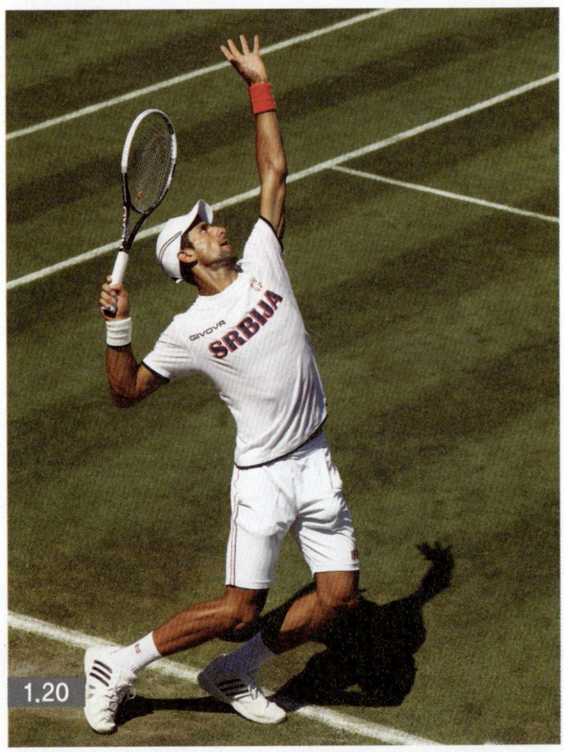

1.20

그림 1.20은 팔을 완전히 올리는 것을 달성하기 위해 흉곽을 통한 왼쪽 엉덩관절에서부터 끝까지 몸통의

연장을 설명한다. 만약 이 선수에게 갈비뼈와 골반을 일정한 거리에서 유지하도록 요구한다면 그는 서브위치를 달성할 수 없을 것이고 그의 척추에 더 보상해야 한다. 이 선수가 신장하지 않는다면 어딘가에서 자신의 움직임을 받아야만 한다. 이것은 과도한 척추의 폄과 옆굽이로부터 자주 나타난다. 그들은 이 조절을 위해 더 많은 코어의 작용을 요구하지만 이것은 종종 필요한 조치에 해당하지 않는다.

일반적으로 몸통훈련 옵션은 강하게 몸통을 단축시키는 행동과 관련 있는 크런치(윗몸일으키기의 일종), 또는 팽팽한 긴장감이 상대적으로 높은 수준에서 조절영역의 일정한 관계를 유지하는 훈련인 프랭크를 포함한다. 양쪽 모두 테니스선수로서 가치가 있을 수 있다. 그러나 그는 또한 자신의 몸이 확장하고 최적의 기술에 필요한 완전한 범위로 연장될 수 있도록 필요한 연결을 이루기 위한 깊은 조절을 위해 노력하는 것이 필요하다.

개인적인 연구: The Top Shelf Test (선반 위 시험)

두 발을 나란히 서서, 당신의 부엌 찬장 상단 선반에 콩 통조림 하나에 손을 뻗쳐야만 하는 것을 상상하라. 갈비뼈의 하단에 엄지를 위치하고 같은 쪽 손의 손가락은 골반 위에 위치하여 갈비뼈와 골반 사이의 거리를 유지하고 당신의 다른 팔을 뻗어 올리는 동안 무슨 일이 일어나는지 보라. 이상한 느낌이지 않은가? 이것은 또한 당신이 캔에 도달하지 못하는 동안 느낄 것이다.

이번에는 자연스럽게 올려보라. 당신은 실제로 뻗을 때, 당신의 갈비뼈가 골반으로부터 멀리 이동한 것을 알아차렸는가? 당신은 신장된다. 이것은 위험하거나 기능장애가 아니다. 이것은 당신의 팔을 통한 충분한 스트레칭을 위해 필요한 것이다. 이것은 단지 당신의 조절영역이 분리될 경우에만 문제가 된다.

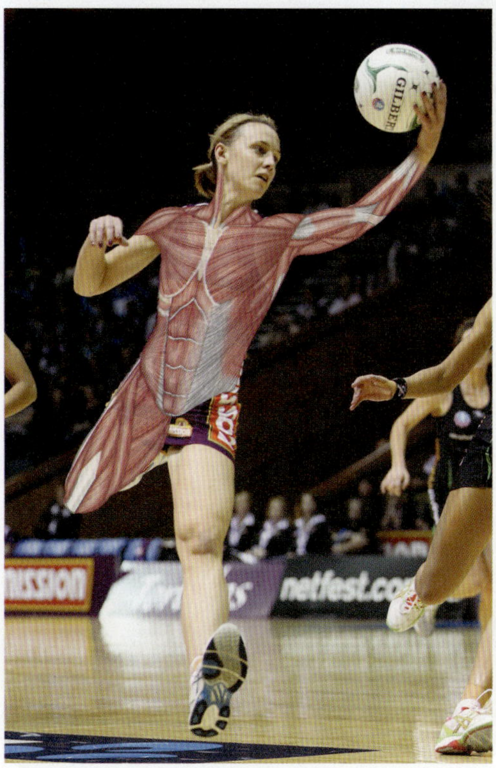

아직 신장에 도달하지 못했을 때 우리는 어떻게 연결을 유지할 수 있는가? (How can we stay connected, yet achieve lengthening?)

그 대답은 우리의 해부학 안에 있다. 우리의 몸은 결합 조직, 근막의 기반을 통해 연결된 근육 사이의 관계된 특수한 망으로 구성되어 있다. 이러한 근막의 관계는 여러 관절에 미치고 영역을 가로질러 연결을 만든다. 적절하게 훈련받은 경우, 머리 위에서 동작이 많은 운동, 체조와 춤 등 많은 상황에서 필요한 기능을 확장할 수 있다.

이 근막의 관계를 최적화하려면 활동 시에 근막선을 가로지르는 긴장의 균형이 필요하다. 이것은 근육의 수축 타이밍과 협응, 그리고 몇몇의 생체역학적 요인을 포함하는데 우리는 다음 두 장 이상에서 고려할 것이다.

움직임의 시작과 힘의 전달 (Movement Initiation and Forece Transmission)

몸의 어느 부분이 제일 먼저 움직임을 시작하는가? 이것은 당신이 훈련한 근육을 실제로 이용할 수 있는지 그렇지 않은지를 결정할 것이다.

움직임 개시의 근원은 움직이는 동안 힘의 방향과 흐름을 편향되게 한다. 그래서 바른 위치에서 시작되도록 하는 것이 중요하다. 종종 그것은 기술이 상실된 최초의 순간 움직이게 할 의도에 있다.

던지는 스포츠, 잡는 스포츠와 노를 이용한 스포츠처럼 상지와 관련된 스포츠에서 종종 하지와 중심 조절 영역으로부터 자극을 발생시키는 대신 팔에서 움직임 초기에 개시오류를 야기한다. 이러한 원인뿐만 아니라, 주요 기술적 오류가 있다. 이것은 상체 구조의 스트레스를 증폭시키고 넓은 표면 영역에 걸쳐 힘 공유의 가능성을 차단하며, 부상과 수행력의 부족과 관련된다.

크로스컨트리 스키에서 이중폴링기술이 만약 척추와 상체로부터 동작이 시작된다면 자주 허리와 어깨 문제의 원인이 된다. 이는 스키어의 강력한 하체가 눈 위를 미는 것을 돕는데 참여하는 대신 폴을 통해 몸을 앞쪽으로 과도하게 당기는 것을 사용하기 때문이다.

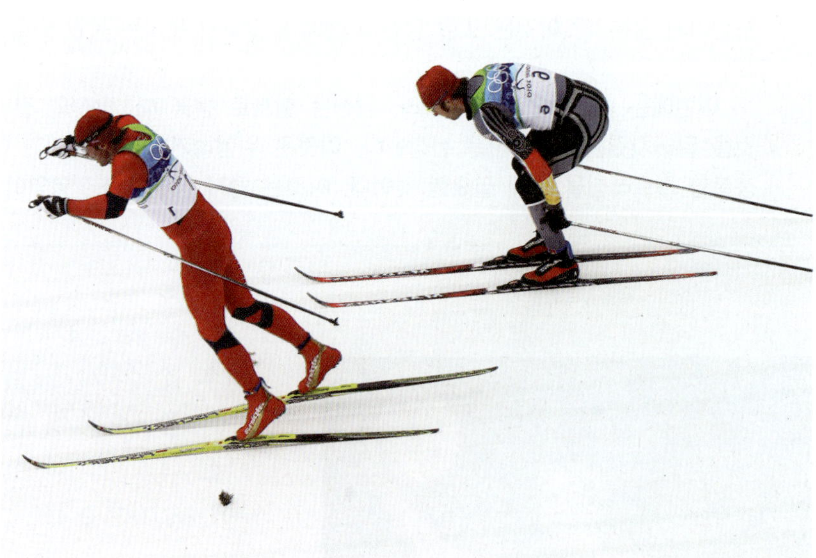

발에서 엉덩이에 이르기까지의 강한 관여가 몸을 앞으로 추진하게 한다.

이러한 모든 시나리오에서, 이것은 프랙셔널타임과 협응의 문제를 의미하는 것으로 중심과 하지 조절 영역이 얼마나 강한지 또는 안정적인지는 문제되지 않는다. 그들은 팔을 지원하기 위해 제시간에 참여할 수 없어 힘의 감소와 어깨, 팔꿈치, 손목과 목의 문제 발생률 증가로 이어진다. 훈련시간을 낭비하는 것은 말 할 필요도 없다.

중요점

타이밍이나 순서의 문제는 종종 약화나 초라한 활성화처럼 나타날 수 있다. 근육을 강화하는 것이 움직이는 동안 기능을 향상시킬 수 있음을 보장하지는 않는다. 적절한 시기에 적절한 장소에서 적절한 신체부위를 갖는 것이 근육이 적절하게 활성화할 수 있게 한다.

이동 자극에 의해 일어나는 부적절한 준비 반응은 밀접하게 관련된 현상이다. 신체는 움직임을 준비하기 위해 피드포워드 메카니즘을 사용하는데, 이는 움직임이 실제 일어나기 전에 지원에 필요한 근육이 아주 조금 활성화하는 것을 의미한다. 배가로근(TrA)과 같은 근육은 3장에서 더 충분히 탐구와 이러한 방법으로 작동하는 것으로 나타났다. 그러나, 습관, 스트레스와 부상은 준비과정에서 부적절한 근육 작용이 원인이 될 수 있다.

이를 확인하는 가장 쉬운 방법은 선수가 이동하지 않고 서 있는 상태에서 시작하는 것이다. 단지 움직임의 맨 처음을 보라. 맨 처음 무슨 일이 일어났는가? 어깨를 올리는 것은 매우 일반적인 준비 반응이다. 몸의 다른 부분으로부터 상지조절영역의 단절은 취약하고 비효율적인 것으로부터 떠나는 것이다. 또 다른 반응은 척추의 급격한 조임과 짧아지는 것이다. 위 아래 흐름으로부터 신장을 잠그고 회전력을 차단하는 것이다. 전적으로 그렇지는 않지만, 육상선수에서 자주 볼 수 있다.

서혜부 통증이 있는 선수에서, 모음근육 수축으로 높은 힘과 빠른 움직임을 준비하거나 시작하는 많은 사람을 관찰하는 것은 흥미롭다. 이러한 경우, 놀랍지는 않지만 그 부분이 손상에 취약해지게 된다.— 만약 과부화를 극복하기 위해서는 몸에 새로운 첫 번째 반응이 필요하다.

개시문제는 힘의 관리 문제에 크게 기여하고, 휴식과 타이밍 훈련으로 증가된 감각인식을 통해 해결된다.

운동자극의 방향 (Direction of Movement Impulse)

운동면(2장)의 이해는 운동자극의 방향에 대한 오류를 확인하는데 도움을 줄 수 있다. 예를 들어, 몇몇 아이들은 자연스럽게 효과적으로 공을 던진다. 하지 조절 영역에서 운동을 시작하여 몸에서 손을 통해 위쪽으로 전달한다. 하지 조절 영역에서 운동을 시작하고 회전을 통해 몸에서 손을 통하여 위로 옮긴다; 여기에서 가로면이 사용된다. 팔에서부터 시작한 다른 사람들은, 몸에서 효과없는 앞쪽 기울기 자극을 만드는 경향이 있다. 이 경우, 시상면이 사용된다. 개시장소와 자극의 방향은 밀접하게 연결되어 있다.

운동선수, 특히 육상선수는 종종 "stay up"하는 데 사용된다. 신호 뒤에 의도가 적절하지만, 물리적으로 해석하는 선수들을 위한 많은 방법이 있다. 일반적인 오류는 흉골을 과도하게 들어 올리고 턱을 위쪽으로 기울이는 것이다. 결국, 척추신장에서 뒤쪽에서 잠그는 결과와 함께 앞쪽에서 흉곽의 위쪽방향으로 회전이다. 그 결과로 생긴 장력은 핸드브레이크를 잠그고 달리는 효과를 만든다. 기계적으로 이 자세는 척추의 회전을 차단하고 기술과 힘의 저하로 하지 조절 영역으로부터 상지 조절 영역의 연결을 끊는다. 운동자극 전반적인 면에서, 육상선수는 그들이 달릴 때 강하고, 무제한적인 앞쪽을 향한 자극을 만드는 대신 뒤쪽으로 향하는 자극을 통해 싸우는 것처럼 보인다.

중요점

운동을 관찰할 때 운동자극방향의 느낌을 얻을 수 있다. 수행력과 근육활동의 중요한 변화는 운동선수의 감각과 동작 방향의 이해를 바꾸는 좋은 신호에 의해 일어날 수 있다.

단원 요약 (Chapter Summary)

신체구조에 힘을 발생시키고 스트레스를 최소화하기 위해, 힘은 넓은 표면 영역에 걸쳐 몸을 통해 효과적으로 전달할 수 있어야 한다.

이것이 의미하는 것:

- **조절영역은 연결되어 있어야 하지만 서로에 대해 독립적으로 움직일 수 있어야 한다.**
- **사용된 면은 적절해야 한다.**
- **운동은 적당한 영역으로부터 시작해야 한다.**
- **운동자극의 방향은 정확해야 한다.**

가장 일반적이고 전체적인 감각 안에 운동은 고려된다. 우리는 최적의 운동을 가져올 방법에 대해 좀 더 구체적이어야 시작할 수 있다. 많은 변수들이 기능적 힘 관리에 기여하고 이들 중 하나는 안정성이다. 그러나, 안정성 원칙의 적용은 운동선수의 기능적 힘관리를 지원하거나 방해할 수 있다. 그리고 그것 자체로서, 관련된 요인을 이해하는 것은 중요하다.

2장 안정성 개념에 대한 탐구

/ Exploring the Stability Concept

기능적 안정성의 주축들

스포츠에 있어서 기능적 안정성

기능적 안정성은 어떻게 움직임에 영향을 미치는가?

최적의 경기력 vs. 높은 수준의 보상

움직임 장애의 원인은 무엇인가?

움직임 효능의 모델에 대하여

훈련 프로그램에서 움직임의 효능 원칙들

안정성 개념은 선수, 코치, 스포츠과학자, 스포츠 의학 전문가들에게 각각 다른 의미일 수 있다.

안정성은 신체가 어떻게 움직임을 만들어내고, 힘의 방향을 결정짓고, 부하의 자극에 반응하는가를 설명한다. 이것을 *기능적 안정성*이라고 명명할 수 있다. 즉, 이것은 *당신의 신체가 부하를 감당하고, 주어진 운동이 요구하는 사항들을 조절할 수 있는 능력이다.* 이것은 움직이는 신체 부위들 간에, 그리고 그 부위들이 움직이는 면과 부분들 간에 통제되는 일련의 관계들을 포함한다. 이것은 또한 신경근의 반응들과 반작용들 그리고 전반적인 움직임의 효율성을 포함한다. 코치와 선수에게 있어서 이 의미는 *스포츠 테크닉(sporting technique)*에 거의 부합한다.

"코어 안정성"은 신체 구조가 가장 안전하고 강하고 효율적인 자세[26]를 발휘할 수 있게 하기 위해서 몸통이 그에 작용하는 힘을 지지하고, 조절하며, 견디는 능력으로 정의된다. 스포츠 프로그램들에 관여하는 피트니스 전문가들 다수에게 이것은 선수 **컨디셔닝**의 한 부분으로 언급된다. 코어 안정성 결여와 부상 위험 증가 사이의 연관성이 확인[73, 136]되어져 왔다. 이와 같이 코어 안정성이 전반적인 기능적 안정성에 크게 기여하고 있으나 이를 모두 설명할 수는 없으며 이는 다원적으로 상호 연관된 요인들이 작용된 결과라는 것을 아는 것이 중요하다. 코어 안정성 훈련과 수행력 향상[122] 사이에 직접적인 관련성을 거의 찾을 수 없는데도 연구자들이 보다 광범위한 신경근 프로그램[93, 124, 70, 111]의 한 파트로 코어 안정성 원칙들을 포함하는 프로그램들을 지지하는 이유가 여기에 있다.

때때로 코어 안정성은 **코어 근력**(core strength)과 혼동되는데 이 코어 근력은 마치 갑옷을 입는 전략처럼 중심 근육들을 고부하 운동들로 훈련시켜서 요구되는 큰 힘을 안전하게 만들어내고 견뎌낼 수 있도록 하는 개념이다. 어떤 선수들에게 있어서는 코어 근력이 매우 중요하지만, 다른 선수들에게는 이런 종류의 훈련이 긍정적인 효과를 거의 주지 않을 수 있다.

럭비선수들은 갑작스러운 충격과 다른 선수들에 의한 신체적 압박을 견디기 위해 높은 코어 근력이 필요할 것이며, 철인 3종 경기선수들은 장시간 동안 최적의 생체역학을 지원하기 위해 낮지만 지속적인 안정화 근육 활동이 필요할 것이다. 코어 근력은 근육의 잠재력을 키우지만, 코어 안정성은 그것을 효과적으로 이용함으로써 얻는 결과이다.

또한 안정성은 관절과 특정 근육들이 통합하여 안전한 구조적 제한 내에서 관절 움직임이 조절될 수 있도록 하는 것을 의미하기도 한다. 물리치료사들이나 다른 스포츠의학 전문가들에게 이 의미는 **운동 조절**과 관련된다.

안정성이라는 용어는 이러한 방식들 모두에서 적용될 수 있다. 이들은 스포츠 경기력과 마찬가지로 부상 예방의 차원에서도 모두 중요하고 서로 연관된다. 위의 모든 범주에 걸쳐 안정적이기 위해서 당신은 당신의 힘이 가장 효율적인 방향으로 보내질 수 있도록 바른 근육들을 바른 순서로 활성화시켜야 한다. 이것이 **기능적 운동 패턴**인데 활성화 체인에 있어서 근육들의 타이밍, 비율, 순서를 포함한다. 당신의 관절들은 가장 적합한 근육들이 가장 적절한 순서로 동원됨으로써 움직이고 있다. 또한 당신은 당신에게 가해지는 힘을 최적으로 조절할 수 있다.

기능적 안정성의 주축들 (Pillars of Functional Stability)

기능적 안정성 패턴은 **기능적 안정성의 주축들**을 형성하는 상호 의존적인 특징들 중 하나이다. 이것은 최적의 효율적인 움직임을 훈련하기 위해 적소에 있어야 하는 근본적인 요소들이다.

기능적 가동성 (Functional Mobility) : 동적 조건에서 스포츠가 요구하는 최대 가동범위를 거쳐 움직일 수 있는 능력

균형 (Balance) : 신체를 그 지지점(support point) 위에서 빠르고 정확하게 조절할 수 있는 능력

자세 (Posture) : 관절 움직임과 근육 활동을 최적화 하고, 자동적인 안정성 활동을 발화시키며, 신체에 대한 구조적 스트레스를 최소화 시키는 신경근골격계의 관계

최적의 기능적 운동 패턴 (Optimal Functional Motor Pattern) : 근육 활성의 타이밍, 비율, 순서

신경근 반응과 조절 (Neuromuscular Response and Control) : 관절 안정화 근육들의 무의식적이고 자동적인 활동으로 움직임 신호에 대비하거나, 예상되지 않은 빠르고 갑작스러운 신체조절 자극들 또는 부하들에 반응하는 것

움직임 대칭(Movement Symmetry): 조절된 신체 중심축 주변으로 움직임과 반움직임(counter-movement)이 균형을 이루는 것.

이러한 개념들을 이해함으로써 제대로 움직이기 위해 필요한 동작과 조절 능력을 향상시키는 프로그램을 설계할 수 있다. 이러한 개념들은 다음과 같은 기능들을 안전하고 효과적으로 발달시킬 수 있는 토대를 마련한다:

- 스피드 (speed)
- 파워 (power)
- 근력 (strength)
- 민첩성 (agility)
- 유연성 (flexibility)
- 부상 저항성 (injury resistance)

그러므로 전체 트레이닝 프로그램은 기능적 안정성 개념에 영향을 받는다.

스포츠에 있어서 기능적 안정성(Functional Stability in Sport)

인체에 있어서, 안정성이라는 용어는 얼마나 효과적으로 인체가 힘을 관리하는가를 말한다. 신체는 움직이기 위해 힘을 **생산해야** 하며, 그러므로 그 자체에서 생산되는 생체 역학적 스트레스를 관리해야만 한다.

축구선수는 정확하고 파워풀하게 한쪽 다리로 공을 차기 위해 그가 땅에 디딘 다리 위에서 완벽하게 균형을 이루어야 하며, 엉덩이와 몸통은 이를 견고하게 지지할 수 있는 상태로 유지해야만 한다. 이러한 안정적인 토대가 없다면 파워와 정확성을 감소시킬 뿐만 아니라, 차는 다리에서 만들어지는 힘이 선수의 골반과 척추의 위치에 영향을 미쳐 샅굴부위 근육들과 허리 관절에 스트레스가 가해지게 된다.

또한 인체는 환경에 의해 가해지는 힘을 **견뎌야만** 한다. 좋은 수영선수들은 효과적으로 당김 동작을 하기 위해 물의 저항을 이용하는데, 충분한 몸통과 어깨의 안정성이 없다면 이 저항이 어깨의 자세를 불량하게 만들어 생체 역학적으로 비효율적인 움직임이 만들어지고 종종 어깨의 부상으로 이어진다. 러너가 지면을 디딜 때 발을 통해 올라가는 지면 반력은 앞으로의 전진을 가속화시킬 수 있어야 하나, 반대로 골반이 안정적이지 못하면 이 힘들은 발에서 엉덩이로 이어지는 관절들에서 수직적 붕괴의 원인으로 작용할 수 있다. 아이스하키 선수들은 상대로부터 가해지는 직접적인 가격을 견뎌야만 하며 투포환 선수는 투포환을 위로 멀리 날리기 위해 중력을 극복해야만 한다. 이 모든 외적인 요소들은 인체에 가해지는 힘으로 작용하며, 선수들은 이에 반응하고 적응하여 조절할 수 있어야 한다.

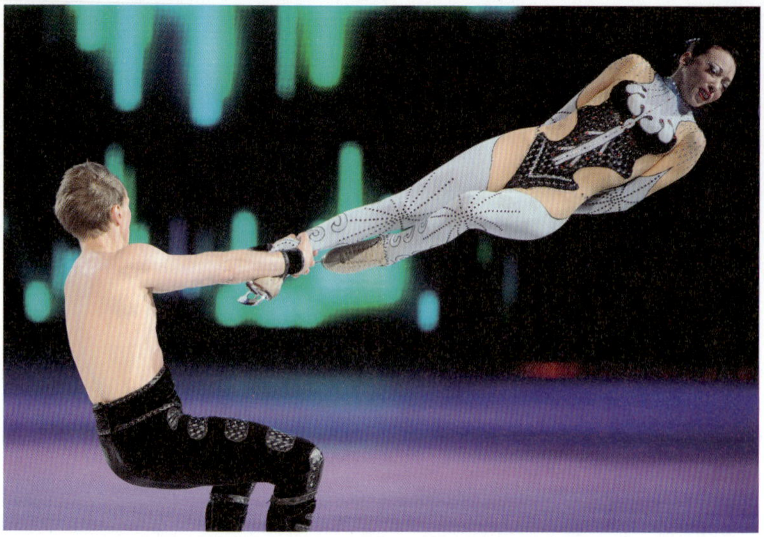

외력에 대한 조절. 남자 스케이터가 보여주는 것처럼 파트너의 긴 레버를 다루는 조절 구역(control zone)들 간의 강한 압박 연결은 강력한 힘으로 몸통을 조절한다. 여자 스케이터는 늘어난 신체를 유지하면서도 일정한 위치적 관계에서 조절 구역들을 엄격하게 유지해야만 한다.

이러한 맥락에서 안정성은 기능적 요구들에 대해 가장 안전하면서도 가장 효율적인 위치적 관계로 신체구조를 이용하는 선수의 능력이다.

여기에서 핵심 단어는 **효율성**과 **안전성**이다. **효율성**의 개념은 스포츠 훈련의 중심에 있다. 이상적으로, 선수는 투자된 노력에 대해 최대의 결과를 산출해야 한다. 예를 들어, 초보 골퍼가 드라이버로 볼을 칠 때 많은 근육들을 사용한다. 그러나 그렇게 산출하는 힘을 가장 효과적인 움직임이 유지되도록 지속적으로 집중시킬 수가 없다. 노력과 결과 사이의 관계에서 노력 쪽으로 기울어져 있다. 이것은 비효율적이다. 전문가가 같은 활동을 할 때에는 보다 나은 기술로 인해 보다 길고 곧은 드라이브를 만들어내지만 근육 활동 수준 또는 노력 투자는 상대적으로 낮다. 그들은 그들이 필요로 하지 않는 것은 사용하지 않는다. 전문가들은 보다 효율적이다.

같은 효과가 다른 스포츠에서도 관찰된다. 진정으로 뛰어난 선수들은 결과와 비교해서 노력을 최소화하도록 관리한다. 그들은 그들의 노력이 가장 효과적인 힘의 발현으로 이어지도록 한다. 그들은 **효율적**이다. 단순하게 말해서 챔피언들은 어려운 일을 어렵게 보이도록 하는 사람들이 아니다. 그들은 힘든 일을 쉽게 보이도록 만드는 사람들이다.

기능적 안정성은 생체 역학적 효율성을 증가시킴으로써 기술적 수행력에 영향을 미친다. 생체 역학적 효율성을 증가시킴으로써 우리는 노력에 대해 보다 나은 결과를 만들어낼 수 있다. 관계가 명확하게 밝혀지지는 않았지만,[3, 62] 어떤 상황에서는 생리적인 효율성에도 영향을 미치는 것으로 보인다.

우리의 정의에서 또 하나의 주요 단어는 안전성(safety)이다. 불충분한 안정성은 생체역학 구조를 변동시키며 이것은 다양한 이유로 부상을 유발할 수 있다. 다방면의 스포츠들에서 선수들은 갑작스러운 가속, 감속, 방향 전환[6]에 반응하여 균형을 유지할 수 없거나 그들의 중량을 조절할 수 없어서 부상을 입을 수 있다. 생체역학적 비효율성을 가진 지구력 선수들은 경기력의 정체를 극복하기 위해 보다 강하고 길게 훈련을 하려 하기 때문에 과사용으로 인한 부상을 입을 수 있다. 신체가 무너지지 않는 선에서 기능적 비효율성을 보상할 수 있는 투지와 훈련량에는 한계가 있다.

기능적 안정성은 근골격계 스트레스를 최소화하고, 힘을 잘 운용하며, 균형과 조절 능력을 증가시킴으로써 부상 위험을 감소시킬 수 있다.

기능적 안정성은 어떻게 움직임에 영향을 미치는가?

방향적 제한 (Directional Limitation)

움직임의 방향 제한의 원칙은 기술적 훈련의 중심에 있으며 기능적 안정성 훈련은 직접적으로 이것을 목표로 한다.

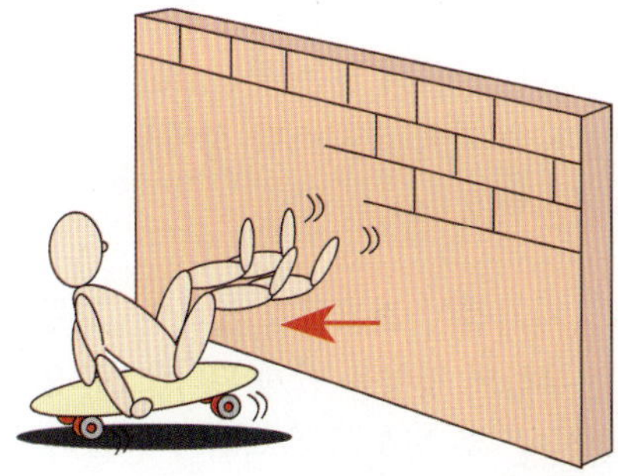

2.2a

팔다리를 활동적으로 움직이기 위해 근육은 수축해야만 하며, 이것이 효과적으로 기능하기 위해서는 그 근육이 잡아당길 수 있는 확실하고 안정적인 지점이 있어야만 한다. 당길 수 있는 안정적인 지점이 없다면 효율성을 잃을 것이다(같은 결과를 얻기 위해 보다 많은 노력이 필요하다).

예를 들어, 튼튼한 구조물에 적용되는 힘은 노력에 대응한 결과를 산출하므로 스케이트보드는 벽으로부터 빠르게 멀어질 것이다(그림 2.2a). 이 시스템에서 움직임의 유일한 방향은 벽에서 멀어지는 것이다.

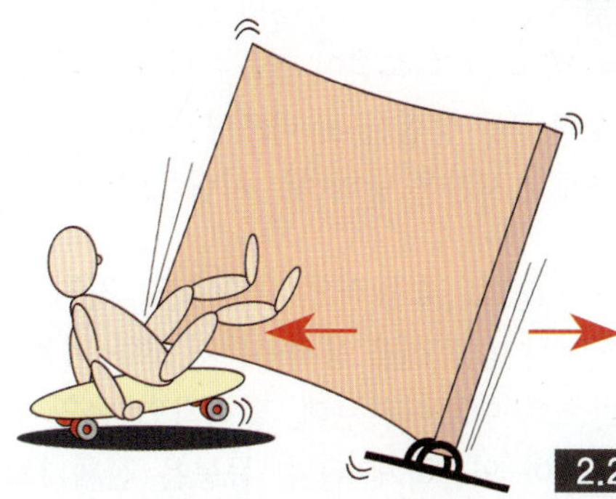

2.2b

힘이 반-안정적(semi-stable) 표면에 적용된다면 결과는 그렇게 긍정적이지는 않을 것이다(그림 2.2b): 노력은 같으나 압력으로 인해 표면이 휘어짐으로써 힘을 잃는다. 여기에는 두 개의 반대 방향의 움직임이 관여한다. 당신이 다른 사람을 미는 상황에서 이 지식을 적용해 보면, 당신은 당신의 미는 힘이 온전히 앞쪽으로 향하도록 스스로가 튼튼한 구조물이 되기를 원할 수도 있다.

당신의 균형이 깨지면 당신 노력의 일부는 앞쪽으로 향하겠지만 상대방의 체중에서 맞닥뜨리는 저항은 당신을 약간 뒤로 밀것이다. 안정적인 지점을 잃으면 움직임의 추가적인 방향이 시스템에 포함되고 힘은 잃게 된다. 아이스하키와 같은 충돌 스포츠에서 이것은 중요하게 알아야 하는 원칙이다.

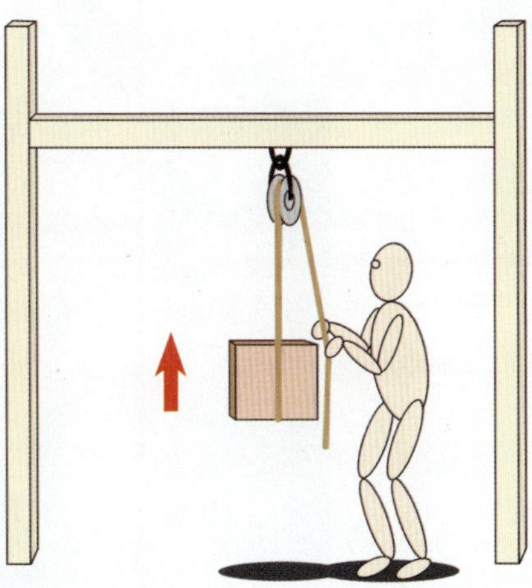

2.3a

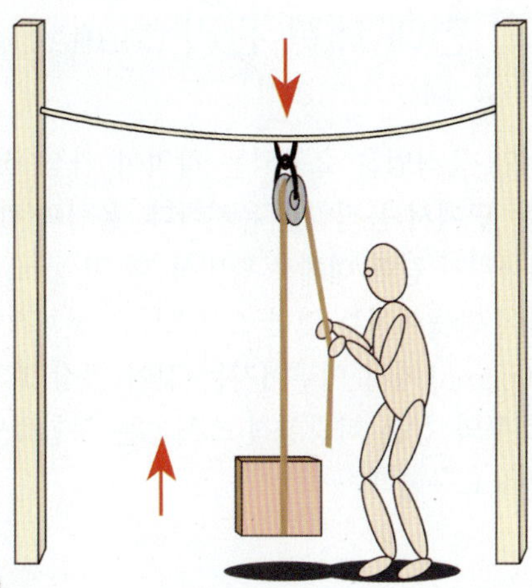

2.3b

그림 2.3 이제 두 개의 도르레 시스템을 상상해 보자. 첫 번째는 수평 바에 고정된 도르레를 갖고 있다(그림 2.3a). 두 번째 도르레는 견고한 고무줄(bungee cord)에 부착된 도르레를 갖고 있다(그림 2.3b). 둘 모두 도르레를 위한 일정 수준의 지지 역할을 한다. 그러나 고정된 바를 넘어 중량을 당기는 것은 한 쪽 방향의 움직임을 만들어낸다: 바를 향하는 중량. 고무줄에 걸어 당길 때는 두 방향의 움직임이 만들어 진다: 고무줄을 향한 중량의 움직임과 중량을 향한 고무줄의 움직임. 고무줄은 힘이 효율적으로 중량에 전달될 수 있는 충분한 안정성을 제공할 수 없다.

이러한 이해를 신체에 적용하기 위해 뼈를 당기는 근육의 작용을 상상해 보자. 근육의 이는 곳(origin)이 견고하거나 안정적이면, 근육은 뼈를 자기 쪽으로 당기기 위해 짧아진다. 근육의 닿는 곳(insertion)이 이는 곳을 향해 움직인다. 여기에는 시스템 상에서 한 방향의 움직임이 존재한다(그림 2.4a).

지지점이 견고하지 않다면, 고무줄과 같이 근육이 당기는 부하의 영향을 받게 된다(그림 2.4b). 한 방향의 움직임 대신에, 두 방향의 움직임이 만들어진다: 근육의 닿는 곳으로 향하는 이는 곳과 이는 곳으로 향하는 닿는 곳. 뼈는 여전히 움직일 것이며 근육도 마찬가지로 움직일 테지만 결과적으로 더 약한 움직임이 만들어진다. 안정성을 잃어버림으로써 효율성을 상실한다. 리프팅을 할 때 이 원리를 몰라서 체육관에서 시간을 낭비하는 사람들이 많다.

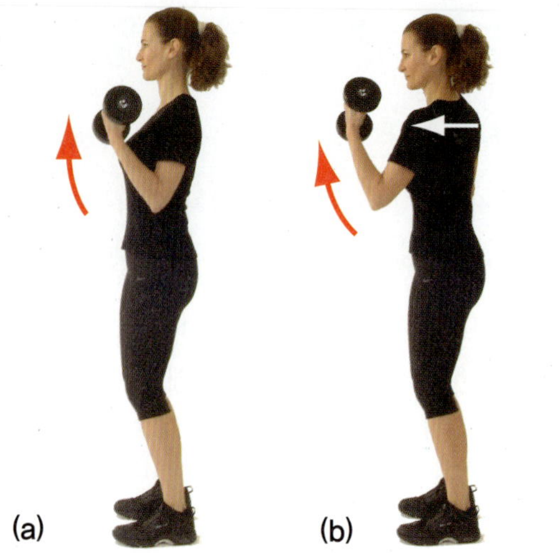

그림 2.4. (a) 견고한 바이셉스 컬,
(b) 어깨가 고정점의 역할을 상실한 바이셉스 컬.

그러므로 효율적인 근수축을 지지하기 위해 견고한 기반이 필요하다. 이 원리는 당신이 엄지손가락을 움직이든지, 전신을 움직이든지 모두 적용된다. 신체 각 부위 조절은 운동 사슬 상에서 연속되는 구조들의 안정성을 기반으로 이루어지는데, 말하자면 손의 안정성은 안정적인 손목, 팔꿈치, 어깨 관절, 어깨뼈, 그리고 몸통으로 이어지며 의존하게 된다. 몸통은 전체 사슬을 지지하고 있으며 안정성의 막대한 비중을 책임지고 있다. 차례로 몸통은 요구되는 작업을 감당하기 위해 안정적인 골반에 의해 지지된다. 사슬에서 이러한 연결의 어느 하나라도 손상되면 부가적인 그리고 원하지 않는 방향의 움직임이 나타날 수 있다.

요약하면, 근수축에서 최대한의 이득을 얻기 위해서는 근육이 당길 수 있는 안정점(secure point)을 만들어야만 한다. 동적인 움직임에서 안정점은 다른 신체 부위들에 대해 상대적으로 움직일 것이지만 수축하는 근육의 닿는 곳 방향으로 무너져서는 안 된다.

움직임의 면에 대한 관리 (Managing the Planes of Movement)

효율적인 움직임은 요구되는 작업이 가장 직접적으로 이루어지는 면에서 움직임을 유지한다. 올림픽 웨이트리프팅과 사이클링과 같이 대체로 평면상(한 면, uniplanar)에서 움직임이 만들어지는 몇몇 스포츠들은 전체적인 움직임이 한 면(plane)에서 이루어지는 것이 가장 효과적이다. 테니스, 축구와 같은 다방향적 스포츠는 복합적인 면들에서의 조절을 요구한다.

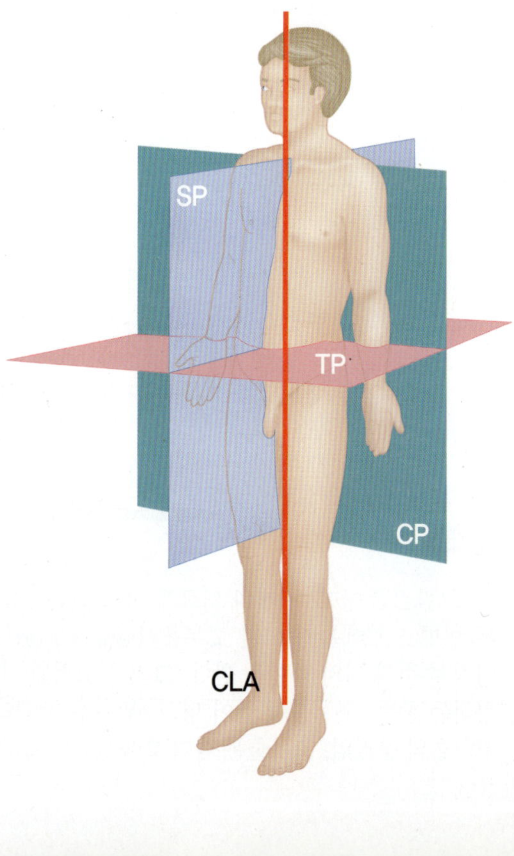

시상면(sagittal plane, SP),
가로면(tranverse plane, TP),
관상면(coronal plane, CP)
중심 세로축(central longitudinal axis, CLA)

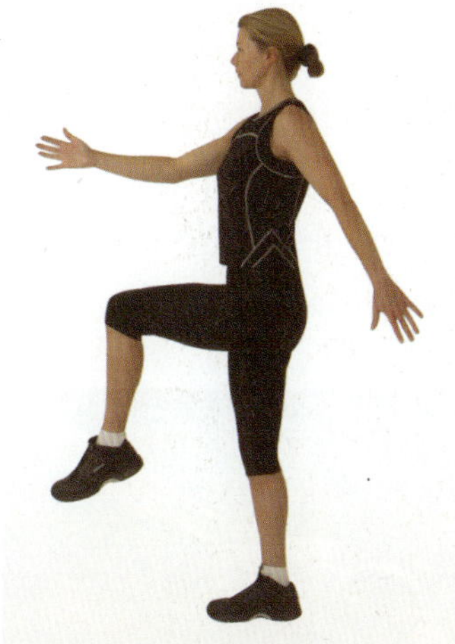

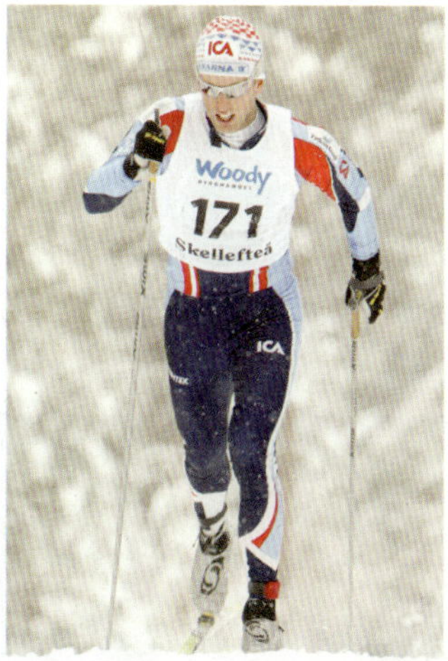

시상면은 앞뒷면이다. 달리기, 클래식 노르딕 스키, 사이클링은 시상면상의 사지 움직임을 대표한다. 말에 앉아 승마를 할 때 척추가 말의 움직임을 흡수하게 하거나, 체조에서 뒤로 공중제비를 연속으로 수행하는 것은 척추의 시상면 움직임을 보여준다. 시상면의 움직임은 굽힘(몸통의 앞으로 숙임, 팔다리의 굽힘)과 폄(몸통의 뒤로 젖힘, 팔다리의 폄)이다.

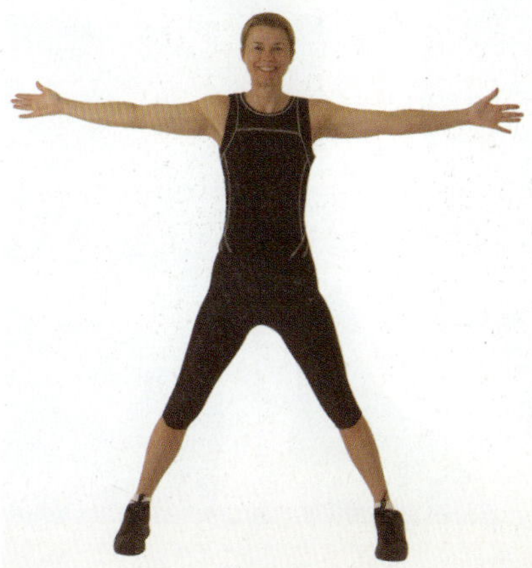

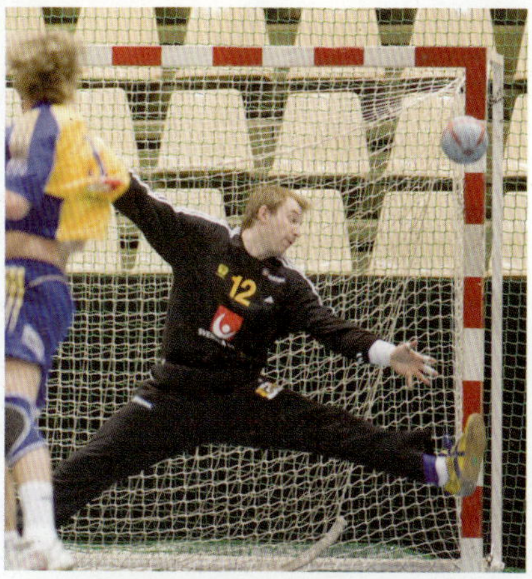

관상면은 좌 · 우 측면의 움직임 면이다. 체조선수들이 안마 위에서 척추를 측면으로 굽힘으로써 다리가 스윙되도록 하고, 배구선수들은 스파이크를 효과적으로 블록하기 위해 팔을 옆으로 움직인다. 핸드볼에서 방어를 하는 선수는 패스를 블록하기 위해 팔을 옆으로 펼치거나, 다리를 벌리면서 방향을 옆으로 빠르게 전환할 필요가 있다.
관상면의 움직임은 벌림(팔다리를 몸통으로부터 밖으로 벌림), 모음(팔다리를 몸통 쪽으로 당김), 옆으로 굽힘(척추 또는 골반에서) 등이다.

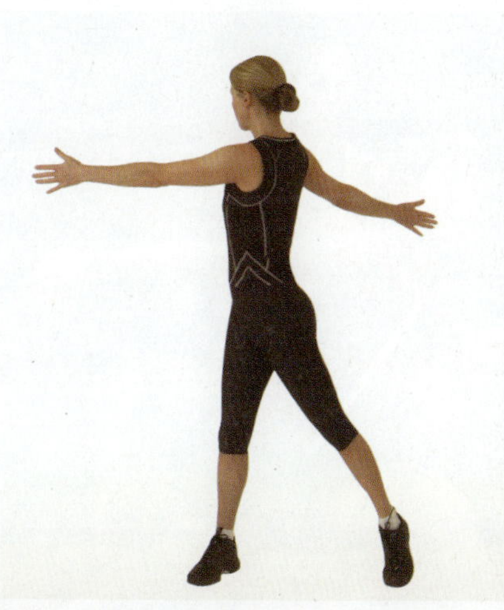

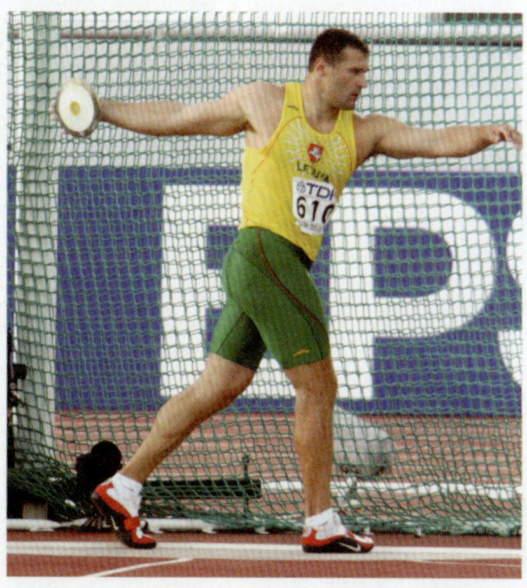

가로면은 회전 동작의 면이다. 골프 스윙 또는 테니스 포핸드에서 골반과 몸통의 회전은 이 면에서 일어나며, 스프린트 카누 패들러의 스트로크 또는 원반 던지기의 와인드업도 마찬가지이다.

스포츠들이 대부분 시상면, 관상면, 회전 또는 다방향적이지만, 모든 스포츠들은 가장 효율적인 움직임을 만들기 위해 **중심세로축**(central longitudinal axis: CLA)의 조절을 요구하며, 중심축(central axis) 또한 참조한다. 사실상 이 중심축은 엄격하게 적용되는 위치(rigid position)는 아니다: 이것은 몸통과 팔다리의 움직임을 지지하는 단단한 느낌(sense of a firm)이지만 유연하게 적용할 수 있는 중심 참조 포인트이다. 머리끝에서 몸통 중심을 거쳐 발끝까지 이어지는 단단하고 두꺼운 금속 케이블을 상상해 보라. 이 케이블은 어깨, 흉부, 골반이 부드럽게 회전하거나 어떤 방향으로도 쉽게 움직일 수 있도록 하는 축을 형성한다.

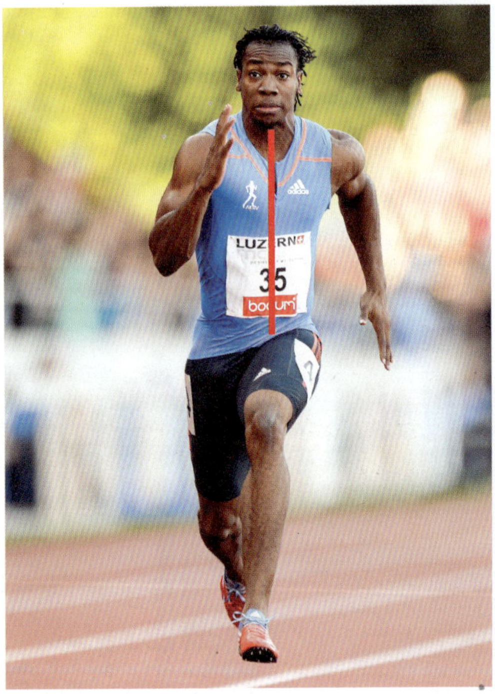

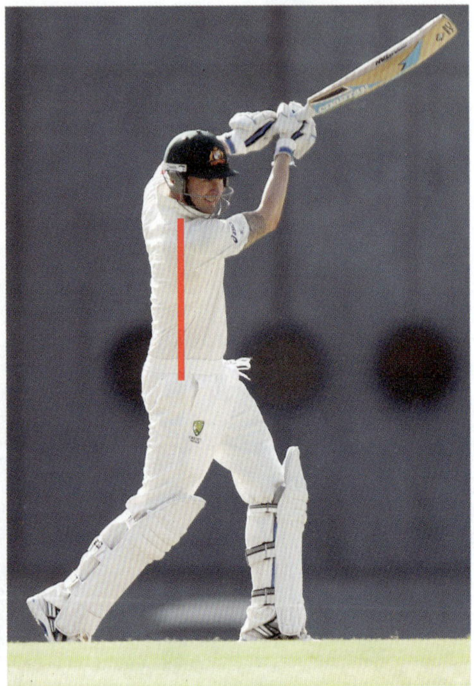

중심세로축(CLA)은 단지 수직축에서 일어나는 움직임만을 위한 것은 아니다 — 이것은 활동에 의존하는 어떠한 각도에도 적용된다. 이것은 다이빙, 체조, 프리스타일 스키의 회전 동작이나 스쿼시와 같은 다이나믹한 다방향적 스포츠에서 균형 잡히고 잘 조절되는 움직임을 만들어낸다.

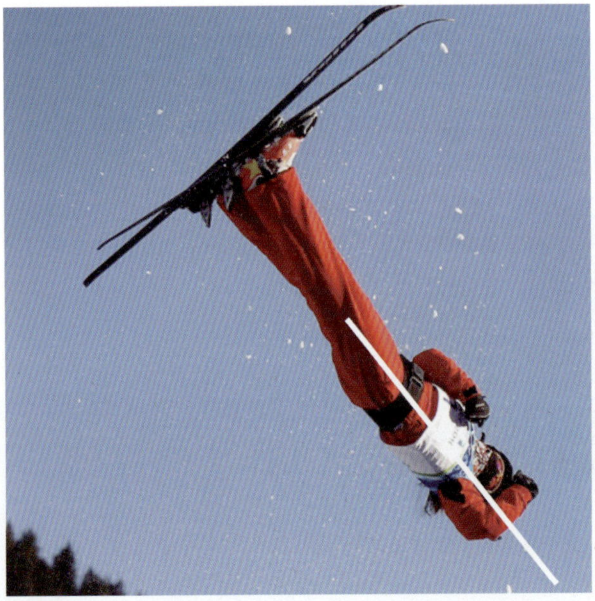

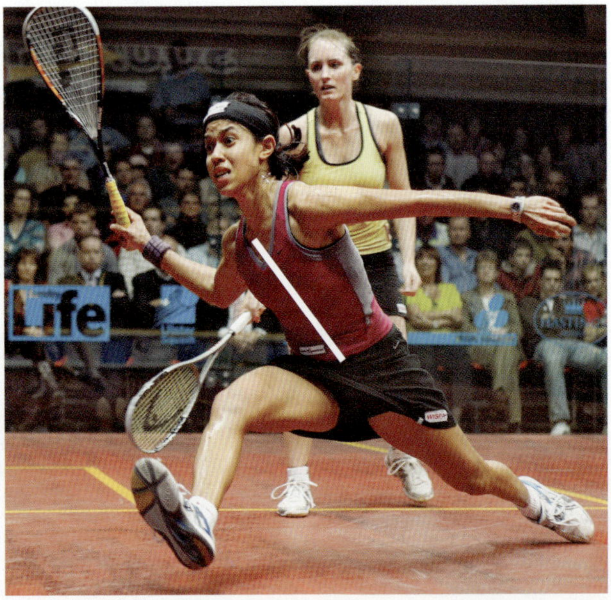

안정적인 CLA를 성취하기 위하여, 골반 안정화 근육들은 몸통을 지지하기 위해 안정적인 플랫폼을 제공하며 심부에 위치한 안정화 근육 시스템은 척추의 각 부위를 지지하는 역할을 한다. CLA가 안정적이지 않으면 자세와 움직임의 편차 및 조절 문제들이 발생하면서 앞, 뒤, 옆으로 가해지는 부하에 의해 무너질 것이다.

축이 시상면에서 무너지면 (그림 2.13, 2.14), 골반은 앞으로 혹은 뒤로 기울게 되고 몸통은 취약한 위치에 놓이게 된다. 축이 관상면에서 무너지면 (그림 2.15), 골반과 몸통은 옆으로 기울고, 그들의 지지 근육들은 취약한 위치에 놓이면서 관절을 한 쪽으로 압박하게 된다.

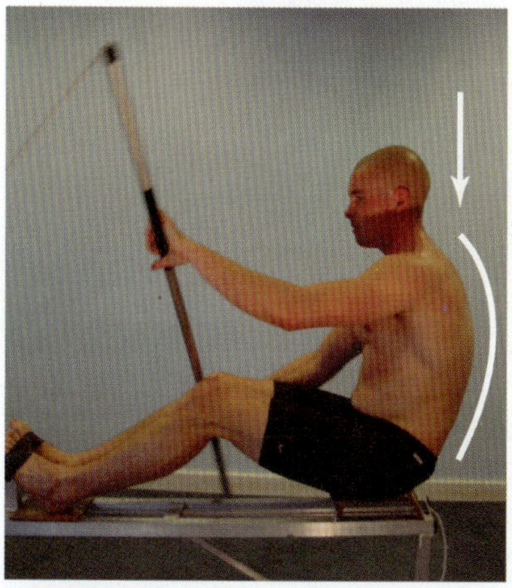

그림 2.13
시상면에서 중심축의 무너짐. 무너진 자세는 척추 굴곡으로 나타난다. 척추는 활모양처럼 굽었다. 이것으로부터 회전력이 만들어지는 안 좋은 자세이다.

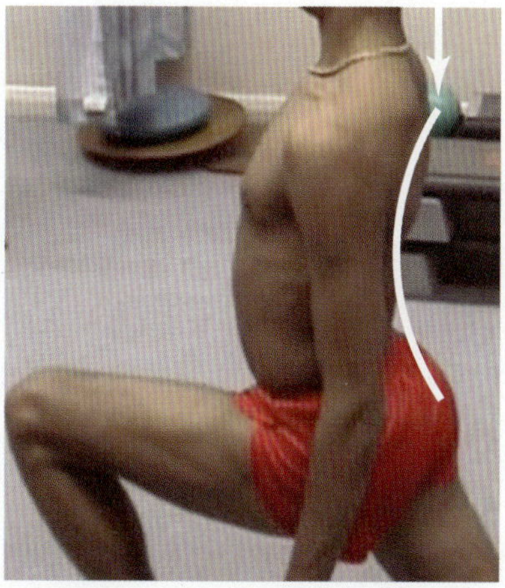

그림 2.14
이 런지 자세에서 보이는 척추 만곡은 척추 신전으로 무너짐을 보인다.

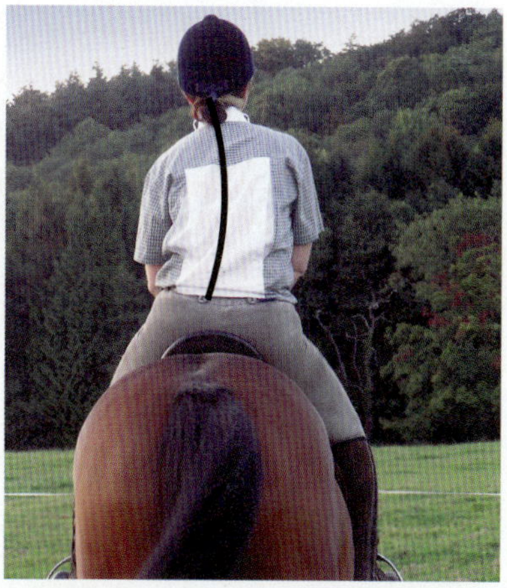

그림 2.15
관상면에서 중심축의 붕괴. 한쪽 엉덩이가 더 높고 척추는 한쪽 옆으로 기울어져 있으며 왼쪽으로 오목하다.

중요점

중심축이 무너지면, 오목한 쪽의 관절 압박과 볼록한 쪽의 연부조직 긴장 때문에 회전 동작이 제한될 것이다. 중심축을 안정화시키지 않으면 몸통 회전을 증가시키기 위해 스트레칭을 실시하더라도 스포츠 동작으로 효과적으로 전이되지 않는다.

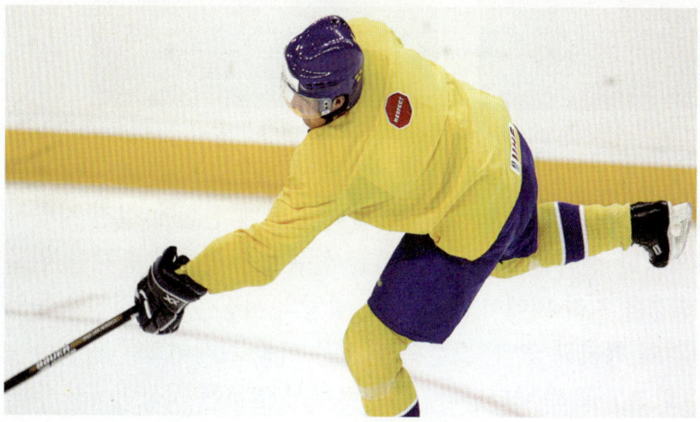

이 아이스 하키선수는 앞으로 기울어져 있지만 굽어지지 않은 것으로 보아 견고한 중심축을 가지고 있다. 그는 이 축을 중심으로 회전을 한다.

중심세로축(CLA)과 힘의 공유 (The CLA and the Sharing of Forces)

안정적인 CLA는 종종 힘을 공유하는데 핵심적인 요인이 된다.

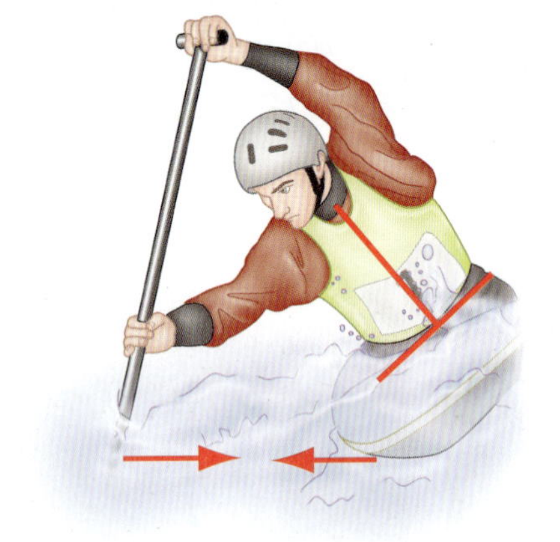

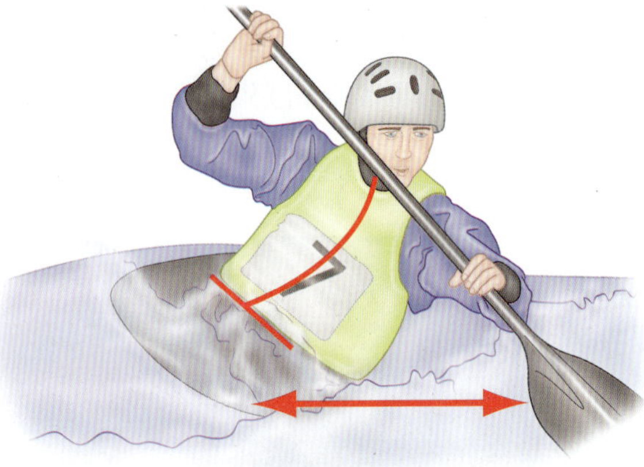

2.17a

패들러는 안정적인 CLA를 유지하고 있는데 이것은 상체와 하체 사이의 지속적인 연계를 지지한다. 그렇게 함으로써 손으로부터 만들어지는 힘이 팔로 올라가 몸통, 골반으로 내려오면서 공유될 수 있다. 그는 보트를 효과적으로 움직이고 그의 몸과 패들의 연결을 유지할 수 있다.

2.17b

보트의 안쪽 가장자리가 무너지고 골반은 옆으로 이동한다. CLA는 관상면상에서 무너지고 상체와 하체의 연결도 끊어진다. 보트는 패들로부터 멀어지고 힘은 손으로부터 어깨로 이어지지만 어느 시점에서 더 이상 진행될 수 없다. 힘이 어깨에서 증폭되면서 시간이 지나면서 높은 상해 위험을 만들어낸다.

중심세로축(CLA)과 힘의 전달 (The CLA and Force Transmission)

CLA가 무너지면, 신체 구간들 간에 통합이 차단되고 힘의 전달이 중단될 수 있다.

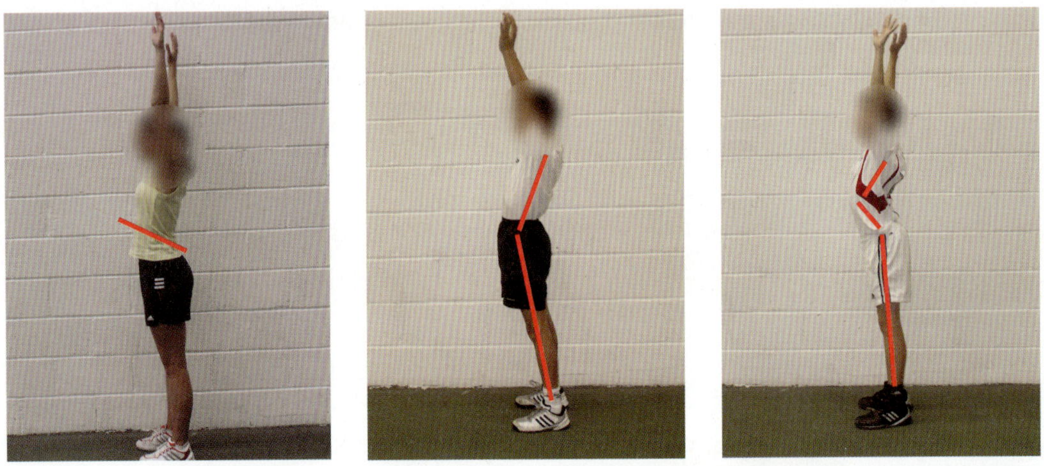

위 사진의 아동 선수들은 모두 양팔 거양 테스트를 실시하고 있다. 이 간단한 테스트는 선수들이 몸통 대비 팔의 움직임을 만드는 자연적인 전략(Natural Strategy)을 보여주는데, 어깨의 가동 범위와 함께 전신에 걸친 자연적인 늘어남을 봐야만 한다. 왼쪽 사진은 미묘하지만 유의미한 전략을 보여주고 있다. 선수는 앞쪽에서 흉곽을 위로 회전을 시키고 있으며 뒤쪽에서 이를 조절하고 있는데, 연결을 허리 위에서 끊고 있다. 중앙의 사진은 일반적인 아동의 전략인데 엉덩관절을 앞쪽으로 기울이고, 골반에서 연결이 깨지고 있다. 오른쪽 사진은 이중 브레이크를 가진다 - 하나는 엉덩관절에서, 그리고 다른 하나는 흉곽의 위쪽 회전을 통해 나타난다. 각 경우에서 CLA는 시상면에서 무너지고 있으며, 가장 효과적인 근막 연결의 가능성이 사라진다. 이러한 아동들을 위한 우선 사항은 CLA를 바르게 세워야 하는 것이고, 보상작용을 하지 않고 사지를 자유롭게 움직일 수 있어야 하는 것이다.

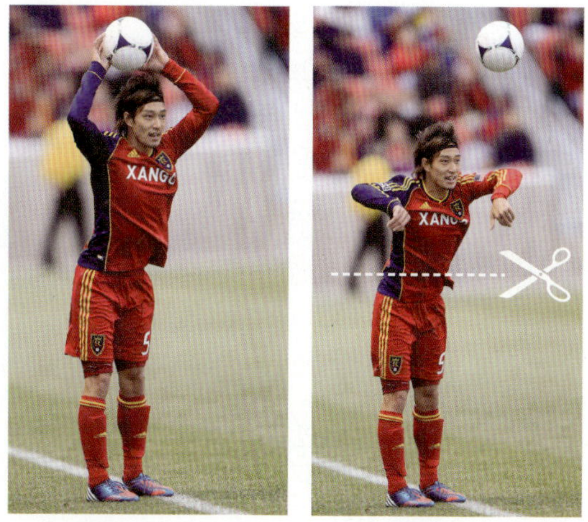

여기, 축구선수는 척추 하부를 신전 상태로 고정시켜 버렸는데(뒤로 기울었다) 그 부위가 시상면에서 압박되고 있으며 그의 엉덩관절은 뒤로 당겨져 있다. 이것은 그의 하지와 중심 조절 영역을 상지 조절 영역으로부터 분리시키고, 팔로만 힘을 만들어낸다.

불필요한 면의 사용 (Introducing Unnecessary Planes)

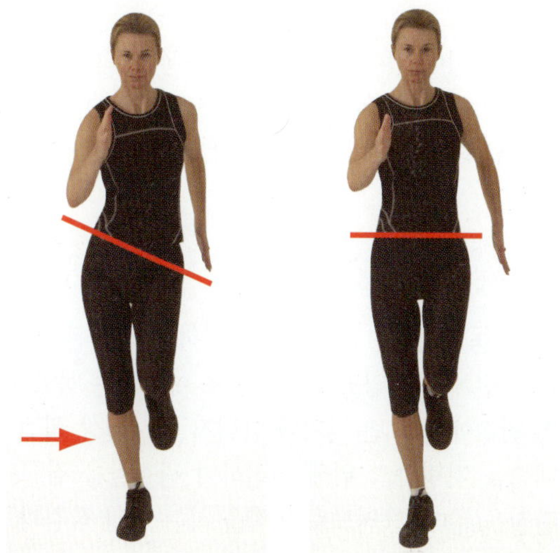

기술적 에러가 종종 불필요한 움직임으로 나타나는데 불필요한 면을 규정함으로써 이를 보다 구체화시킬 수 있다. 불필요한 면의 움직임이 가장 흔하게 발생하는 때는 중앙축이 관상면 상에서 옆으로 무너질 때이다. 예를 들어, 달리기는 주로 시상면과 가로면의 활동이지만(어깨와 골반이 중심축 주변에서 회전을 하는 동안 다리는 앞뒤 방향으로 움직인다), 발을 바닥에 착지할 때 골반의 균형이 무너져 옆으로 기울어지고, 무릎이 중앙에서 안쪽으로 벗어나며, 발과 발목이 과도하게 회내되거나, 어깨가 좌·우로 기울어지는 상황에서는 힘이 관상면으로 변환될 수 있다. 앞으로 움직이는데 작용해야 할 힘들이 옆으로 새서 추진력이 줄어들고 궁극적으로 스피드에서 손해를 보게 된다.

충분한 골반 회전이 없는 스프린트 카약 패들러 선수는 척추를 과도하게 옆으로 굽히면서 보트를 좌·우로 기울게 만들어, 움직임을 관상면으로 변환시킨다.

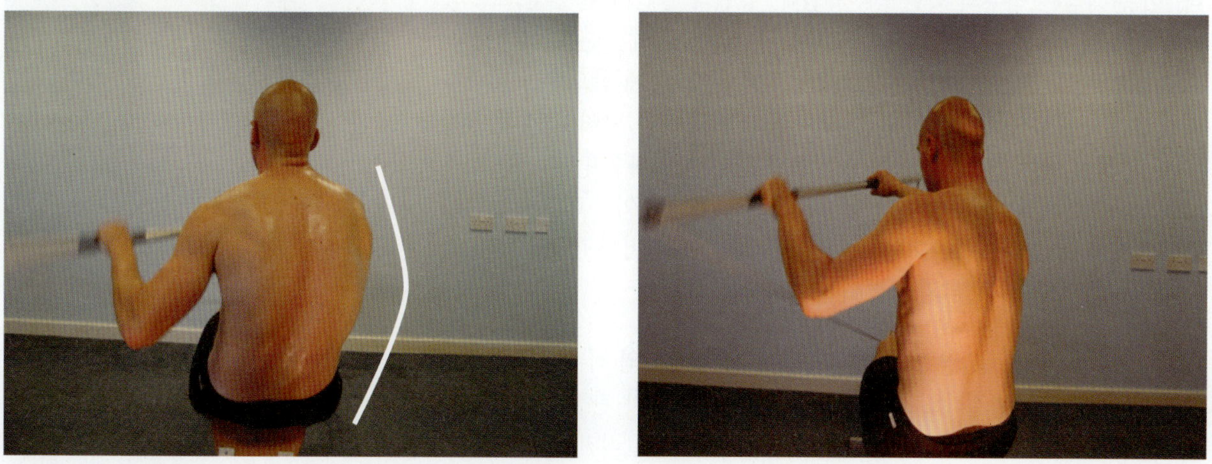

2.21 (a) 중심축이 관상면으로 무너짐을 보여준다. 좌·우로의 움직임은 회전력보다 클 것이다; (b) 견고한 중심축을 가진 경우, 주요 동작으로 회전을 하게 되는 것을 보여준다.

불량한 회전 가동성 또는 부적절한 몸통과 골반 조절을 보이는 골퍼는 클럽 헤드를 뒤로 보낼 때 체중을 옆으로 이동시켜 스윙 동작을 만들려고 하는데 이로 인해 관상면상의 움직임이 만들어진다.

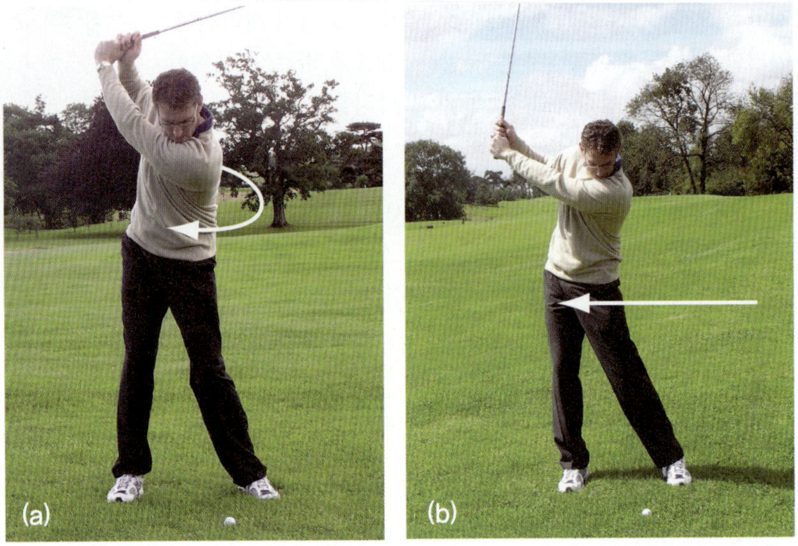

2.22 (a) 골퍼가 골반과 어깨를 회전하고 있다. (b) 골퍼가 적절하게 회전하지 못하고 있다. 그는 엉덩관절을 관상면 상에서 옆으로 이동시켜 다른 면의 움직임을 만들고 있다.

움직임에 있어서 면의 개념은 두 개의 수준에서 발생한다: 국부적(개개의 관절 동작), 그리고 전체적(움직임의 총 방향). 이 책에서는 주로 전체적인 개념으로 설명될 것이다; 그러나 작은 관절 움직임들이 전체 움직임의 효율성에 기여한다는 사실을 알고 있는 것이 유용하다.

운동 사슬을 통한 회전 (Rotating Through the Kinetic Chain)

운동 사슬은 움직임을 구성하는 연속된 관절 관계들을 말한다. 걷기와 달리기에서 팔과 다리는 앞 · 뒤로 움직이고 전체 움직임방향은 앞으로 나아가는 목표 하에 전체적으로는 시상면의 움직임을 만든다. 그러나 보다 역학적인 관점에서 보면 걷기와 달리기는 사실상 회전 활동이다. 한 다리에 체중을 실을 때 발목, 정강이, 대퇴의 뼈들은 체중을 지탱하기 위해 회전하며 관절들을 잠근다. 그리고 나서 또 다른 스텝을 위해 다리를 스윙하는 동안 다시 관절을 푼다. 그러므로 동작을 하는 동안 잠김과 풀림이 계속해서 반복된다.

또한 지속적 회전(continuous rotation)/반회전(counter rotation) 동작이 발생한다. 당신의 왼쪽 발을 앞쪽으로 디딜 때에 왼쪽 골반 또한 앞으로 움직인다. 이때 골반은 당신의 어깨에 비해 오른쪽으로 회전을 한다. 이 움직임은 척추의 회전을 추동한다. 당신의 골반이 왼쪽 앞으로 움직일 때 당신의 오른쪽 가슴은 앞으로 움직이며 당신의 오른쪽 어깨를 앞으로 가져간다. 당신의 척추는 **반회전**을 하는데 그렇게 함으로써 어깨와 골반이 반대방향으로 움직인다. 이 자연스러운 동작은 발이 바닥에 착지할 때 만들어지는 충격을 사용하여 앞으로 나아가게 해주며, 부드럽고 효율적인 보행[23]이 가능하게 한다. 이는 **'척추 엔진'**[34]이라고 불려왔는데 걷기와 달리기 효율에 있어서 매우 중요하다. 골반과 어깨 회전의 정도와 스피드는 달리기 경제성[3]과 관련된 요소들에 포함된다.

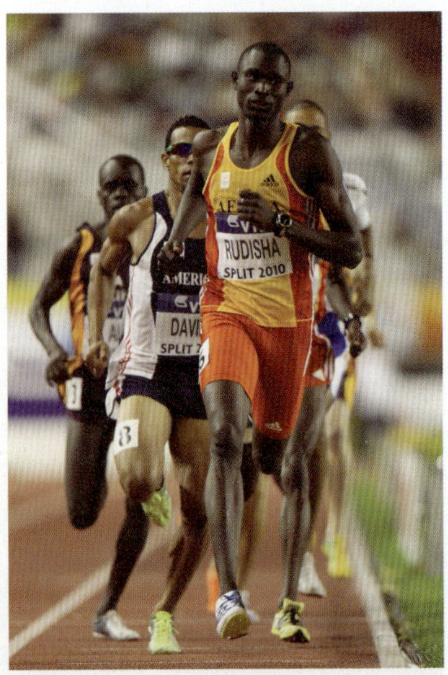

동작에 있어서 중심세로축(CLA). 몸통의 자연스러운 회전을 주목하라.

또한 이 반회전 동작은 발을 바닥에 착지할 때 당신의 척추에서 부하를 소멸시킨다. 이때 관절 스트레스가 감소된다. 역학적인 관점에서 다리와 복부근육에 대한 요구들을 변화시킨다. 몇몇 장거리 달리기 코치는 코어 안정성 개념을 잘못 이해하여 선수들이 달릴 때 골반과 어깨가 평행하게 유지되고 정면을 향하도록 하였다. 이와 같은 동작은 추진하는 다리

근육들에 부하를 증가시키고 다리 보폭을 감소시키며 관절에서의 충격 흡수를 위태하게 한다.

양 방향으로 골반과 어깨(보다 정확하게 얘기하면 흉부)의 반회전이 없게 되면 당신의 몸은 다른 면을 찾게 될 것이다. 이것은 주로 관상면이 된다. 어깨와 엉덩관절이 평행하고 머리의 위치가 일정하게 유지되지 않고 다리의 움직임에 따라 좌·우로 흔들리게 보인다. 전체적인 관점에서 볼 때 에너지가 앞쪽으로 추진하는데 쓰이지 않고 옆으로 분산되어 사라진다.

회전운동이 제한되는 선수들은 이와 바로 관련되어 보이지 않는 움직임의 한계에 불만을 가질 수 있다. 예를 들어, 보폭에서 차이를 보이는 선수들은 사실은 골반 회전의 비대칭에서 비롯된 것인데 한쪽 뒤넙다리근(hamstring)이 짧은 거에 대해 종종 불만을 표할 수 있다. 다리가 스윙할 때 골반이 전진하지 못하면 발은 얼마 나가지 못할 것이다. 뒤넙다리근은 단순히 보상이 감지되는 부위이다.

이와 달리 어떤 달리기선수는 한쪽 어깨가 굳었다고 불평할 수도 있고 또는 어깨 움직임의 제한은 없지만 팔이 자유롭게 스윙되지 않는다고 불평할 수도 있다. 이러한 경우에도 면밀하게 관찰해보면 그들의 움직임은 흉부(상체)의 회전에 있어서 불균형을 보인다. 선수들의 상체가 한쪽 방향에서 회전이 차단되면 그들은 팔 스윙이 비대칭이라고 감지한다. 더 나아가 그 쪽으로 기울어짐으로써 회전의 부족함을 보상한다면 어깨 움직임을 활용할 수 있다 하더라도, 팔꿈치가 내려감으로써 그것의 앞뒤로의 움직임이 제한된다.

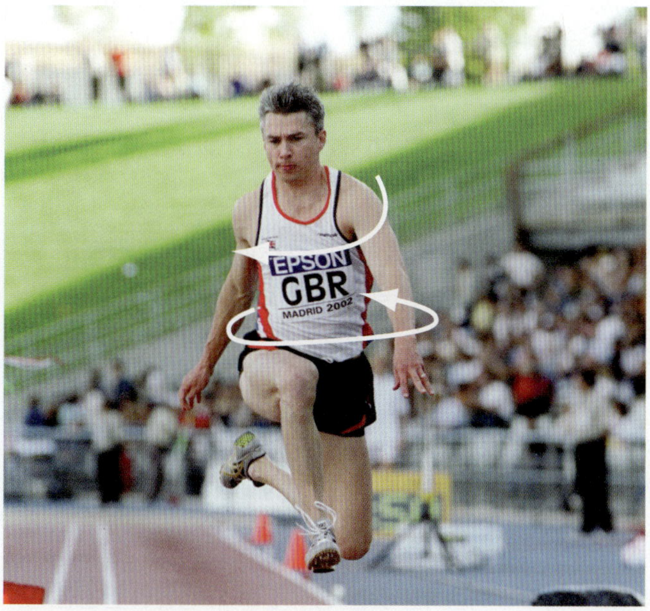

당신은 자연적인 회전 동작을 자각함으로써 양쪽 균형을 향상시킬 수 있다. 그러나 특정 동작들을 통해 회전이 감소된 특정 부위를 정확하게 알아낼 수도 있다. 발, 하퇴, 엉덩이, 골반, 흉부, 몸통에 대한 회전 운동은 4, 6, 7, 9장에 포함하였다.

2.24 효과적인 추진을 위한 반회전 (counter body rotation). CLA를 중심으로 몸통 회전의 정도를 주목하라.

중요 원리: 힘은 항상 어디로든 가야 한다.

1. 특정 면에서 충분한 움직임이 만들어지지 못하면 신체는 다른 면(plane)에서 힘을 더 발휘해야 한다. 당신은 기술을 효과적으로 수행하기 위해 관련된 관절에서 충분한 움직임을 만들 필요가 있다.

2. 신체가 특정 면에서 충분히 안정적이지 못하면, 힘을 다른 면으로 전환시킨다. 이것은 바람직하지 않은 동작이 된다. 모든 관련된 관절에서 충분한 통제가 필요하다.

개인적인 연구

당신은 걸을 때 어떤 면을 주로 사용하는가? 우리는 종종 우리가 어떻게 걷는지 알아채지 못한다. 그러나 몇몇 사람들은 다른 사람들보다 효율적으로 걷는다. 어떤 사람들은 작은 힘으로도 빠르게 걷지만 또 다른 사람들은 평상시보다 빠른 속도로 짧은 시간 동안 걷고 나서도 지친다.

관찰 연습 (observation exercise)

평상시 걸음으로 걸어보라. 거울로 걸어가면서 자신을 보라: 당신의 머리가 움직임의 중심에서 균형을 유지하고 있는가? 아니면 좌·우로 움직이는가? 어깨를 보라: 수평을 유지하는가 아니면 좌·우로 움직이는가? 한쪽으로만 기울어질 수도 있다. 보폭은 양쪽이 동일한가?

자각 연습 (awareness exercise)

일상적인 걷기를 시작하라. 양 옆으로 움직임이 있으면 시상면에서 전진하는 전체적인 목표 동작이 관상면으로 전환된다. 당신의 노력이 당신이 원하는 방향으로 가지 않는 것이다. 이것은 일반적으로 골반과 어깨의 회전이 감소되면서 발생하며 다음과 같이 조사될 수 있다.

당신의 손을 당신의 골반 위에 놓고 당신의 발이 앞으로 움직일 때 그 쪽의 골반도 앞으로 움직이는지 주목하라. 당신의 양쪽 골반이 같은 폭으로 앞으로 움직이는가? 시간을 가지고 이를 관찰해 보자. 특히 달리기가 당신이 하는 스포츠의 일부로 포함될 때는 더욱 그러하다.

이제 팔을 자유롭게 스윙해 본다. 그리고 당신의 어깨가 당신이 걸을 때 앞뒤로 움직이는지 관찰해보자. 당신의 가슴을 관통해서 어깨에서 어깨로 이어지는 라인이 있다고 상상해 본다면 당신의 어깨가 아니더라도 전체 흉부와 늑골이 왼쪽 오른쪽으로 회전하는 것을 발견할 것이다. 양쪽 방향으로 같은 정도의 회전이 이루어지는가?

한쪽에서 골반이 앞으로 회전할 때 반대쪽 어깨가 앞으로 움직이는 것을 알아챘는가? 이것이 신체 *회전에 대한 반작용(반회전)이며,* 효율적인 걷기와 달리기를 위한 추진력이다.

당신이 양쪽에서 차이를 발견했다면, 의식적으로 보다 매끄럽게 움직이도록 할 수 있는가? 억지로 한쪽을 더 많이 움직이려 하기 보다는 더 많이 움직일 수 있도록 *이완하는 것을* 생각해 보라. 당신의 골반이 보다 매끄럽게 움직일 때 당신의 보폭이 바뀌는가?

훈련 노트

회전을 할 때 연결과 가동성을 증진시키기 위해 6장에 나오는 Thigh Slides, Knee Creepers, Counter Body Rotation을 실시하라.

동일 면 안에서 무너짐 (Collapse Within the Same Plane)

또한 기능적인 안정성 문제들은 동일한 면 안에서도 무너질 수 있는 것으로 보인다. 이것은 중심세로축(CLA)이 시상면으로 무너질 때 가장 흔하게 발생한다.

축구선수가 볼을 머리 위에서 던질 때 자신의 몸통을 뒤쪽으로 과도하게 젖힘으로써 허리뼈를 조절하지 못하고 던지는 힘을 감소시킬 수 있는데 이때 시상면 내에서 붕괴가 나타난다. 배구선수가 점프에서 착지를 할 때 엉덩관절과 무릎에서 충격을 흡수하지 못하면서 허리가 충격으로 무너질 수 있다. 크로스 컨츄리 스키선수들이 팔을 당기며 강하게 움직일 때 몸통을 일정하게 유지할 수 있는 충분한 안정성이 없을 수 있다. 이러한 상태는 척추에서 웨이브같은 위아래 동작으로 나타난다.

하체의 동일 면에서 나타나는 붕괴는 바닥에 더 오래 머물게 되거나 파워가 감소되는 결과를 가져온다. 풋 스트라이크 시 앉는 것처럼 보이는 장거리 달리기선수나 스프린터들 혹은 점프할 때 엉덩관절이 너무 많이 떨어지는 도약선수들은 수행력이 감소되는 것을 발견할 것이다.

당신의 다리가 압축된 공기로 채워지는 것을 상상해 보라. 당신이 발로 땅을 구를 때마다 당신은 바닥으로부터 튀어 오를 것이다. 그러나 작은 구멍이 생기면 공기가 빠져나가기 시작하고 당신의 다리는 지면으로부터의 충격에 무너지기 시작할 것이다. 같은 면에서 무너질 수도 있고 옆으로 넘어질 수도 있다. 더 많이 무너질수록 다시 추진하기 위해 더 많은 노력이 필요하게 된다. 당신의 다리에서는 근육들이 상상속의 공기와 같은 지탱의 역할을 하고 있다. 당신의 근육들이 관절 반응에 너무 늦게 지지를 하면, 아니면 단순히 일을 수행하는데 적절하지 않다면, 부하에 대해 과도하게 굽힘이 일어나고 발의 접촉 시간이 증가하게 된다. 가장 '구멍'을 만들어낼 것 같은 부위는 골반과 엉덩 관절이다.

개인적인 연구

대부분의 스포츠에서 지배적인 면이 있으며 상황에 따라 팔다리의 수많은 면의 변형이 존재한다. 당신의 스포츠에서는 무엇이 움직임의 주요 면들인가? 앞 · 뒷면(시상면)일 수도 있고, 좌 · 우면(관상면)일 수도 있고 회전면(가로면)일 수도 있다. 많은 스포츠들에서 다양한 면들이 사용될 것이다.

사용되는 면들을 바로 알아보기 위해 첫 번째로 몸통과 다리들의 시작 위치를 확인해 보자. 그 지점에서부터 다리는 어떤 방향으로 움직이고, 골반은 어디로 움직이며 몸통은 어디로 움직일 것인가 알아보자.

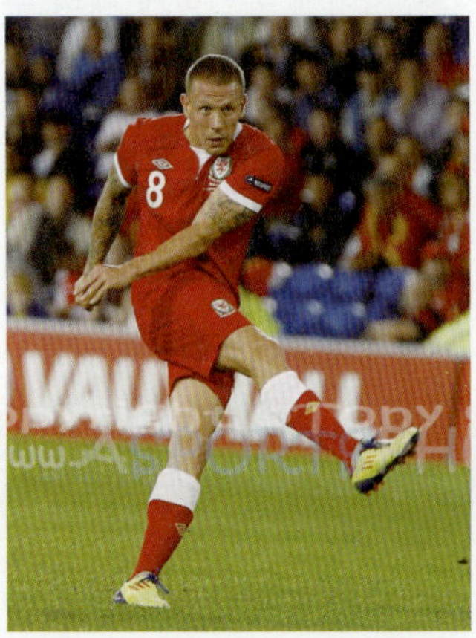

예: 축구에서 공을 찰 때 축은 지탱하는 발로부터 몸통으로 이어져 올라간다. 이 축이 튼튼하면 몸통의 움직임은 대체로 회전되며 골반과 어깨는 반대 방향으로 회전한다.

관련 운동 : Rotational Leg Swing (6장).

예: 자유형 수영을 할 때 전신은 가슴과 골반의 위치적 관계가 현저하게 변화되지 않도록 중심축을 중심으로 깔끔하게 회전해야 한다. 주요 회전 운동은 신체 자체 내에서 일어나지 않는다. 발차기 동작은 주로 시상면 상에서 발생한다. 팔의 동작은 세 면에서 복합적으로 발생 한다.

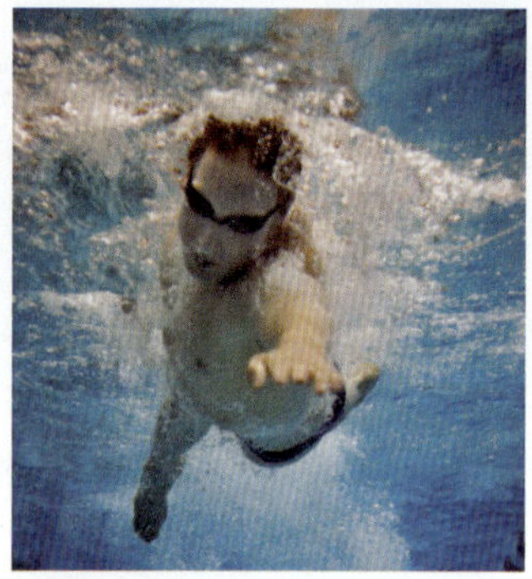

관련 운동: Over the Top(7장)은 신체가 회전을 하기 위해 필요한 강한 축을 발달시킨다.

예: 스키를 탈 때 엉덩 관절과 무릎은 시상면 상의 동작으로 착지 시 충격을 흡수해야 한다. 그러나 턴을 할 때는 몸통과 골반의 회전과 옆으로 굽히는 동작을 하게 된다.

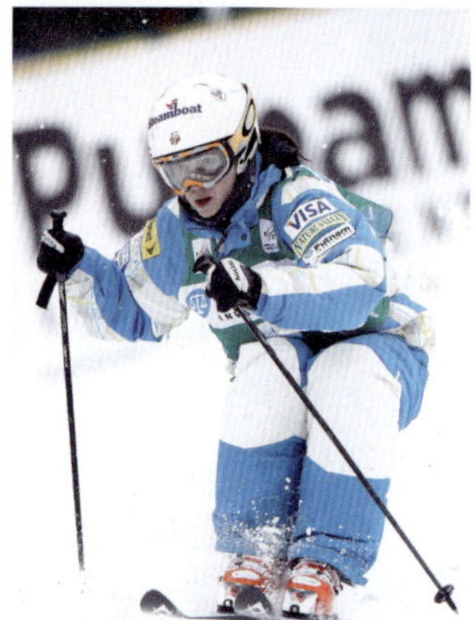

관련 운동: Medicine Ball Square Rotation(7장)은 상체 움직임에 대해 하체 정렬을 강조한다.

당신이 향상시키고 싶은 기술에 대해서 생각해 보라. 당신이 통제할 수 없는 면이 있는가? 덜 효과적인 면을 사용하고 있는가?

팔다리의 안정화 (Securing Your Limbs)

당신의 팔과 다리는 몸통에 직접 부착되어 있지 않다. 대신에 뼈의 이음구조에 연결되어 있다. 팔다리와 몸통 사이에 힘이 전달되는 것도 이를 통해서이다. 팔다리와 몸통 사이에서 힘이 전달되기 위해 어깨 이음구조(shoulder girdle)와 골반 이음구조(pelvic girdle)를 통과해야만 한다.

어깨 이음구조를 안정화시키고 팔이 척추에 연결되도록 해주는 유일한 뼈의 부착부위는 빗장뼈가 복장뼈에 부착되는 곳이다. 우리의 팔들이 견딜 거라 생각하는 부하를 생각해 보면 이것은 매우 작은 부착 부위이다. 마찬가지로 골반 이음구조는 다리를 몸통에 이어주고 있는데 5번 허리뼈와 엉치뼈 사이에 유일하게 뼈의 부착이 존재 한다. 다리가 만들어내는 힘을 고려할 때 이것 또한 매우 작은 영역이다. 분명히 뼈의 부착만으로는 팔다리를 안정적으로 고정할 수 없다. 우리 몸이 기능하기 위해서는 근육 지지가 지대한 역할을 함에 틀림없다.

가장 효과적으로 지탱하기 위해서 팔다리로부터의 힘은 이상적으로 이음구조를 통해 몸통으로 전달되는데 넓은 표면적을 지나 여러 근막 부위를 거쳐 가운데 뼈대에 부착된다. 안정화 근육들의 넓은 구조와 상호 연결은 이러한 일에 적합하다. 그러나 구조 또는 기능이 제대로 역할을 못하게 되면 대안적인 양상이 팔과 다리를 안정화시키기 위해 사용된다. 불행히도 이러한 상황에서 관절을 안정화시키고 통제하는데 적합하지 않은 근육들이 강조된다. 그들은 힘을 작은 표면으로 전달하는데, 반복적이거나 장시간 지속되는 부하에 잘 견디도록 설계되어 있지 않은 신체 조직에 부하가 집중된다. 또한 이러한 활동은 신체 자세를 변화시키고 호흡 패턴과 근육의 수축 라인을 손상시켜 부착 부위를 향해 서로 당기는 상황이 발생될 수 있다.

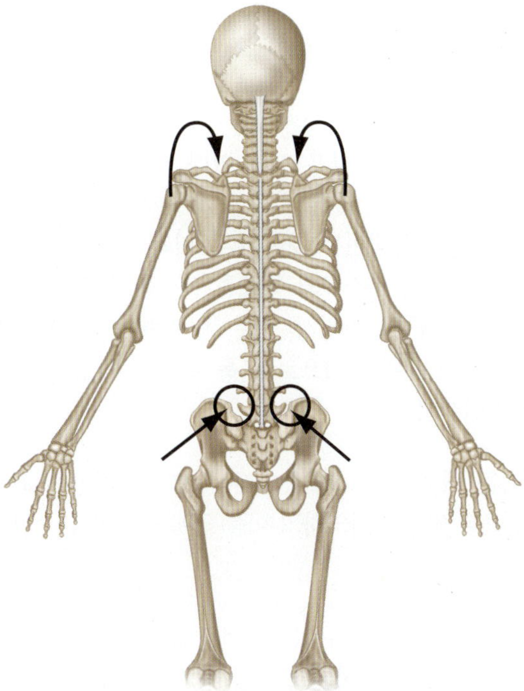

그림 2.28. 골격과 자세.

어깨 이음구조는 어깨뼈(scapulae-shoulder blades)와 빗장뼈(clavicels-collarbones)로 구성되어 있다(89쪽 참조). 어깨 이음구조에서 유일하게 중앙축 뼈에 직접적으로 부착된 부위는 복장빗장뼈 관절이다.

골반 이음구조는 척추 말단에 삼각형 모양의 엉치뼈와 볼기뼈로 구성되어 있다. 골반 이음구조에서 유일하게 요추에 부착되어 있는 부분은 5번 요추와 엉치뼈 사이에 2개의 척추간 관절이다. 이러한 부착점의 크기를 주목하라. 그 이음구조와 작용하는 근육의 크기 및 선수들이 이러한 이음구조를 거쳐 몸통으로 전달하고자 하는 힘들을 고려해 보라. 골반과 어깨를 고정시키고 지탱하기 위해 상당한 근육의 네트워크가 필요할 것이다.

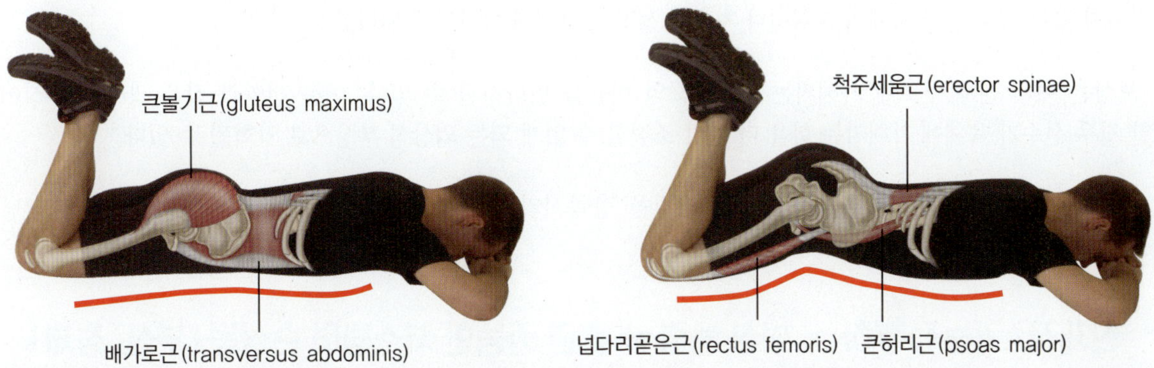

그림 2.29. Prone hamstring curl 자세. (a) 넓은 콜셋 같은 복부 심부 근육들이 큰볼기근과 협력해서 활동을 할 때 골반은 힘을 몸통의 넓은 면적으로 분산시킴으로써 안정화를 꾀한다. (b) 엉덩관절 굽힘 근육들과 허리 폄근들이 골반을 안정화시키기 위해 사용될 때 척추에 직접적으로 부착되어 있는 상대적으로 좁은 근육들이 함께 사용되며 힘은 보다 작고 보다 취약한 부위에 집중된다.

안정성은 근육이 작용하는 부위에 견고하게 부착됨으로써 달성되며, 힘이 가장 효과적인 방향으로 집중되어 불필요한 움직임이 제거되고, 장시간 동안 적은 노력으로 일할 수 있게 생리적으로 설계된 근육들을 활성화시킨다. 이렇게 함으로써 스피드, 파워, 근력, 유연성, 민첩성에 영향을 미칠 수 있다. **기능적 안정성**은 안정성 개념에 개별적인 스포츠의 요구사항에 대해 움직임을 통제할 수 있게 해주는 기능적 가동성, 균형, 자세 및 대칭성 개념을 결합하고 있다.

안정성이 성취됨으로써 힘의 전달에 손실이 있어서는 안 된다. 예를 들어, 흉곽의 독립적인 회전 동작이 불가능할 정도로 매우 강력한 코어는 많은 스포츠에서 수행력을 증가시키는 것이 아니라 감소시킨다. 그러나 신체가 고도로 중앙과 하부 통제 구역 사이에 고도로 일관된 관계를 유지해야만 하는 해머 던지기와 같은 스포츠에서는 수행력을 증가시킬 수도 있다.

최적의 경기력 Vs. 높은 수준의 보상 (Optimal Performance Vs. High-Level Compensation)

"인간은 움직임의 습관을 스스로 만들어낸 만큼 특별히 이에 깊은 애착을 갖고 있다." (Alon, R. 1996).

모든 운동선수들은 운동 목표를 가지고 있다. 그것이 보다 빠르게 움직이는 것이거나, 더욱 높이 뛰어오르는 것이거나, 더욱 무거운 무게를 들어 올리는 것이거나 상관없이 선수들은 스스로의 목표를 달성할 수 있는 방법을 찾기 위해 노력할 것이다. 만약 선수가 체력이나 유연성, 조정력, 균형, 안정성, 또는 인지력이 부족한 경우, 선수들은 설령 해당 방법이 생체역학적으로 이상적이지 못하더라도 무의식적으로 운동 목표를 달성할 방법을 찾으려 할 것이다. 이것이 보상(compensation)이라고 알려진 현상이다.

보상으로 인해 이상적인 기술을 발휘할 수 없게 되는데 이는 매우 뚜렷하거나 매우 미묘할 수 있다. 최고의 경기력을 보이는 선수들도 보상 효과를 겪을 수 있으며, 보상의 근본 원인을 파악하고 이를 극복할 전략을 수립하는 것은 코치들에게 있어서 매우 어려운 일이다.

보상 효과의 문제점은 초기에는 선수가 특정 목표를 수행할 수 있도록 도와주는 것처럼 보이지만 장기적으론 거의 대부분의 경우 최적의 경기력을 얻는데 도움이 되지 않는다는 점이다. 이는 뛰어난 경기력을 보이는 선수들 사이에서도 볼 수 있는 양상이다. 많은 선수들의 경기력 정체가 발전에 도움이 되지 않는 보상적 운동 전략들과 연관되어 있다. 선수는 뛰어난 잠재력을 보이거나 심지어는 초기 단계에서 성공을 거머쥘 수 있지만, 보상 전략이 수정되지 않는 경우 결국 자세의 손실이나 지속적 성장의 한계에 다다르게 된다.

보상은 여러 신체 구조에 가해지는 스트레스의 비율을 변화시킬 수 있다. 이는 건염과 같은 과사용 부상이나 심한 경우 선수가 육체에 가해지는 힘을 더 이상 조절할 수 없게 되는 외상성 부상으로 악화될 수 있다.

운동선수는 보상 능력이 부하의 강도나 기간을 충족시키거나 초과할 수 있는 경우에만 이를 통해 상당히 성공적으로 대처할 수 있다.

신체적/기능적 부하 > 보상 능력 ➡ 훈련 가능한 시스템이 손상됨 (부상/정체)

신체에 가해지는 기능적 부담이 보상 능력을 초과하는 경우, 부상이 발생할 수 있다. 훈련 양을 늘리고 새로운 목표를 설정하거나 경쟁을 고려하여 약간이라도 더 성장하려 노력하는 것만으로도 시스템에는 과부하가 될 수 있다.

보상 능력 > 신체적/기능적 부하 ➡ 훈련 가능한 시스템이 온전하게 유지됨

지금 부상이 없다고 해서 미래를 위해 다 좋은 것은 아니다. 경우에 따라서는 신체가 잘 적응하고 있는 것처럼 보이지만, 몇 년간의 불균형적인 활동 후 신체 구조가 무너져 내리고 더 이상의 치유가 불가능해지기도 한다. 완전한 실패로 이어질 수 있는 조절 문제를 파악하는 데에는 5장에서 개략적으로 서술된 기본 테스트들이 도움이 될 수 있다. 문제점이 해결되지 않으면 부상이 재발하거나 유지되는 경향이 있다.

보상으로 인해 각자의 신체 구조와 스포츠에 적합한 이상적인 움직임의 전략에서 벗어나 선수들의 움직임 패턴이 변화된다. 신체적 약점에 대한 보상은 운동 기능 장애를 유발한다. 운동 기능 장애는 신체적 요구에 부합하지 못하는 비효율적 전략이다. 코치들의 전문 언어에서 운동 기능 장애는 곧 기술 부족을 의미한다.

보상은 때때로 개인적인 스타일과 혼동되곤 한다. 사람들은 모두 각자마다 다른 신체적 특징을 가지고 있고, 이는 전반적으로 움직임의 발현에 차이를 만들어낸다. 매우 독특한 움직임을 보이는 많은 선수들은 각자의 신체적 기질에 적합한 운동 전략을 사용함으로써 성공을 맛보곤 한다. 이러한 점에도 불구하고, 상대적으로 부상을 자주 겪지 않는 선수들은 기본적으로 정상적인 생체역학, 관절 조절, 근육 패턴과 일치하는 안정적인 움직임과 조절 전략을 보여준다.

각자의 스포츠에서 활동하는 선수들을 지켜볼 때 개인 스타일을 보상과 구별하는 것은 어려운 일이다. 조절 요소를 개별적으로 검사하는 것은 이러한 차이를 구별해내는데 도움이 될 수 있다. 5장에서 논의된 검사 부분에서 효율적인 운동을 뒷받침하는 신체 조절의 기본적인 구성 요소에 초점을 맞춘다. 이는 모든 운동선수들에게 공통적으로 적용된다. 여기에는 개인 스타일이 관여하지 않는다.

기억 노트

엘리트 남성 트라이애슬론 선수가 국제 대회에서 오른쪽 넙다리네갈래근 부상을 입고 잘 치유가 되지 않은 상태로 돌아왔다. 검사를 했을 때, 해당 선수는 모든 동작에서 몸통과 골반 조절이 잘 되지 않았고, 균형이 잘 안 잡혔으며, 목에서부터 발끝까지 지나친 근육활동의 고정 패턴을 보였다. 선수는 트레드밀 위에서 몸통이 한쪽으로 기운 상태로 달렸고, 간단한 Standing 및 Seated Knee Lift를 요구했을 때 스스로 균형을 잡기 위해 지나치게 몸통 근육 활동을 보여 자신의 폐를 올바르게 부풀릴 수 없었다. 이 선수는 지난 몇 년간 거의 발전을 보이지 않았지만, 국제적인 수준에서 성공적으로 활동을 해왔다.

해당 선수는 부족한 안정성과 균형에 대한 보상 패턴의 일부로 오른쪽 넙다리네갈래근을 혹사하고 있었다. 그는 일반적으로 넙다리네갈래근이 중요한 역할을 하지 않는 동작에서도 이 근육을 사용하였다. 근육은 지속적으로 혹사되고 있었던 만큼 제대로 치유되지 않았다. 또한 안정성 및 균형 부족으로 인해 선수의 달리기 기술은 향상되고 있지 않았다.

해당 선수는 다음과 같은 대책이 필요하다:

1. 대칭성을 유지하고 균등하지 않은 하중 부하를 감소시키기 위해 세로 중심축을 확보
2. 몸통과 골반 안정성을 통합하여 동작 수행
3. 정상 호흡 기전을 재구축
4. 정상 균형 반응을 재구축

해당 선수는 문제점을 교정하기 위해 재활 운동을 제공받았지만, 올바른 신경근육 패턴을 활성화하기 위해 매우 낮은 수준에서부터 시작해야 했다. 이는 기존의 운동 패턴을 수천 번씩 반복해 온 엘리트 운동선수 사이에서 흔한 일이다.

운동선수는 점차적으로 발전할 수 있었으며, 자신의 달리기 기술에서 차이점을 발견했다. 새로운 원칙과 패턴을 사이클링에 적용한 운동 세션에서는 교정된 패턴으로 인해 더 낮은 노력으로 파워를 유지할 수 있었다. 또한 이 운동선수는 이전보다 낮은 심박수에서 보다 높은 속도를 달성함으로써 생리와 역학 사이의 흥미로운 연관 관계를 보여주었다.

운동 기능장애가 발생할 때 대개 안정성 문제가 관련 되지만, 안정성 문제는 원인이 아니라 다른 동작을 변경시킨데 따른 결과일 수도 있다.

움직임 기능장애의 원인은 무엇인가? (What Can Cause Movement Dysfunction?)

안정성의 주요 손실 (Primary Loss of Stability)

안정성은 구조와 기능 범주로 분류될 수 있다. **구조적 불안정**은 대개 직접적 외상의 결과로 신체 구조가 붕괴될 때 발생한다. 무릎의 전방십자인대 및 발목의 외측 인대 파열은 흔한 부상이다. 구조적 불안정이 존재하는 상황에서, 부상당한 관절 자체의 조절 영향을 받게 되지만, 대개 안정성, 근육 패턴화, 전신 조절 등도 함께 변화된다. 수술이 동반되더라도 기능적 안정성 프로그램은 선수의 재활에 있어서 중요한 역할을 하게 된다.

기능적 불안정성의 경우, 구조들은 견실하지만 선수가 보상 효과 없이는 지속적으로 조절과 힘을 발생시키지 못한다. 이런 유형의 문제를 해결하기 위해서, 기능적 안정성 훈련에는 균형, 고유수용 근육 패턴화 및 조절이 포함될 것이다. 반복적으로 부상을 입는 선수들은 모두 부상 부위에 영향을 미치는 조절 문제를 확인하기 위해 기능적 불안정 검사를 받아야 한다. 조절 문제는 한 부위에만 국한되는 경우가 드물기 때문에 전신 동작을 검사해야 한다.

부족한 자세 인식 (Poor Postural Awareness)

안정성은 효율적인 자세를 유지하는데 도움을 줄 수 있지만, 안 좋은 자세는 안정화 근육들의 활성을 어렵게 한다. 일부 선수들은 효율적인 자세가 자연스럽게 이루어지지 않는 만큼 그것이 어떤 느낌인지 이해하지 못한다. 선수들이 이상적인 자세를 올바르게 채택하지 못하는 경우에는 몇 가지 이유가 있을 수 있다.

1. 선수들이 최적의 자세를 이루는데 필요한 유연성을 갖고 있지 못할 수 있다.
   예를 들어, 뒤넙다리근이 뻣뻣한 젊은 스프린트 카약선수는 등이 구부정하게 된다.
2. 선수들이 자세를 유지하는데 적절한 근육을 활성화시키지 못하는 경우도 있다. 그 예로 수영선수가 몸통 컬(trunk curl)로 복근을 단련했지만 물속에서 몸통이 펴되어 있을 때 자세를 견고하게 유지할 수 있는 복부 근육은 단련되지 않은 경우를 들 수 있다.
3. 선수들이 신체 자각 능력이 부족할 수도 있다. 해당 선수들은 교정 후 자신의 자세가 원래대로 돌아가는데도 그것을 인지하지 못할 수 있다.

선수가 실제로 운동을 하면서 자신의 자세를 바꾸지 못하는 경우, 우선 덜 복잡한 방법으로 훈련을 받아야 한다. 해당 선수들은 6장에서 제공된 것 같은 간단한 작업으로 자세 인식을 훈련시키거나, 신체가 움직이는 도중에 자세를 바꿀 수 있도록 관절 가동력과 통제가 회복되어야 한다. 5장에서 언급된 테스트들은 이러한 문제들을 확인하는데 도움이 될 것이다. 유연성, 근력 및 컨디셔닝을 포함한 훈련의 모든 측면에서 자세 원칙을 보강하면 자세 인식을 발달시키는데 도움이 된다.

관절가동범위의 상실 (Loss of Range of Motion)

관절 강직이나 근육긴장 또는 운동 패턴화로 인해 관절가동범위(ROM)가 제한되는 경우, 신체는 운동 목표를 달성하기 위해 보상 기전을 발동하게 될 것이다.

예를 들어, 어깨 굴곡 제한에 대한 일반적인 반응은 요추의 과도한 신전인데 이것은 사지가 적절한 가동범위를 움직이고 있다는 잘못된 인상을 준다. 이러한 문제가 교정되지 않는 경우, 이와 같은 운동 기능 장애는 점차 선수의 신경계에 각인되기 때문에 제거되기가 매우 어려워진다. 이 특정 패턴은 뛰어난 어깨 유연성을 요구하는 스포츠들에서 요통과 자주 연관된다. 체간 안정성 훈련은 정상적인 어깨 관절 운동을 회복시켜 주는 기술을 겸하지 않는 이상 해당 선수에게서 요통을 완화해 주지 못하며, 자세를 개선시켜 주지도 못한다.

이 보상 패턴은 많은 수의 어린 수영선수와 체조선수가 준비운동과 스트레칭을 할 때 나타나는데, 코치가 이를 교정하고자 주의를 기울이지 않으면 이 패턴은 지속될 것이다. 어린 운동선수를 맡고 있는 코치는 특정한 유연성 감소가 아이들의 급성장기에 일어날 수 있음을 인지하여야 하며, 이 ROM은 회복하기에 매우 어려울 수 있다.

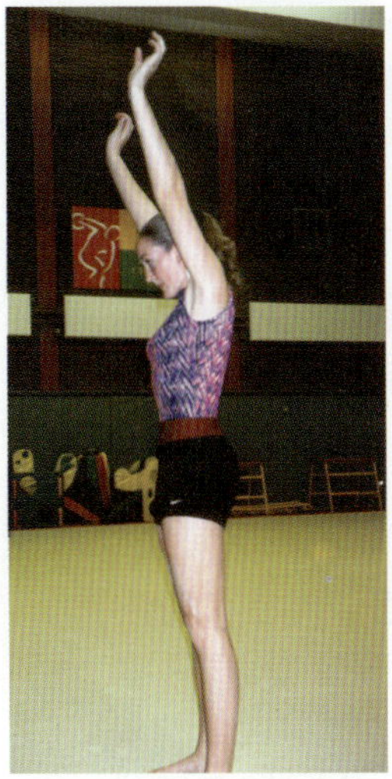

상대적 유연성의 개념은 이 현상[101]을 설명한다. 우리 대부분에게 있어서, 몸의 몇몇 구조는 다른 부위의 신체 구조보다도 더 많은 탄력성을 가지고 있다. 다시 말하여 더 유연하다는 것인데, 이는 항상 좋은 것만은 아니다. 더 원활하게 움직이는 경향을 가진 이러한 구조들은 특히 정상적인 운동 패턴이 아닐 경우, 증가된 압력과 궁극적인 부상에 취약해지게 되기 때문이다.

여기 이 체조선수는 중립 자세에서 허리뼈에 좋지 않은 어깨 가동성을 보여주고 있다. 그녀가 하는 스포츠에서 그녀는 다른 체조선수를 머리 위로 들 수 있어야 하는데, 이를 하기 위해서는 그녀 몸으로 하중이 직접적으로 지지되어야 한다. 그녀의 어깨 가동이 좋지 않기 때문에, 그녀가 팔을 머리 위로 직접적으로 들 수 있는 방법은 그녀의 척추를 깊게 신전시켜 아치를 형성하는 수밖에 없다. 이는 이 운동선수에게도 그랬던 것처럼 척추에 피로 골절을 초래할 수 있다. 어깨 움직임이 회복된 경우에만 안정성 훈련이 더 이상의 부상을 방지할 것이다.

훈련 정보

어깨 가동과 몸통 조절을 통합하는 운동은 건강한 움직임 패턴을 훈련하는데 이상적이다. 6장의 'Floor Press'는 어린 운동선수들에게 주요한 운동이 되어야 한다.

중요 원리

움직임이 기능적이기 위해서는 먼저 그 움직임이 가능한 것이어야 한다.

기능적 경직(Functional Rigidity)

운동선수의 관절을 수동적으로 시험하여 보았을 때 관절이 정상적으로 움직이긴 하지만 그 가능한 움직임을 실제로 기술에서 사용하고 있지 않는다면, 이는 **기능적 경직**을 나타내고 있는 것일지도 모른다. 이것은 그들이 적절하게 조절할 수 있는 범위보다 더 높은 균형성이나 안정성 부하를 극복하고자 할 때 주로 나타난다. 조절 가능한 범위에서 유연하게 움직일 수 있게 하는 기능적 안정을 사용하는 것이 아니라, 부분적으로 일련의 관절을 정지하여 일반 근육 활동량을 증가시킴으로써 허위 안정성을 만들어 낸다. 이는 몸의 부분들을 위치에 맞게 고정시키지만 자유롭고 미세하게 움직이게는 할 수 없다.

이는 알파인 스키나 승마 운동과 같이 신속한 반응과 적절한 조정이 필수적인 운동에 있어 크게 불리한 점이 될 것이다. 테니스와 같이 팔다리의 커다란 움직임을 요구하는 운동에 있어 이러한 경직은 연속적인 동작의 어려움과 관절들의 정렬에 있어서의 변화, 또는 균형 상실을 초래할 것이다. 상황이 지속된다면, 그에 대한 기술적인 향상이 매우 어렵게 되며 그 부위의 신체 자각을 상실하게 된다.

기억 노트

주니어 알파인 스키 팀은 슬로프에서 기술적 문제와 그들의 신체적 특성 사이에 관계가 있는지 알아보기 위해 기능 테스트를 시행하였다. 오른쪽 턴을 하는데 어려움이 있는 모든 스키어에게서 왼쪽 골반의 안정성 문제 및 왼쪽 발바닥 아래의 압력을 미묘하게 바꾸는 능동적 능력의 감소와 왼쪽 발의 기능적 경직이 함께 발견되었다.

몸은 스스로 어떻게 균형을 잡는지 알기 위해 발로부터 오는 정확한 정보에 의지한다. 경직된 발은 고정되었기 때문에 정확히 피드백할 수 없다. 발로부터 오는 양질의 정보 없이 슬로프에서 대처하기 위해서 스키어들은 보상적으로 비효율적인 기술을 사용하여 그들의 균형과 조절능력을 유지하였다. 그들은 다리가 더 경직되었으며, 효과적으로 무게를 전달하지 못하였다.

이러한 상황에서 최우선은 작은 압력 변화라도 만들고 감지하는 운동선수의 능력을 키우는 것이다. 그 부위의 자각 능력 복구는 이 과정의 일부이다. 발과 엉덩관절을 연결시키고, 무게 전달에 반응하여 골반 안정화 근육을 활성화하는 안정 운동이 균형 훈련과 함께 병행될 수 있다. 마지막으로 발의 압력 변화 및 무게 전달과 관련된 구체적인 스포츠 특이적 훈련이 스키를 타기에 앞서 우선적으로 수행된다.

개인적인 연구

두 발로 서서 발바닥 밑의 바닥 표면을 느껴보라. 무게를 한 발로 옮겨보라. 여러분이 서 있는 발의 근육 긴장이 바뀌었는가? 이제 그 발로 서 있는 동안 눈을 감고 팔을 아무 방향으로나 움직이며 스스로 더 난이도를 높여 보라.

균형 잡는 난이도가 올라감에 따라 여러분이 서 있는 발의 긴장이 증가함을 느끼는가? 어떤 사람은 너무 증가하게 되어 그 발이 완전히 경직되는데, 이는 발이 바닥과 썩 좋지 않는 접촉 상태에 있음을 의미한다. 이러한 상황이 발생할 때 그 발은 몸이 균형을 잡는데 필요한 정확한 정보 전송을 할 수 없다. 또한 신체 다른 곳의 긴장도 증가시켜 기동성을 제한하게 된다.

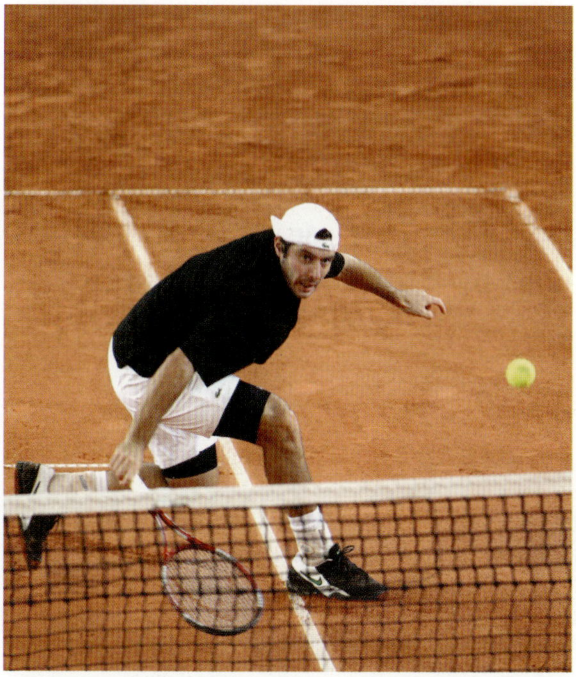

비효율적 모멘텀 조절 전략 (Ineffective Moventum control Strategies)

스피드는 때때로 운동선수가 그들 자신의 모멘텀을 조절할 수 있는지 없는지에 관계없이 생겨난다. 운동선수가 모멘텀을 조절할 수 없다면 그들의 방향 변화가 어색하거나 느리고, 아니면 운동을 수행하는데 있어 균형잡기가 힘들 것이다.

스포츠에 따라 전진, 후진, 옆으로 이동하거나 회전하는 모멘텀을 조절해야 할 필요가 있을 것이다. 테니스선수는 네트 너머로 날아오는 공을 받기 위해 매우 빠르게 가속을 하겠지만 샷을 준비하기 위해 전진 모멘텀을 조절할 수 있어야 할 것이다. 축구선수가 왼쪽으로 가기 위해 오른발을 신속하게 움직인 상황에서 다시 오른쪽으로 가기 위해 왼발을 움직일 때 그의 몸통은 새로운 방향과 반대로 기울면서 속도가 늦춰지게 된다. 농구선수는 공중에서 공을 받고 회전하여 다른 방향을 향하여 착지할지 모르나, 그 회전 조절에 실패할 경우 무릎을 부상당하게 된다.

균형 능력 부족 (Poor Balance)

균형 능력이 부족한 경우는 놀랍게도 흔하며 심지어 엘리트 운동선수나 댄서에게도 나타난다. 또 부족한 균형은 부상 위험과 연관된다. 균형을 잡기 위해서는 시각적 감각 정보와 내이 기관, 그리고 신체 피드백의 상호 작용이 요구된다. 균형을 잡는데 흔히 시각에 지나치게 의존하곤 하는데 그러한 선수들은 종종 몸으로부터 일어나는 감각적 피드백의 질이 부족한 것으로 관찰된다.

실제 경기 중에 눈을 감은 채로 임하지 않기 때문에 눈을 감은 상태로 운동선수의 반응 정도를 테스트하는 것은 별로 기능적이지 않다고 여겨지곤 한다. 이는 지나치게 단순화한 것이다. 크로스컨트리 달리기 중 예측하지 못한 지형 변화, 댄서의 시각을 방해하는 빛이나 의상, 경기를 따라가기 위해 머리와 눈의 빠른 움직임이 요구되는 구기운동, 이외 신속한 반응을 필요로 하는 다방향성 스포츠들에서 시각은 역동적인 균형을 유지하는데 충분하지 않다. 몸에서 신속하게 이루어지는 자동적 커뮤니케이션은 균형을 유지하는데 필요하며, 눈을 감으면 몸은 이러한 피드백 체계에 접근할 수밖에 없다.

국제적인 단거리 선수, 배드민턴 선수, 골퍼, 그리고 동시대의 댄서들 중에서도 많은 선수들이 통상적인 운동기능 테스트에서 간단한 균형 과제를 수행하지 못하곤 한다. 이들 운동선수들의 상당수가 시야가 집중되지 못한 상태에서 간단한 테스트조차도 완수하지 못하였다. 이를 보상하기 위해 그들은 근육 긴장 상태를 증가시켰고 이것은 그들의 가동성을 감소시켰으며 기술에도 영향을 미쳤다.

균형은 단지 일어선 상태에서만의 문제가 아니다. 마술(dressage) 선수와 카약 선수들에게 있어서 서 있을 때의 왼쪽과 오른쪽 사이 현저한 균형 차이는 앉았을 때의 기술적 문제점들과 연동되어 있다고 알려져 왔다. 5장에서의 단순 감각 종합검사(SSCT)는 양쪽 균형을 우리 몸 스스로 원상 복귀하려고 하는 의지를 보여준다. 신체가 어느 한쪽 방향으로 움직이지 않으려 하거나 그 쪽 방향으로 무게를 실을 때 보상적인 전략을 보인다면 이러한 습관은 앉은 상태에서도 분명히 나타난다. 표면적으로는 일어선 상태에서의 테스트가 앉은 상태에서 하는 스포츠에 대하여 별로 기능적으로 보이지 않더라도, 신경학적 프로세스를 고려한다면 특별히 유의미한 관계가 있는 것으로 나타나게 된다. 따라서 이는 운동선수의 기능을 위한 적절한 테스트라고 할 수 있다.

피로 (Fatigue)

문제가 없었던 움직임 패턴도 피로할 때는 망가질 수 있다. 기능적 움직임 테스트에서는 매우 잘 할 수 있었던 선수라도 운동 조절을 유지할 수 있는 충분한 지구력을 가지고 있지 않다면 훈련이나 시합에서 지속적으로 고군분투하게 될 것이다.

기능적 조절에 대한 이러한 결과는 국소적 근피로나 전신의 생리적 피로 모두에서 비롯될 수 있다. 연구들은 고강도 전신 운동들이 무릎의 운동학적 기능에 부정적인 영향을 미칠 수 있음을 보여주고 있다.

기억 노트

프로 축구선수가 게임이 끝날 때쯤 나타나는 하지의 문제로 클리닉을 방문하였다. 표준적 기능 조절 테스트를 하는 동안 그의 수행력은 양호하였으나 증상이 게임의 후반에 나타난다는 것을 고려하여 피로를 유발할 수 있는 강도 높은 전신 운동을 부가적으로 실시하였다. 최초의 시험에서는 나타나지 않았지만 피로 후 테스트에서는 지속적으로 체중이 이동되고 한쪽에서 협응성 문제가 발생하는 것이 드러났다.

임상 정보

선수의 문제가 운동 후반에 뚜렷하게 나타난다면 피로를 중요한 요소로 고려하라. 테스트를 할 때 움직임에서 문제를 찾기 위해 피로를 유발할 필요가 있을 수 있다.

협응성의 부족과 움직임의 패턴화 (Lack of Coordination and Movement Patterning)

연속적인 움직임은 움직임 기능장애의 원인이 될 수 있다. 이것은 역동적인 스포츠들에서 볼 수 있는데 테니스, 해머 던지기, 유도 또는 골프와 같은 스포츠들에서 매우 명백하게 발견된다. 이들 스포츠에서는 힘을 생산하는데 골반과 어깨 회전의 협응 및 타이밍이 중요하다.

지각(perception)은 패턴화 문제와 연결된다. 이러한 스포츠들에서 선수는 가장 중요한 요소가 팔의 움직임이라고 인식할 것이다. 그러므로 그들은 이 신체 부위에 집중하게 되고 움직임의 연속선상에서 요구되는 것보다 일찍 움직이게 된다. 그럼으로써 골반과 몸통에서 비롯되는 파워 생산의 실제적 원천이 일찍 닫히게 된다.

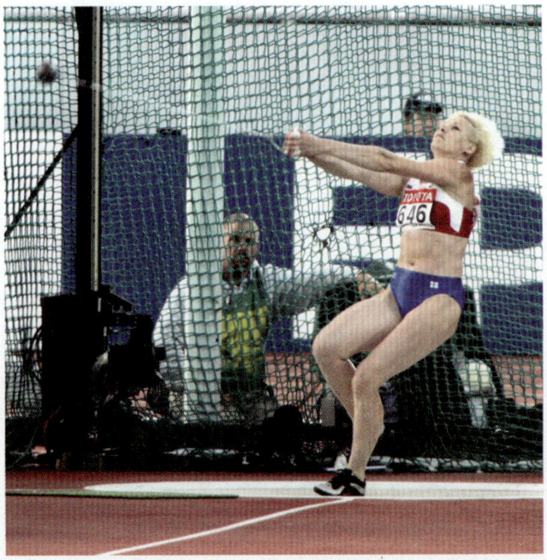

챔피언 해머 던지기 선수가 바람직한 몸통과 골반 정렬을 보여주고 있다. 그녀의 파워는 빠른 전신 회전으로부터 나오며 팔은 운동 사슬의 끝에서만 사용된다.

타이밍 문제들 (Timing Problems)

때때로 안정성이 부족하면 타이밍 문제가 생기거나 반응 시간이 느려진다. 이런 경우에는 기술의 교정과 함께 안정성 훈련이 실행되어져야 하다. 여기 2명의 넷볼 선수들이 점프를 보여주고 있다. 이들 스포츠에서는 오버헤드로 캐치하고 공중에서 턴을 하며 착지 전에 볼을 패스할 수 있어야만 한다. (a) 선수는 너무 늦게 점프를 하는 바람에 볼을 머리 뒤에서 캐치해야만 했다. 이는 척추 자세를 취약하게 만들고 있다. (b)에서는 선수가 좋은 타이밍을 갖고 있으며 일찍 점프하여 보다 강력한 척추 자세를 만들고 있다.

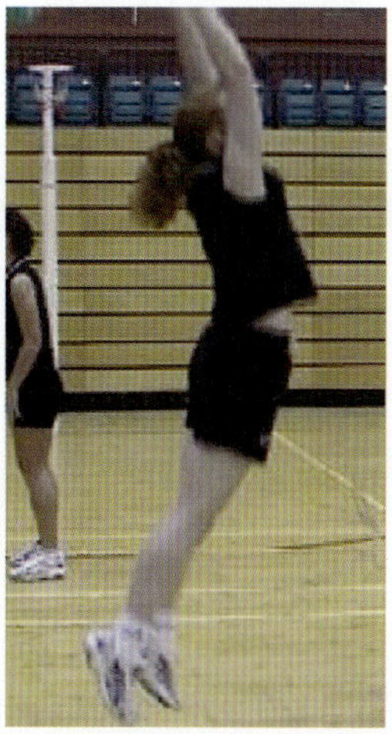

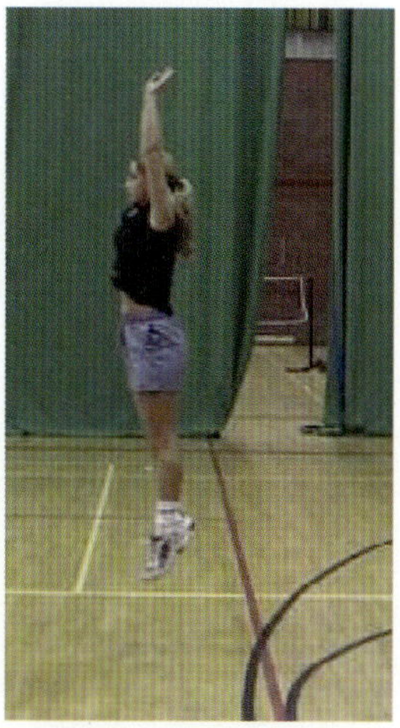

두 명의 넷볼 선수들이 점프를 보여준다; (a) 선수가 너무 늦게 점프하고 있다. (b) 선수는 좋은 타이밍으로 미리 점프를 하였다.

요구되는 움직임을 이해하지 못함 (Not Understanding the Movement Required)

이것은 코치와 선수 간의 커뮤니케이션 문제이다. 선수가 어떤 방식으로 움직이거나 기술을 구사하라고 지도를 받는 것이 특별한 일은 아니다. 그러나 코치에게는 유의미한 단서가 선수에게는 다른 의미로 다가올 수 있다. 이러한 경우 선수는 유사한 동작을 수행하지만 그 움직임의 전략은 반복하지 못할 수 있다. 이것은 종종 선수들이 웨이트리프팅을 배우려고 할 때 나타난다. 신체의 포지션과 근육 활동에 대해 잘못 이해를 하면 신경근 패턴이 효과적으로 작동하지 않을 수 있다.

기억 노트

파워 리프터가 데드리프트를 수행하는 동안 허리를 다쳤다. 어떤 동작이 만들어져야 했다고 생각하느냐는 질문에 그는 리프트를 할 때 그의 엉덩관절을 강하게 앞으로 밀라고 들어왔다고 하였다. 그에 따라 그는 골반을 앞으로 밀었고 그의 어깨는 뒤로 빠져 척추 구조에 과부하가 걸렸다.

일단 선수가 엉덩이를 강화하는데 있어서 큰볼기근의 역할을 이해하고 있었다면 심부에 위치한 척추 안정화 근육들을 같이 동원하여 동작을 수행할 수 있었을 것이다. 그의 리프팅 동작은 척추 밑의 골반을 앞으로 미는(전방 추진) 대신 강력한 엉덩관절의 폄 동작(상방 추진)으로 교정되었다. 두 기술 모두 엉덩관절이 펴지게 되지만 새로운 기술은 파워풀한 큰볼기근의 동작을 증가시키고 작은 척추 구조들에 가해지는 압력은 감소시킨다. 선수는 리프팅을 안전하고 파워풀하게 수행하기 시작하면서 그의 수행 정체기를 넘어 거의 개인 최고기록을 정기적으로 향상시키게 되었다.

부적절한 훈련 설계 (Inappropriate Training Design)

부상과 수행력 정체기는 선수들의 능력과 맞지 않는 훈련으로부터 발생될 수 있다. 훈련 프로그램들 중에는 선수들이 실제로 달성할 수 있는 것보다 달성해야 하는 이상을 바탕으로 하여 고안된 것들이 많이 있다. 이러한 차이가 발생할 때 선수는 훈련 요구사항을 달성하기 위해 보충해야 할 것들이 많아지고 이것은 조직의 파열을 유발하거나 또는 발전을 저해하게 된다. 선수들이 목표 과업을 완수하느냐 못하느냐보다 과업을 어떻게 수행하느냐를 모니터링하는 것은 이와 같은 실수를 예방할 수 있게 해준다.

기억 노트

한 높이 뛰기 선수가 수행력이 저하되는 것을 경험하고 있었다. 코치가 시합 스케쥴에 맞춰 주기화 프로그램을 실행하고 있었는데도 불구하고 어떤 것도 나아지지가 않았다. 선수가 바운딩 기술을 수행하는 것을 관찰하면서 문제를 설명할 수 있었다. 이 선수는 정적인 훈련에서 조차 골반 안정성이 부족함을 보였다. 바운딩의 과부하는 관절 붕괴의 원인이 되었고 그녀가 훈련시키려고 노력했던 바로 그 근육들의 힘을 빠지게 했다.

문제는 쉽게 극복되었다. 높이뛰기 선수들의 프로그램이 수정되었고 그녀의 골반 안정성이 한쪽 다리 운동을 감당할 수 있을 만큼 발전될 때까지 양 다리 파워 운동을 쉬었다. 필요한 근육들이 바르게 사용되면서 힘을 보다 효과적으로 흡수하고 생산해 내기 시작하였다. 동작의 질에 초점을 맞추면서 수행력의 정체기가 극복되었는데 이것은 훈련의 난이도를 올리는 대신 오히려 처음 수준으로 감소를 시키면서 성취할 수 있었다.

스트레스 (Stress)

스트레스는 신체에 즉각적으로 반영될 수 있는 정서적이고 심리적인 반응이다. 근육 활성에 있어서 스트레스로 야기되는 변화들은 극히 미묘한 움직임의 기능장애로 나타날 수 있다. 그리고 그것을 감지하기 위해서는 고도로 기술적인 평가가 필요할 것이다. 스트레스는 충격 흡수, 관절 가동범위, 움직임의 패턴화와 능숙함을 손상시킬 수 있으며 높은 수준의 훈련과 시합 하에서 통증이 발생되거나 수행력이 떨어지는 결과를 초래할 수 있다. 횡격막은 몸통 안정성 기전에서 중요한 부분인데 스트레스로 야기된 호흡 패턴의 변화는 몸통의 안정성에 변화를 가져올 수 있다.

선수는 압박감 하에서 굳어질 수 있으며, 또는 과거 부상의 결과로 무의식적으로 움직임을 방어할 수 있다. 몸이 어떻게 작동해야 하는지 정확하게 알고 있지만(교과서 안의 지식으로라도), 실제로 그게 자신의 몸에서 이루어지고 있는지 알아챌 수 있는 통찰력은 부족한 가운데 선수들은 막연하게 신체적으로 충분히 준비되지 않았다고 느끼거나 스스로의 기술에 대해 과도하게 고민할 수 있다. 안정성이 주요 문제인 것처럼 보이고, 간접적으로 그럴 수도 있다. 그러나 움직임의 패턴이 무너지는데 있어서 스트레스가 방아쇠 역할을 하였다면, 환경 요인들의 관리, 스트레스 관리 기법 적용 및 긴장과 움직임의 연결에 대해 선수 스스로가 자각할 수 있도록 하는 처치들이 안정성 운동과 함께 병행되어야만 한다.

움직임 효능의 모델에 대하여 (Towards a Model of Movement Efficacy)

안정성은 선수들의 전반적인 움직임의 효능에 기여하는 많은 요인들 중에 하나일 뿐이며, 안정성 그 자체도 많은 요인들에 의존한다. 때때로 신체는 기능에 장애가 되는 다른 요인들을 극복하기 위해 안정성을 희생해야만 하기도 한다. 움직임 테스트를 해야 하는 이유는 단지 이러한 보상 작용의 결과만이 아닌 원인을 확실하게 알아보기 위한 것이다.

아래에 있는 모델이 완전하지는 않다; 그러나 효과적인 움직임들과 관련될 수 있는 다양한 요인들을 보여주고 있다. 안쪽의 원은 개인 안에 가장 핵심적인 요인들을 나타낸다. 바깥쪽 박스들은 기능 자체와 어떻게 상호작용을 해야 하는지 그 예들을 보여준다. 각각의 요소들은 다이어그램에 있는 다른 요인들에게 영향을 미칠 수 있으며 그들 중 어떤 것도 다른 것에 영향을 미치거나 향상시키는데 사용될 수 있다.

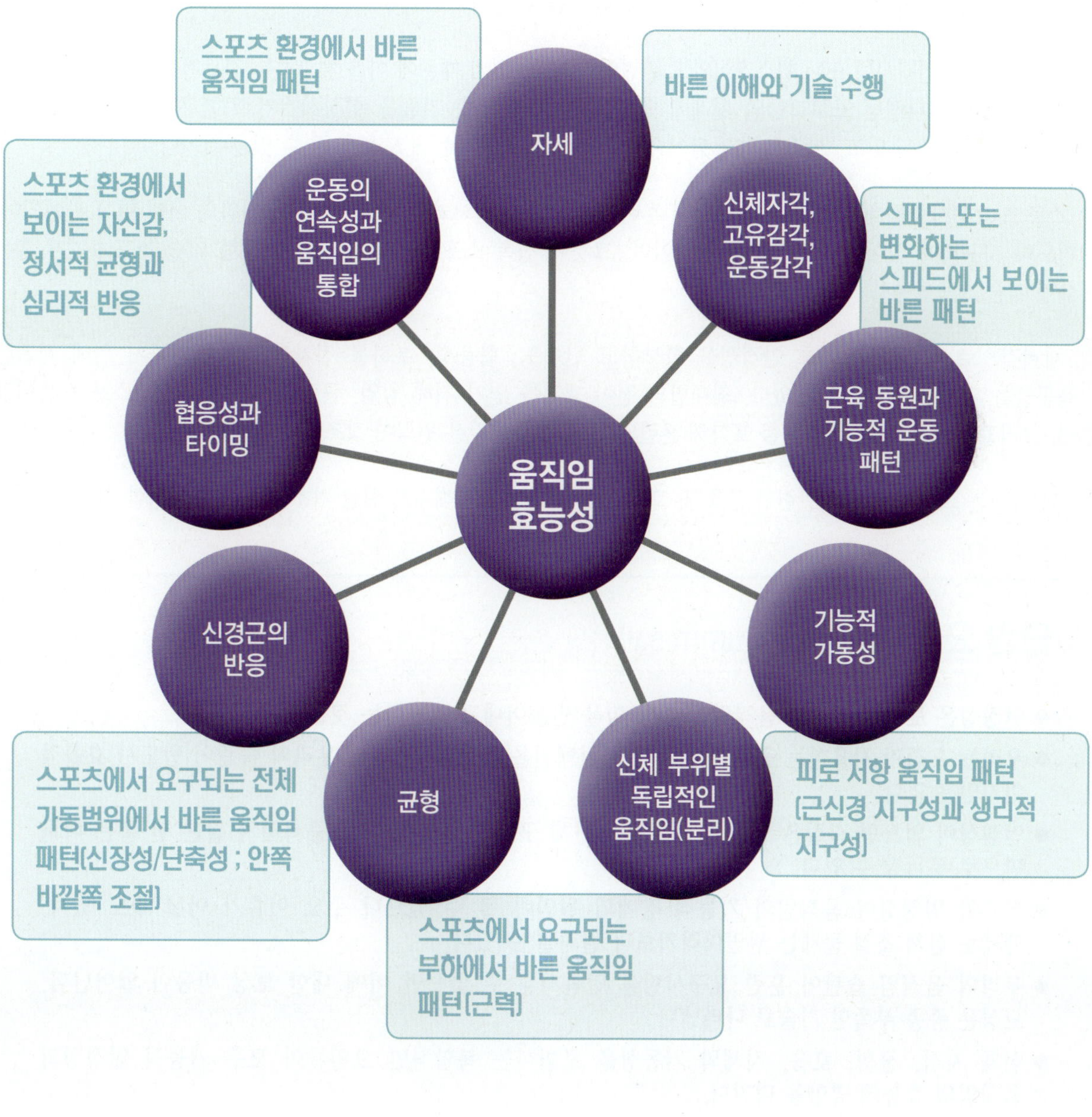

훈련 프로그램에서 움직임의 효능 원칙들 (Movement Efficacy Principles in the Training Programme)

선수의 수행능력에 영향을 미치는 신체 조절과 움직임 효능 훈련을 위해 몇 가지 단계를 밟아야 한다. 기능적 신체 움직임의 평가는 어떤 것을 할 것이냐로부터 기초를 세울 수 있을 것이다. 그렇게 함으로써 당신은 특이적인 취약점을 확인할 수 있고 문제에 정확하게 초점을 맞춘 프로그램을 설계할 수 있다. 이것이 주요 이슈를 빼먹을 수 있는 일반적인 코어 운동을 수행하는 것보다 효과적이다(평가 방법은 5장에 기술하였다).

테스트 결과를 기술과 연관시켜라. 테스트 결과는 보통 기술적 문제들과 연관이 되며 이것은 안정성 훈련의 타당성을 세운다. 향상하기 위해 무엇이 필요한가? 그것은 신체 정렬, 동적 자세, 발의 접촉 횟수, 빠르게 방향을 바꾸는 능력, 상대방에 저항하는 능력, 상체와 하체의 협응력, 균형잡힌 가동성 등을 포함해 몇 개라도 될 수 있다.

당신 또는 당신이 관리하고 있는 선수가 기술적인 문제를 갖고 있다면 향상을 위해 무엇이 필요할지 스스로에게 물어보라. 예를 들자면 더 나은 다리 정렬, 보다 많은 신체 회전, 향상된 무게 중심 이동, 보다 강력하게 연결된 팔, 보다 강한 엉덩이 근육의 근력 또는 향상된 유연성 등이 될 수 있다.

결과가 코칭, 컨디셔닝 또는 헬스케어와도 관련이 있을 수 있기 때문에 이를 제공하는 전문가들들을 관여시켜라. 결과는 근력과 컨디셔닝 프로그램의 설계에 영향을 미칠 것이며, 기술을 향상시키기 위한 새로운 접근 방법을 코치에게 제공할 수도 있고, 스포츠 의학 팀이 부상의 기전을 이해하는데 도움을 줄 수 있을 것이다.

스포츠 요구사항들을 달성해야 할 안정성 훈련의 정도와 연관시켜라. 예를 들어, 움직임의 어떤 면이 관여되며, 스피드와 지구력에 있어서 요구사항은 무엇이며, 그것이 접촉 스포츠인지, 그것이 개방형 기술 스포츠인지 혹은 폐쇄형 기술 스포츠인지를 고려하라.

체계적으로 수행하라. 기초 안정성을 확보하고 난이도, 협응성, 부하를 점차적으로 늘려가기 위해 적절한 근육군들을 활성화시킬 필요가 있다. 최대한의 전이 효과를 얻기 위해 웜업, 근력과 민첩성 훈련, 스포츠 특이적 훈련, 그리고 스포츠 동작 그 자체를 포함해 훈련의 모든 면에서 같은 원칙이 강조되어져야 한다.

3장에서는 스포츠 수행과 관련된 근육 및 그 관련성에 대해 익숙해지기 위한 기초 해부학을 설명할 것이다.

단원 요약 (Chapter Summary)

- **안정성은 보다 효과적인 움직임을 위해 힘을 만들어내고 조절하는 것을 돕는다.**
- **우리는 우리가 사용하는 근육 패턴들에서 선택권을 갖는다. 그러나 우리의 습관이 반드시 효율적이지만은 않다.**
- **안정성이 없으면 관절은 힘을 낭비하거나 신체 구조에 대한 압박을 증폭시켜 같은 면 혹은 다른 면으로 무너질 수 있다.**
- **부족한 안정성이 움직임의 기능적 장애의 원인이 될 수 있으나 주요 이슈가 아닐 수도 있다. 때때로 신체 조절 문제는 원인이라기보다 결과일 수 있다.**
- **우리의 움직임 습관이 훈련 요구사항을 만족시킬 수 없으면 이에 대한 보상 반응이 일어난다. 보상은 종종 부족한 기술로 나타난다.**
- **신체 자각, 균형, 호흡, 자세와 가동성을 포함하는 복합적인 요인들이 모두 기능적 안정성과 움직임의 효능에 영향을 미친다.**

3장 안정성의 해부학
/ The Anatomy of Stability

안정자와 운동자

움직임 조절과 세 영역의 근육 작용

중심 조절 영역 : 몸통

하지 조절 영역 : 골반

상지 조절 영역 : 어깨

전신의 접근

많은 고객들은 “빈약한 안정성”이 문제의 원인이라고 말한다. 이것은 실제로 무엇이 문제이며, 무엇을 어떻게 해야 하는지를 결정하기 위한 충분한 정보가 아니다. 만약 운동선수가 적절하지 못한 안정성 조절력을 나타낸다면, 우리는 “어떤 방법으로?”, “언제?”, 그리고 “무엇을 하면서?”를 물어야 한다. 움직임이 일련의 전략들로 구성된다는 것과 행동이 프로그램 내에서 좀 더 구체적이기 위해서는 어떤 부분을 괴롭힐 수 있다는 힘의 관리를 이해해야 볼 수 있다. 이 방법으로 움직임을 분석할 수 있는 것은 나의 고객들에 움직임 습관들과 스포츠 사이에 의미있는 연결 고리를 만드는데 도움이 된다.

이 장은 기능과 장애의 관계에서 근육의 움직임을 다룬다. 해부학과 당신이 움직일 근육의 관계에 대한 깊은 이해는 자신을 관찰하거나 움직임을 평가하는데 있어 도움이 될 수 있다. 여러분의 관심과 스포츠 참여의 수준에 따라 더 깊은 주제를 추구하거나, 또는 의문이 생길 때 봐야 할 장이라고 느낄 수 있다.

안정자와 운동자 (Stabilisers and Mobilisers)

움직임을 생산하기 위해 근육은 조화로운 패턴이나 사슬 내에서 작동해야만 한다. 이러한 패턴 내에서 몇몇의 근육은 다른 힘을 생산하고 도움을 제공하도록 이상적으로 설계되어 있다. 그 근육들은 명확한 생리적 특성과 신경근의 특성을 나타내기 때문에 다른 역할을 한다. 기능적 움직임 패턴 내에서 다른 근육들의 역할에 대한 보다 나은 이해를 위해 근육을 행동과 구조에 따라 분류할 수 있다. 이 분류는 움직임을 해석하는데 도움이 되고 훈련 프로그램을 계획하는데 일반적인 지침을 제공한다. 안정자와 운동자[5,14]의 가장 기본적인 모델이 아래 그림에 요약되어 있다.

움직임은 견고한 기초를 필요로 하고, **국소 안정자**(Local stabiliser)라고 불리는 근육군은 관절 지지의 가장 근본적인 토대를 제공한다. 이것들을 **관절 조절자**(joint controller)라고 생각해보자. **글로벌 안정자**(Global stabiliser)는 가동부의 조절을 통해 움직임과 힘을 생산한다. 이것들을 **움직임 조절자**(movement controller)라고 생각해보자. **글로벌 운동자**(Global Mobiliser)는 **움직임 생산자**(movement producer)이다. 이 분류는 안정성의 역할을 갖는 안정자를 제외하지 않지만, 훈련에 미치는 영향을 고려할 때 가장 관련성 있는 구조적 특성과 행동, 움직임을 생산하는 역할을 기반으로 구분된다.

피라미드 가장 아래층은 다른 근육 활동들을 지지하나, 훈련에서는 가장 나중에 처리된다. 근육의 기능을 고려해 볼 때, 어떤 움직임이든 안정자와 운동자의 상호작용을 포함하므로 근육을 훈련하는 것보다는 패턴을 훈련하는 것이 중요하다. 만약 근육이 올바르게 활성화되지 않는다면, 패턴이 비뚤어진다. 이러한 경우에는, 안정자의 연결 고리가 잘못될 가능성이 높다. 패턴의 한 부분으로 수축하지 않은 근육은 활동하도록 자극되어져야 하고 패턴으로 재통합되어져야 한다. 다른 근육을 보상하려는 시도는 부드럽고 효율적인 운동을 촉진하지 못한다.

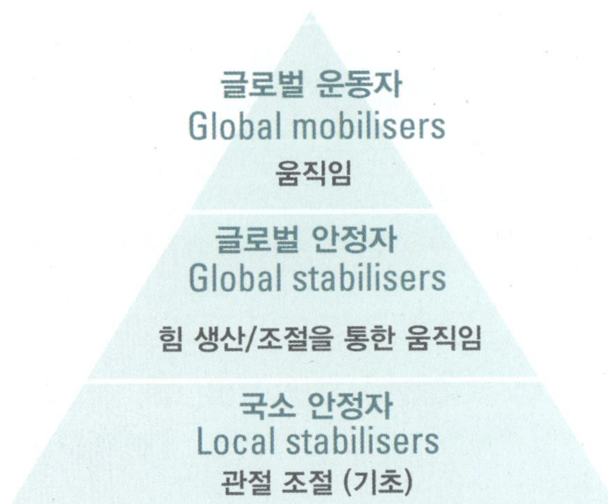
글로벌 운동자
Global mobilisers
움직임
글로벌 안정자
Global stabilisers
힘 생산/조절을 통한 움직임
국소 안정자
Local stabilisers
관절 조절 (기초)

국소적 체계 (The Local System)

국소 안정자에 대한 현재 많은 연구들은 하부 척추 조절에 초점을 맞추고 있지만, 무릎[7, 85], 어깨[79, 88]와 목[61]에 국소적 안정을 위한 행동에 대한 연구가 점차 많아지고 있다. 공동 영역 안에서, 대표적으로 가장 친숙한 국소 안정자는 배가로근(복횡근, TrA), 심부 배 근육이다.

코어 근육들은 집의 단단한 기초를 제공하듯이, 움직임을 위한 기초를 제공한다. 당신이 움직임을 위한 자극을 생성할 때, 코어 근육들의 활성에 앞서 신체의 구조를 지지하고 움직임을 위한 안정적인 플랫폼을 제공한다. 이것은 **피드포워드 반응**(feedforward response)이라고 한다.

정상적으로 작용할 때, 코어 근육은 이동하고자 하는 방향에 관계없이 활성화되고 (44), 전체적인 움직임을 통해 계속적으로 작동한다. 코어 근육은 최대 수축할 때 길이 변화를 하지 않는다. 코어 근육들은 일반적으로 관절 위에 느슨하게 퍼져 있어, 이상적으로 관절 위치를 조절하기에 적합하지만 넓은 관절가동범위를 생산하지는 못한다. 이러한 특징 때문에, 코어 근육은 관절의 안전성을 유지하고 가장 적합한 위치에서 근육에 힘을 지지하고 움직임을 위한 안전한 축을 제공한다.

효율적인 움직임과 관절 보호의 중요한 역할에도 불구하고, 코어 근육은 다양한 원인으로 작동하지 않을 수 있다. 통증은 코어 근육의 기능을 억제하고, 통증이 없어지더라도, 여전히 작동하지 않을 수 있다(46, 42). 고통에 대한 두려움 조차 코어 근육의 기능을 바꿀 수 있다 (89). 시스템 내에서 움직임을 위한 정상적인 신경근 패턴의 일부분으로서 코어 근육들이 작동하지 못할 때 다른 근육들은 이를 보상하기 위해 자신의 역할을 변경한다.

이러한 **대근육**은 일반적으로 움직임과 힘을 생성하나 안정화와 관절의 안정된 위치를 위해 설계되지 않았다. 또한 생리학적으로 안정화의 역할에 필요한 지속적인 활동들을 하도록 설계되지 않았다. 코어 근육의 지속적인 억제는 만성적인 생체역학적인 문제로 연결되고, 운동선수는 결국 부상 주기로 좌절하거나 수행 능력의 정체기를 초래할 수 있다.

심지어 부상 없이 코어 근육은 작동하지 않을 수도 있다. 일반적으로 운동선수들은 움직임과 힘을 생성하기 위해 대근육을 사용하기 때문에 안정자를 위해서는 훈련의 요구에 대처하기 위해 생체역학 및 신경근 기능에 맞게 사용해야 한다. 이것은 과도한 부하, 숙련 요구나 훈련의 중량적 강도에 따라 발생될 수 있다. 이러한 패턴 변형의 근본적 이유는 신경근, 생리적 또는 심리적 요소로 인한 것일 수 있으나, 만약 완전하고 구체적인 스포츠 프로파일링의 제공, 코치와의 원활한 소통, 스포츠 과학 그리고 의료 인력이 제공된다면 피할 수 있다.

기억 노트

한 유도선수가 오른쪽 무릎의 통증과 근력약화로 병원을 방문했다. 그녀는 몇 년 전 무릎 재건술로 인해 어려움을 계속 겪고 있었다. 그녀가 속한 체급에서 경기하기 위한 필요한 중량을 얻기 위해서 모든 훈련을 근력 강화를 중점으로 프로그램으로 계획했다. 스포츠 과학원에 의해 제공되는 저항 훈련 프로그램을 준수했음에도 불구하고, 통증이 있는 부위의 넙다리네갈래근(대퇴사두근)은 강화운동에 반응하지 않았고, 여전히 위축이 남아 있었다.

무릎을 위한 코어 근육인 선수의 안쪽넓은근(내측광근), 가쪽넓은근(외측광근)은 억제되거나 작동하지 않았다. 골반 조절은 약했고, 시상면을 벗어나 관상면 안쪽으로 무릎이 떨어지는 것을 막을 수 없었다. 안정화 전략에서는 하지뿐만 아니라 몸통과 상지까지 대근육이 주로 수축하고 있었다. 그녀의 가슴 근육, 등세모근 상부(상부 승모근), 배곧은근(복직근), 엉덩이 굽힘근(굴곡근), 표면 척추 근육과 햄스트링을 안정화 시킬 뿐만 아니라, 움직임을 만들기 위해 끊임없이 노력했다. 그녀의 하부 배곧은근(복직근), 심부 척추 근육, 어깨뼈 안정화 근육(견갑골 안정화 근육)과 목 심부 근육을 포함한 국소적 안정 시스템의 활동이 충분하지 못했다.

선수의 저항운동 프로그램은 근육량을 얻는 목적으로 실시하였기 때문에 무거운 무게를 이겨내는 잘못된 패턴을 사용하였다. 힘을 효과적으로 관리하지 못하였기 때문에, 잘못된 패턴은 강화되었고, 무릎 문제와 더불어 목과 허리 통증까지 겪게 되었다.

선수의 국소 안정화 체계를 활성화하기 위해 웨이트 프로그램을 일시적으로 중단했고, 좀 더 효과적이고 기술적인 패턴을 배우기 위한 수정안이 빠르게 재도입되었다. 놀랍게도 저부하 운동과 넙다리네갈래근에 대한 부분 체중 운동이 억제되었던 안쪽넓은근(내측광근)을 활성화하고, 허벅지 둘레를 증가시켰다. 낮아진 저항과 함께 향상된 패턴은 근골격계 스트레스와 기능을 강화시켰다.

프로그램을 통해 저항의 양은 보상작용 없이 선수의 전체 시스템을 사용하는 능력에 대해 모니터링 되어졌다. 개별적 근육 강화에 초점을 맞추는 대신, 효율적인 힘의 생산 발달을 위한 근육의 관계 강화를 우선하였다.

무릎의 구조적 불안정성에도 불구하고, 선수의 기능적 안정성이 향상되었고, 국제대회에 출전하여 메달을 확보할 수 있었다.

대근육 체계 (The Global System)

대근육 체계는 글로벌 안정자와 글로벌 운동자로 나눌 수 있다. **글로벌 안정자**(global stabilisers)는 일반적으로 폭 넓은 부착 부위를 가지고 움직임을 통해 관절을 조절하는데 적합하다. 코어 근육(local stabilisers)과 달리, 글로벌 안정자는 길이 변화를 통해 힘을 생성할 수 있다. 만약 신경근 패턴 내에서 정확하게 일을 수행한다면, 매우 강력한 힘을 낼 수 있다. 큰볼기근(대둔근, GMax)과 배바깥빗근(외복사근)은 글로벌 안정자의 예시가 되는 근육이다.

글로벌 운동자(global mobilisers)는 속근 섬유가 우세하여 움직임을 생성하도록 설계되었다. 코어 근육들은 지속적인 지지를 제공하게 위해 수축하나, 글로벌 운동자는 단계적으로 활동, 일, 움직임에 의존하여 역할이 활성 또는 비활성 된다. 많은 연구가 발표될수록, 이 카테고리의 근육들이 구체적인 안정자 근육의 역할을 하는 것으로 발견되고 있다. 그러나, 비교적 긴 근섬유, 표면 부착, 빠르게 긴장을 구축할 수 있는 능력과 피로의 민감성으로, 운동자(mobilisers)는 **활동 근육(action muscles)**으로 여겨진다.

근육에 대한 모델 (Models for Muscles)

과학자들의 노력에도 불구하고, 신체는 그 시스템을 명확하게 분류하려고 하는 시도를 거부한다. 안정자/운동자 모델은 폭 넓은 움직임 조절 원리를 이해하는 것은 도움이 되지만, 실제로 두 가지 역할을 갖는 일부 근육은 서로 다른 조건에서 운동자 또는 안정자로 작용하여 분류 체계가 무시될 수 있다.

수년 동안 근육들은 주된 섬유의 종류에 따라 분류되어 왔다. 수축하는 근육은 큰 비율의 서근 또는 type I 섬유를 가지고 있다. 그들은 피로에 강하며, 저 부하에서 움직이기에 중력으로부터 몸을 지지 하는데 적합하다. 속근 또는 type ll의 섬유들의 비율이 많은 근육들은 나중에 type lla인지 아닌지 나중에 구별되더라도 그 양상에 따라 고려된다.

연구가 진행됨에 따라, 근육들이 항상 명확하게 정의된 같은 방식으로 행동하지 않는다는 것이 분명해지고 있다. 오로지 수축하는 것으로 여겨졌던 근육들이 특정 조건하에 단계적으로 근 수축을 조절하는 것으로 밝혀졌다. 배곧은근과 가로막(횡격막)은 대부분 수축 근육으로 빠른 실행 속도의 단계적 특징을 가지는 것으로 밝혀졌다. (118)

근육의 반응과 생리에 관한 새로운 발견들에 기인하여, 우리가 사용할 모델은 움직임을 기반으로 한다. 대부분의 훈련 환경에서 실제적인 목적을 위해, 각각의 움직임은 **동작(motion)의 생성**과 **조절을 하는** 근육으로 구성되어 있음을 유의해야 한다. 부드럽고 강력한 움직임을 위해서는, 코어 체계와 대근육 체계의 균형이 필요하다. 관절에 가깝게 위치한 이러한 국소 안정자들은 짧은 견인력 작용선을 갖고 있어 관절을 조절하는데 이상적이나, 움직임을 생산하거나 조절하기에는 힘이 부족하다. 글로벌 안정자는 한 관절 이상의 긴 견인력 작용선(long lines of pull over)을 갖고 있어, 움직임을 생산하거나 조절하는데 효과적이다. 이러한 근육들이 세트로 작동할 때, 움직임과 안정성이 이뤄진다.

안정성 기능부전을 가진 선수는 배바깥빗근, 배곧은근, 넓은등근, 허리세움근, 뒤넙다리근과 같은 대근육을 사용하면 관절 조절을 얻을 수도 있다. 이러한 근육들은 하나 이상의 관절을 교차하기 때문에 견인력 작용선은 다른 근육과 함께 수축할 때 발생되는 큰 힘에 대해 안정자로서 도움이 될 수 있는 압축력을 생산한다. 그러나, 만약에 코어 근육 체계가 다음 각 관절의 분절을 확보하기 위해 효과적으로 작동하지 못하면, 긴 견인력 작용선이 관절의 측면굽힘(buckling)에 기여할 수 있다. 측면굽힘은 원하지 않는 힘을 생성하고 조절이 잘못된 관절의 움직임을 만들며, 결국 기술적인 조절 문제와 부상으로 이어진다(그림 3.2).

대근육은 일반적으로 한 개 이상의 관절을 가로지르고 있어, 안정화 활동의 증가는 하나의 신체 부위로부터 다른 신체 부위의 움직임까지 문제를 일으키게 된다. 독립적으로 신체 부위를 이동할 수 있는 능력은 **분리(dissociation)**라고 불리고, 모든 스포츠에서 어느 정도 필요로 한다. 예를 들어, 골프선수는 효과적인 드라이브를 위해, 스윙 시 골반을 약간 회전하면서 몸통근육의 효과적인 힘을 생산할 수 있어야 한다. 가슴의 움직임에서 골반의 움직임을 분리할 수 없는 경우는 복부 대근육(global abdominal muscle)을 사용하여 자신의 몸통을 보강하고 있기 때문이며, 그 힘을 잃거나 팔과 같은 다른 신체 부위를 과도하게 사용하기 시작한다.

물 위에서 몸통과 자세를 안정하게 유지하기 위해 과도하게 배바깥빗근(외복사근)을 사용하는 카약선수를 상상해보자. 이 스포츠의 기본적인 몸통 동작은 회전이다. 토크를 생성하기 위해선 배빗근(복사근)을 교대로 늘이고 줄이는 것이 필요하지만, 대신 카약선수는 몸통의 안정성을 유지하기 위해 동일한 범위 내에서 지속적으로 이를 사용할 수 있다. 이러한 대근육의 연속 동작은 하부 갈비뼈를 잡아 당겨 갈비뼈의 확장을 감소시키고 카약선수의 호흡을 손상시킨다. 상체 힘의 증가 보상으로 노젓기의 힘만큼 몸통에 움직임이 감소된다. 카약선수는 코어 근육의 안정을 위한 중심세로축(CLA)과 배바깥빗근에 힘을 생산할 수 있는 패턴의 재설계가 필요하다.

글로벌 안정자의 근육이 항상 과도하게 활성화되지는 않는다. 때때로 글로벌 안정자의 활동은 잘못된 타이밍이나 작업에 대한 불충분으로 움직임을 통한 관절 조절에 실패한다. 이것은 계단을 오르는 사람들을 보면 쉽게 관찰할 수 있다. 넙다리뼈를 조절하지 않고 엉덩이 사용하는 그룹은 무릎의 안쪽으로 모든 힘을 전달한다.

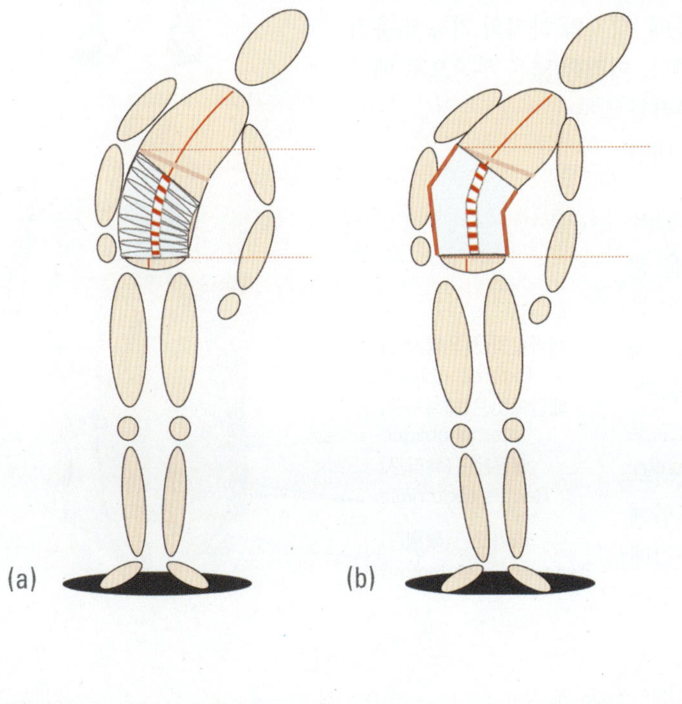

a) 심부 안정화 시스템은 척추 분절에 대한 조절을 제공한다. 표면에 강한 대근육들은 힘을 생성할 때 척추를 구부리지 않을 것이다.
b) 적절한 심부 안정화 근육의 작용이 없으면 긴 대근육들은 힘을 생성할 때 분절에 굽힘을 일으킨다. (a) (b) 때문에 그것들은 긴 라인의 다양한 관절들을 잡아당긴다.

궁극적으로, 코어근육과 대근육 사이의 상호 작용은 원활하고 효율적인 움직임을 만든다. 완전한 움직임 패턴을 위해, 훈련의 모든 측면에서 움직임의 질은 강조되어야 된다. 다시 말해, 어떤 좋은 훈련 세션을 할 때처럼 **얼마나 제대로** 움직이는지 또한 많은 관심을 쏟아야 한다. 정확하게 움직임을 수행하는 경우, 올바른 패턴을 할 수 있는 기회가 더 크다.

일부 선수들은 이 원리를 무시한다. 예를 들어, 지구력 운동선수의 뛰어난 심폐 지구력은 자신의 기술과 반복적인 근골격계 부하에 대처하는 능력을 크게 능가할 수 있다. 그럼에도 이들은 훈련에서의 생체역학보다 생리학을 우선적으로 생각한다. 자신의 약점을 말하는 대신, 이미 최대 용량으로 작용하는 심혈관 체계의 미약한 개선을 꾀하려고 한다. 이러한 선수들은 일반적으로 더 높은 수준의 경쟁이 진행될수록 부상당하거나, 쉽게 과열되고 결국 예상된 잠재력을 끌어내지 못하게 된다.

움직임 조절과 세 영역의 근육 작용
(Movement Control and Muscle Action in the Three Zones)

① 중심 조절 영역 : 몸통 (The Central Control Zone: The Trunk)

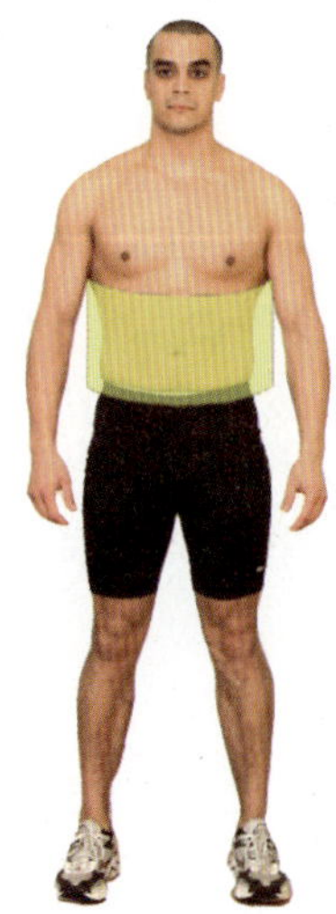

골반 안정과 척추 분절의 안정을 위해 코어 근육인 골반 바닥근(골반 기저근)과 가로막(횡격막), 배안쪽빗근과 함께 **배가로근**(복횡근, transversus abdominis; TrA)과 뭇갈래근(다열근)의 정상적인 기능이 필요하다. 코어 근육들 사이에, 그 근육들은 반대로 보이는 심부 몸통 안정 체계의 천장, 바닥과 벽을 나타낸다. 게다가, 근골격계에 부착을 통해 직접적인 안정작용을 하고, 이 근육들의 조화를 통해 움직임을 만들고 복강내 압력을 조절한다. 복강내압(intra-abdominal pressure)이라고 하는 이 압력은 움직임에 반응하여 몸통 안정성을 만든다.[45] 따라서, 골반 바닥근의 조절과 몸통 안정성의 호흡 패턴은 즉각적으로 연결되어 있다.

배가로근(TrA)은 몸통의 주위를 감싸고 있고, 몸의 전면과 후면 그리고 상체와 하체의 절반과 연결되어 있다. 이러한 연결을 통해, 상지와 하지의 기능적 움직임을 지지할 뿐만 아니라, 척추 안정화의 역할을 한다. 이러한 넓은 부착으로 배가로근은 큰 면적에 걸쳐 힘을 분산하며, 몸통의 부화를 감소시킬 수 있다. 배가로근은 하부 6개 갈비연골의 내면에 부착하여 상체 표면을 거쳐 골반에 부착한다.

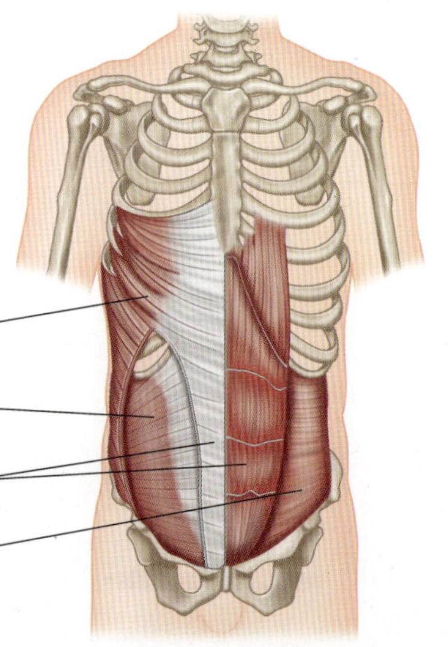

배가로근은 척추 추체의 분절에 각각 붙어 있을 뿐만 아니라, 골반과 갈비뼈를 두꺼운 조직으로 결합하고 몸통의 안에 등허리근막으로 연결되어 있다.[132] 연결되어 있는 근육이 긴장할 때 몸통과 골반의 안정을 도와준다. 넓은등근은 **등허리근막**(thoracolumbar fascia)으로부터 상지와 연결되어 있고, 큰볼기근은 등허리근막으로부터 하지와 연결되어 있고, 뭇갈래근은 배가로근과 함께 등허리근막으로 연결되어 심부척추 안정에, 넙다리두갈래근을 포함한 다양한 근육들이 인대 연결을 통해 등허리

근막 긴장에 영향을 미친다.

상체와 하체는 해부학적으로 통합되어 있고, 배가로근(TrA)과 등허리근막은 그물망을 제공함으로써 중앙으로 연결하게 한다. 배가로근은 강력한 상지 동작을 지원할 뿐만 아니라, 척추 골반을 안정화하고 다리 운동을 좌 · 우로부터 당겨 강한 다리 근육에 견고한 기초 생성에 관여한다.

배가로근(복횡근, TrA)의 중요점

1. 코어 근육
2. 신체의 부분적 앞-뒤와 위-아래 연결
3. 넓은 표면 영역
4. 등허리근막(흉요근막)의 연결

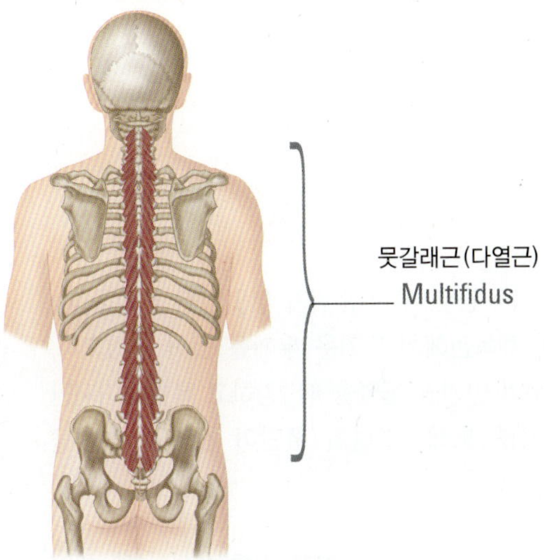

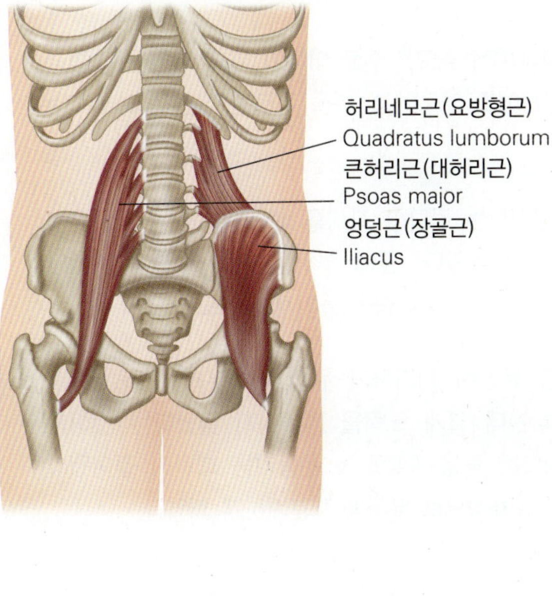

뭇갈래근은 목뼈,등뼈 및 허리뼈 영역에서 척추의 개별 분절을 연결한다. 배가로근처럼, 뭇갈래근은 척추 단위와 부하를 위한 등허리근막의 긴장을 이겨내기 위해 움직임에 직접적으로 반응한다. 배가로근처럼, 뭇갈래근의 활성이 통증에 의해서 지연될 수 있다.[42] 뭇갈래근은 골반 안정성에 관여하기 때문에 서혜부나 골반 통증이 있는 선수들에게 고려되어야 한다.

엉덩근과 **큰허리근**의 쌍은 엉덩허리근(iliopsoas)이라고 통칭하며 보통 엉덩관절 굽힘 작용을 갖는 것으로 언급된다. 그러나 척추의 분절에 직접 붙어있는 엉덩허리근은 현재 국소 및 대근육의 안정화 기능을 가지고 있다고 간주된다. 근육의 후방 부분은 코어근육으로 작용하고, 척추 정렬의 단단함과 개별적인 척추 단위의 안정성을 제공한다. 반대로 전방 부분은 대근육 안정 법칙(global stabiliser role)에 좀 더 작용한다.[33]

접촉 스포츠 선수는 호흡작용과 몸통의 움직임을 통해 대근육들을 활성화시킬 때 심부 근육에 활성을 통해 척추분절을 조절해야 한다. 이러한 매커니즘의 효율성은 나중에 골반 바닥근(골반 기저근)과 가로막(횡격막)과의 상호활동으로 증가되어 충격을 견디도록 순간적으로 복부 내압을 상승시킨다. 선수들은 종종 자동적인 안정화 반응으로 이러한 내부 압력을 유지하려고 하는 충격의 순간에 무의식적으로 숨을 중지하고, 다음 충격 후 재빠르게 내뱉는다. 이 척추 안정화 보호 효과는 타이밍과 척추 코어근육의 활성에 의존한다.

훈련 정보

심부 안정화 근육들에 조화로운 활성은 척추의 측면굽힘(좌굴) 방지를 지지한다. 예를 들어, 당신이 달리고 있을 때, 아래로 잡아당기는 중력과 밀어내는 반발력이 생기는데 이 수직력(vertical force)에 대처하기 위해 척추의 분절 주위에 필요하다. 수직력 관리를 위한 척추 훈련을 시작할 때, 간단한 볼 바운싱 운동(Ball Bouncing)은 반복적이고, 저 부하에 수직적인 펄스 자극을 제공하여 스스로 몸통에 조정력과 타이밍을 기르게 한다(6장 참고). 오히려 고정 수축 훈련보다, 운동 자극은 타이밍과 근육의 준비 행동을 조성하여, 각 펄스에 신경근 반응을 촉진한다.

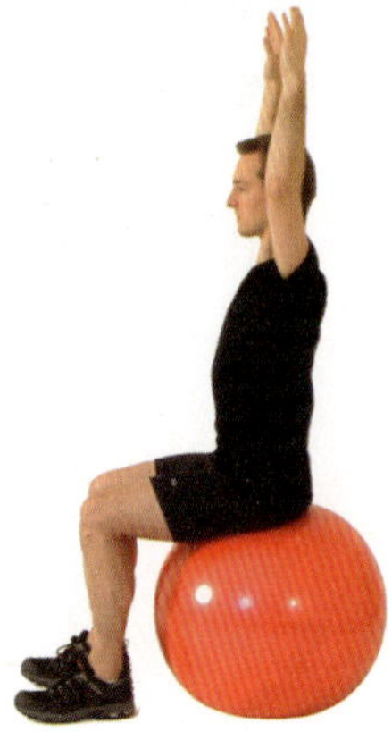

기억 노트

엘리트 여성 가라테 선수는 운동 능력 분석에 대해 발표했다. 훈련 우선 순위가 무엇인지 물었을 때, 더 많은 힘이 필요하다고 말했다. 이 문제를 해결하기 위해, 체육관에서 무거운 무게를 들어 올렸으며, 특히 벤치 프레스(bench-press)에 집중했다. 하지만, 경기운영 방법을 물었을 때, 강하고 폭발적이지만 빠르고 능수능란하면서도 가벼움을 원한다고 말했다. 평가를 통해, 그녀의 골반이 신속한 전진을 구동하기 위한 중앙 조절력이 매우 약한 것으로 드러났다.

선수는 안정성을 위해 대근육에 의존했고, 움직임을 분리하는 것을 더 어렵게 만들었다. 상체 힘이 부족한 것이 팔을 사용하는데 영향을 미친다고 인식했다. 주니어 유럽피언 타이틀(European title)의 성취에도 불구하고 선수는 움직임은 무거웠으며, 스피드 잠재력에도 미치지 못했었다.

운동선수는 벽 밀기(Wall Press) 훈련을 하도록 했다(6장 참고). 주로 어깨와 팔에 부담을 느꼈고, 상당한 무게의 벤치 프레스(bench-press)를 할 수 있음에도 불구하고, 벽을 누르는 데는 힘이 든다는 것을 느꼈다.

운동선수는 중심 축을 잡아주고 몸통 안정자를 활성화하는 간단한 자세를 배웠다. 이 위치를 유지, 벽을 미는(Wall Press) 활동을 실시하였다. 선수는 깜짝 놀랐다: 팔에 부하를 거의 느끼지 못했다. 대신에 몸 전체의 부하가 분산되는 것을 느꼈고 더 열심히 하기 위해 힘을 들이지 않아도 되었다.

이 경우에서 주목해야 할 것은, 그 선수는 상체를 온전히 지지하기 위한 대부분의 근력 운동을 체육관에서 했지만, 그 힘을 몸 전체 패턴으로 통합하는데 크게 노력을 기울이지 않았다는 것이다. 팔이 몸통에 지지없이 부하를 받을 때, 선수는 효율적으로 몸을 지탱하는 운동기능 패턴이 결여됐다. 중심 조절 기전을 활성화하는 패턴을 자극했을 때, 가장 효율적으로 부하를 재분배하게 되었다.

이러한 경험을 한 후, 선수는 처음 평가에서의 펀치와 킥 동작을 수행하도록 요구되어졌지만, 이번에는 특정한 지시가 주어졌다. 중력에 반대하여 척추를 들어올리며 상상 속의 헬륨 풍선과 싸우는 연습을 하도록 지시받았다. 이렇게 안정화되고 길어진 중심축과 활성화된 배가로근(복횡근)으로 어깨를 가로지르는 근육을 이완시켰고, 좀 더 효과적인 자세로 떨어뜨리며, 몸통과 엉덩이 주위의 대근육의 긴장 수준을 감소시켰다. 그 결과는 다양했다. 양팔과 다리의 빠른 타격이 가능해졌고, 이전 파이팅 스타일 (fighting style)의 특징이었던 무거운 움직임이 사라졌다.

코어 안정에 대해 기억해야 할 중요한 것은 운동을 시작하기 전에 자동으로 활성화하고 낮은 노력 수준에서 오랜 기간 동안 일을 해야 한다는 것이다. 코어 안정은 안전하고 효율적인 기술 이동에 필요한 기초로, 무시되거나 간과되어서는 안 된다.

배가로근(복횡근, TrA) 및 뭇갈래근의 일반적인 문제는 신경근 패턴 또는 움직임을 지지해야 할 전체 신경근 패턴에 충분한 내구성 부족의 일부로서 활성의 부재이다. 그러므로 우선 사항들은 억제 근육에 전환과 전체적인 신체 패턴 내 지구력에 점진적 향상이다.

척추 중립 (The Neutral Spine)

배곧은근(복직근)과 뭇갈래근(다열근)의 활동은 **척추 중립 위치(neutral spinal position)**를 위해 필요하다. 척추가 직선 구조 아니지만, 대신 목뼈와 허리뼈 부분에 부드러운 오목 또는 안쪽 굽힘(전만증, lordosis)을 갖고 등뼈 영역에 볼록 또는 바깥쪽 굽힘(후만증, kyphosis)을 갖고 있다.

이러한 척추의 굽힘은 각 척추 사이의 디스크에 압력 감소와 많은 관절 수직 하중을 분담을 가능하게 한다. 굽힘은 또한 걷거나 달리거나 뛰거나 또는 만약 말의 움직임을 조절하는 승마선수 일정한 양의 수직적 충격 흡수를 가능하게 한다. 만약 척추가 직선이였다면, 머리의 중량은 척추의 마지막 디스크로 전달될 것이고, 이는 부하를 빠르게 분해하게 된다.

척추 중립 자세는 직립 자세를 유지하기 위한 대근육 안정화 활동의 필요성을 감소시킨다. 자세를 유지하기 위한 글로벌 안정화 전략을 줄이면, 강직성이 줄어 여러 관절에 영향을 줌으로써 움직임의 능숙함과 분리하는 능력이 향상된다. 좋은 호흡 패턴은 유지될 수 있고, 관절 압력은 감소한다.

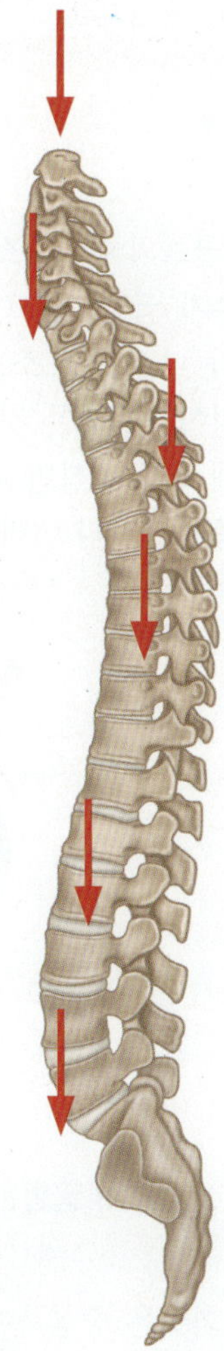

척추 중립: 정상 곡선은 척추가 움직일 수 있게 하고 척추 전체에 골고루 부하를 분산시킨다.

몸통 코어근육이 약한 선수는 척추 중립 조절에 어려움을 느낀다, 하지만 많은 스포츠가 그 자체나 훈련 프로그램에서 최적의 기술을 위해 이 자세에 의존한다. 자유형, 역도와 같은 강하고 자연스러운 동작, 골프선수들의 어드레스 자세, 체조선수의 물구나무 서기 자세, 승마선수나 육상선수가 척추 중립이 유지되는 스포츠 활동의 예시들이다.

척추가 중립하기 위해 수직일 필요는 없고, 엉덩이는 어깨와 골반 관계가 유지되고, 척추 곡선이 정상인 이상 어떤 각도에 있어도 상관없다.

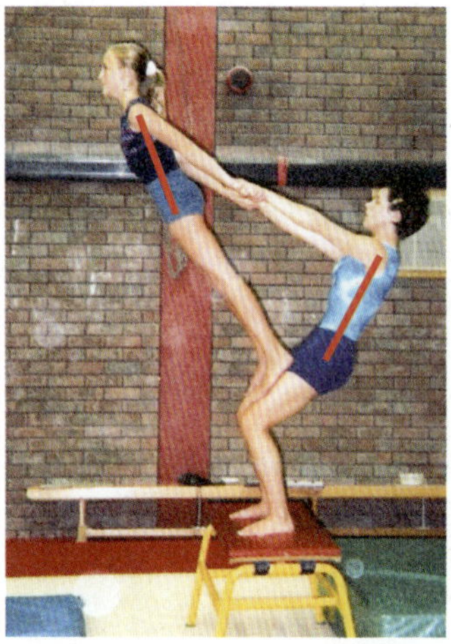

척추 중립위치 조절를 배우는 것은 중심세로축(CLA)을 확립하는데 도움이 된다. 그리고 1장에서 논의된 바와 같이, 이 축은 효율적인 회전운동을 위해 필요하다. 그것은 또한 중심세로축(CLA)이 붕괴될 때 발생하는 과도한 관절 압축을 방지할 수 있다.

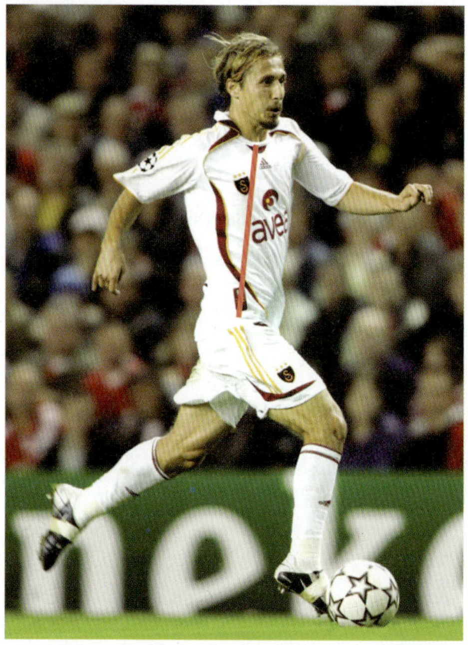

골프의 어드레스 위치를 고려하는 경우, 두 가지 일반적인 자세 오류를 아래에서 볼 수 있다. 일부 골프선수들은 척추가 굽힘되었고, 둥글게 만든다(a). 중심세로축(CLA)이 바깥쪽으로 숙이게 하고, 골프선수가 회전을 하면, 허리 디스크에 스트레스를 증가할 것이다. 다른 골프선수는 중심세로축(CLA)을 안으로 무너뜨리고 그들의 엉덩이가 빠지는 것처럼 보이게 한다. 이 자세는 척추 안의 관절을 닫히게 하고, 회전은 관절의 압축을 야기한다. 두 자세 모두 시상면 내에서 중심세로축(CLA)이 무너진 것이다. 척추 중립 위치(c)는 오히려 독립된 구조에 부하를 집중하기 보다 여러 관절을 통해 부하를 분산할 것이다.

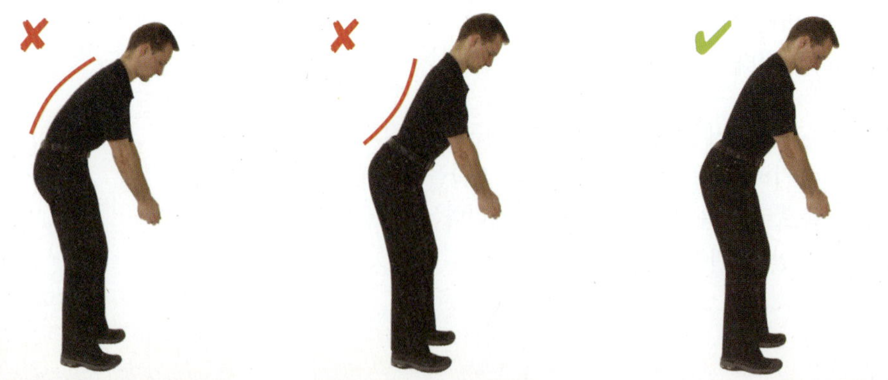

a) 굽힘된 척추 (굽혀진 척추) b) 펴진 척추 (펴진 척추) c) 중립적인 척추

회전은 중심축이 견고할 때 가장 강해진다. 예를 들어, 이 원칙은 신체 내에서 회전을 요구하는 스포츠에 적용된다. 골퍼, 테니스 선수 또는 스프린트 카약선수 또는 신체의 회전이 필요한 다이빙, 체조, 해머 던지기와 원반 던지기 선수가 있다. 견고한 중심세로축(CLA) 주위의 회전은 움직임에 다른 면의 도입을 방지하고 기술적인 움직임에 유지, 일관성, 정확성, 힘과 효율성에 영향을 준다.

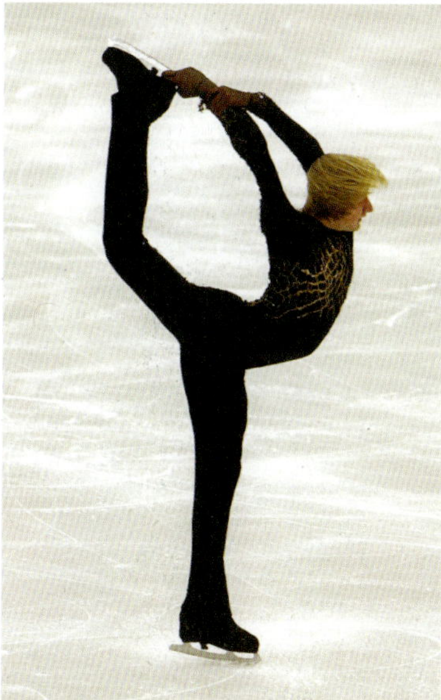

배가로근(TrA)과 뭇갈래근은 일반적으로 스포츠에 필요한 척추 위치에 전방, 후방, 측면으로 구부리기나 회전운동이든 관계없이 활성화된다. 이것은 논리적으로 타당하다: 모든 위치에서 척추 분절의 안정성이 필요하다. 체조와 같은 스포츠는 극단적인 척추의 가동성이 필요하지만 배가로근(TrA) 및 뭇갈래근은 반드시 움직임을 최적으로 유동적이게 만들기 위해 관절의 전체 모든 움직임을 지지해야 한다. 비록 척추의 전체 위치가 더 이상 중립적으로 보이지 않더라도 각 관절은 구조적으로 설계된 (왼쪽 참고) 움직임의 범위 안에서 지지된다.

이 범위를 넘어선 움직임은 관절 구조에 스트레스와 부상 위험을 증가시킨다. 배가로근(TrA)과 뭇갈래근이 효과적으로 작동할 경우, 이 극적인 자세에서도 관절을 정상 생리학적 범위 안에서 지지할 것이다. 이는 오직 선수들이 그 움직임에 걸쳐 중립 영역 사이의 연결을 유지하는 경우에만 안전하게 달성할 수 있다.

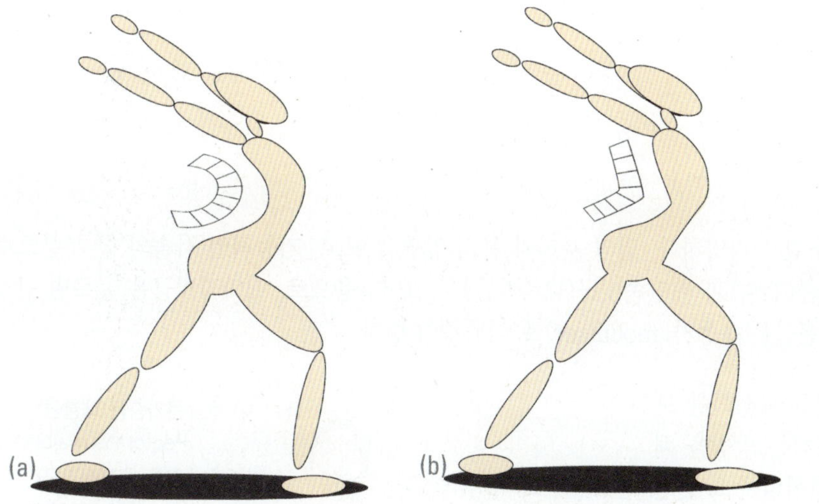

3.13 (a)는 각 척추 분절은 움직임에 균등하게 기여하며, 매끄러운 곡선 모양을 보여준다. 힘은 많은 관절에서 분담된다. (b) 하나의 척추 분절은 그 부분에 힘을 집중하여 다른 분절보다 더 많이 움직인다.

이마면(관상면)에서 중심세로축(CLA)의 붕괴는 하체 부상 위험[136]과 밀접한 연관이 있음이 밝혀졌다. 배가로근(TrA)에 의해 제공되는 분절 지지뿐만 아니라, 뭇갈래근과 허리근, 이마면의 축 변위를 최소화할 수 있는 능력 또한 **허리네모근(요방형근, quadratus lumborum)**의 작용을 포함한다. (61쪽 참조) 이 근육은 궁둥뼈의 엉덩뼈능선(골반뼈의 상부 가장자리), 엉덩허리인대(장요인대, iliolumbar ligament)(5번 허리뼈를 궁둥뼈에 연결하는)로부터 제일 아래 갈비뼈나 허리뼈 4번의 위쪽을 가로지는 과정에서 척추의 양쪽에서 작용한다. 그 동작은 몸통을 옆으로 구부리는 것 뿐만 아니라, 몸통이 반대 방향에서 옆으로 당겨지거나 밀리는 것을 잡아주기도 한다.

이마면에서 중심세로축(CLA)의 안정성 또한 골반 조절에 따라 달라진다. 만약 골반이 엉덩이 주위의 근육 약화로 인해 좌 · 우로 기울어지면, 척추 또한 균형을 잡기 위해 옆으로 기울어지며, 축을 유지하려고 한다. 중간볼기근(GMed)이 조절에서 가장 중요한 역할을 하는 것으로 간주하고(74쪽 참고), 다른 엉덩관절 벌림 근육의 약점은 하체 부상 위험[73]에 연결되어 있다. 엉덩이와 골반 근육은 이 장의 하지 조절 영역 부분에서 논의될 것이다. 중간볼기근과 반대측의 허리네모근은 함께 이마면(관상면)에서 조절하는 기능적 한 쌍으로 간주된다.

5장의 SSCT 테스트와 같이 낮은 수준의 간단한 테스트에서 한쪽 기울임(편측 편위, sideway deviation)는 이마면(관상면)에서 중심세로축(CLA) 조절 부족을 나타내고, 높은 수준의 푸시 점프(Push Jumps)에서는 (5장 참고) 이마면 조절의 문제가 좀 더 동적으로 노출될 수 있다.

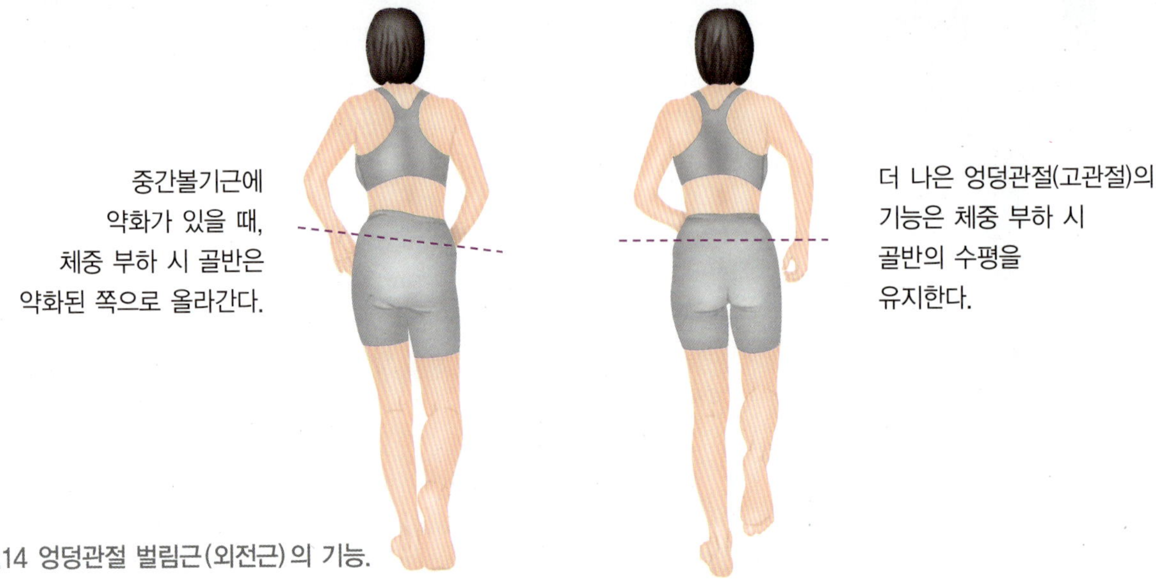

3.14 엉덩관절 벌림근(외전근)의 기능.

전방 사슬 (The Anterior Chain)

몸통 안정화를 위한 근육 패턴 조합은 다양하다. 만약 우리가 몸의 앞면을 보고, 기능적인 사슬의 한 부분으로 복근의 관계를 고려했을 때, 배가로근(TrA)과 배안쪽빗근(내복사근)은 코어근육으로, 배바깥빗근은 글로벌 안정근(global stabiliser), 그리고 배곧은근은 운동자(mobiliser)로 작동해야 한다.

그러나, 선수들은 불량한 코어근육 활성화를 보상하기 위해 종종 다른 패턴을 사용하는 방법을 배우게 된다. 이 패턴들 중 하나는 안정성의 주요 원인으로서 넙다리곧은근과 같은 배바깥빗근, 배곧은근, 표면의 엉덩이 굽힘근의 사용이다. 이것은 척추 분절의 근육 조절을 제공하지 않기 때문에, 몸통을 안정화하기 위한 효과적인 방법이 아니다. 이들은 당겨진 작용선을 통해 압축력을 발휘한다.

원칙적으로 이러한 모든 전방 사슬 근육은 통합된 방식 안에서 작동되어야 한다. 일반적인 보상패턴은 적근(red muscle)의 지배이며, 적색과 황색, 녹색으로 표시된 근육으로부터 상대적 낮은 활동이다.

배바깥빗근의 적절한 조치로 골반을 향해 아래쪽으로 잡아 당김으로써 갈비뼈 가동성을 감소시킬 수 있다. 이와 같이 갈비뼈를 고정하는 것은 흡기 팽창으로부터 가슴우리(흉곽) 하부를 보호함으로써 호흡

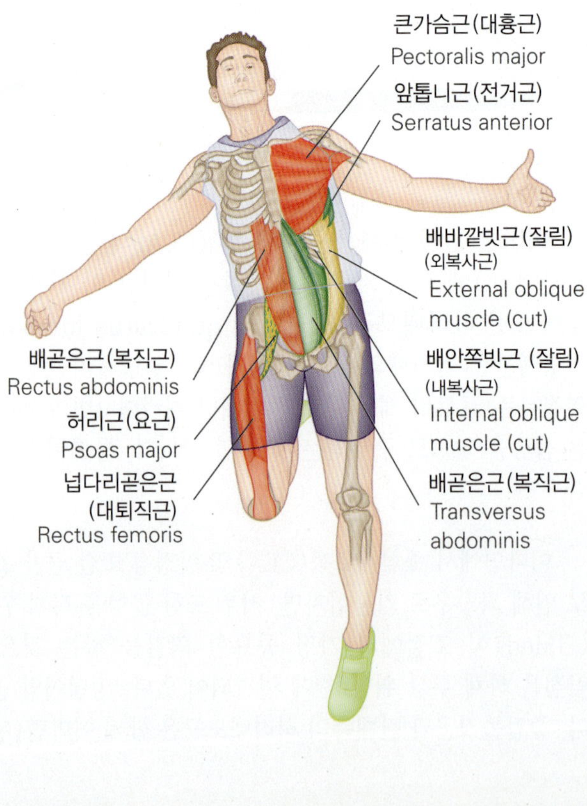

패턴에 영향을 미친다. 이것은 폐의 더 큰 하엽이 완전히 부풀어 오르는데 잠재적인 영향을 미치고, 그것은 폐의 큰 부분에서의 산소와 이산화탄소 교환에까지 잠재적인 영향을 미칠 수 있다.

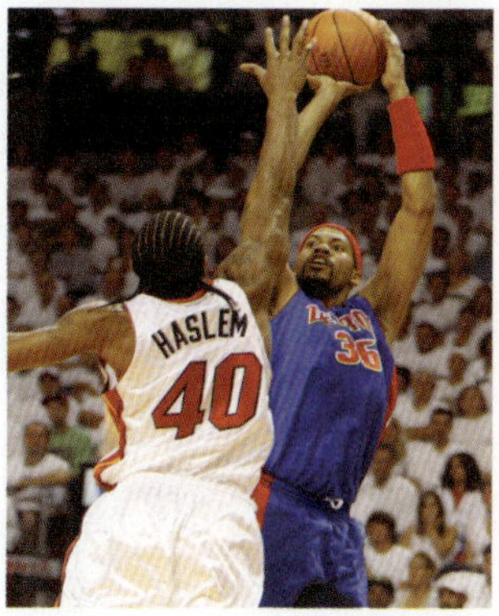

갈비뼈와 배바깥빗근이 압축하는 행동이나 가슴우리(흉곽) 중앙에 배곧은근의 억압은 팔 움직임에 영향을 미칠 수 있다. 제 1 장에서 살펴본 바와 같이, 당신의 팔을 위로 완전히 뻗기 위해서는, 몸통을 늘리거나 갈비뼈 사이의 공간을 약간 넓게 할 필요하다. 배바깥빗근 및 배곧은근을 활성화하여 몸통을 안정시키기 위해 압축을 사용하는 경우 이 연장 동작은 차단된다. 만약 그런 다음 (왼쪽) 농구에서 높은 지점에 도달, 또는 수영의 자유형에 긴 스트로크, 스트레칭해야 하는 경우, 당신은 절충을 해야 할 것이다. 몸통의 안정성 패턴을 유지하거나 몸통이 늘어날 수 있도록 하기 위해 몸통 안정성을 잃을 수 있다. 어느 쪽이든 최적의 성능이 손실된다.

표면의 엉덩이 굽힘근의 과사용은 몸통 안정성의 장애와 종종 불량한 코어 안정과 엉덩이 활성화를 보상하기 위해 표면 등 근육(허리세움근)을 사용한다. 이러한 패턴을 가진 선수는 골반이 앞으로 기울어지고, 척추 앞굽음(전만)이 증가된 채로 서 있을 수 있다. 근육 활동의 조합은 비교적 작은 면적에 걸쳐 압축 또는 비틀림 힘을 생성한다. 이는 모든 면에서 척추를 취약하게 한다.

전방 사슬과 근막 관계 (Fascial Relationships and the Anterior Chain)

근막(fascia)은 우리 몸의 구조, 형태를 포함하고 연결 조직의 연속 웹(web)이며, 기능적인 관계로 개별 근육을 연결하며 힘을 분산하고 여러 신체 분절에 걸쳐 지지를 제공할 수 있다. 이 근막(myofascial) 관계는 크게 효율성을 높일 수 있으나, 사슬 전반에 걸쳐 조정 및 근육 활동의 규제는 우리가 근막을 활용할 수 있는 방법에 영향을 미칠 것이다.

일부 선수들은 상지 조절 영역에서 매우 지배적이지만 중심 및 하지 조절 영역에서 상대적으로 끊어진다. 근막은가슴근육에서 단단해지고 과운동을 하지만, 깊은 복부근 조직에선 느슨해진다. 따라서 몸의 전면을 교차하는 근육 근막 조직의 띠를 가로질러 긴장의 균형이 일관적이지 않다. 이것은 어깨, 허리, 심지어 서혜부 부상으로까지 취약점을 만들 수 있다.

체조선수의 움직임에서 보여지듯, 어깨가 복합적인 몸의 무게를 빠르게 견뎌내야만 할 때, 척추 폄의 정도는 선수가 전방과 후방의 사슬 근육(anterior and posterior chain muscle)이 활성화됨에 따라 어깨로부터 몸통 전면을 가로질러 허벅지까지 추가적인 근육 근막조직에 긴장이 만들어지고 척추를 보호하며 어깨가 빠지지 않도록 지원하는 밴드가 만들어진다. 만약 선수가 자신의 복부 벽에 느슨해진 경우, 연장 대신에 신체 상부 및 하부의 단절을 경험한다. 보호 근막 기전이 손실될 수 있으며, 어깨와 허리가 부상에 취약해질 것이다.

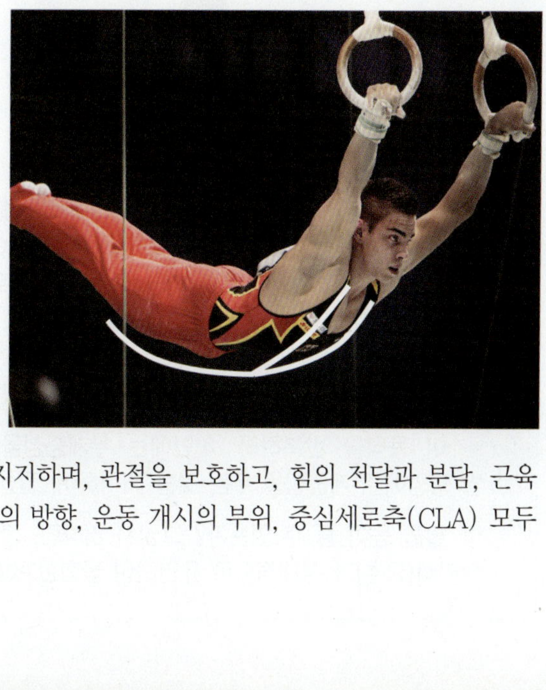

근막 연결(myofascial connection)은 모든 면에서 몸을 지지하며, 관절을 보호하고, 힘의 전달과 분담, 근육 수축성분의 탄성 에너지의 저장에 조합을 사용한다. 운동 자극의 방향, 운동 개시의 부위, 중심세로축(CLA) 모두 이를 관여한다.

그림 3.18에서, 우리는 힘이 시상면(sagittal plane)에서 생성되는 것을 볼 수 있다. 중심세로축(CLA)의 측면굽힘(좌굴)이 척추 확장으로 이어져 힘 흐름을 가로 막거나 몸의 나머지 부분부터 상지 조절 영역을 차단한다. 어깨는 상대적으로 지지되지 않지만 힘의 대부분을 생성해야 한다. 운동선수는 전방 사슬 근막 구조의 지원에 액세스할 수 없다.

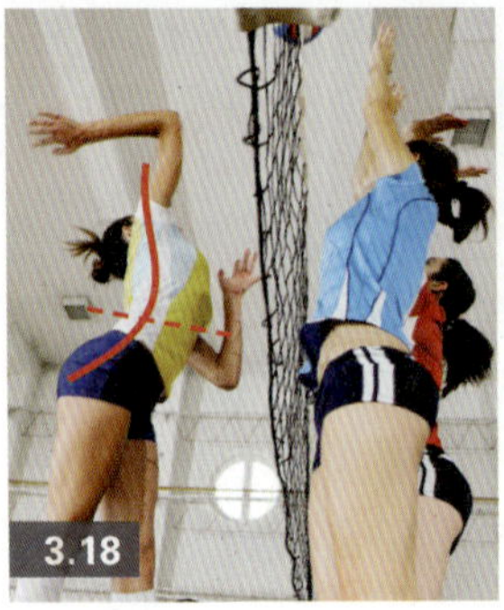
3.18

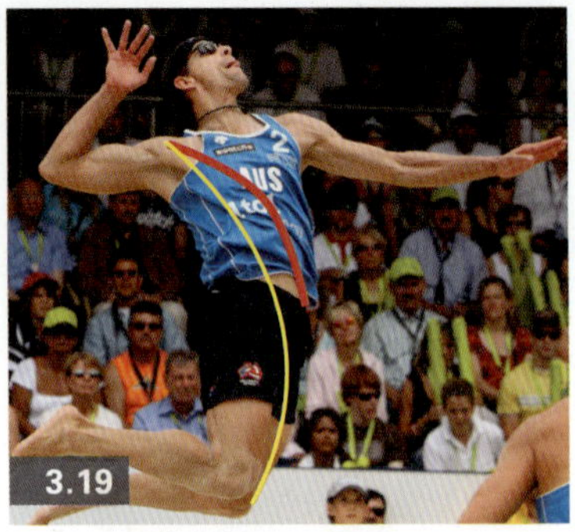
3.19

반면에, 그림 3.19의 운동선수는 시상 및 횡단면 사이에 자신의 힘을 확산시키고 있다. 근막 구조를 이완, 수축하며 엉덩이를 늘리고, 무릎을 구부려 전방 사슬을 직선과 대각선으로 가로질러 어깨에 기능적인 지지를 만든다. 또한 몸통을 회전시켜 과도하게 뒤로 굽혀지는 것으로부터 자신의 척추를 보호한다.

상대적 유연성과 중심 조절 영역 (Relative Flexibility and the Central Control Zone)

제 1 장에서 설명한 상대적 유연성 및 중심 조절 영역 같이, 상대적 유연성은 다른 곳보다 더 쉽게 이동하는 경향이 있다. 어깨 불요성의 경우, 척추는 팔을 머리 위로 들게 하기 위해 중심세로축(CLA)을 무너뜨리고, 허리뼈 곡선을 더 깊게 하며. 확장하는 경향이 있다.

개인적인 연구

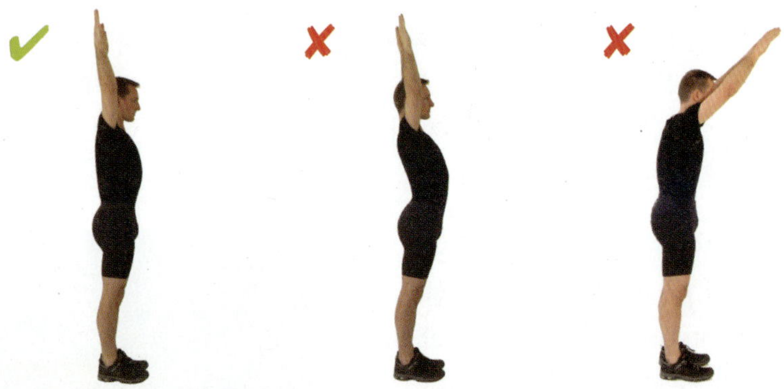

상대적 유연성을 알아보기 위해, 스스로를 볼 수 있도록 거울 옆에 서 보자. 머리 위로 두 팔을 수직이 되게 올려보자. 손은 발과 수직으로 똑바로 정렬되어야 한다. 팔을 이 자세로 하는게 얼마나 쉬었는가? 골반 자세를 유지했는가? 아니면 골반이 앞으로 밀렸는가? 무게중심은 어떻게 되었는가? 무게를 중앙에 두었는가? 아니면 발 앞쪽에 무게를 두고 서 있는가? 이 동작을 다시 한 번 반복하라. 팔을 위로 쭉 올리기 위해 척추의 커브를 증가시킬 필요가 있었는가? 이 동작을 다시 한 번 반복하라. 팔을 위로 쭉 올리기 위해 척추의 커브를 증가시킬 필요가 있었는가?

이 동작을 반복하라. 이번에는 무게중심을 발의 중앙에 유지하고 거울로 척추의 모양을 관찰하라. 발 중앙에 무게중심을 두는 것을 의식하며, 팔을 올리는 동안 척추의 자세를 유지할 수 있는지 보라.

팔을 높이 들 수 있는가? 그렇지 않다면, 생각하는 것만큼 당신의 어깨는 유연하지 않은 것이다. 허리뼈(요추)가 상대적으로 유연하여 굽힘한 것이다.

엉덩이가 척추에 비해 상대적으로 유연성이 떨어질 때 동일한 현상이 발생할 수 있다. 선수가 엉덩이를 구부려야 하는 경우, 척추가 중심세로축(CLA)을 굽힘으로 무너뜨림으로써 먼저 구부러진다. 이것은 몸의 위치에 따라 다른 여러가지 이유가 있다. 만약 무릎을 들어 올리거나 몸통을 향해 허벅지를 들어올리려 할 경우, 약한 엉덩이 가동성이나 엉덩관절의 굽힘 강도가 척추를 더 쉽게 구부리게 하는 원인이 될 수도 있다.

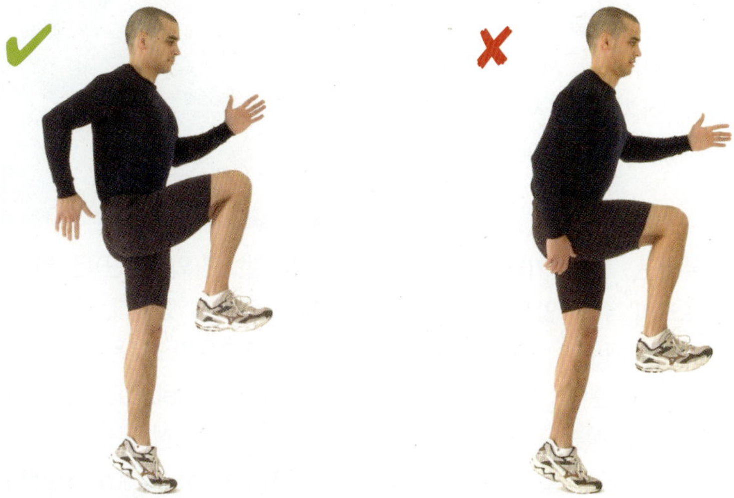

이것은 선수들이 준비 운동 시 high knee lift를 제대로 하지 않으면 보이는 것으로 무릎을 가슴 쪽으로 당기는 대신에 가슴이 무릎 쪽으로 내려갈 때 생기는 현상이다. 이것은 또한 뱃사공에서도 보여지는 현상으로, 만약 엉덩이가 충분히 구부러지지 않을 때 척추 굽힘이 무너질 때 보인다. 스쿼트(squat) 같은 닫힌 사슬 상황에 있다면, 엉덩이의 각도를 조절하기 위해 약한 엉덩이의 움직임으로 인해 척추 대신 당신의 엉덩이를 구부릴 것이다.

전방 사슬 보상 패턴이 있는 경우에, 등뼈〔몸통 목 관절 지점부터 가슴 가슴우리(흉곽)의 바닥까지〕는 뻣뻣해지고 정상 가동성이 결여되는 경향이 있다. 배가로근(복횡근, TrA)에 신경들이 하부 6번 등뼈 수준 나타나고 등부(흉부)의 뻣뻣함과 배가로근 활성화 문제가 관련될 수 있다.

상대적 유연성 개념을 적용할 때, 운동의 총량을 대략적으로 동일하게 유지하기 위해 다른 영역에서 뻣뻣함은 과도한 가동성을 야기하는 경향이 있다. 등뼈가 뻣뻣한 경우, 목뼈와 허리뼈는 이 분야에서 과도한 운동과 관절 스트레스 증가가 초래할 수 있는 것을 보상하기 위해 더 많은 운동이 필요할 것이다. 만약 등부(흉부) 가동성을 회복시키지 않은 경우, 배가로근 훈련은 좋은 척추 움직임이 필요 없는 상황에 도움이 될 것이다.

기억 노트

전문 서퍼가 허리 통증으로 병원에 도착했다. 그는 과거에 불량한 몸통 안정성을 위해 운동을 했었으나 개선되지 않았다. 서핑을 위해서는 척추 전체의 움직임이 필수적이지만, 서퍼의 등뼈는 굳어 있었다. 서핑을 하기 위해서는 척추를 과도하게 움직여야만 했고, 허리뼈에서 과도한 운동이 일어났다.

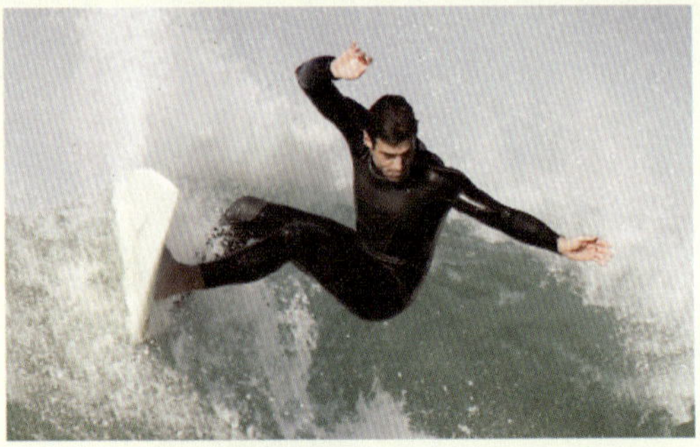

서퍼의 배가로근(복횡근, TrA) 기능은 억제 되었고, 배바깥빗근(외복사근)은 안정성뿐만 아니라, 회전 조절 및 회전 토크의 주요 안정성을 제공하기 위해 노력하고 있었다. 일부 가슴의 뻣뻣함은 배바깥빗근의 과도한 활동 때문에 기인하였는지 모른다. 근 재교육만으로는 이 운동선수의 문제를 해결할 수 없었다. 정상 등부(흉부) 가동성 없이, 국소 안정자(local stabiliser) 훈련임에도 불구하고, 허리뼈는 과도하게 움직였다. 상황을 개선하기 위해, 그는 자신의 안정성 운동과 이동 교육을 결합할 필요가 있었다. 등뼈에 가동성을 회복하고 국소 안정자(local stabiliser)로 작동하도록 배가로근(TrA)을 활성화함으로써 배바깥빗근은 글로벌 안정자와 토크 생산자로 제대로 작동하도록 풀어졌다. 이에 서퍼는 고통없이 서핑을 할 수 있었다.

중요점

- 코어 및 대근육은 부드럽고 효율적인 운동과 정상적인 호흡 역학을 유지하기 위해 함께 작동해야 한다.
- 호흡과 몸통의 안정성은 상호 의존적이다.
- 몸통의 코어근육들은 효율적인 움직임을 위해 안정된 중심세로축(CLA)을 위해 함께 작동한다.
- 몸통의 안정성은 팔과 다리의 수행력에 영향을 미칠 수 있다.
- 관절의 가동성은 몸통의 안정성에 영향을 미칠 수 있다.

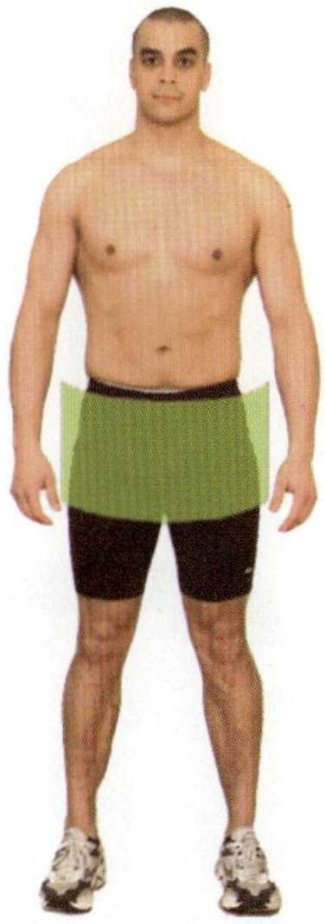

❷ 하지 조절 영역: 골반(The Pelvis)

몸통의 조절은 골반을 지지하고 들고 있는 토대의 안전성에 따라 크게 달라진다. 따라서 우리는 이 사슬과 주로 이 지지를 제공하는 골반 주변의 근육까지 볼 필요가 있다: 엉덩이(둔부).

넓게 골반에 붙어있는 큰 근육, **큰볼기근(대둔근,** gluteus maximus; GMax)은 폭발적인 엉덩이의 확장을 하는 올림픽 웨이트 리프팅, 북유럽 스키, 점프 및 질주 외에, 강한 엉덩이 조절을 요구하는 스쿼팅, 알파인 스키(43), 오르막 자전거(76) 또는 테니스의 deep volley에도 기여한다.

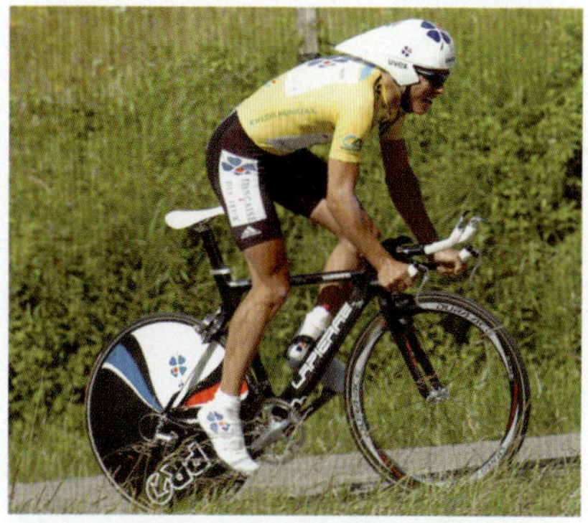

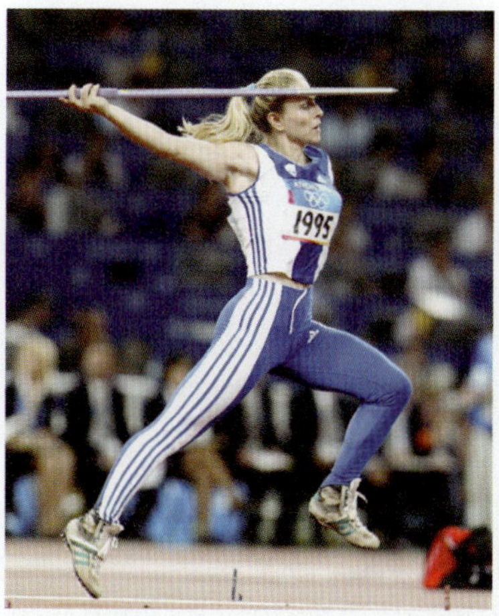

기계적인 관점에서는, 큰볼기근(대둔근, GMax)은 허벅지, 골반과 몸통 사이의 관계를 조절하는 중요한 역할을 수행한다. 골반이 안정되어 있지만 발이 고정되어 있지 않은 경우, 큰볼기근(GMax)은 공을 차기 전 준비처럼 허벅지를 뒤로 보내 엉덩이 폄근 역할을 한다. 걷거나 뛸 때처럼 발이 고정되어 있고 골반이 움직일 때, 큰볼기근(GMax)은 집중적으로 수축하는 동시에 단축하면서 고정된 발을 넘어 몸이 앞으로 가도록 도와준다. 수축과 단축을 하면서 무게중심을 달리해 런지나 스쿼트할 때처럼 무게중심을 낮출 때 엉덩이의 구부리는 속도를 조절한다(그림 3.26).

큰볼기근(GMax)은 **중간볼기근**(GMed)과 **작은볼기근**(GMin)이 협력하여, 골반과 발목을 맞춰 무릎 정렬을 조절하고, 따라서 무릎 구조에 가해지는 스트레스 양에 영향을 미친다. 예를 들어, 스텝 업(step-up)에서, 큰볼기근(GMax)은 엉덩이에 힘을 주어 몸을 위로 올리면서 허벅지 회전과 엉덩이와 발목과 무릎의 수직 정렬을 조절에 기여해야 한다(그림 3.27). 엉덩이, 무릎 및 발목은 하나의 평면에서 동작이 발생하도록 라인 안에 유지되어야 한다.

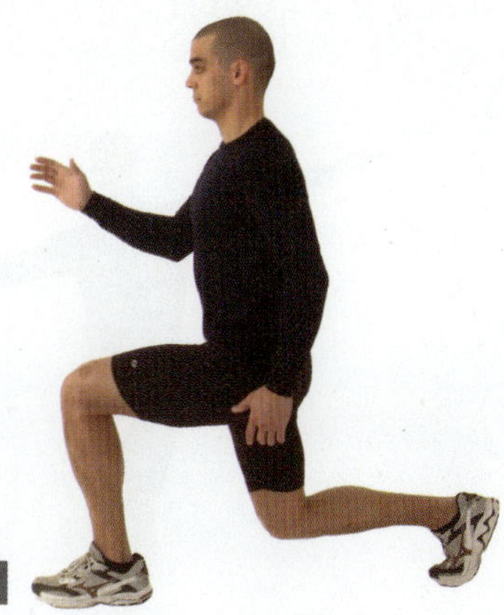

3.26

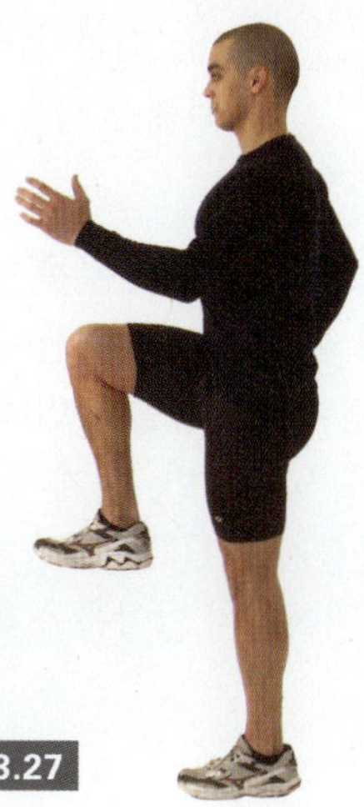

3.27

3.26. 런지는 엉덩이가 낮아지면 그것을 조절하려고 길어지는 것처럼 근육이 수축함으로써 큰볼기근(GMax)의 원심성 작용을 보여준다.

3.27 큰볼기근의 구심성 수축은 엉덩이를 곧게 한다.

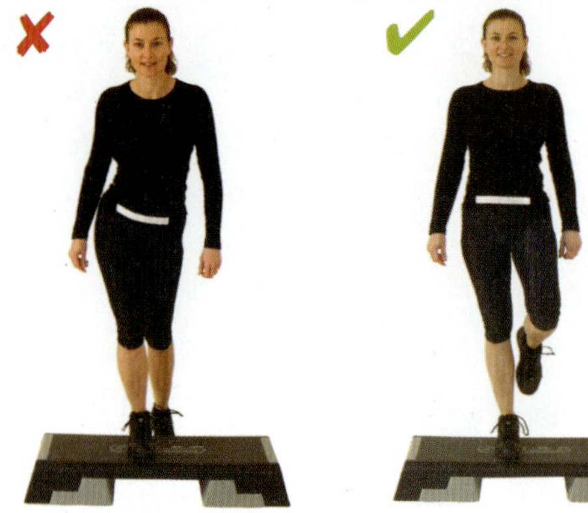

엉덩이 근육이 약하거나 걷거나 뛰는데 움직임이 활발하지 못하는 경우, 무릎은 안쪽으로 이동하고 골반 끝이 옆으로 빠진다. (a 이마면 붕괴) 이러한 조건에서 무릎의 구조는 불량한 정렬 때문에 비정상적으로 긴장하게 되는데, 전면 또는 무릎 내측 통증을 야기할 수 있다. 성능의 관점에서는 움직임의 추가적 면이 도입된 것은 힘의 강도가 가장 바람직한 방향으로 적용되는 것을 감소시킨다.

엉덩이와 척추에서 자유 운동은 골반대의 엉치엉덩관절에서 정상적인 기능(sound function)에 달려 있다. 이러한 관절들은 그들이 부담해야 하는 높은 힘을 견딜 수 있도록 근육이 협력하여 움직이는 것이 필요하다. 그리고 큰볼기근(GMax)은 관절을 압축하여 엉치엉덩관절(천장관절, sacroiliac joint)의 안정화의 중요한 역할을 한다.[52] 배가로근(TrA)처럼 큰볼기근의 섬유는 등허리근막으로 연결된다. 등허리부 근막을 통해, 큰볼기근(GMax)은 후방 경사 근막 구조를 형성하는 반대측 넓은등근(광배근, latissimus dorsi)의 근육과 파트너십을 형성한다.

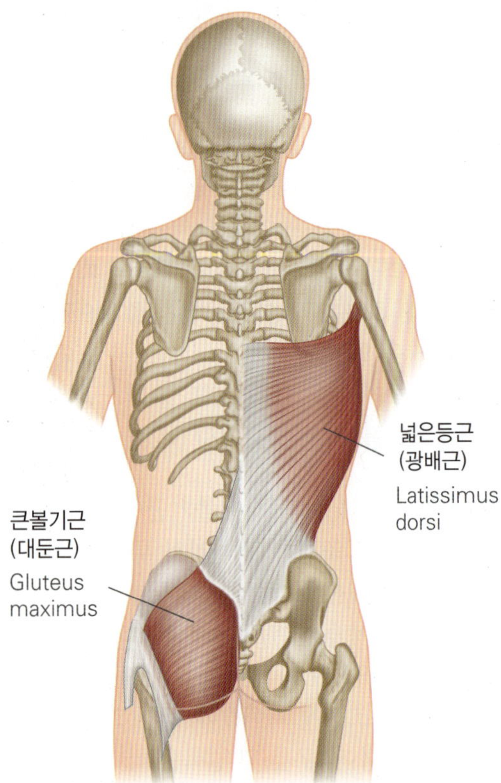

근막 슬링(myofascial slings)에서 근육 구성요소는 탄성 에너지를 저장하고 방출하는데, 수축하고 이완할 때 운동 효율을 증가시키며 안정성을 제공한다. 골반과 허리뼈를 걸쳐서 대각선 연결을 형성함으로써, 후방 경사 근막 슬링은 체중을 지지하기 위해 엉치엉덩관절 압축에 기여한다. 예를 들어, 걷기, 뛰기, 카약과 같은 하반신과 상반신의 회전과 관계되어 있는 운동에서 슬링은 움직임을 더 경제적으로 만들기 위해 에너지를 저장하고 방출한다.

큰볼기근(GMax)의 약함이나 저 활동은 엉치엉덩관절을 손상시키거나, 후방 경사 근막 슬링의 효과를 감소시켜 효과적인 운동에 영향을 미칠 것이다. 만약 큰볼기근(GMax)이 약하거나 한쪽에서 비정상적으로 활발하지 못한 경우, 엉치엉덩관절의 충돌로 인한 강한 힘으로부터 스스로 보호하기 위해서 몸은 반드시 보상해야 한다. 이것은 후방 경사 근막에 걸쳐 장력을 얻기 위해 반대 넓은등근의 활성을 증가시킨다. 이 경우, 몸통이 한쪽으로 약간 기울 수 있으며, 심부 몸통 안정자(stabiliser)의 활성화 영향을 주고, 어깨가 기운 쪽으로 내려와 보일 수 있다(그림 3.30).

이러한 효과는 런지(lunge), 계단 오르기(step-up) 또는 무릎 올리기(knee raise)와 같은 체중 부하 운동에서 쉽게 볼 수 있다. 당신이 약간 아래쪽으로 이동한 어깨를 발견하면 반대쪽 엉덩이의 기능을 확인해야 한다. 만약 어깨가 넓은등근의 작용에 의해 아래로 당겨지면, 어깨 생체 역학이 변경될 것이며 부상이 발생할 수 있다. 큰볼기근(GMax)의 기능은 어깨에 부상이 있는 선수에 문제로 발전하는데 기여하지 않았음을 확인하기 위해 테스트되어야 한다.

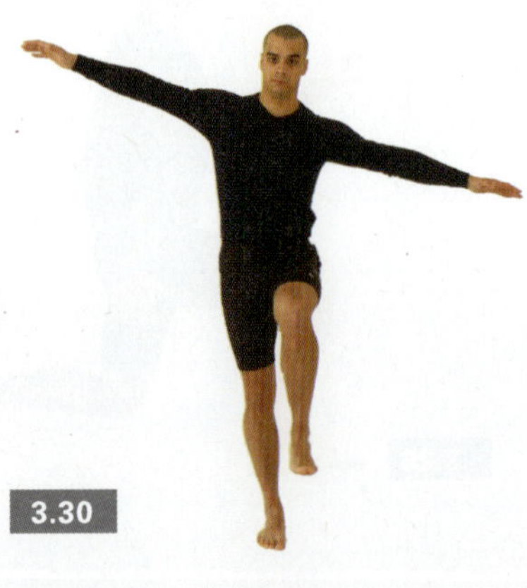

3.30

후방 사슬 (The Posterior Chain)

우리가 뒤쪽에서 허리뼈, 골반과 엉덩이 부분을 살펴보면, 큰볼기근(GMax)은 표면의 뒷면 근육을 (허리세움근), 큰볼기근(GMax)과 뒤넙다리근(그림 3.31)을 포함하는 수직 중앙사슬을 형성한다. 이 근육들은, 사슬 안에서 다른 것들과 함께 협력하여 작동되어야 한다. 하지만 큰볼기근(GMax)이 약하거나 조정되지 않은 경우, 사슬의 다른 링크로부터 활동의 비율은 변할 것이며, 운동 조정 및 타이밍에 영향을 미친다. 이러한 근육들은 증가된 작업량에 적합하지 않고 만성적인 수축과 부상에 민감해진다. 만성적인 뒤넙다리근 손상이나 척추 인접의 근육과 뒤넙다리근 긴장의 비정상적인 수준을 보이는 선수들은 테스트에서 종종 부실한 큰볼기근 기능을 보인다. 만성 서혜부 좌상 또한 부실한 큰볼기근 기능과 연관될 수 있다. 그림 3.31이 근육은 통합된 패턴으로 작동해야 한다. 그러나 역기능 패턴에서, 빨간색으로 표시 근육은 종종 지배적이며, 수축되어 있으며 과활동적이다.

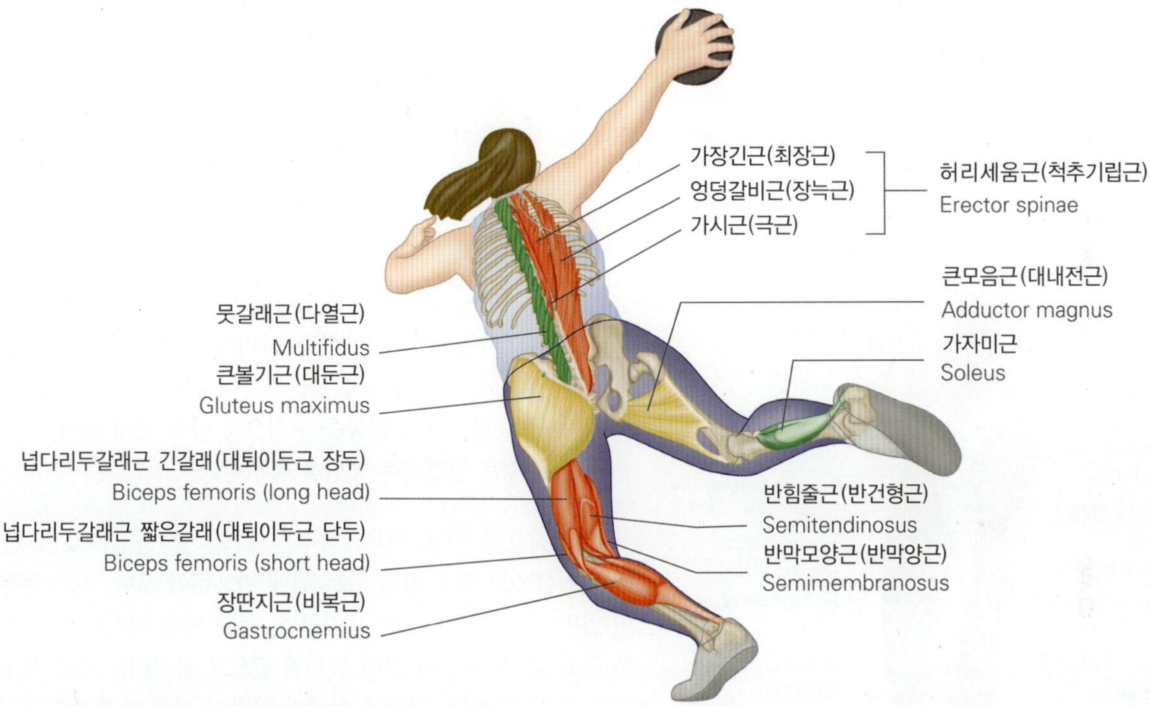

3.31 이 근육들은 조화로운 패턴으로 작동해야 한다. 그러나 기능부전 패턴에서 빨간색으로 표시된 근육은 종종 지배적이며 단단하고 지나치게 활동적이다.

허벅지 안쪽 근육, 큰모음근의 대부분은 엉덩이를 확장하고 골반에 대해 허벅지를 지지하는 역할을 한다. 큰모음근의 기능부전은 큰볼기근을 보상하기 위한 시도로 활성을 증가시킬 수 있지만, 근육에 비정상적인 압박을 가한다.

큰볼기근 문제는 관련이 없어 보이는 부상에서 시작할 수 있다. 후면 또는 엉치엉덩관절 부상은 근육을 작동하지 않게 할 수 있지만, 발목 염좌 (9) 또는 과거 무릎 부상 또한 그렇게 할 수 있다. 원래 부상이 치유되었을 수도 있고 잊혀졌을 수도 있지만, 그것이 모르는 사이에 큰볼기근을 작동하지 않도록 했을 수도 있다. 그 부분에 통증이 남아있지 않더라도, 선수의 기술은 시간이 지남에 따라 고쳐지거나 분명한 이유 없이 개선에 저항하는 것이 계속될 수 있다.

후방 사슬 기능장애 또한 전방 사슬에서 나타난다. 이 전략의 생체 역학적 단점에도 불구하고, 엉덩이와 골반의 자세 조절를 유지하기 위해 엉덩이 굽힘근과 넙다리네갈래근을 사용하는 선수들을 발견하는 것은 드문 일이 아니다. 그것은 무릎, 엉덩이, 서혜부와 허리 통증과 관련된 일반적인 현상이다. 웅크리기에서, 이 패턴을 가진 선수는 엉덩이의 앞부분에 통증을 느낀다. 만약 선수가 앞쪽 허벅지와 엉덩이 문제의 재발을 보이면, 후방 사슬 기능의 어떤 결함을 해결하기 위해 제 5장의 골반 조절 테스트를 사용하여 테스트 할 가치가 있다.

큰볼기근(GMax) 요약

운동선수의 현재 상태는:	무엇을 의미할 수 있나요?	가능성이 있는 발견
단단한/통증이 있는 뒤넙다리근이나 허리뼈 추체 후면부 근육 다리에서 전방 또는 위쪽으로 힘 생산이 불충분 함 달리기 중 골반 위치가 떨어짐	후방 사슬 근육에 패턴 활성화의 결함	큰볼기근(대둔근)의 약증 또는 같은 쪽 근육 타이밍의 지연
단단한/통증이 있는 큰모음근(허벅지 안쪽) 비대칭적인 몸의 성향 한쪽이 다른 쪽보다 편함	엉덩관절 폄 패턴의 결함: 엉덩관절 폄을 위해 큰모음근을 과사용함	동일한 측면에 큰볼기근의 기능이 감소함
지나치게 단단한 넓은등근(광배근) (우세 팔은 종종 비우세 팔보다 보다 약간 덜 유연 한 것으로 기억한다.)	근막 슬링 후방경사의 결함	반대쪽 큰볼기근 기능이 감소함

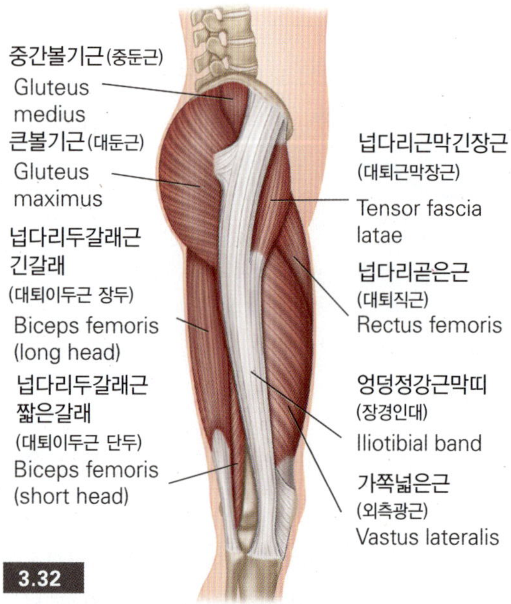

3.32

안정자 역할을 하는 경우, 엉덩관절 벌림(외전) 중간볼기근(GMed)(그림 3.32)은 한쪽 다리에 무게를 더 부담하는 경우, 골반의 수준을 유지하는데 도움이 된다. 이것은 최소한의 자세 근육 활동으로 몸통을 수직으로 균형 있게 하며, 이것은 몸통에 좋은 신경근육 패턴을 촉진한다.

정상적으로 걷는 경우, 척추는 수직축을 중심으로 회전, 반 회전함으로 발로 땅을 차는 힘에 반응해야 하며, 이는 몸통이 골반 가운데에 있도록 유지한다. 주된 면은 회전이다. 당신은 걸을 때 반대 발과 팔이 동시에 앞으로 움직이는 것을 보고 쉽게 알 수 있는데, 이것은 어깨와 골반이 서로 반대 방향으로 회전한다는 것을 나타낸다.

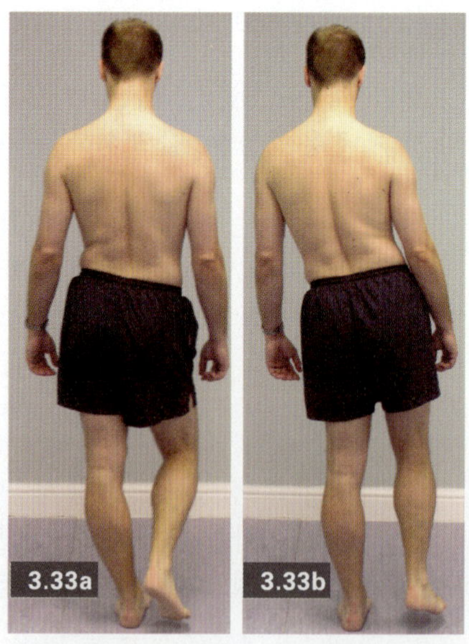
3.33a 3.33b

엉덩이 벌림근이 약한 경우, 이마면(관상면) 운동은 더 분명해진다. 이는 두 가지 방식으로 나타날 수 있다. 골반이 서 있는 다리 반대쪽 아래로 기울어져서, 기울어진 쪽에 스웨거 모습이 나타난다. 이것은 스웨거, 또는 **트렌델렌버그 보행**(그림 3.33a)으로 알려져 있다. 이러한 현상을 가진 사람은 그 대안으로 몸통 전체를 약한 엉덩이 쪽으로 과하게 이동시킴으로 그것을 보상하려고 한다. 이것은 펜듈럼(시계추) 또는 **보상된 Trendelenburg 보행**(그림 3.33b)이라 알려져 있다. 펜듈럼 보행주기에서 몸통은 아주 짧은 순간에만 골반 중앙에 오고, 현저하게 효율성이 감소된 좌 · 우 이동의 움직임처럼 보이며, 허리네모근과 같은 몸통 굽힘근의 활성화를 증가시킨다.

운동선수의 경우, 중심세로축(CLA) 주위에 효율적 골반 회전을 대체하는 이마면(관상면) 운동이 활동에 영향을 미친다. 이것은 육상선수의 발이 땅과 접촉하는 시간을 늘리고, 발이 땅을 찰 때마다 엉덩이가 살짝 내려감으로 매 걸음이 더 많은 에너지를 요하도록 만든다. 싸이클 선수들에게서는 다리를 밀어내려는 안정된 골반을 유지하는데 실패하기에 과도한 몸통 좌 · 우 운동이 보여진다. 축구와 농구선수의 경우, 방향을 변경하고 좌 · 우 가속력을 조절하는데 어려움으로 나타나며, 스키선수들에게는 이것이 효과적인 회전에 영향을 미치는 것으로 나타난다.

약한 중간볼기근(GMed)은 흔히 많은 스포츠 부상과 관련이 있다. 체중부하에 중간볼기근의 기본적인 골반 안정화 역할은 전체 운동 사슬에 영향을 주고, 약한 중간볼기근은 다시 무릎, 엉치엉덩관절 및 하부를 포함한 다양한 통증과 연관될 수 있다. 육상선수의 정강이 통증은 이마면 골반의 붕괴와 무릎의 정렬 (77)의 손실과 관련이 있다.

발레 무용수들의 아킬레스건병증은 도약 시 증가된 엉덩관절 안쪽회전과 연관되어 있다(69). 중간볼기근의 약증이 나타났을 때 엉덩관절 벌림근과 바깥돌림근의 강화가 하지 증상을 호전시켰다(64).

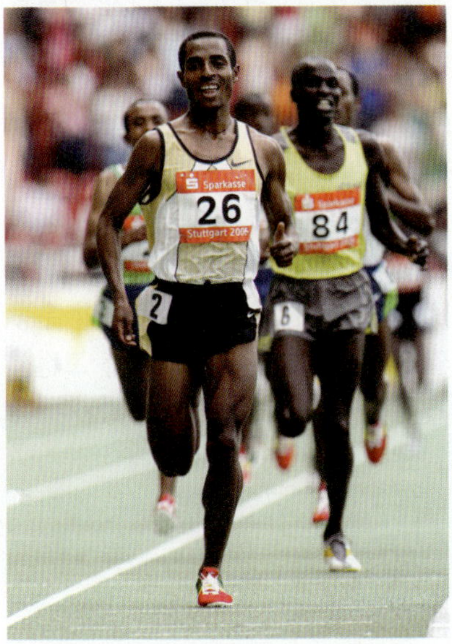

효과적인 엉덩관절 벌림 기능은 몸통과 다리를 지지하는 골반의 수준을 유지한다. 정상적으로 작동하는 경우, 중간볼기근은 엉덩이에 깊이 자리 잡은 작은볼기근(GMin)과 안쪽 허벅지 모음근, 넙다리근막긴장근(대퇴근막장근, TFL), 엉덩정강근막띠(장경인대, ITB)와 섞여있는 허벅지 바깥쪽의 얇은 근육들과 협력하여 작동하는데, 한 다리로 섰을 때 골반의 수준을 유지하도록 한다. 만약 중간볼기근(GMed)이 약하면, 다른 근육들은 보상하기 위해 반드시 그 근육들이 활성화 돼야 한다. 중간볼기근이 제대로 작동하지 않는 경우, 넙다리근막긴장근(TFL)은 긴장 및 과민성이 될 것이다. 그리고 이것은 엉덩정강근막띠(ITB)에 압박을 야기할 것이다.

긴장된 엉덩정강근막띠(ITB)는 정상 무릎과 골반의 메커니즘을 방해하고, 변경된 생체 역학으로 인한 무릎뼈 주위 통증, 엉치엉덩관절 문제, 무릎의 외측에 통증을 일으키는 종아리뼈머리(비골두) 주위 신경 압축, 심지어 발목 통증까지 야기할 수 있다.

임상 노트

넙다리근막긴장근(대퇴근막장근, TFL)은 엉덩관절 벌림근이며, 엉덩관절 굽힘 때도 작용할 수 있다. 측면 골반 조절를 위한 테스트뿐만 아니라, ITB 견고함을 만들 수 있는 TFL이 엉덩관절 굽힘근으로 혹사되고 있는지 검사할 필요가 있다.

제 5장의 Seated Knee Lift 테스트는 엉덩관절 굽힘 운동이 올바르고 협동적으로 지지하기 위해 몸통이 충분히 안정적인지 여부이다. 무릎은 시상면의 힘과 함께 라인 안에서 곧바로 들어 올려져야 한다. 만약 앉아서 무릎을 올리는 데 노력이 필요하거나 발이 시상면의 옆으로 빠져 나가면, ITB의 하중이 자세를 잡는 중에 가해진 하중이 아니거나, 불량한 엉덩관절 굽힘 패턴에 기인한 남용이 원인일 수 있다. 이러한 경우에 보다 효과적인 엉덩관절 굽힘 패턴이 훈련되어야 한다.

때때로 ITB가 굽힘근으로 작동하는 것이 문제가 아니라 약한 엉덩관절이 무리가 되는 자세에서 ITB를 대신하는게 문제일 수도 있다. 예를 들어, 육상선수가 다리를 들어 올리듯 엉덩관절 굽힘을 모음과 결합하면, 몸 아래로 전진하는 발은 땅을 너무 멀리 딛게 될 것이다. 모음된 자세에서 하중이 가해진 다리는 선수가 자신의 체중을 발로 옮기게 됐을 때, ITB가 반복적으로 수축하게 한다. 그러나 체중부하 문제뿐만이 아니다: 발은 첫 번째 장소에서 나은 위치에 내려야 하고, 다리를 가져오는 운동선수의 전략을 통해 해결되어야 할 필요가 있다.

움직임 테스트를 사용하면, 보여지는 것이 주로 골반 조절 운동과 다뤄져야 할 지지의 문제인지, 아니면 몸통과 엉덩이 굽힘의 관계를 조절하고 강화 운동을 더해야 하는 엉덩관절 굽힘 구성요소의 문제인지 알 수 있을 것이다(제 5장 참조).

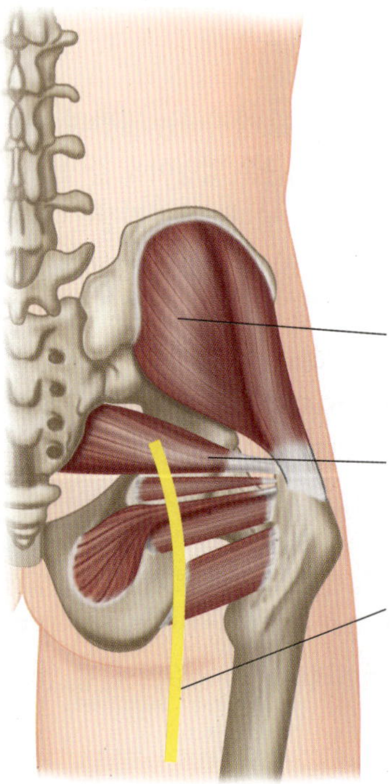

중간볼기근(GMed) 약점에 대한 다른 흔한 반응은 엉덩엉치관절에 걸쳐 있는 깊은 엉덩이 근육인 궁둥뼈구멍근이다. 과잉 행동 시, 궁둥뼈구멍근이 정상 골반과 등 아랫부분 역학을 방해하며 궁둥뼈(좌골) 신경통과 요통을 야기할 수 있다.

운동선수는 한 다리로 균형을 잡을 수 있지만 여전히 이완된 것처럼 보이는 반면에 골반과 수직 몸통수준을 유지하는데 어려움을 겪는다. 많은 선수들이 심부자세 안정근육의(deep postrural stabiliser)의 기능 손실을 보상하기 위해 과도한 대근육 운동을 하는데, 이것은 과도한 발목과 발 운동에서 볼 수 있으며 배바깥빗근(외복사근)과 갈비뼈를 고정시키고, 배곧은근에 가슴을 고정시키고, 어깨뼈를 뒤로 당기며 앞으로 기운 골반의 경사를 깊게 한다. 이 때문에 중간볼기근(GMed)은 호흡, 자세, 어깨 가동성, 균형, 엉덩이 주위 힘의 생산과 다각도 민첩성에 영향을 미칠 수 있다.

3.35 작은 궁둥뼈구멍근은 큰 중간볼기근을 위한 보상에는 적합하지 않다.

중간볼기근(GMed) 요약

운동선수의 현재 상태는:	무엇을 의미할 수 있나요?	가능성이 있는 발견
흔들거나 진자보행	체중부하 단계의 결함	중간볼기근 약증/타이밍 문제
단단한 허리네모근(요방형근)	보행 시 골반을 수직으로 몸통으로 향하게 하는 것이 어려움, 측면의 몸통 근육에 과사용을 필요로 함.	양쪽 중간볼기근의 기능부전
단단한 궁둥뼈구멍근(이상근)	이마면 상에서 조절이 필요한 골반의 체중 부하 조절 결함	같은 쪽 중간볼기근의 기능부전
단단한 엉덩정강근막띠/ 무릎 외측 통증/ 무릎뼈 통증	엉덩관절 벌림 또는 엉덩관절 굽힘 단계의 결함	같은 쪽 중간볼기근 또는 허리근의 기능부전

중요점

- 볼기근 군(gluteal group, 둔근)은 빨리 달리기를 위한 짧은 발(short foot) 접촉 시간을 만들기 위해 반드시 효율적으로 활동하여야 한다.
- 볼기근 군(gluteal group, 둔근)은 강력한 하지 힘을 위해 필수적이다.
- 몸통이 잘 수행되기 위해서는 볼기근군(gluteal group, 둔근)에 의해 제공되는 안전한 골반의 기초가 필요하다.
- 하지의 많은 과사용 손상들(overuse injury)은 볼기근 군(gluteal group, 둔근)의 기능과 관련이 있다.

기능적 힘 관리와 하지 조절 영역 (Functional Force Management and the Lower Control Zone)

하지 조절 영역 훈련은 우리가 단일 근육 운동과 강도, 안정성, 가동성의 기본 요소 등에서 멀어질 때 더 구체적이며 하지 조절 영역의 주된 운동 역할과 행동을 인식하게 된다. 여기에는 다음이 포함된다:

- 수직 힘 관리
- 지지
- 추진(전방, 측면과 위쪽)
- 움직임 조절
- 신경근 반응
- 균형

수직 힘 관리 (Vertical Force Management)

수직 힘 관리는 스스로 무게중심을 얼마나 효과적으로 떨어 뜨리거나 들어올릴 수 있는지, 그리고 몸 위에서 수직으로 밀어 올리거나 내리는 힘을 얼마나 잘 관리하는지를 측정한다.

세 가지 주요 구성 요소는:

1. 엉덩이 열기 〔관련 주요 운동 : 수직 엉덩이 이완(Vertical Hip Release)〕
2. 무게중심을 떨어 뜨림 〔관련 주요 운동 : 내추럴 스쿼트(Natural Squat)〕
3. 충격 흡수 〔관련 주요 운동 : 점프 착륙(Jump Landings)〕

위의 구성 요소 중 하나를 수행하려면, 운동 시 골반에 가해지는 충격의 주된 방향은 아래쪽이다. **수직 엉덩이 이완(vertical hip release)**은 엉덩이를 여는 작은 움직임으로 수직 몸통을 유지하면서 무게중심을 부분적으로 낮춘다. 비록 작은 움직임이지만 그것은 더 큰 움직임을 위한 기초이다. 골반과 허리뼈로부터의 엉덩이를 여는 미세한 동작은 엉덩이 굽힘근과 허리뼈의 긴장을 이완 시키고, 엉덩이에서 사용할 수 있는 스프링 작용을 만든다. 몸이 균형과 어떤 방향으로 움직일 수 있도록 준비 자세를 만든다. 그 운동은 볼기근 수축의 가능성이 제공되는 효과적인 기능적 운동 패턴을 허용하도록 설정된다.

중간볼기근 강화가 수직 엉덩이 이완을 회복하는 열쇠는 아니다. 엉덩이, 골반과 척추는 볼기근 군이 수축할 수 있는 위치에 있어야 하며, 이는 운동 **개시단계(initiation, phase)**에 설정된다. 과도한 척추의 움직임이 없이 작은 각도로도 엉덩이를 구부릴 수 없는 선수들을 보는 것은 매우 흔한 일이다. 그 선수들은 엉덩이 굽힘과 척추 폄의 합으로 골반을 뒤로 밀고 척추를 압박하거나 골반을 뒤쪽기울임(후방경사)시켜 허리뼈를 굽힘시켜 엉덩이가 구부러지지 않도록 한다. 어느 쪽이든, 엉덩이는 척추에 영향을 받지 않고 독립적으로 이동할 수 없다. 그들은 효율적으로 중력의 중심을 낮출 수 없으며 척추를 위험에 빠뜨린다.

그러나, 만약 움직임 시작 시 긴장이 없는 경우, 허리골반 관계는 유지되며, 후방사슬 근육들은 조화로운 움직임 동안 수축할 수 있다. 근육이 활성화되는 모든 영역 내에서 편심성과 원심성의 기능을 할 수 있어야만 힘이 작용할 수 있다.

개인적인 연구 : Vertical Hip Release

발을 골반 너비로 벌리고 가만히 선다. 엉덩이와 무릎을 부드럽게 하고 골반을 수직 몸통과 함께 서서히 떨어뜨린다. 그것은 큰 움직임이 아니다. 당신의 어깨는 여전히 엉덩이 위에 정렬하고 있는가? 어깨가 의식하지 못하는 동안 앞이나 뒤로 내려가 있을 수도 있다. 당신의 무게는 발 아래 어디에 있는가? 무게가 발 뒤꿈치 쪽으로 향해 사라지진 않았는가? 그렇다면 엉덩이를 이완시키지 않은 것이며, 몸은 균형을 잡지 못한 것이다.

처음부터 다시 해보라. 발의 중심을 찾아라. 이 지점에서 무게를 유지하며, 엉덩이와 무릎을 다시 유연하게 하라. 엉덩이가 구부러져도 똑바로 서 있을 수 있도록 유지하며 엉덩이와 무릎에는 약간의 긴장이 있는 것이 더 쉽게 느껴질 것이다.

기억 노트

1. 다방면의 스포츠 코치는 선수들을 실험하기로 결심했다. 매우 놀랍게도, 이 작은 움직임이 선수들을 풀어지게 하고 표시를 벗어나 더욱 능수능란이 움직이기 시작했다는 것이다. 더 편안한 자세는 근육 긴장을 감소시킴으로써 동적 가능성을 증가시켰다.
2. 엉덩이와 무릎 통증을 경험한 적이 있는 열정적인 산악인은 재활의 일환으로 수직 엉덩이 이완에 관한 가르침을 받아왔다. 산길 아래로 하강을 할 때, 자신의 무릎이 불편한 것을 느꼈다. 엉덩이를 살짝 떨어뜨리고 여는 것을 기억했고 이는 다리 무게의 균형을 다시 잡았고, 통증 완화시켰다.

수직 엉덩이 이완은 테니스와 탁구의 스매시 동작 같이 작은 움직임 또는 더 큰 움직임을 위한 충분한 근육 패턴을 설정한다. 예를 들어, 빠른 방향 전환이 필요한 경우, 선수들은 중력 중심을 더 낮게 낮추는 능력이 필요하다. 이것을 잘 하려면, 선수는 먼저 엉덩이, 무릎 그리고 발목에서 균형을 잡으며 자연스럽고 부드러운 유연성을 가지고 있어야 한다.

선수가 엉덩이 굽힘과 척추 폄이 강하게 나타날 때 이것은 불가능하다. 이 동작은 척추를 고정시키고 골반을 앞쪽 기울임 시켜 뒤넙다리근과 넙다리네갈래근에 부하가 가해지고 볼기근(둔근)의 기능을 저하한다. 이러한 패턴은 선수가 서혜부나, 뒤넙다리근 또는 척추(등부)에 문제가 있을 때에 자주 나타난다. 기능을 수행하기 위해 볼기근 운동을 하기 위해서는, 선수는 독립적으로 허리를 구부릴 수 있어야 한다.

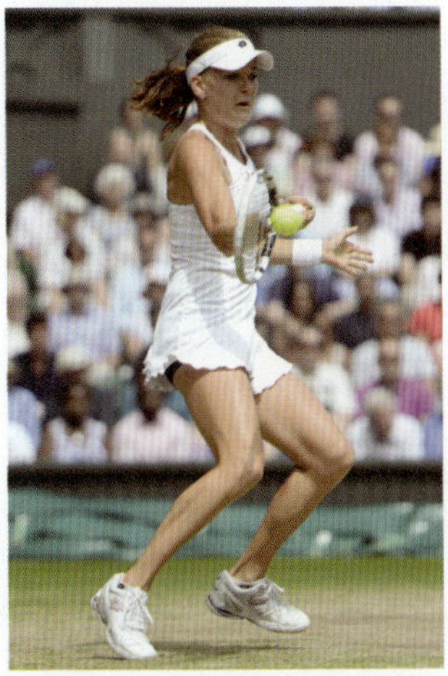

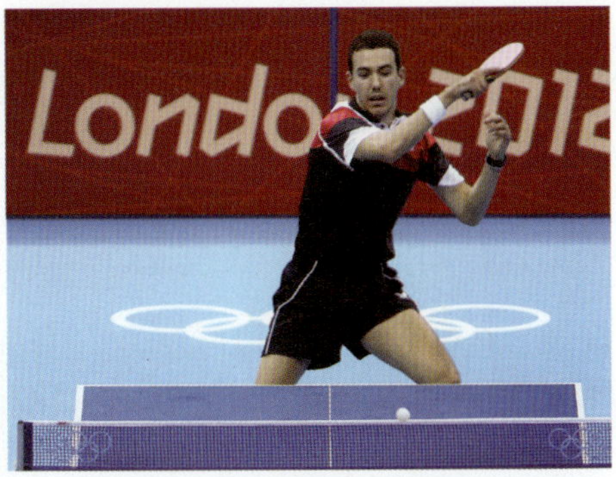

몸통을 수직으로 잡아당기지 않고 허리를 열면, 자유롭게 회전할 수 있게 된다.

훈련 정보

척추 폄(신전) 없이, 엉덩이 굽힘을 경험하는 선수를 위한 방법으로 종종 벽 스쿼트(Wall Squat) (제 6장)를 사용하는 것은 효과적이다. a) 관절각을 변화시키면서 기존 운동 전략을 방해한다. b) 신체 지각 촉진을 위해 감각 피드백이 증가시키고, c) 고정된 행동을 제거하기 위해 몸을 촉진해 부하를 감소시킨다.

습관적 패턴을 방해한 이 방법은 엉덩이를 기능적 위치로 이동시켜 즉시 내츄럴 스쿼트를 하게 된다. 변화는 한 세션의 훈련 안에서 이뤄질 수 있으며, 부드러운 시작에서 역동적이고 전체 범위 운동으로 원활하게 진행할 수 있다.

내츄럴 스쿼트(Natural Squat)는 무게중심을 균형잡힌 자세로 낮추고 어떤 방향으로든지, 쉽고 부드럽고 빠르게 움직일 수 있다.

운동선수의 첫 번째 필수 요건은 과제를 수행하기 위한 충분한 엉덩이, 무릎, 발목관절의 가동성이다. 이어서 이들은 균형점을 조절할 수 있어야 한다. 무거운 무게의 바벨 스쿼트를 광범위하게 훈련한 선수는 한 곳에서 규정 속도로 높은 하중을 움직일 수 있을지도 모른다. 하지만, 날렵하고 역동적인 움직임을 위해 무게중심을 낮춰서 빠르고 효율적인 내츄럴 스쿼트(Natural Squat)를 수행할 수 없다. 흔한 실수는 스쿼트 동작 시 균형점을 등 뒤쪽 멀리로 결부짓는 것이다. 이는 동적인 운동을 차단하는 것외에도, 발목 주위의 과도한 근육 활동과 관절이 뻣뻣해지는 느낌을 야기한다. 이러한 운동선수들은 자신의 힘을 동적인 동작으로 전달하기 위한 효율적인 훈련을 받아야 할 필요가 있다.

내츄럴 스쿼트(Natural Squat)는 무게중심을 낮추기 위한 가장 직접적인 방법이다. 편심성의 힘이 볼기근 중심에서 바깥쪽으로 이동하며, 운동 시 다양한 부분에서 편심성에서 동심성의 근육 동작으로 빠르게 전환할 수 있다. 4 단계의 사이드 스쿼트 토스(Side Squat Tosses)(9장 참조) 같은 훈련 동안, 엉덩이가 완전히 사용되지 않는다는 것은 땅에 발 뒤꿈치가 닿지 않는다는 것이다. 이를 적절히 수행하기 위해서 어떤 선수들은 발목 가동성 회복이 필요하지만, 더 많은 동적 균형점 훈련이 필요하고, 바깥 범위의 엉덩관절 폄(신전) 조절이 필요하다.

개인적인 연구: 균형점(Balance Point)

첫째, 앉아서 궁둥뼈(좌골)를 손으로 찾아라. 내려오면서 어떻게 느껴지는지 그리고 어디 있는지 확인하고 일어서라. 몸 앞에서 팔을 X자로 하고, 발은 엉덩이 폭만큼 벌리고 전체 발에 가해지는 압력을 신경 쓰면서, 바닥 위의 발을 통해서 체중을 느껴라. 전방을 주시하고, 엉덩이와 무릎을 부드럽게 낮추면서 궁둥뼈를 바닥 쪽으로 내린다.

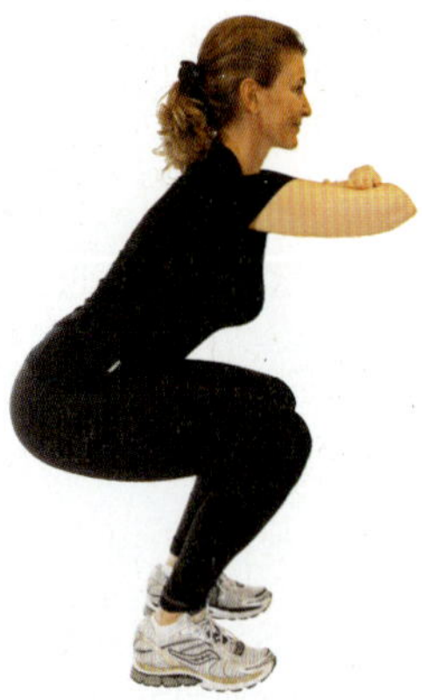

가능한 한 최소한의 노력으로 시도해보라. “당신의 끈이 잘렸다”는 것처럼 그냥 내려가고 마치 트램폴린에서처럼 튀어 올라라.

몇몇 사람들은 자신을 조절하기가 너무 힘들어 멈추려고 한다면, 사실상 핸드 브레이크를 이용해 운동 범위 안에서 아주 쉽게 움직인다는 놀라운 깨달음을 얻는다. 다른 사람들에게는 동적 균형점이 없다는 사실을 발견했다. 대부분의 사람들은 결국 자신의 발목이 잠긴 상태로 발뒤꿈치에 달한다는 발견을 하였다. 당신에게 이러한 현상이 나타난다면, 스쿼트 범위의 제한점을 찾고, 그 부분에서부터 약간 들어 올리고 발의 앞과 뒤로 균형점을 바꾸면서 실시하라.

발뒤꿈치를 고정할 필요가 없다.- 축구, 핸드볼 또는 야구 등 어떤 분야에서든 발뒤꿈치를 고정하지 않아도 된다. 균형을 유지하며 옆으로, 앞으로 또는 위로 움직일 수 있는 것처럼 느끼는 균형점을 찾아라. 이 균형점은 당신의 발 중앙 앞쪽 멀리에 있을 것이다.

일단 당신이 이것을 할 수 있으면, Jump Landing할 때 효과적으로 충격흡수가 이뤄져 동작이 더욱 쉬워진다. Natural Squat와 Vertical Hip Release와 마찬가지로 Jump Landing은 시상면 활동이다. 시상면에서 엉덩이와 무릎을 구부리지 못하면, 신체는 착지의 힘을 흡수하는 다른 면을 발견할 것이며, 그래서 무릎이 안쪽으로 무너진다. 또는 시상면에서 척추 위로 힘을 이동시키면서 몸통이 무너질 수 있다. 따라서 훌륭한 Jump Landing의 필수 조건은 하지의 힘을 관리하는 Natural Squat 이며, 적절한 근육 활동으로 착지를 준비하기 위한 신경근의 조화가 필요하다.

훈련 정보

내츄럴 스쿼트(Natural Squat)의 다양한 범위 (얕거나, 중간 그리고 깊은)에서 다리를 통한 가볍고, 빠르고, 반복적이고 탄력 있는 펄싱(springy pulsing) 동작은 시상면 운동, 가벼운 진전, 부드러운 점프 훈련에 도움이 된다. 움직임에 탄력의 질을 유지하라. 매번 같은 범위로 연습하지 마라. 신체는 가능성의 가장 넓은 범위를 위한 준비를 위해 가변성이 필요하다.

한 다리 충격 흡수 준비를 위한 변화: 측면 펄스(lateral Pulses)

가슴 중앙에 한 손을 놓고 다른 한 손은 배꼽 위에 놓는다. 위와 같이 똑같은 가벼운 펄스(pulses)를 수행하라. 펄스 동안 한 발 위로 몸 전체를 부드럽게 움직이면서 다른 발 위로 교차하라. 골반과 가슴의 수직 정렬을 유지하고 있는지 확인하라. 골반이 가슴을 넘어서 옆으로 미끄러진다거나, 가슴이 골반을 넘어서 움직이면, 엉덩관절 벌림 기능을 잃게 될 것이다. 이러한 펄스는 내츄럴 스쿼트(Natural Squat)에서 점진적으로 깊은 각도로 수행될 수 있다.

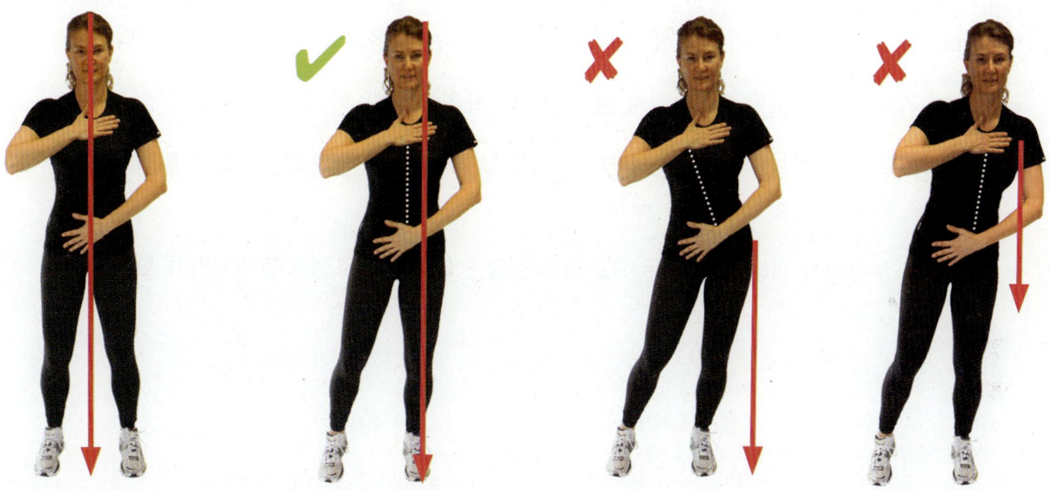

기억 노트

국가대표 럭비선수가 라인아웃(line out)에서 착지와 관련된 요통을 보이고 있다. 그는 매우 키가 크고 무겁고 힘이 넘치는 선수이며, 최고 높이에 도달하기 위해 다른 선수로부터 어시스트된 상당한 높이의 점프로부터 착지 시, 큰 수직 하중을 받아야 했다.

아주 기본적이고 낮은 수준의 점프 랜딩 시험에서, 선수는 왜 어려움을 겪고 있는지 정확히 보여졌다. 심지어 작은 점프에서 조차, 그는 땅을 차고 오르는 즉시 엉덩이와 무릎에 단단히 힘에 충격을 받았다. 그 결과 척추는 수직 힘을 받았고 폄과 굽힘 사이의 채찍같은 진동이 느껴졌다. 선수는 두 가지 핵심 운동 요소를 필요로 했다: 다리를 이용해 자신의 무게중심을 신속히 낮추어 하부 조절 영역으로 힘을 흘러내리는 법과 척추 측면굽힘을 방지하는 방법을 배우는 것이다. 낮은 부하의 운동에서도 그는 호흡을 유지하기 위해 복강내 압력을 증가시키는 것으로 관찰됐다. 비록 armour 근육과 조화가 인상적이였다 할지라도, 그의 깊은 조절 시스템은 효과적이지 못했다.

이 같은 운동선수들은 종종 고강도 훈련을 받고 있으며, 이 훈련이 필수일지라도, 척추 주위의 깊은 근육 조직에 능동적이고 조화로움과 주변 영역의 힘 관리에 효과를 높이는 훈련을 결합하여 시행할 필요가 있다. 비록 국제적 수준의 경기를 펼칠지라도 이 선수는 다음과 같은 훈련이 필요하다.

- CLA의 깊은 조절 발달을 위해 1단계 몸통 운동을 배워야 한다.
- 균형점을 찾아 엉덩이와 무릎을 통해 무게중심을 낮출 수 있는 잠재력을 만들기 위해 내츄럴 스쿼트(Natural Squat)를 배워야 한다.
- 착지 힘을 분산하기 위해 이러한 두 요소들의 신경근 타이밍과 조정을 발달시켜야 한다.

전방 움직임 조절 (Forward Momentum Control)

방향 전환을 할 수 있는 전방 움직임 조절을 위해 올바른 동적 내츄럴 스쿼트(Natural Squat) 또한 필수이다. 무게중심을 낮춤으로써 바디 카운터(body counters)는 움직임을 효과적으로 전달한다. 골반을 떨어뜨리기 위해 엉덩이와 무릎이 구부러지는 것은 종종 하체 전체에 상당히 높은 힘이 관여되는 것을 분담한다.

기억 노트

엘리트 주니어 펜싱선수는 무릎 통증이 증가하는 것을 호소했다. 기술을 시연했을 때, 찌르기 공격의 충격 지점에 도달했을 때 힘 전체가 무릎으로 전달되는 것이 분명했다. 앞발이 지면을 찰 때, 발목 운동범위의 한계에 다다르고 수동적으로 차단되어질 때까지 무릎은 발목을 넘어 앞쪽으로 움직임을 이어갔다. 더 숙련된 펜싱선수는 그의 엉덩이를 떨어뜨리고 외부 범위의 엉덩이 폄근과 관계를 맺음으로써 전방 움직임을 활발하게 조절할 것이다. 엉덩이와 무릎 사이에서 힘은 역동적으로 분담된다.

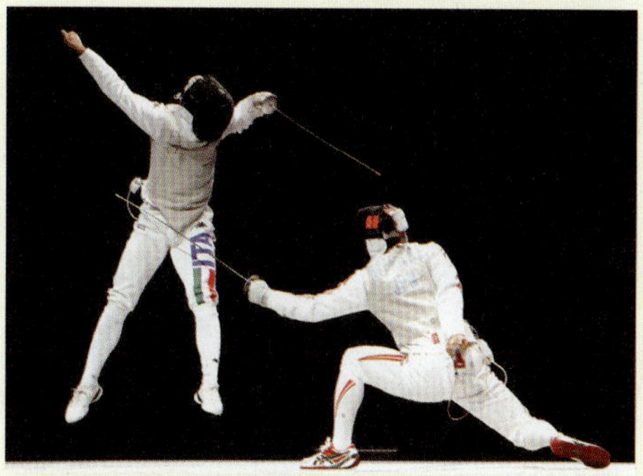

전방 움직임 힘 조절.

지지 전략 (The Support Strategy)

지지 전략은 볼을 차는 것이던 달리기, 높거나 긴 점프 또는 한 발 착지이든지 간에 일방적인(one-sided) 체중지지 관리를 위한 기전이다. 지지의 질은 어떻게 몸통이 수행되어지고 어떻게 운동선수가 수직력을 다루는지에 따라 좌우될 것이다. 골반, 엉덩이, 무릎이나 다리의 이마면(관상면)이 무너졌을 때 종종 보여지는 빈약한 지지 전략은 골반과 서혜부, 등 그리고 무릎 부상으로 인한 증가된 스트레스와 연관되어 있다.

하지 조절 영역의 한쪽에 더 큰 체중 부하를 요구하는 활동과 관련된 운동선수들은 러닝 점프 또는 발차기에서 언급되어지는 직접 하중이나 컬링 또는 텔레마크 스키(telemark skiing)와 같은 비대칭의 동작에 지지 전략의 테스트와 훈련을 요구한다. 제 5장에 나타난 정적 런지(Static Lunge)는 지지 행동의 고전적인 테스트이다.

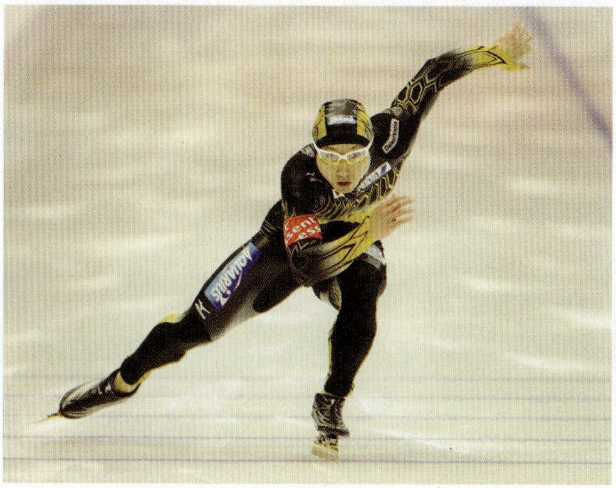

하나의 다리를 통해 이뤄지는 충격 흡수는 하체의 기본 시상 역학을 보장하기 위한 수직 힘 관리의 조합을 필요로 하고, 딛는 다리가 시상면에 힘을 유지하기 위해 알맞은 조절를 하는지 보장하고, 알맞은 근육이 제 시간에 충격을 준비할 수 있도록 신경근의 반응을 바꿔준다.

왼쪽 다리를 통한 강한 지지 전략은 발에서 엉덩이 그리고 골반에 걸쳐 우수한 정렬을 만든다. 지지 전략이 달성되면, 상지 조절 기능 전이를 보장하기 위해 다른 하나의 조절 영역을 다른 영역으로 이동시키는 몸통 회전을 더 함으로써 어려워져야 한다.

추진 (Propulsion)

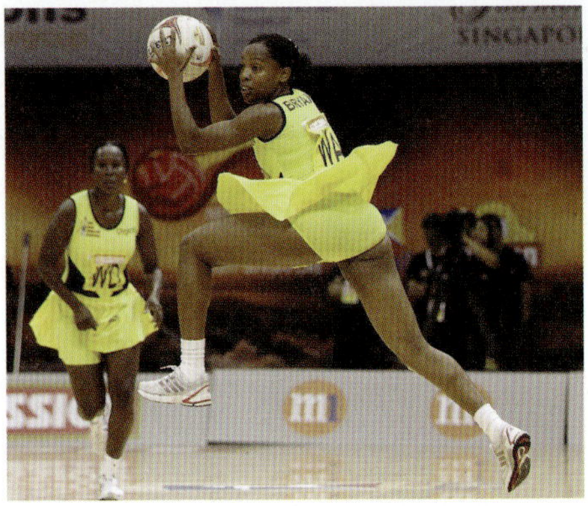

당신이 지지를 달성한 후에는 다음 전략을 생성할 수 있다. 추진은 앞, 옆과 위쪽으로 움직임의 발생을 나타낸다. 효과적인 전방 추진은 발 위로 엉덩이를 앞으로 빠르게 움직이기 위한 능력과 중력에 대항한 자극을 위한 토대와 같은 '정상 지지 전략(sound support strategy)'을 요구한다. 이는 엉덩근 수축 시간보다는 엉덩이근 수축 강도에 관한 것이다. 만약 이 타이밍이 좋지 않거나, 몸이 뒤넙다리근의 압박을 통해 조절을 하려고 하는 경우, 엉덩이는 제때에 움직임을 활성화할 수 없다. 많은 운동선수들이 몇 달 동안 볼기근 강화 운동을 실시하였지만 문제는 약증이 아니라 타이밍 이었다.

임상 노트

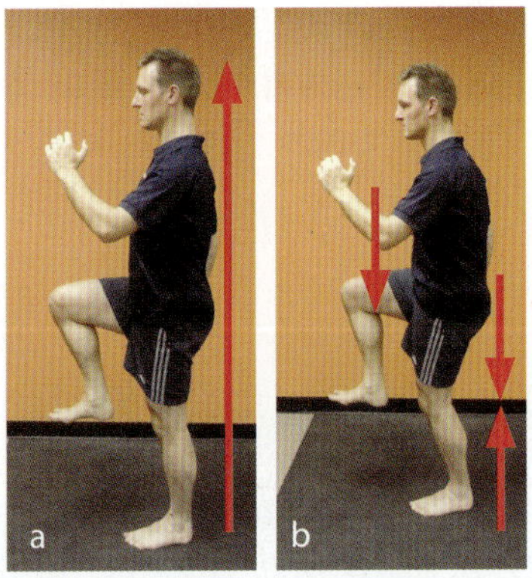

런지 훈련(Lunge Drive) (제 5장)은 하체에서의 추진 조정 및 타이밍에 대한 테스트이다. 운동선수는 전방 지지 다리를 지나 몸통을 부드럽게 전진하여야 한다. 만약 그들이 성공적으로 힙업하지 않는다면, 엉덩이(둔부)가 활성화를 위한 위치에 있지 않는 것이다. 잘 수행되었을 때, 최종위치는 준비, 이완된다(그림 3.41a).

빈약한 추진 패턴이 존재하는 경우, 몸은 압박 그리고 자세 다리는 근육이 수축 상태를 유지한다. 뒤넙다리근을 단단히 수축하고 골반은 종종 후방 경사의 아래에 자리잡고 있다. 몸통의 균형점은 엉덩이 뒤에 있으므로, 표면의 복근은 수축되고 발가락은 대개 조절을 위해 쥐고 있다(그림 3.41b). 이 패턴은 뒤넙다리근이 자세 다리를 조절하고 몸을 추진하는데, 뒤넙다리근 부상이 제발하는 선수들에게 일반적으로 나타난다.

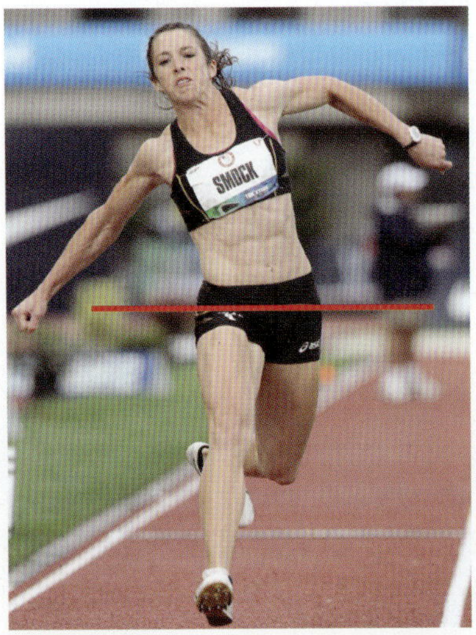

볼기근 군(둔부 군)의 지지 및 추진 모두에서 적절한 타이밍과 조정의 활성화를 위해 중심세로축(CLA)은 결정적으로 잠재적인 영향을 미칠 수 있다. 골반은 중심세로축을 운반하기 위한 플랫폼을 제공하지만, 중심세로축(CLA)이 어떤 이유로 수직에서 붕괴되면, 하지와 골반이 활성화되기 어려운 위치에 놓일 것이다.

예를 들어, 선수가 (왼쪽) 상체 통해 회전하지 못하는 경우, 대신 이마면(관상면)에 빠질 수 있다. 어깨가 옆으로 엉덩이를 넘어 이동하면, 힘은 더 이상 전체 몸통에 걸쳐 대각선으로 다리에 전달하지 않는다. 하지 관절 부하의 증가, 높은 넙다리네갈래근(대퇴사두근)과 뒤넙다리근 동작의 요구, 엉덩이 폄이 감소하는 것과 볼기근 군의 수축 능력이 저하된다. 골반 수준에 모든 수동적 부하가 이동되고, 아무리 근육이 강할지라도 골반 근육 기능은 손상된다.

중심세로축(CLA)을 복원하고 골반 활성화를 회복하려면, 선수는 **등뼈 회전**(thoracic rotation)의 움직임 자극을 회복해야 한다.

측면 추진력 (Lateral Propulsion)

중심세로축(CLA)의 개념은 측면 추진력을 위해 중요하고, 그리고 밀접한 관계가 있는 **측면 움직임 조절(lateral momentum control)** 역시 중요하다. 좋은 옆 또는 대각선 밀기를 달성하기 위해, 어깨와 골반의 정렬이 아주 중요하다. 어깨가 엉덩이의 선을 벗어나는 경우, 볼기근 군(둔부 군)은 불리해지고 힘은 대부분 넙다리네갈래근(대퇴사두근), 뒤넙다리근과 넙다리근막긴장근(대퇴근막장근, TFL)에 의해 발생되게 된다. 〔그리고 그렇게 되면, 더 많은 압력이 엉덩정강근막띠(장경인대, ITB)에 의해 부담된다.〕

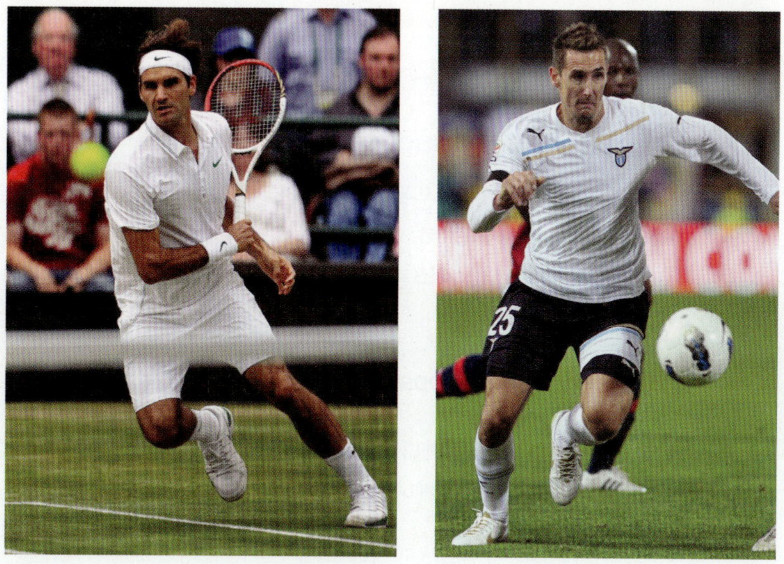

이 두 운동선수의 어깨부터 엉덩이까지의 중심세로축(CLA)과 효과적인 상대적 위치를 주목하라.

또한, 측면 운동량 조절를 위한 전제 조건은 올바른 내츄럴 스쿼트(Natural Squat)이고, 선수는 자신의 무게중심을 빠르게 낮춰 앞이나 측면 운동량을 아래로 향하는 운동으로 바꾸어 빠르게 방향을 변경하여 추진력을 생성할 수 있어야 한다. 만약 선수가 자신의 운동량을 확인하기 위해 앉을 수 없는 경우, 바깥쪽에 발을 놓고 몸통을 그 위로 계속 움직이는 경향이 있을 것이다. 마음은 방향을 변경했지만 몸은 그와 달리 여전히 운동하고 있는 것이다. 이것은 방향을 바꾸는 속도를 감소시킨다.

발 압력 또한 측면 운동량 조절과 추진에 역할이 있다. 선수는 자신의 측면 움직임을 발 바깥쪽에서 확인하지만, 반대 방향으로 들어가기 위해서는 발 전반에 걸친 압력을 공으로 보내 효과적으로 밀어낼 수 있어야 한다. 만약 이것을 달성하면 이중 밀기를 만들어 바깥쪽 발이 안쪽 발을 넘어 몸을 움직이도록 하는데 이것 또한 몸을 효과적으로 밀어내는 자세이다. 만약 자신의 발 바깥쪽 테두리에 남아있는 경우, 바깥쪽 발이 운동량을 체크하나 추진력에는 기여하지 않을 때 차단과 당김 전략을 실시할 것이다. 이것은 안쪽 다리가 몸을 지나 당겨지게 한다. 이 전략은 모음근(내전근) 군에 높은 부하를 생성하고, 서혜부 통증을 가진 운동선수들에게서 자주 관찰된다.

균형 (Balance)

운동선수가 자신의 무게중심을 선 자세에서 조절 하는 능력은 여러 요소의 조합을 필요로 한다. 시각의 주요 균형 시스템인 고유수용감각(몸통의 피드백)과 전정(내이) 피드백을 제외하고, 선수는 다리와 골반을 안정적이지만 역동적인 플랫폼으로 유지하는 지지 전략이 필요하며 중심세로축(CLA)을 조절하고 신경근육 반응을 빠르고 미세하게 조정할 수 있어야 한다. 따라서 균형은 좋은 운동 습관들의 조합의 결과이다.

중요점

- 강직성의 균형 지연. 증가된 근육 긴장의 조절이 잘 안될 때 일반적인 반응이다. 하지만, 그것은 몸에 가해지는 모든 오프라인에 힘을 증폭 시켜 작은 변동으로부터 균형의 문제를 만들거나 시스템 안에서 수용될 수 있다.
- 균형을 향상 시키기 위해 긴장을 풀어라.

신경근 반응 (Neuromuscular Response)

신경근 반응은 얼마나 몸이 운동을 위해 잘 준비되었고 작은 변동에 적응하는지 (몸 안에서 또는 몸 밖에서 그것에 작용하여) 그리고 예기치 않게 반응하고 복구에 영향을 미칠 것이다. 이 개념은 가능성의 스펙트럼을 다루고, 이 중 두 가지인 충격 흡수를 위한 준비와 예기치 못한 것을 다루는 것에 초점을 맞출 것이다.

충격흡수를 위한 준비 (Preparation for Shock Absorption)

우리가 매번 스텝을 밟을 때마다, 우리 하지의 근육은 체중과 충격에 대비해야만 한다. 이것은 미세하게 조정된 작업으로 근육으로부터 너무 적거나 너무 늦으면 관절은 지지 부족과 압박아래 붕괴한다. 관절 주위에 너무 많은 활동은 충격 흡수를 못하게 한다.

협력수축과 관절 주위의 근육군의 협력 조정 수축이 관절 안정성을 위한 주요 기전(mechanism)이다. 하지만 아무리 좋은 것이라도 지나치면 좋지 않다. 움직임 안에서 오랜기간 동안 발생된 과도한 협력수축은 우리 관절의 '탄성' 역할이 고정된 부목으로 바뀐다.

이것은 특히 무릎에 일반적이며, 다리 전체에 문제를 일으킨다. 힘은 어디로든 움직여야 하며, 무릎에서 흡수되지 않으면, 그 힘은 아래로 가서 발이나 발목 안쪽번짐근(회내근)의 붕괴를 일으키든지 아니면 그 힘은 엉덩이 또는 엉덩엉치관절(천장관절)로 이동된다. 서혜부, 엉덩이, 골반 그리고 허리의 문제가 있는 운동선수들이 무릎에 이러한 강직성 패턴을 보인다는 것은 매우 흥미롭다.

개인적인 연구: The Two-Step

두 발로 서서 두 손을 엉덩이에 놓아라. 이것은 당신의 골반 수준을 유지할 수 있는지 여부를 확인하는데 도움이 될 것이다. 이제 발 앞으로 가볍게 내딛고, 다시 처음의 자세로 되돌려 놓으라. 스텝은 마치 앞에 무언가 뜨거운 것을 밟은 것처럼 가볍고 빨라야 한다. 다른 무릎도 탄력적으로 움직여야 한다.

당신이 찾아봐야 하는 두 개의 질적 지표가 있다. 첫째로, 스텝이 가볍고 빠르며 탄력적이야 한다. 시작위치로 되돌리려면 확실하게 밀어야 하는 앞발에 체중부하되지 않아야 한다. 스텝의 리듬은 규칙적이고 연속적이여야 하며, 중간에 식별할 수 있는 멈춤이 있어서는 안 된다. 이것은 근육이 길어지고 짧아지는 것을 통해 효과적으로 작동하는 지를 보여준다.

상대적 속도와 리듬을 위해 한 다리와 다른 다리를 번갈아 가며 차례로 테스트 하라.

두 번째 지표는 골반 수준이다. 만약, 당신이 걸을 때, 손 아래에서 그 쪽 엉덩이가 튀어 나온다면, 힘은 다리에서 흡수되거나 조절되지 않는 것이다. 골반 위로 움직인 것이다. 명백한 신호는 골반 자세의 이동이지만, 그 원인는 무릎의 흡수 부족이다. 골반 조절 훈련을 실시한다고 하더라도, 무릎 동작이 정상적이여야 하고, 그렇지 않으면 힘은 어디로든 가야 하기에 문제는 계속 지속될 것이다. 만약 당신이 무릎을 막으면, 골반은 위치에서 벗어나게 될 것이다.

만약 이것이 당신의 운동이라면, 발에 체중을 약간 앞으로 이동하고 그 자리에서 가볍고 빠른 무릎 굽힘을 몇번 해보면서 뇌에 무릎은 시상면에서 쉽게 움직일 수 있다는 것은 다시 일깨워주라. 그런 다음 위와 같이 앞으로 나가는 바운스 스텝을 반복하여 무릎의 부드럽고 빠른 굽힘을 느껴보아라.

단순히 뛰고 점프 랜딩하는 것으로 과도하게 협력수축이 일어나지는 않는다. 측면 커팅 연습에서, 경험이 부족한 선수는 보호 전략을 배운 숙련된 선수보다 더 협력수축을 하고 무릎을 덜 굽히는 것으로 보여졌다.(120) 기능적으로, 그들이 자신의 중력 중심을 낮출 수 있는 능력이 손상되고, 부상 위험과 성적에 영향을 끼쳤다.

무릎 주위의 과도한 협력수축은 전방십자인대(ACL) 재건 후 기능부전과 관절 압박을 증가시켜 무릎의 골관절염 변화에 기여할 것으로 생각된다.(125)

임상 노트

무릎 주위의 조정 훈련은 무릎 주변 근육의 과도한 고정을 줄이고 근육 억제를 극복하여 타이밍을 자극하기 위해 Ball Bouncing(6장)과 같은 간단한 운동을 부상 후 조기에 시작할 수 있다. 볼은 아주 작은 부하에서 신경근 효과를 증가시키고 몸통과 골반에 매우 낮은 부하를 부상당한 다리와 통합시키는 완만한 조절 과제를 제시한다.

돌발상황에서의 처신 (Dealing with the Unexpected)

하지의 안전은 몸통의 반응에 달려 있다. 만약 몸통이 이마면(관상면)에 부딛히고, 조절를 회복하는 반응을 신속하게 할 수 없는 경우, 하지의 부하 각도는 힘을 증폭시킬 수 있다. 몸통에 이마면 조절 부족은 무릎 부상 (136)의 위험과 높은 관련이 있다.

기억할 내용

지속적인 오른쪽 엉덩이 부상이 있었던 프로 축구선수는 재활 단계를 통해 원활하게 움직일 수 있었다. 그는 점프 랜딩(Jump Landing)과 동적 측면 조절 운동을 잘 관리했고, 높은 수준의 신경근 반응이 평가되고 훈련되는 것이 필요한 수준까지 도달했다.

푸시 점프(Push Jumps) (제 5장)를 통해 그의 반응을 테스트 하였고, 몸통을 부상 입지 않은 쪽 (왼쪽)으로 미는 것을 오른쪽 몸통 근육이 빠르게 반응하도록 유도하여 착지할 때까지 골반 위에서 몸통의 방향이 재설정 되었다. 하지만 전에 부상이 있었던 (오른쪽) 다리 쪽으로 미는 것은 몸통의 더 큰 이마면의 변위를 만들었고, 왼쪽 몸통 근육이 반응이 늦어져서 어깨가 훨씬 골반 아래로 내려간 상태로 착지하게 되었다. 부하의 각도는 엉덩이에 착지 부하를 증가시켰고, 재부상의 잠재적인 위험을 증가시켰다.

따라서 재활 훈련의 우선순위는 첫째로 운동선수의 측면 몸통 근육에 방향을 재설정할 수 있는 충분한 힘이 있는지 확실시하는 것이였고, 그 후에 외부 자극에 제대로 반응하게 하는 것이였다.

중요점

- 하지 조절 영역은 특정 전략의 배열을 요구하는 다수의 중요 기능이 있다.
- 신체의 정렬은 근육이 잠재적으로 얼마나 잘 활성화 되는지에 관계없이, 효과적으로 이용될 지의 여부를 효과적으로 지시한다. 적절한 시기에 적절한 신체 부분이 적절한 위치에 있는 것은 엉덩이 같은 키 근육이 수축되는 것을 가능하게 한다.
- 엉덩이를 풀고 부적절한 근육의 과사용을 줄이는 것은 정상적인 운동조절을 설립하는데 중요하다.

③ 상지 조절 영역: 어깨(견갑대)(Shoulder Girdle)

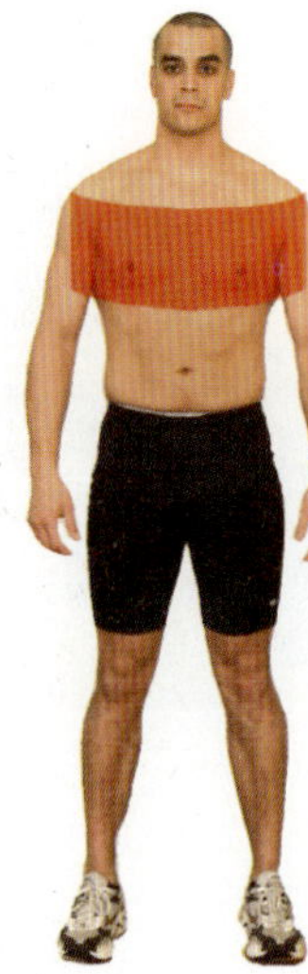

당신의 팔이 능수능란한 것을 원하든지 정확하게 움직이는 것을 원하든지, 안정적인 어깨는 몸통으로부터 힘을 지지하고 전달하는데 필수적이다. 골반대와 비교하여, 어깨는 비교적 민감하지만, 양쪽 다리의 움직임을 위한 안전한 기초를 제공하도록 근육 부착점에 의지한다.

어깨뼈와 빗장뼈는 어깨의 절구 관절 위에 지붕을 만들어 봉우리빗장관절(견봉쇄골관절)에 연결한다. 내측 빗장뼈는 복장빗장관절(흉쇄관절)에서 흉골을 잇고, 어깨를 전면 축 골격에 이어준다(그림 3.45). 두 관절 모두 강한 인대에 의해 지지된다.

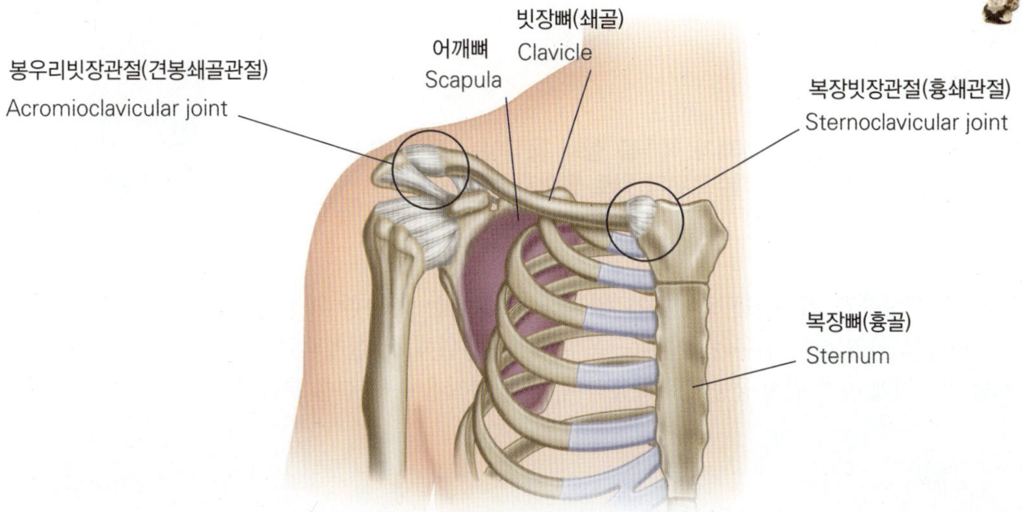

그러나, 어깨 뒤쪽은 어깨뼈가 갈비뼈에 부착된 방법과 동일하게 부착되어 있지 않다. 어깨뼈는 팔 움직임에 따라 매우 유동적이여야 함으로, 인대의 망으로 갈비뼈에 붙어 있으면 팔이 움직일 수 있는 범위를 감소시킬 것이다. 대신에 어깨뼈 주위의 공동작용하는 근육 슬링은 팔을 지지하도록 하지만 가동성이 좋을 수 있다(그림 3.46).

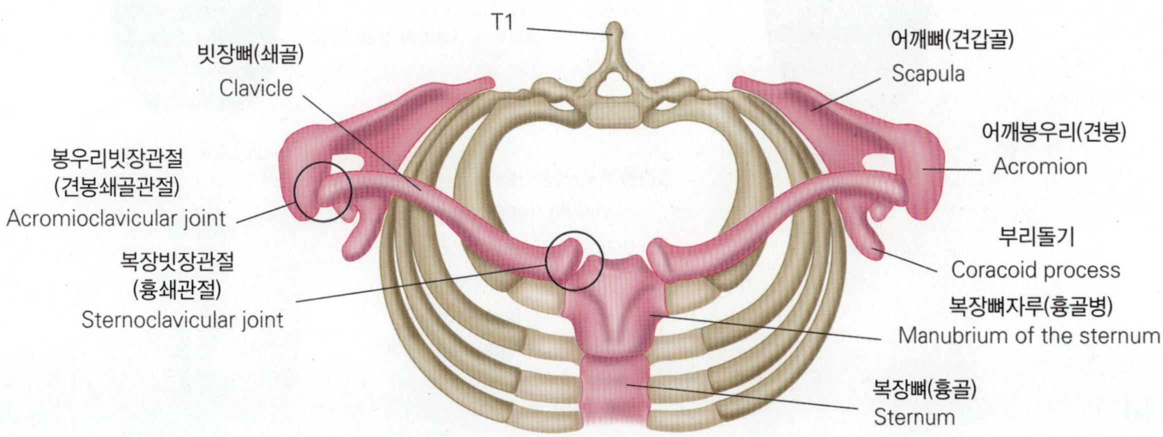

3.46 어깨 위에서의 시각
골격 축에 대한 유일하고 직접적인 뼈 부착물은 복장빗장관절(흉쇄관절)에 있음을 유의하라.

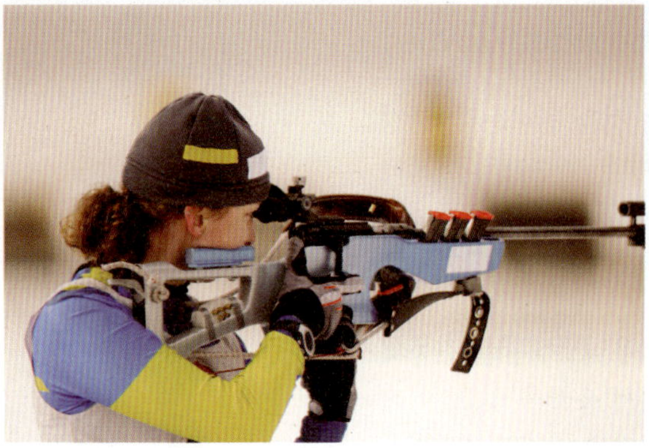

양궁, 마장마술(dressage riding) 또는 사격 같은 일부 스포츠들은 상대적으로 정적 위치(왼쪽)에서 안정된 어깨뼈를 요구한다. 그러나, 대부분의 스포츠가 어깨뼈를 **안정되면서도 가동성**이 좋은 것을 필요로 한다(그림 3.48).

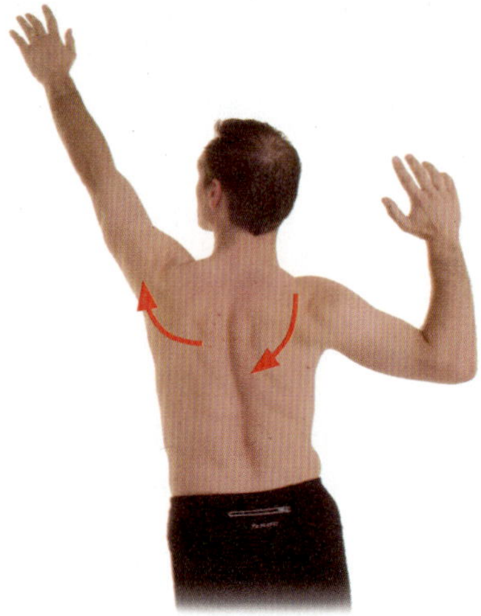

3.48 어깨뼈의 동적 안정성. 오른쪽 어깨뼈가 척추를 향해 움직이는 동안 팔의 움직임을 지지하기 위해, 왼쪽 어깨뼈는 척추로부터 위로 떨어져 회전된다.

이상적으로, 힘을 생산하고 최적화를 조절하기 위해 팔의 부하는 가능한 가장 큰 면적에 걸쳐 몸통 뼈대로 전송된다. 등세모근(승모근)의 하부 섬유와 앞톱니근은 이 기능을 위해 잘 설계되었다. 이러한 근육들은 가슴우리(흉곽)에 어깨뼈를 안전하게 하기 위해 공동으로 작용하며, 넓은 부착을 통해 힘을 분산시킨다.

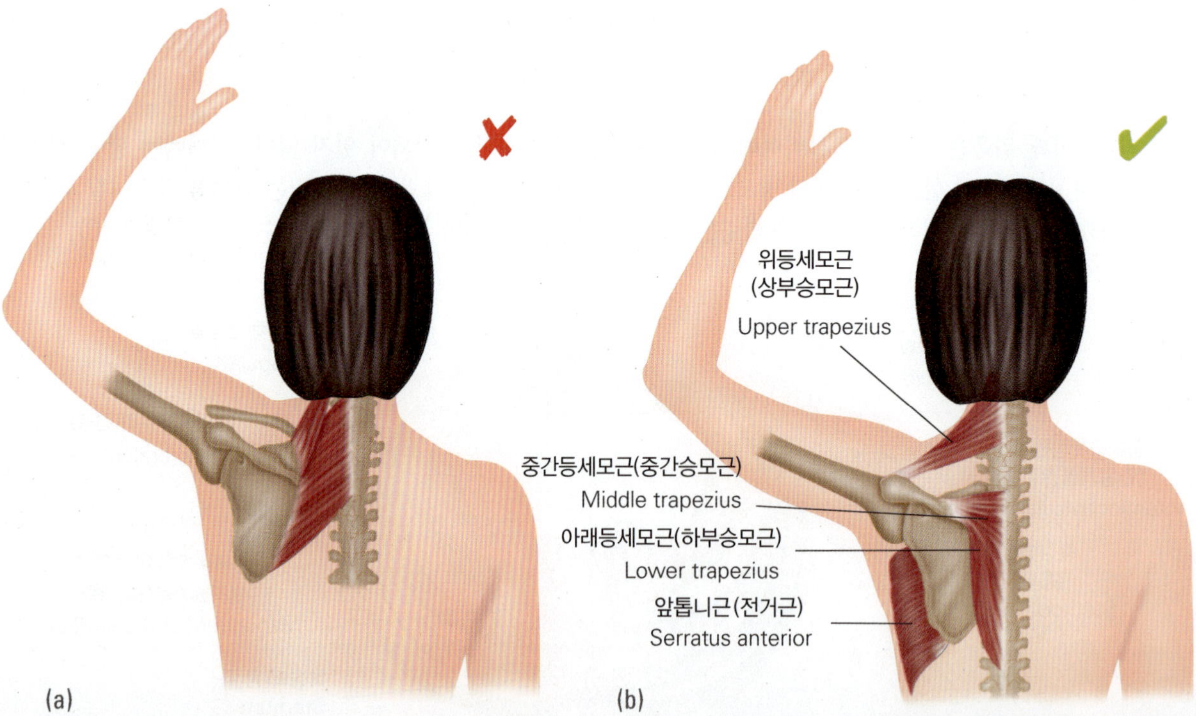

3.49 (a)는 불량 안정화 패턴 : 힘이 목과 상부 뒤 (작은 면적)로 전달된다. (b)이상적인 안정화 패턴 : 힘은 넓은 면적에 걸쳐 분산된다.

개인적인 연구

어깨뼈가 느껴지지 않는가? 그것은 비정상적인 것이 아니다. 어깨뼈의 위치는 우리가 그들을 볼 수 없다는 것을 의미한다. 그래서 다른 어깨뼈 근육을 사용하는 효과를 알아차리기는 더 어렵다.

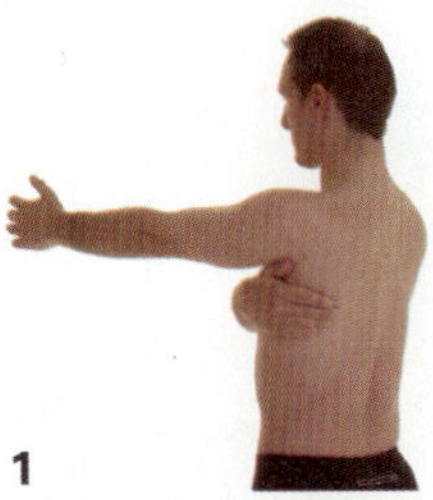
1

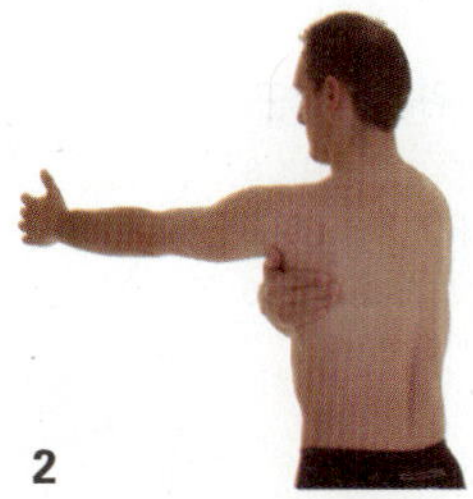
2

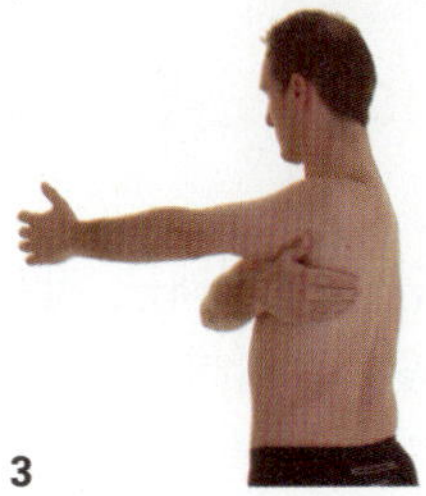
3

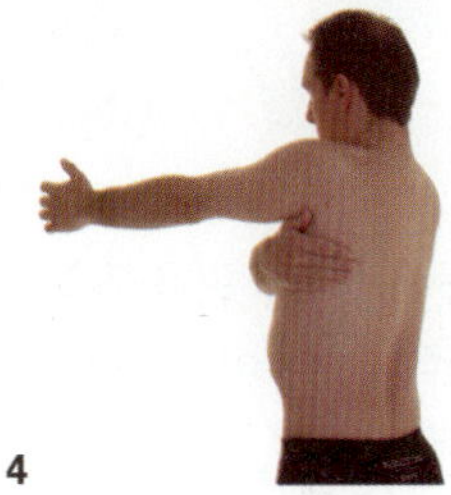
4

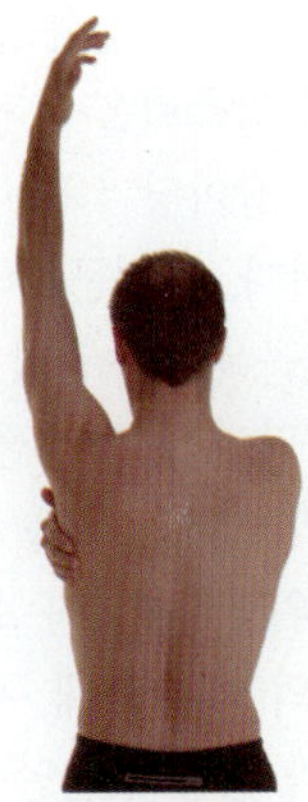
5

1. 어깨뼈 주변 아래로 한 팔을 두른다. 뼈의 가장자리를 만져보고 가장 쉽게 닿을 수 있는 어깨뼈 부분에 손가락을 갖다 대어 보아라. 이상적으로, 어깨뼈의 하단 점 주위에 손가락을 대어 보아라.

2. 팔을 어깨 높이까지 들어올려라. 몸통을 이동하지 않고 전방으로 팔을 누른다. 갈비뼈 주위에 앞으로 미끄러지듯 어깨뼈를 감지했는가? 이것을 내밈(전인, protraction)이라고 한다.

3. 팔꿈치가 구부러지지 않도록 하고, 어깨를 뒤쪽으로 보낼 수 있는 만큼 당겨보라. 어깨뼈가 척추 쪽으로 다시 밀리는 것을 느끼는가? 이것을 뒤당김(후인, retraction)이라고 한다.

4. 어깨를 으쓱해보아라. 어깨뼈가 위로 당겨지는 것처럼 느낄 것이다. 이것은 올림(상승, elevation)라고 한다. 그것을 아래로 누를 수도 있다. 그것은 내림(하강, depression)이라 불린다.

5. 닿을 수 있는 최대한 많은 어깨뼈 위로 손을 올려 느껴보라. 앞쪽으로 당신의 팔을 위로 올려라. 팔이 들릴 때 어깨 뼈가 이에 반응하여 움직이는 것을 느끼는가? 이것을 위쪽올림(상방회전, upward rotation)이라고 부른다. 어깨뼈와 그것의 자연스러운 움직임을 더 잘 인식하는 것은 어깨뼈 주위의 올바른 근육이 활성화되는 것을 더 쉽게 만든다.

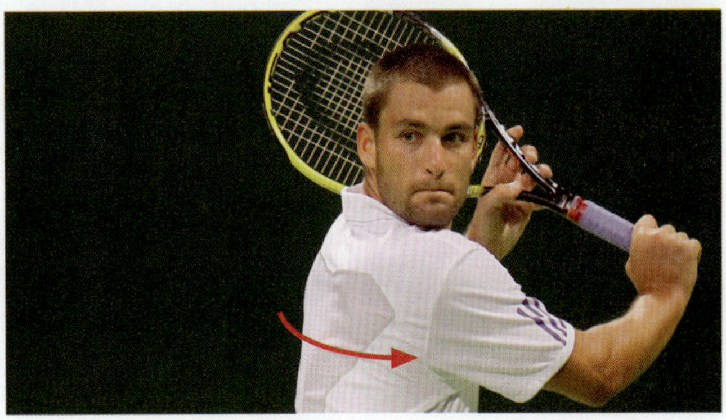
3.51 백핸드를 준비하기 위해 어깨뼈 내밈(전인).

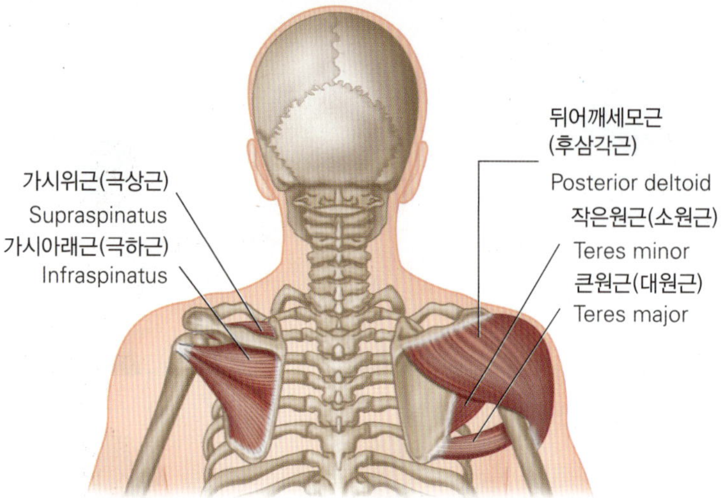

돌림근띠 (Rotator Cuff)

집합적으로 모여있는 근육은 **돌림근띠**로 알려져 있고 위팔뼈머리의 움직임을 조절하며 어깨관절에서 "볼(ball)"의 부분이다. 관절의 "소켓(socket)" 부분은 어깨뼈의 관절와이며, 어깨뼈가 움직이듯 소켓도 움직인다. 돌림근띠는 어깨관절의 소켓 안에서 볼이 올바른 자세를 유지하도록 하는 역할을 한다.

3.52 어깨밑근은 어깨뼈와 갈비뼈 사이의 어깨뼈의 전방 표면에 위치하며 위팔뼈에 붙어있다.

돌림근띠의 근육군은 가시위근, 가시아래근, 작은원근과 어깨밑근(그림 3.52)를 포함한다. 이 근육의 각각은 고유 주요 작용이 있지만, 안정화 단위로 함께 작용하기도 한다. 기본적인 움직임에 사용될 때 어깨밑근은 안쪽돌림근으로서 움직이고, 가시아래근과 작은원근은 가쪽돌림근으로, 가시위근은 팔 벌림근의 역할을 한다(그림 3.53).

안정화 근육들은 팔 운동 중에 소켓에 고정하는 위팔뼈머리에 압축력을 발휘한다. 실제로 소켓에 위팔뼈머리를 잡아당겨 팔 움직임에 대한 안정적인 축을 제공한다. 돌림근띠의 안정화 활동 없이는 더 많은 표면근육이 수축할 때 소켓을 지나 위팔뼈머리를 잡아당긴다. 고정점, 또는 이동축이 손실되고 힘 생산과 어깨 조절를 위한 근육의 패턴이 변경된다. 만약 위팔뼈머리가 소켓 안에서 위로 밀리는 경우, 어깨의 뼈와 인대 구조를 누를 수 있고, 이는 조직 외상과 염증과 불안성과 같은 고통스런 병변의 원인이 된다.

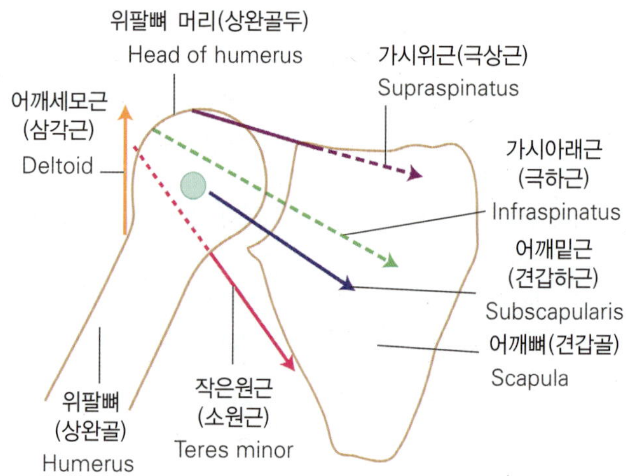

3.53 돌림근띠 근육의 당김 방향

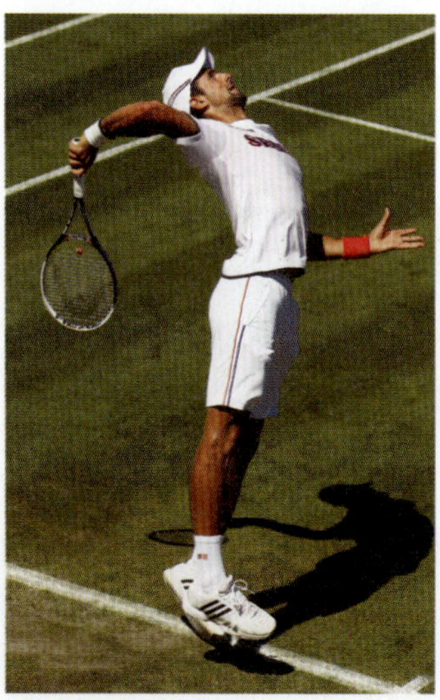

3.54 어깨 축 주변의 외측 회전.

돌림근띠 훈련만으로는 어깨의 건강이 보장되지 않는다. 어깨뼈 안정성은 어느 힘을 다루든지 간에 소켓이 잘 조절되고 올바른 자세에 위치하는 것이 가장 필요하다. 몸통과 골반 안정성은 어깨뼈를 위한 보완 기반을 제공할 필요가 있다. 몸통 안정성이 불량하고 중심세로축(CLA)이 약한 경우, 어깨뼈가 잘못된 위치로 당겨질 가능성이 높다. 골반 조절 문제들은 어깨뼈의 위치를 변경할 수 있는데 직접적으로는 넓은등근에 과도하게 의존하기 때문이고 간접적으로는 몸통의 지지 플랫폼을 제공하는데 실패했기 때문이다.

돌림근띠를 보호하기 위해, 당신의 골반 안정성, 몸통 안정성과 어깨뼈의 안정성이 상지에 대한 저항 작업을 수행하기 전에 알맞은 어깨 역학을 지지하기에 안전한지 확인하라. 돌림근띠는 6장과 9장에서 어깨뼈의 안정성과 함께 언급될 것이다.

상지 조절 영역에서의 힘 관리 문제 (Force Management Problems in the Upper Control Zone)

상승 패턴 (Elevation Pattern)

아래등세모근 - 앞톱니근(하부 승모근-전거근) 패턴은 상지 힘을 지지하는데 이상적이지만, 보상 패턴은 어깨 주위에 문제를 일으킬 수 있다. 위등세모근(상부승모근)과 어깨올림근(견갑거근)의 과도한 사용은 힘을 목과 위등뼈로 향하게 한다. 이러한 척추의 구조는 상대적으로 작은 부착 영역을 제공하고, 무거운 하중을 견디는데 적합하지 않다. 이러한 패턴으로 웨이트 훈련을 하는 것은 목, 등 위쪽과 어깨에 부담을 주며 부상을 입을 수도 있다.

만약 위등세모근이 과도하게 활동하면, 어깨가 뒤로 빠진 것처럼 보일 것이며, 어깨 상단이 단단하고 아픈 것을 느낄 것이다.

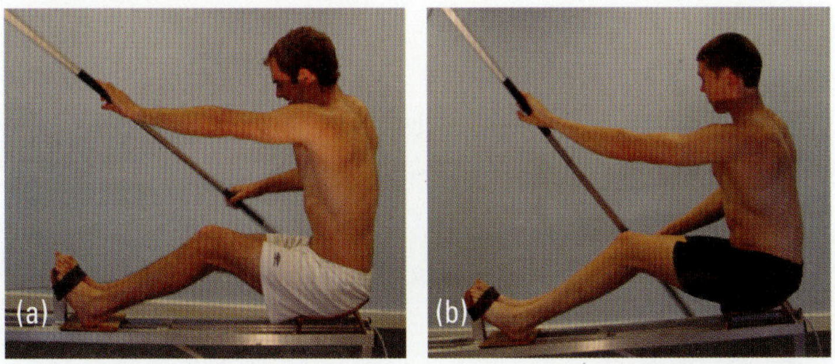

3.55 (a) 약하게 상승된 어깨 패턴에서 목에 의해 지지되는 힘, (b) 이러한 안정된 어깨뼈의 자세에서 강한 흉벽에 의해 지지되는 힘.

훈련 정보

어깨를 올리는 것은 상지 조절 영역 위의 힘을 가져오고, 목으로 그 힘을 보내며 아래 지지로부터 상체 전체를 분리한다. 가슴 중앙 수준에서 상체의 힘 유지.

목과 상지 뒤쪽에 힘을 보내는 다른 결과는 변형된 어깨 역학이다. 목뼈 중반에 부착되어 있는 어깨올림근(견갑거근)과 위등뼈(상부 흉추)에 붙어 있는 작은마름근(소능형근)은 어깨뼈의 안쪽면(내측연)을 위로 당긴다. 이것이 어깨뼈를 아래로 기울어지게 만든다. 정상적인 역학에서는 팔이 위로 올라가면 어깨뼈가 위쪽으로 회전하고 이것이 골성연결 아래로 흐르듯 민감한 구조로부터 떨어져 어깨 위로 이동시키도록 한다. 이것은 힘줄이 압박되는 것을 피해 결국 힘줄염(건염)이 된다. 따라서 아래쪽돌림 어깨뼈를 가진 선수는 어깨의 과도한 사용으로 오는 부상으로 발전할 위험에 처한다. 이 선수들은 매우 경사진 어깨를 가지고 있는 것으로 나타난다.

하강 패턴 (Depression Pattern)

다음으로 가능한 패턴은 넓은등근(광배근)의 과사용이다. 후방 경사 근막 슬링의 논의에서, 우리는 반대 큰볼기근(대둔근, GMax)이 약한 경우 넓은등근의 활동이 증가할 수 있다는 것을 배웠다. 이것은 한쪽 다리 또는 런지로 비대칭 활동을 수행할 때 관찰될 수 있다. 하중을 견디는 쪽에 큰볼기근(대둔근, GMax)이 기능부전이 있는 경우, 선수는 넓은등근을 사용하여 반대쪽 어깨를 약간 아래로 내린다.

특히, 넓은등근(광배근)은 어깨를 내리도록 지시받은 선수들이 골반의 영향이 없이도 어깨뼈에 어느 정도 고정을 주는 주요 전략으로 쓰는데 사용될 수 있다. 이 시나리오에서는 어떤 사람들은 어깨뼈가 당겨지고, 하방회전한다. 이것은 오버 헤드 동작에서 어깨의 생체역학을 변경하고, 부상 위험을 증가시킨다.

중요점

정상적인 기전을 유지하기 위해, 젊은 선수들에게 목을 늘리거나 어깨를 아래로 당기는 대신 어깨를 풀도록 신호를 주는 것이 더 효과적이다.

전방 패턴 (Anterior Pattern)

어깨의 안정을 위해 가슴근육(흉근)과 앞어깨세모근(전삼각근)의 과도하게 사용하는 것은 안정성이 충분히 발달하기 전에 프레스 업(press-up)을 훈련 받은 선수들이나 가슴 근육을 강화 위한 저항 운동을 심하게 한 선수들에게 매우 흔한 일이다. 이러한 선수들의 어깨는 보통 살짝 안쪽으로 둥글게 말려있어 팔이 몸에 연결된 부분 앞쪽에 정상보다 더 깊은 홈이 있다는 인상을 준다.

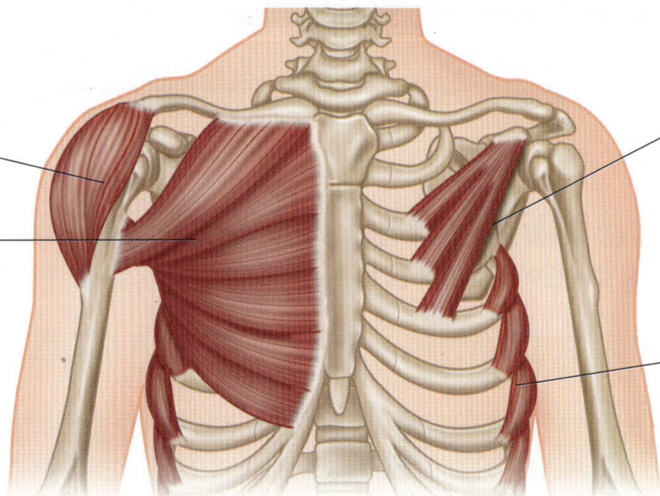

가슴과 전방 어깨근육들.

큰가슴근(대흉근)은 갈비뼈, 복장뼈(흉골)와 빗장뼈(쇄골) 중앙에 자리 잡고 있으며, 위팔뼈에 붙어 있다. 이것은 실제로 어깨뼈에 붙어있지 않기 때문에 어깨(견갑대, shoulder girdle)의 효과적인 주요 안정자(stabiliser)가 아니다. 전방 패턴 선수는 팔을 가슴 벽 전면에 고정시킴으로 어깨뼈를 우회하려고 하지만 어깨뼈 전체를 갈비뼈로부터 효과적으로 안전하게 하지는 못하며 어깨 구상관절의 생체역학이 달라진다.

전방 패턴 선수는 위팔뼈머리(상완골두)가 관절와 안에서 앞으로 당겨지는 경향이 있다. 이것은 일반적으로 미묘하게 조율된 근육 협동작용을 통해 방지된다. 어깨뼈가 제대로 위치하고 지지되는 경우, 위팔뼈머리에 돌림근띠 압박 효과는 접시오목(관절와) 안에 안전하게 유지된다. 위팔뼈머리가 앞으로 미끄러지도록 두면, 운동 축이 손실되고 어깨가 취약하게 된다.

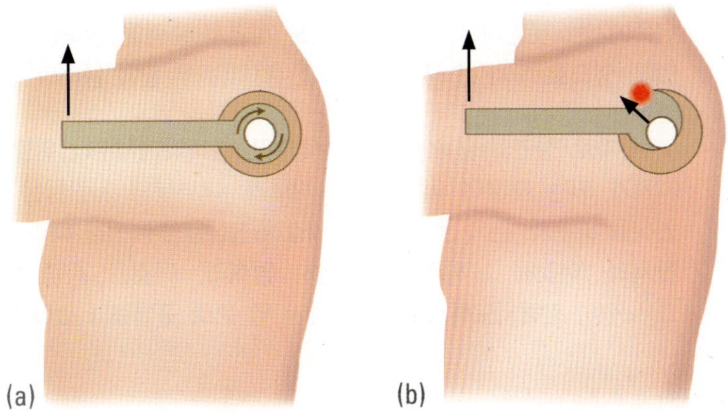

(a) 위팔뼈머리는 접시오목(관절와) 안에서 균형된 자세를 유지한다.
(b) 안정성을 잃고, 위팔뼈머리가 앞뒤로 이동하며, 어깨 앞쪽의 연부조직에 부담을 준다.

선수들은 만약 가슴 스트레칭 또는 강화 운동에 어깨 관절을 반복적으로 앞으로 밀어 내도록 하면 이 패턴을 하기 쉽게 된다. 벤치 프레스(bench press)와 펙덱 플라이(pec deck flyes) 및 벽을 이용한 한쪽 팔 가슴 스트레칭(single-arm chest stretches on the wall)과 같은 운동에서 선수들은 어깨의 앞을 열고 가슴을 확장하는 대신에 어깨관절을 앞으로 밀고, 팔이 뒤로 가는 것을 볼 수 있다. 이는 어깨 관절과 잠재적으로 힘줄(건) 스트레스의 기능이 불안정해질 수 있다.

훈련 정보

어깨 관절을 보호하기 위해 팔이 뒤로 이동되는 폄(신전)할 경우, 어깨 관절이 앞으로 밀리지 않는 자세에 있도록 하라. 팔이 가슴으로 연결되는 곳이 확장되고 열리며 길어지는 느낌에 초점을 두어라. 이것은 당신이 멀리 이동하지 않는 것처럼 느낄 수 있지만, 더 튼튼한 어깨와 강력한 지지로 발전할 수 있는 자세를 더욱 정확하게 할 수 있도록 할 것이다.

기억 노트

세계 수준의 스키선수는 스키의 회전 활강경기(slalom)에서 어깨 문제를 경험했다. 그녀는 상지 조절 영역에서 일관된 전방 패턴을 보였고, 팔을 그녀 앞으로 유지할 때 어깨 통증이 발생하였다. 이 선수는(뒷면 참조) 원(Circle)의 앞면과 뒷면 개념을 매우 빠르게 이해했다. 원들 사이에서 순조롭게 구부리고 펼 수 있었으며, 뒷 원이 어떻게 팔의 넓은 지지를 생성하는지를 느낄 수 있었다. 반면에 앞 원은 목에 수직으로 매달려 그녀의 어깨세모근(전삼각근)에 무리를 가했다.

이 개념의 아름다움은 특정 근육에 초점을 맞추려 하지 않고 어깨가 고정되도록 당기지도 않는다. 선수는 언제라도 그것을 활용할 수 있다는 느낌을 받기에 제대로 하는지에 대해 걱정할 필요가 없고, 일반 훈련 기간 동안에도 사용될 수 있다.

개인적인 연구: Front Circles and Back Circles (a Mind Game)

전방 패턴 선수의 뇌(anterior patterner's brain)는 상체의 앞쪽을 향해 편향되어 있고 상대적으로 뒤쪽에서는 둔감하다. 그러나 의식을 하면서 훈련을 한다면 고칠 수 있다. 시작하기 위해 진정할 필요가 있다. 앞으로 마치 큰 공을 들고 있는 것처럼 두 팔을 올려라.

첫째로 전면의 근육에 초점을 맞춘다. 손바닥에서부터 위팔두갈래근(상완이두근)을 지나 가슴 주변까지 지지가 되는 부분이 어딘지를 느껴보라. 대부분의 사람들은 자세를 잡았을 때 목이라고 느낀다. 이제 인식을 바꾸자. 손의 뒷면과 위팔세갈래근(상완삼두근)을 따라 뒤쪽 허리 중앙을 가로 질러 몸의 다른 쪽과 합쳐라. 이것을 느끼기 위해 잠시 멈춰라. 이것은 종종 허리가 조금 확장된 듯한 느낌일 것이다. 그 느낌이 강해지도록 두 원 사이에서 앞 뒤로 구부렸다 폈다를 해보라.

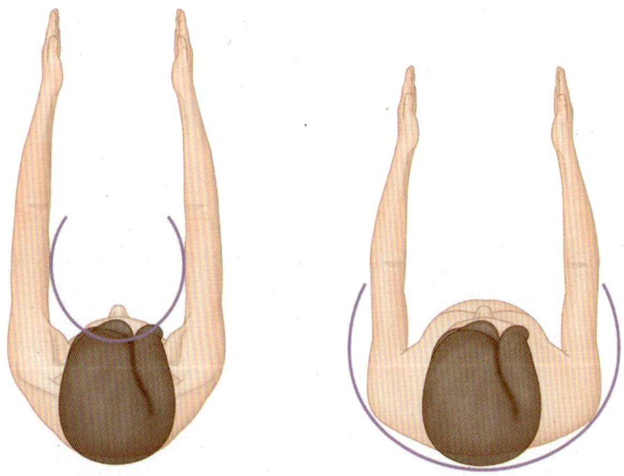

어깨뼈의 전방 기울임 (Forward Scapular Tilt)

이는 전방 패턴과 밀접한 관계에 있다. 상대적으로 작은가슴근(소흉근)은(94쪽 참조) 어깨뼈에 작게 부착되어 갈비뼈 상부와 연결되어 있다. 빗장뼈(쇄골)의 중간 부분을 찾아 그 지점 아래의 근육 조직을 손가락으로 누르면 작은가슴근을 찾을 수 있다. 작은가슴근은 꽤 부드럽다. 만약 작은가슴근이 어깨뼈 안정화를 위한 기본 전략인 경우에는 어깨뼈를 앞쪽으로 기울게 하고, 어깨뼈의 끝을 갈비뼈 뒤쪽에서 약간 올리도록 하는 경향이 생길 것이다. 따라서 어깨뼈는 가슴우리(흉곽)에 효과적으로 고정되지 않고 힘은 목, 상부 또는 가슴과 같은 골격의 다른 곳으로 이동 및 지지되어져야 한다.

뒤당김 패턴 (후인 패턴, Retraction Pattern)

이것은 보통 후천적으로 획득한 전략으로 선수들이 어깨를 뒤쪽이나 뒤쪽 아래로 유지하도록 배웠기 때문이다. 이 뒤당김 패턴(후인 패턴)은 가슴의 앞쪽을 열지만, 뒤쪽은 좁아지고 눌리게 되어 어깨뼈의 양 방향을 상대적으로 비기능적이고 생체 역학상 제대로 발휘되지 못하는 자세로 만든다. 많은 사람들이 어깨뼈를 척추 쪽으로 누르는 자세로 고정되는데, 만약 긴장을 풀면 굽은 어깨가 될 것을 두려워하기 때문이다. 만약 많은 트레이너들이 어깨가 앞으로 당겨지면 뒤로 당기는 것을 해법이라고 가르친다. 이것은 단지 어깨의 기능뿐만 아니라, 몸통 회전을 감소시키는 것과 덜 자연스러운 팔 회전과 관련이 있고, 효율성에 영향을 미친다.

훈련 정보

어깨가 앞으로 너무 나오거나 뒤로 고정되었든 아니든 실제 목적은 가슴의 앞면과 뒷면의 길이와 모양이 유사하도록 느끼게 하는 것이다. 성공적으로 이 작업을 수행하려면 머리의 상단을 통해 부드럽게 척추를 늘이고 체중이 발의 중앙으로 떨어지는 듯한 느낌의 균형 포인트를 찾는 것이다. 이것은 어깨를 위한 자세 기반을 만들고, 몸의 앞이 짧은지 아니면 상체 뒷면이 짧은지 아니면 몸통의 모양이 한쪽은 오목하고, 다른 한쪽은 볼록한지를 알 수 있도록 한다. 그것은 일반적으로 어깨를 다시 움직일 수 있는 자세로 미는데 작은 수정만 필요하고, 몸을 긴장시키는 자극은 없어야 한다.

전신의 접근 (A Whole-Body Approach)

개인적인 연구

허리를 구부리고 앉아 정면을 보라. 팔을 들 수 있는 만큼 높이 들어라. 이번엔 몸을 일으켜 편안하게 선 자세가 되도록 하라, 팔을 다시 들어보아라. 당신이 할 수 있는 운동 범위에 차이가 나는 것을 발견했는가? 당신의 몸통의 위치가 팔의 움직임에 영향을 끼치고 있다.

자세, 몸통 안정성과 어깨뼈의 안정성은 직접 관련이 있다. 척추가 꼬꾸라져 있는 자세와 전방 머리 자세는 어깨 생체 역학을 변경하고 오버 헤드 팔의 움직임을 어렵게 한다. 이러한 결핍을 가진 선수들은 팔에 힘을 줄 때나 몸의 균형을 맞출 때 어깨를 위 또는 앞으로 당김으로써 반응한다. 이러한 선수들은 긴장되어 보이며, 움직임의 능숙도는 보통 떨어지고 몸통이 풀린 것처럼 보인다. 즉, 어깨를 내리라고 말하는 것은 도움이 되지 않는다.

테니스 서브와 같은 폭발적인 힘 생산을 위해서 움직임은 다리와 골반에서 시작하여 몸통과 어깨를 지나 팔과 손으로 들어가는 웨이브를 그리며 밑바닥에서 끝까지 이동해야 한다. 선수들은 CLA 조절 부족이나 적절하게 골반 주위 또는 몸통을 회전 할 수 없는 경우, 힘 생산 부족을 보상하기 위해 자신의 어깨의 근육을 과도하게 사용하게 된다. 만약 선수의 골반 또는 몸통 안정성이 약한 경우, 잘못된 부위에 힘을 보내는 그 상지 조절 영역의 전략을 사용할 가능성이 높다.

일부 선수 정확한 활성화 패턴을 가지고 있지만, 필요한 기간 동안 이를 유지하기에 충분한 근 지구력이 부족하다. 안정화 근육들의 피로와 같이 다른 근육이 어깨의 위치를 유지하기 위해 활동하게 된다. 사격과 양궁 등의 스포츠에서 상대적으로 지속적인 자세를 유지하는데 필요한 선수는 이 문제에 민감하다; 그러나 카약 등과 같은 스포츠에서는 순수한 움직임의 반복을 통해 동일한 효과를 유발할 수 있다.

마찬가지로 선수의 정확한 패턴은 부하의 특정 수준까지 사용할 수 있지만, 그것이 초과되는 경우, 다른 근육 패턴이 대응하기 위해 나타난다. 부하의 증가는 실제의 무게가 올라가는 것일 수도 있고, 또는 속도와 움직임이 관련된 복잡성일 수도 있다. 따라서 운동선수의 훈련 양이나 또는 강도를 높이는 것은 단순히 주어진 강도로 동작을 반복하기 보다는 훈련(drill)이나 운동을 통해 선수들의 전반적인 운동 패턴의 질을 높이는 것을 고려해야 한다. 그렇지 않은 경우, 개선은 결국 정체기에 이르거나, 선수는 부상을 입을 것이다.

과부하는 대처 전략을 유발하고, 결국 운동장애로 나타날 수 있다. 부하는 최적의 패턴으로 운동을 수행할 수 있는 능력과 정확히 매치되어야 하는데 특히 아동이나 청소년들에게 그렇다. 이는 청소년기에 특히 중요하다. 급성장하면서 젊은 선수가 척추와 어깨뼈에서 고유수용성 피드백을 잃는 것은 드문 일은 아니다. 부하 시간이 증가되면, 이 손상은 상지 조절 영역 관리 및 중심 조절 영역과의 통합이 손실될 수 있다.

상지 조절 영역의 무결성(integrity) 및 기능은 신체의 나머지 부분과의 통합에 따라 크게 좌우된다. 몸통을 수행하고 중심세로축(CLA)을 만들고, 몸에서 힘을 공유할 수 있는 중심 조절 영역 없이 할 수 있는 골반 지지 플랫폼이 없으면, 상지 조절 영역은 생체 역학적으로 유리한 위치를 유지할 수 없다.

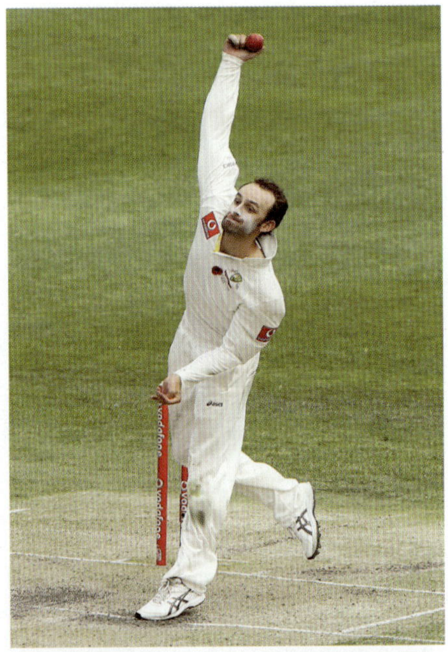

우리가 이전에 검사 한 예는 다음과 같다 :

- 어깨 주위의 힘을 감소하는데 중심세로축(CLA)의 중요성
- 부적절한 골반 지지와 후방 경사 근막 슬링이 어깨에 주는 효과
- 근막 지원 접근의 중요성
- 운동 면의 관련성

여기서 보여지듯, 크리켓 투수의 어깨는 최적의 성능을 위해 자신의 중심 및 하지 조절 영역과 통합해야 한다. 조정된 전방 사슬 없이는, 자신의 높은 힘을 큰 면적에 걸쳐 공유할 수 없으며, 어깨는 반복되는 관절 압력에 의해 취약하게 된다.

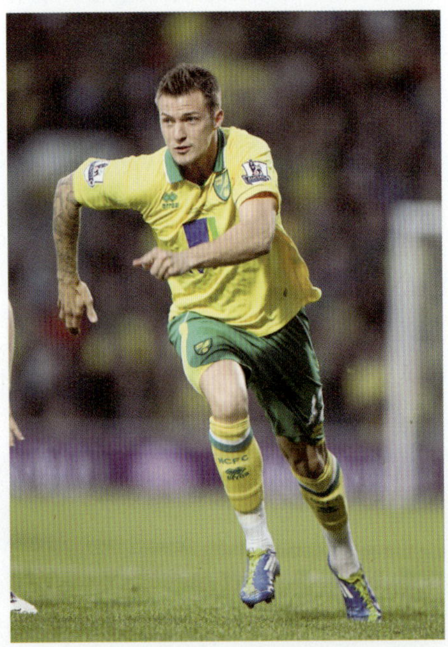

등부(흉부)의 가동성은 정상적인 어깨 기능을 위해 필수적이다. 이 예에서, 축구선수는 앞으로 추진할 때 등부(흉부)를 오른쪽으로 회전하는데 실패한 것이다. 그가 가슴우리를 회전시키면 오른쪽 어깨의 앞면을 열어 몸통에서 골반까지 대각선으로 효과적인 근막 연결을 만들 것이다. 대신 오른쪽 어깨를 안쪽돌림했고, 접시오목에서 앞으로 이동시키면서 연결을 끊어, 관절에 무리를 주어 힘을 전달하는데 비효율적이다.

기억 노트

17세 테니스 선수는 전국 주니어 테니스 아카데미에 합류했다. 비록 그녀가 괄목할 만한 결과를 달성했지만, 서브와 스트로크는 기술적으로 불량했다. 그녀의 어깨는 불안정한 상태였고, "제자리에 있지 않고 어깨가 빠진 듯하다"라고 말했으며, 불안정한 갈비뼈 때문에 통증을 호소해 게임과 훈련을 중단하였다.

경기 분석을 통해 강력하게 샷을 치기 위한 동작 시 브레싱 위치(bracing position)에서 어깨가 올라가고 앞으로 당겨지는 것을 발견했다. 그녀는 몸통 근육의 약한 결합과, 불량한 몸통과 골반 회전을 보여주었고, 골반 조절도 불충분했다.

여기에서 고려해야 할 몇 가지 기전이 있다. 그녀는 골반과 몸통에 힘을 낼 견고한 기초가 없어 브레스 어깨자세(baced shoulder posture)를 썼고, 이는 강한 전면 근육의 수축을 이용해 팔에 어느 정도의 안정성을 제공하였다. 이것은 불행히도 부작용이 있다. 어깨를 올린 채로 사용한다면 몸통에서 어깨를 분리하여 하지 조절 영역과 중심 조절 영역에서 생성하고 전달할 수 있는 힘의 양을 제한한다.

위팔뼈머리(상완골두)가 앞쪽에 위치하여, 선수가 안전하고 효과적인 서브를 하기 위해 필요한 어깨 회전을 하는 것이 불가능했다. 효과적이고 안전한 서브를 위해 어깨 회전이 요구된다. 효과적인 서브를 위해, 어깨는 유지점(consistent point) 주변의 바깥쪽에서 안쪽으로 빠르게 움직여야 하지만, 회전축 안전성이 없으면 위팔뼈머리가 접시오목으로 움직일 것이다. 이 선수가 서브를 향상시키기 위해서는 큰 부상의 위험에 처할 수 밖에 없었다.

다음 치료 프로그램 고안되었다 :

1. 몸통 중심과 골반의 안정성을 개선하여 어깨에 힘을 줄 수 있는 움직임을 위한 단단한 기초를 제공한다.
2. 올바른 활성 패턴을 경험할 수 있도록 균형 잡기가 어렵지 않는 자세에서 어깨뼈 안정화 훈련을 시작하라.
3. 어깨뼈의 조절이 향상되면, 어깨 관절의 회전축에 대한 인식을 훈련하기 시작하라.
   이것은 돌림근띠 근육의 활성화와 동시에 수행되어야 한다.
4. 점차적으로 균형과 안정성 훈련의 강도를 증가시켜, 선수가 어깨 브레싱 자세에 익숙해지지 않도록 해야 한다.
5. 전체 시스템을 강화하는 동시에 코트에서 몸통과 골반의 회전의 움직임이 일어나야 한다.

중요점

- 팔, 어깨 관절과 상지 몸통의 건강과 수행력은 선수의 자세, 조절과 움직임의 조화에 달려 있다.
- 힘은 상지에서부터 큰 표면 영역에 걸쳐 분산되어야 한다.
- 돌림근띠의 건강은 어깨뼈(견갑골)의 조절에 의존하기에, 팔에 대한 저항 훈련을 시행하기 전에 확실히 자리잡아야 한다.

단원 요약 (Chapter Summary)

- 근육들은 가지고 있는 특성에 따라 분류될 수 있지만, 이는 중복되고 더 많은 연구가 진행될수록 그 분류에 대한 우리의 이해는 계속 진화될 것이다.
- 우리 근육들의 행동과 패턴 내에서의 관계 문제는 운동선수의 움직임을 이해하는 데 도움을 준다. 만약 움직임이 능통하지 않다거나 손상이 발생할 경우, 문제의 원인이 될 수 있는 패턴을 식별하는 데 도움이 된다.
- 불량한 패턴은 대개 근육 분류 사이의 타이밍 조정 문제의 결과이다. 습관적으로 활동이 부진한 근육들은 패턴이 효과적으로 작용되도록 활성화되어야 한다.
- 힘 관리 전략에 핵심의 이해는 기술적인 문제와 부상의 형태의 설명을 확실하게 할 수 있게 도와준다.
- 안정성의 해부학을 이해하는 것은 움직임을 평가하기 시작하는 기초를 제공한다. 5장에서 조사해 볼 것이다.

4장 효율적인 운동을 위한 중요 개념

/ Key Concepts for Efficient Movement

자세

호흡

복부의 낮은 스트레스

리스닝 발(발 감각 운동)

편안한 얼굴

간편한 조절

순간의 경쟁

큰 변화는 오래된 습관에서 벗어나고 편안하며, 수용적인 시작점을 만드는 간단한 활동으로부터 나타난다. 근본적인 JEMS는 당신의 신경학적 몸에 대해 이 장에서 소개한다. 철사접합은 거의 모든 근육과 관절에 영향을 미치고 생기를 불어 넣으므로 훈련과 연습으로 뛰기 전에, 시간을 내어 당신의 몸을 자리잡게 하고 연결시켜라. 유창성과 효율성은 여기에서 시작한다.

자세 (Posture)

자세는 효율적인 움직임을 하기 위해 중요하지만 자주 오해한다. 우리는 종종 자세가 마치 두 개의 극성 가운데 서만 선택해야 하는 것처럼 좋은지 나쁜지에 대해 이야기 하지만 사실 그렇지 않다. 우리 모두는 우리의 활동에 따라 상대적 몸의 위치의 스펙트럼을 통해 계속 변화한다.

이론적으로, 자세는 당신이 움직이고 있든지 정적이든지 동적 경험이다. 오래전에, 우리는 동적자세와 정적 자세에 대해 이야기했다. 그러나 이것은 그것 자체가 기만하는 것이다. 가만히 서 있고 호흡할 때 조차, 몸은 세밀한 방법으로 당신의 균형을 유지하고 최소한의 노력으로 조절하면서 활동하고 움직인다. 이러한 세밀한 자동조정을 허용할 때, 몸은 당신이 가만히 서서 균형을 느끼는 자연스러운 자세파동을 받아들인다. 몸은 매우 짧은 순간을 제외하고 사실 전혀 정적이지 않으며 신체적 수행능력의 손실과 강직을 만드는 근육의 활성화 경향을 통한 동작을 방지하기 위해 적극적으로 노력하고 있다.

정적 자세 대신에, 활동적인 고요로 생각하는 것이 더 정확하다. 안정된 플랫폼은 운동선수가 그들의 발을 통해 발위 중심에 균형점을 두고 땅에 연결을 느낄 때 만들어진다. 그리고 제한 없이 숨을 쉴 수 있다.

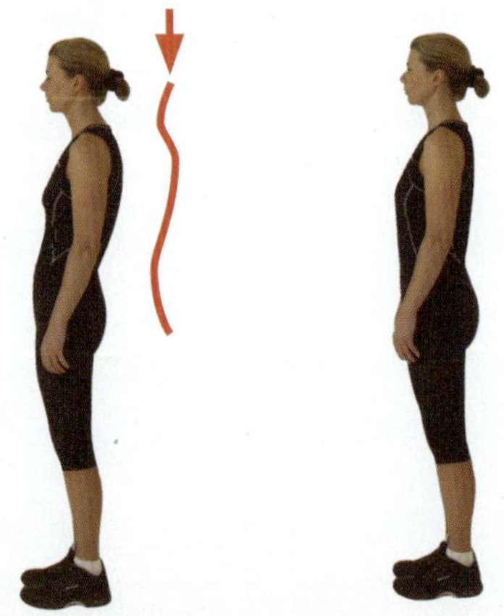

(a) 압축에 의한 구부러짐(휘어짐)
(b) 신장에 의한 정렬의 회복

이론적으로, 효율적인 자세는 단지 평온하게 서 있을 때 조차 잠기거나 고정된 곳이 없는 것이다. 당신은 간단하고 자신감에 차서 중력에 대항해 당신 자신을 지원하고, 몸 구조는 가장 효과적인 관계에서 몸 구조에 최소한의 스트레스로 이동하며 상호작용을 할 수 있다. 효과적인 자세는 균형잡힌 동작을 위해 중심축을 설정하는데 도움을 줘 움직임을 보다 쉽게 만들 수 있어야 한다.

전통적인 자세관점의 하나는 순수한 수직 신체 정렬 중 하나이다. 우리는 이러한 정렬을 달성하기 위해 "똑바로 서서, 고개를 들고, 어깨를 펴고, 배를 집어 넣어라"라고 말했다. 그러나 라인으로 모든 신체 부위를 가져오고 완벽한 위치에 유지하려는 노력 측면에서 비용이 많이 든다. 노력이 증가하면 근육의 긴장도 증가하고 모든 것이 단단히 붙잡고 있을 때 자유롭게 이동하기 어렵게 된다. 동작 속에서 이 위치를 옮기는 것은 어렵다. - 당신은 가만히 서 있을 때 이 위치가 어디인지 안다. 그러나 어깨와 척추가 자신의 위치 관계를 변경해야 할 때 어떻게 스포츠 움직임과 관련이 있는가?

노력의 효과는 똑바로 앉거나 서라고 지시를 받은 젊은 선수들에서 쉽게 볼 수 있다. 그들은 신체 뒤근육들의 긴장 증가에 의해 자세를 바로 하려고 하는데 그들은 쉽게 움직일 수 없거나 쉽게 피로해진다. 그래서 원래의 자세로 무너지게 된다. 그들은 보다 편안하고 효율적인 움직임을 하려할 때 바로 잡고 무너지며 중심축을 달성하는데 실패하는 주기를 거치게 된다. 감각은 이러한 젊은 선수들이 시합하는데 중요한 역할을 한다.

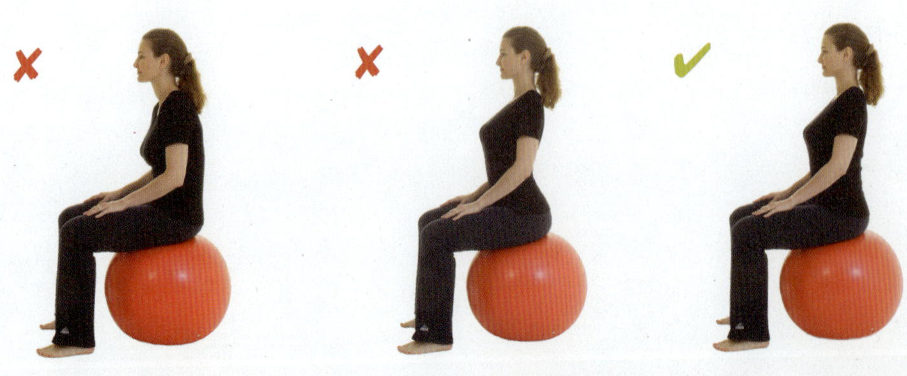

감각, 긴장도 그리고 자세 (Sensation, Tone and Posture)

자세는 감각과 밀접하게 연결되어 있고, 이것은 우리가 신경계에 접근할 수 있는 열쇠가 된다. 우리 모두는 휴식 시 일정량의 근육활동을 갖고 있고, 이것을 긴장 또는 장력이라고 불린다. 이것은 우리에게 신체적, 심리적 그리고 정서적으로 일어나고 있는 어떤 일에 대한 반응이 달라질 수 있고, 자세에 극적인 효과를 미칠 수 있다. 우리 중 몇몇은 긴장을 너무 많이 하고 스스로를 옭아맨다. 다른 사람은 긴장이 중력에 대항하기에 너무 적어 어려움을 겪는다.

어린이와 청소년은 좋은 예이다. 많은 사람들이 낮은 긴장으로 활동하지 않고 심지어 축 처져 있다. 그들의 움직임은 훈련기간의 초기에 역동적이지 않고 부정확하며, 그들은 자주 알림에도 불구하고 일정기간 똑바른 자세를 유지할 수 없다. 이 프레젠테이션은 빠르게 긴장을 올리는 활동과 함께 극복할 수 있으며, 이것은 몸안에 감각 입력을 증가시키는 것을 포함한다. 그들은 변화 없이 공 튀기기를 할 수 있다: 그들의 팔과 다리를 그들의 손과 함께 위, 아래로 율동적으로 때리면서; 몸 전체 구석구석까지 진동이 이동할 수 있도록 그들의 사지를 강하게 흔들어라; 그리고 날카롭고, 빠른 발놀림, 특히 몸의 중심선을 가로지르는 패턴 연습을 하라; 이 모든 것이 감각참여의 예이다. 워밍업이 중요하다: 잘 계획되고 정확하게 실행되는 좋은 워밍업은 시즌 동안 알아볼 수 없을 정도로 수행력을 향상시킬 것이다.

비록 모순된 것처럼 보일지라도 지나치게 긴장한 선수는 유사한 접근방식이 도움이 될 것이다. 핵심은 감각입력이다.- 몸이 그 자체를 감지할 수 있다면, 그것이 너무 높거나 너무 낮을 지라도 장력을 재조정할 수 있다. 강력한 입력은 한 번의 활동이 완료되면 이완되고 준비된 몸을 남겨 이완반응을 만들어낸다.

훈련 정보

수년간 많은 선수들이 이 기술을 사용했다. 나는 헬스크럽에서 사전활성화 목적으로 긴장 교정 작업이 사용될 때 긍정적인 효과를 발견했다. 일화로, 앉거나 서서 공 튀기기 같은 긴장 교정 작업은 남자와 여자선수 모두에서 파워 크린(Power clean)과 스쿼트(Squat)에서처럼 무게를 들어올리는 작업(역도)에서 힘의 출력 증가를 보였다.

네 가지 잠금 (The Four Locks)

낮은 긴장으로 축소하는 것은 운동경기 수행력에 도움이 되지 않는다. 또한 그 반대도 척추에 너무 많은 장력을 만들기 때문에 역시 도움이 되지 않는다. 두 방법 모두 몸의 단축을 일으킨다. 그리고 우리가 배우고 있는 바와 같이, 압박은 수행력의 적이다. 운동선수들은 4가지 주요영역에 초점을 맞춘 신장 패턴을 통해 그들 몸에서 힘의 전달을 적극적으로 차단할 수 있다. 각각의 경우에, 자세의 기능장애는 동작을 안정화시키고 조절하려고 할 때와 관련이 있다. 위쪽 잠금은 목의 맨 위에서 일어난다고 할 때 포케친(poke chin, 턱이 앞으로 나온 자세) 자세로 알려진 단축으로 목의 뒤쪽으로 나타난다. 이 잠금은 몸을 통한 신경학적 자세의 소통을 차단하고 직접적으로 심부 복부를 안정시키는 것을 끊을 수 있다. 이것은 또한 골반까지 척추자세에 영향을 미친다. 이를 테면, 큰볼기근 같은 골반근육의 수행력에 영향을 미칠 수 있다.

두 번째 잠금은 어깨뼈 잠금이다. 선수들이 오그린 어깨 자세를 피하기 위한 시도로 필요이상으로 단단히 어깨를 뒤쪽으로 유지하려고 할 때 만들어진다. 세 번째 잠금장치는 갈비뼈 잠금이다. 이는 정면에서 위쪽으로 가슴을 기울이고 대략 9번째에서 11번째 등뼈 사이에서 고정된 긴장 부위를 만든다. 이것은 일반적으로 "똑바로 서는" 노력에 대한 반응이다. 이러한 두 가지 잠금은 몸통의 역회전을 방해해서 몸통의 상부와 하부를 분리하고 따라서 몸통을 통한 힘의 흐름을 차단한다. 이는 큰 표면적을 통하여 힘의 공유가 감소하고 효율도 줄어들게 된다. 가슴 뒤쪽에서 압박작용 또한 가슴의 호흡작용을 방해한다. 운동선수가 폐의 대부분을 아래쪽으로 접근하고 뒤쪽으로 확장하는 것을 어렵게 만든다.

네 번째는 아래쪽 잠금으로 엉치뼈와 허리뼈의 접합점에서 일어난다. 이것은 골반의 앞쪽기울기처럼 보이고 뒤쪽 폄근이 다리의 힘에 대항하여 허리뼈와 배근의 안정화에서 주요한 역할을 수행하는 상황을 만든다. 이 잠금은 아래쪽 배근과 엉덩근을 억제한다.

예를 들어, 육상선수는 그 어깨를 뒤쪽으로 고정(어깨뼈 잠금)하고, 척추의 폄(아래쪽 잠금)을 만든다. 그리고 차례로 엉덩이를 뒤쪽으로 민다. 움직임의 자극은 앞쪽으로 나아가야 한다. 아직 그들 스스로의 저항을 통해 그들이 달리는 것처럼 보여도, 운동 자극은 앞으로 나아가야 한다. 이러한 운동선수들이 달릴 때 아래에 설명된 지시대로 풍선을 사용하여 척추가 이완되고 늘어나도록 장려되어야만 한다. 이것은 중심세로축(CLA)과 정상회전능력을 회복하고, 보다 효율적인 근막관계를 설정한다.

이 책 전반에 걸쳐 4가지 잠금에 대처하기 위해 능동적으로 여는 것과 척추를 늘리는 것, 그리고 보다 효과적으로 자세 조절을 촉진하는 자세와 운동 수행력의 단서에 초첨을 맞추고 있다.

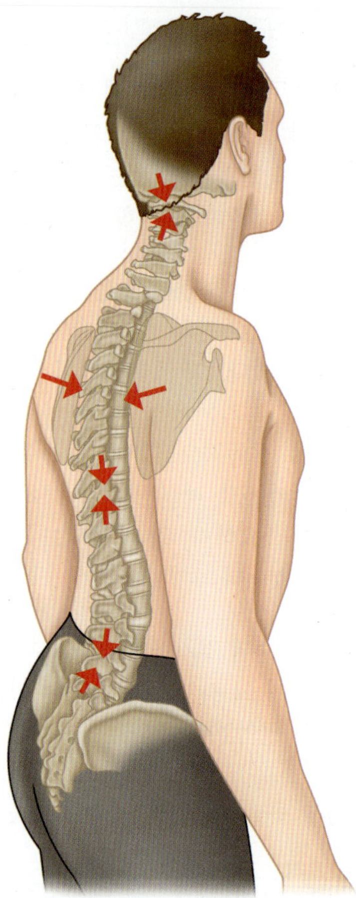

당신이 함께 살 수 있는 자세를 찾는 것 (Finding a Posture You Can Live With)

좋은 소식은 뼈대정렬모델이 완전히 정확하지는 않지만 매력적으로 단순하다는 것이다. 자세는 당신의 뼈대에 대한 것만은 아니다: 신경계는 강력하게 자세에 영향을 미쳐 적은 노력으로 보다 효율적으로 일하는 것을 가능하게 만든다. 중력이 우리 몸을 아래로 눌러 일부는 앞으로 구부리고 일부는 뒤로 구부릴 수 있다. 이러한 부분을 선 안으로 돌아가게 당기려고 노력하는 것은 증상이 아닌 문제의 원인을 해결하는 것이다. 아마도 우리는 압박에 견뎌내는 간단한 학습에 의해 사물의 근원에 도달할 수 있다. 우리는 어떻게 해야 하나? 자세를 자극하기 위해서 중력에 저항하는 신경반사와 감각 되먹임을 사용하여 빠르고 쉽게 할 수 있다. 시각화와 형상화는 여기에 유용하다. 자세개선은 힘든 일에 관한 것이 아니라, 새로운 감각 인식에 관한 것이다. 편안하게 서 있는 것은 대부분 구부정한 자세이다.

당신의 정수리 뒤쪽에 매우 큰 헬륨 풍선이 줄로 부착된 순간을 상상해 본다.(색상을 제공하므로 실제 당신 자신을 위해 해낸다.) 헬륨이 올라가면서 풍선의 역할은 머리의 무게를 몸에서 떨어져 부드럽게 들어 올리는 것이다. 이것은 중력의 압축으로부터 척추를 풀어준다. 당신의 몸을 힘들이지 않고 압축을 줄이고 길게 할 수 있다. 당신의 머리 무게가 해제되었기 때문에 마음을 놓을 수 있다.

이제 너의 풍선을 끊겠다. 어떻게 중력의 영향을 받아 무너지는지 느껴보라. 당신의 어깨위치를 기억해 두라. 다시 풍선을 켜면 당신은 가슴이 열리는 것과 어깨가 펴지는 것을 발견할 것이다. 이것은 당신이 어깨를 뒤로 당기는 것에 대해 생각하지 않아도 일어난다. 다시 풍선을 끄고 당신의 손을 아랫배에 놓아보라. 당신의 배가 안쪽으로 어쩌면 위쪽으로 움직이는 것을 발견할 것이다. 당신은 그것에 대해 생각할 필요 없이 몸통을 안정시키는 것을 활성화하고 있다.

당신은 영리하게 반사적 자극에 의해 이 모든 것을 달성했다. 이것은 머리 위치에 의해 일어났다. 우리 대부분은 머리를 약간 뒤로 회전하고 다닌다. 열기구는 목 뒤쪽 압축을 감소시키고 깊은 자세 근육을 작동시키는 것을 도와 머리를 부드럽게 약간 앞으로 회전하게 돕는다.

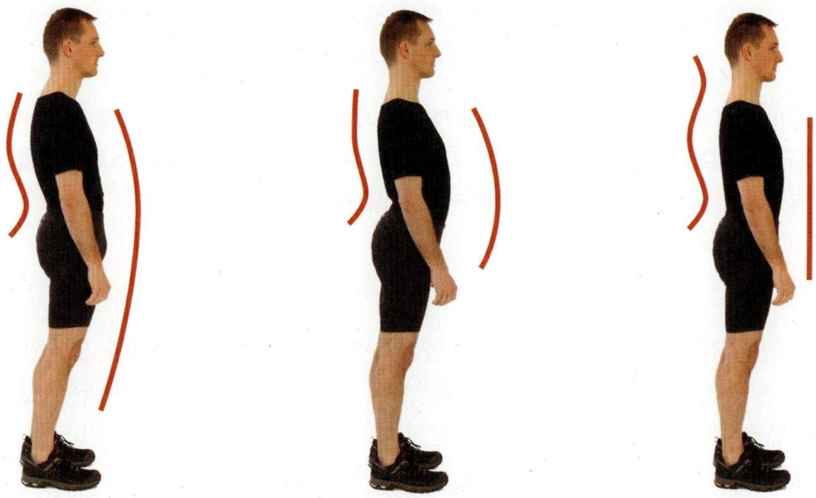

4-4. a) 중력에 대항해 구부림, b) 과도한 긴장, c) 열기구로 편안한 신장.

이제 우리는 **셀프캐리지**의 개념을 이용해서 자세를 바꿀 수 있다. 어떤 사람들은 위쪽으로 긴장 외에 어떤 것도 자세에 대해 생각하지 못하지만 셀프캐리지는 뜨는 접근법이다. 당신 자신을 가볍게 들고 있는 것이 어떤 것인지 느껴보라.

수영, 철인 삼종 경기, 가라데, 카약, 역도, 바이애슬론, 축구, 육상, 테니스, 골프, 체조 등 다양한 운동선수는 모두 풍선원리를 적용하고, 그 움직임을 여는 것을 발견하여, 균형 잡히고, 편안하며, 역동적인 움직임의 기초를 제공한다. 당신이 어떤 위치에 있는지는 중요하지 않다: 한 번이라도 당신이 머리 위치에 의해 적은 노력으로 정렬을 일으키는 감각을 익힌다면, 당신은 어떤 상황에서도 적용할 수 있다.

기억 노트 : 운동 기능장애 (Movement Dysfunction)

긴 점퍼를 입은 여성이 심각한 정강이 통증으로 오랜 역사를 가진 병원에 내원했다. 그녀는 수술을 포함하여 상당한 치료를 받았지만, 통증의 증가 없이 달릴 수 없었다.

이 운동선수의 자연스러운 자세는 비효율적인 달리기를 만들었고, 걷는 스타일은 아랫다리의 앞쪽 근육의 과도한 사용을 야기했다.(빨리 달리기 위한 노력으로), 그녀는 어깨를 뒤로 내팽겨쳐 두고 턱을 들고, 엉덩이는 뒤쪽으로 빠지고, 등은 구부리고, 엉덩이 근육을 효과적으로 사용할 수 없게 만들었다. 이것은 선수가 몸을 이동하려 할 때 그녀의 엉덩이의 강력한 둔부 근육과 함께 발을 지나쳐 자신을 밀기보다는 발을 지나쳐 자신을 끌어오려고 시도할 때처럼 정강이 주변의 작은 근육의 과도한 사용을 강요했다.

풍선자세 자극을 사용하여, 운동선수는 목 뒤쪽을 늘어나게 할 수 있었다. 어깨를 편안하게 하고 엉덩이를 몸통 아래로 가져왔다. 이 위치는 처음에 이상하게 느껴진다. 그녀는 약간 뒤쪽으로 구부러진 자세가 실제 똑바른 자세라는 생각에 익숙해 한다. 마음에 풍선 자극을 유지하고, 단순히 자세를 유지하도록 요청받았고 움직임을 시작하기 위해 전족부로 굴리게 했다. 그녀의 움직임 패턴에 즉각적인 변화가 있었다. 그녀의 보폭과 앞쪽으로 추진력이 증가하였고, 그녀는 장딴지부터 엉덩이까지 다리 뒤쪽의 근육을 느낄 수 있었으며, 각각의 보폭에서 그녀를 앞쪽으로 밀었다.

운동 코치가 그녀의 달리는 스타일에 기술적인 문제를 확인하였지만, 그것을 바꿀 수는 없었고, 그 스타일은 결국 손상으로 이어졌다. 간단한 자세 자극은 선수가 움직임에 스트레스를 덜 받고 보다 효율적으로 발전하는데 필요한 근육에 접근하는 것을 할 수 있게 한다.

풍선에 문제가 있는가? 가끔 발생한다. 당신은 몸의 위쪽 절반이 들어 올려질 수 있지만 아래쪽 절반으로부터 분리된다. 전면에서 당신의 갈비뼈 위쪽 끝과 반대방향의 골반 끝에서 척추의 만곡이 깊게 나타난다. 이것은 효과적으로 몸의 뒤쪽에서는 짧게 하고 앞쪽에서는 길게 하는 것이다. 만약 의심된다면 당신은 이것을 할 수 있다. 당신의 가슴에 손가락 앞쪽, 엄지손가락은 뒤쪽으로 손을 위치시킨다.

당신이 풍선자세 자극을 수행할 때 손가락은 위쪽을 그리고 엄지손가락은 아래쪽을 가르키지 않는지 확인하라. 이러한 경우, 손 높이와 같도록 가슴의 전면을 편안하게 하여 다시 내려 놓아라. 손가락이 위쪽을 가리키도록 다시 기울인다. 가슴 전체가 앞쪽은 위로 뒤쪽은 아래로 회전하는 것을 느꼈는가? 다시 손의 높이와 같아질 때까지 앞쪽을 편안하게 내려놓고, 가슴이 척추에 평행하고 균형 잡히게 앉아있는 것을 상상하라.

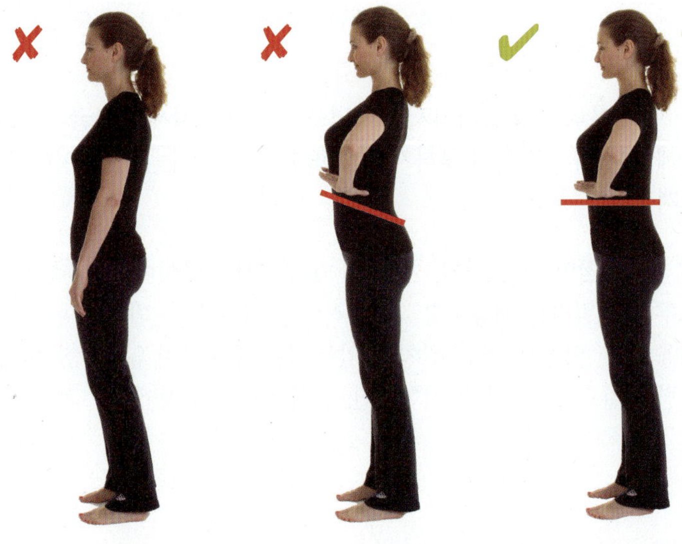

대안으로 시각화를 시도하라: 당신의 척추가 자전거의 내부 튜브처럼 긴 밀봉된 고무 튜브라고 상상한다. 그 튜브는 꼬리뼈에서부터 머리까지 달린다. 이제 튜브에 바닥에서부터 꼭대기까지 계속해서 공기를 채워넣는 것을 상상하라. 무슨일이 일어났는가? 대부분의 사람들은 내부 튜브가 팽창함에 따라 가슴과 골반이 라인으로 돌아오고, 이러한 일이 일어날 때 목 뒤쪽이 편안하고 척추가 꼬리뼈까지 길어지는 것을 느끼게 된다. 만약 열기구보다 더 당신에게 이 상상이 잘 된다면 당신은 이동하면서도 사용하라.

자세는 당신의 몸에 관한 것만은 아니다. (Posture is Not Just About Your Body)

비록 근육패턴과 자세에 영향을 주는 중력에 반응하는 방식일지라도, 고려하는 유일한 요인은 아니다. 당신은 당신의 자세와의 소통을 얼마나 실행했는가? 사람들의 자세가 이러한 서술처럼 보이는지 잠시 상상해보라: "피곤해" (나에게 너무 많은 것을 요구하지 마): "나는 지금 자신이 없다."(나는 주의를 끌면 안 되니까 나 자신을 좀 더 작게 만들 수 있다.): 또는 "언젠가 내가 열심히 노력하면 승자가 될 수 있다"(하지만 난 아직 어떤 결과도 없고 누군가 내가 잘난 체한다고 생각하는 것을 원치 않는다.)

당신의 생각, 태도 그리고 분위기가 당신의 자세에 깊이 영향을 미칠 수 있다. 자세는 당신이 누군인지 세상에 알릴 수 있는 방법 중 하나이다. 당신이 말하고 입고 싶은 것을 결정하라.

중요 개념

더 나은 자세가 변형되어서는 안 된다. 당신의 몸은 관절의 압력을 줄이고 자유롭게 이동하기 위해 가볍게 할 수 있다. 이상적인 중립자세는 반복할 수 있고 지속가능하게 편안해야 한다. 효율적인 자세는 움직임의 기초이다: 당신의 노력은 단지 중력에 대항하여 스스로를 유지하려고만 하지 말고 스포츠 활동을 향해야 한다.

각각의 운동의 출발점으로서 셀프캐리지를 가볍게, 힘들이지 말고 사용하라.

호흡 (Breathing)

호흡은 자세와 안정성 모두에 밀접한 관련이 있다. 2장에서 설명하고 있는 바와 같이, 가로막, 배가로근(TrA), 골반저 근육과 뭇갈래근이 모두 함께 몸통의 1차 안정성을 제공한다. 나쁜 자세는 가슴을 압축하여 호흡패턴을 변화시킬 수 있고 가로막과 배가로근의 활동을 바꿔 몸통의 안정성에 영향을 미친다. 비효율적인 몸통조절 전략은 갈비뼈 동작을 억제하여 큰 근육의 보충으로 인해 호흡패턴을 변화시킬 수 있고 이러한 비정상적인 근육 활동은 자세를 변형시킬 수 있다. 좋지 않은 호흡 패턴은 이러한 패턴을 유지하게 하고 변화를 어렵게 만들 수 있다. 자세, 호흡 또는 안정성이 개선되기 위해서는 세 가지 모두가 고려되어야만 한다.

우리 모두가 숨을 쉴 수 있지만, 우리는 반드시 동일한 방법으로 하지는 않고, 몇몇의 호흡패턴은 다른 사람들보다 더 효과적이다. 놀랄만한 숫자의 운동선수가 차선의 호흡팬턴을 가지고 있으며, 테스트 시 이러한 선수들은 과호흡증후군 증상 또는 정적 및 동적 상황 사이에 수행력의 차이로 자주 관련된 안정성과 균형 문제를 나타낸다. 효과적인 호흡 패턴 없이, 안정성 훈련에서 최상의 결과를 나타낼 수 없다.

호흡할 때 일반적으로, 아래쪽 갈비뼈는 바깥쪽과 위쪽 방향으로 확장한다. 그러나, 만약 운동선수가 좋지 않은 몸통 안정성을 가졌다면, 배바깥빗근을 안정장치처럼 사용하여 그들 자신을 지원하도록 시도할 수 있다. 이런 경우, 빗근이 갈비뼈를 아래와 안으로 당기게 되어 아래쪽 갈비뼈가 위쪽과 바깥쪽으로 확장하는게 어렵다. 운동선수는 다른 호흡방법을 찾아야 하고, 대신 가장 유력한 전략은 상부 가슴으로 호흡하는 것이다. 생리학적 효율성은 하엽과 비교하여 가스교환을 위해 상대적으로 작은 표면적을 가진 폐의 상엽에서 해결한다.

이 호흡패턴을 가진 운동선수는 아래쪽 갈비뼈가 안쪽과 바깥쪽으로 이동하는 대신 위쪽 가슴벽이 위쪽과 아래쪽으로 이동하는 것처럼 보인다. 그들은 어깨를 가로지는 긴장과 약간 뒤로 기울어진 머리를 보이고, 복부의 심부 안정화 근육들의 효과적인 활성을 어렵게 만든다. 그들은 아마 코치로부터 어깨를 아래로 당기거나 그냥 긴장을 풀라고 반복적으로 들을 것이다. 그러나 그들의 호흡패턴에 재교육 없이는 그들은 이러한 지시에 반응할 수 없다. 이 패턴에서는 볼 수 있는 것은, 천식환자 운동선수만의 것은 아니다.

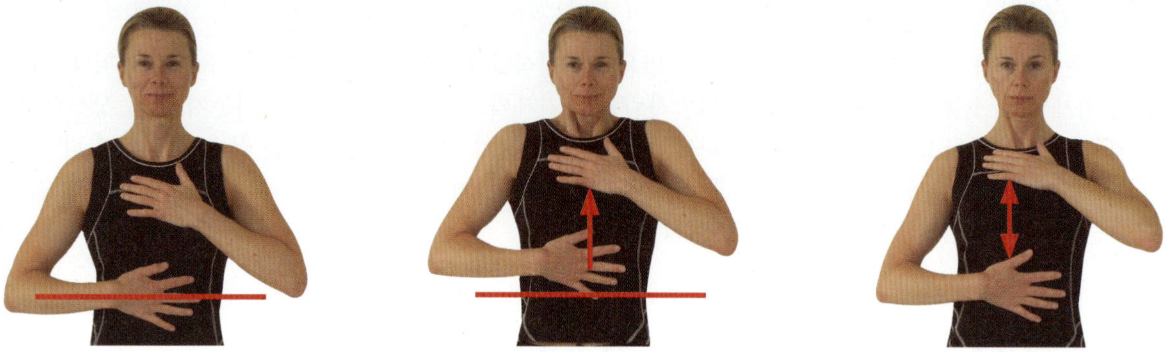

당신은 정상적인 호흡 패턴이 무엇인지 아는가? 다행히도 자신의 호흡패턴을 해결하는 것과 보다 효율적인 호흡 방법을 익히는 것은 어렵지 않다. 한 손은 위쪽 가슴에 놓고 다른 한 손은 아래쪽 갈비뼈 위에 놓는다. 일반적으로 호흡하고 더 많이 이동하는 손을 보고 기록하라. 이제 약간 깊게 호흡을 하라. 만약 당신의 손이 따로 또는 머리 쪽으로 움직인다면, 피스톤 호흡 패턴을 사용하는 것이다. 이것은 당신이 호흡할 때 가슴 벽이 바깥쪽으로 확장하는 대신 위 아래로 움직이는 것을 의미한다. 당신이 효율적으로 폐의 가장 큰 부분을 팽창하지 못하는 것처럼 보인다.

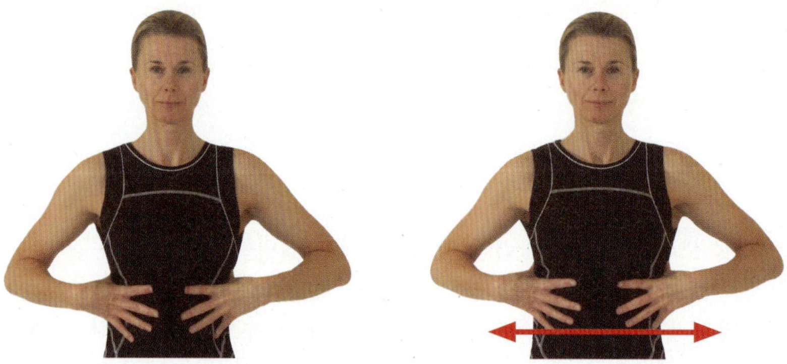

이제 당신의 손을 허리 주위에 놓고, 아래쪽 갈비뼈를 덮을 때까지 점차적으로 위쪽으로 움직여라. 앞쪽에 손가락과 뒤쪽에 엄지손가락을 위치한다. 손가락과 엄지손가락 사이의 공간이 가슴의 측면을 감싸고 부드럽게 호흡하라. 갈비뼈는 손가락과 엄지손가락 사이의 공간 밖으로 이동해야 한다. 만약 그렇지 않다면, 당신은 가슴이 손가락의 위쪽이나 앞쪽으로 이동하는 것을 느꼈을 가능성이 크다. 조용히 하고 주의해서 호흡하면 갈비뼈의 손 아래로 이동 여부를 알 수 있다. 당신은 숨을 들이 마실 때 손가락이 약간 이동하는 것을 볼 수 있다. 점차적으로 숨을 들이 마시는 크기를 증가시킨다. 당신은 숨을 들이 마실 때 갈비뼈가 바깥쪽과 약간 위쪽으로 이동하고 숨을 내쉴 때 다시 아래와 안쪽으로 이동하는 것을 느끼기 시작할 것이다.

이제 숨을 끝까지 들이 마신다: 갈비뼈는 손가락과 엄지손가락 사이 공간으로 이동하게 만든다. 정상 호흡으로 돌아간다. 이제 숨을 내쉬는 것에 집중한다. 공기는 어떠 노력도 필요 없이 폐에서 밖으로 자유롭게 이동해야 한다. 배근은 기침, 재채기 그리고 극단적인 노력과 같은 강제적 조건하에서만 숨을 내쉴 때 사용되어야 한다. 정상호흡의 과사용은 정상 활동에 영향을 미칠 것이다. 만약 당신의 배근이 공기가 밖으로 나가도록 압축하는 것을 발견했다면, 한 손을 배꼽 아래로 이동하고 호흡주기 동안 배근의 이완에 집중한다.

기본적인 호흡운동은 안정화 프로그램을 시작하기 전에 수행하기에 유용하다. 이것은 당신의 자세와 올바른 안정화 근육이 쉽게 활성화할 수 있도록 도와준다.

호흡과 복강내 압력 (Breathing and Intra-Abdominal Pressure)

가로막, 골반저, 배가로근, 안쪽빗근 그리고 뭇갈래근은 복강내 압력을 조절하는 용기를 만든다. 복강내 압력은 척추 안정화에 효과를 갖는다. 배 표면 근육의 강한 수축은 복강내 압력(IAP)을 더 증가시켜 갑작스런 부하에 반응하는 척추를 보강한다. 숨을 들이마시거나 참는 호흡에 의해 복강의 압력이 증가는 강력한 움직임을 만들 때 척추의 안정성을 증가시키는 자연스러운 전략이다. 그렇다하더라도 이것은 일시적인 것이어야 한다. 숨을 참으면 복부 장기와 근육은 엄청난 압력을 받을 수 있다.

안정화 기능이 부족한 부분이 있는 선수는 종종 숨을 참는 것을 사용하여 상대적으로 낮은 부하의 활동을 수행하는 것과 안정화시키기 위해 과도하게 배 표면 근육을 활성화시키는 것을 관찰할 수 있다. 불완전한 심부 안정화 장치에 의한 근골격계 위험과 관련된 것을 제외하고, 지속적이거나 반복적인 복강내 압력의 고정은 탈장과 탈출증과 연결되어 있다.

개인적인 연구

숨을 들이마시거나 숨을 참는 것이 확실하지 않는가? 만약 앉아 있다면 일어나라. 당신은 숨을 들이마셨는가 내쉬었는가? 여전히 확실하지 않는가? 한 팔에 뭔가를 올려보자. 당신은 숨을 들이마셨는가, 내쉬었는가 또는 참았는가? 어느 쪽이 더 편안한 느낌인가? 자연스럽게 정상적인 안정화 전략 중 하나를 이용하는 것처럼 숨을 들이마시는 것을 발견하는 것은 당신을 놀라게 할 것이다.

호흡은 움직임의 자연스러운 부분이다. 숨을 참는 습관은 이러한 자연스러운 반응을 방해한다. 호흡패턴에 대한 더 나은 인식은 안정성에 대한 가능성을 증가시킬 수 있다.

중요 개념

운동하는 동안 항상 일반적인 호흡을 하라.

낮은 스트레스의 복부근육 (Low-Stress Abdominals)

중심 조절 영역 주위의 안정성 증가를 위해 복부근육을 훈련하는 방법에 대한 논란이 많았다. 몇몇 운동선수들은 단순히 배를 끌어당기라고 배워 왔으나, 이것은 잘못된 근육 패턴화로 몸통의 이동성 감소와 호흡 문제로 이어질 수 있다. 몸통 안정성의 이름으로 몇몇은 복부 근육으로 보강하는 것을 배워왔고, 다른 사람들은 공동화 움직임(할로잉)으로 배워왔다.

2장에서, 당신은 배가로근, 국소 안정근은 낮은 수준에서 움직임에 대한 반응으로 오랜기간 동안 일하는데, 보통 자동적으로 활성화해야 한다고 배웠다. 당신이 풍선자세 자극(106쪽)을 행할 때, 몸의 압축을 허용했다면, 척추를 이완하고 길게하는 것을 허용함으로서 하복부가 부드럽게 안쪽과 위쪽으로 당겨지는 것을 느낀다. 이것은 의식적인 근육의 노력과 집중을 필요로 하지 않는다. 이것은 아마 조금 쉽게 만드는 것 이외에 호흡에 조금 영향을 미칠 것이다. 당신은 여전히 자유롭고 활동적으로 이동할 수 있는 것을 느껴야 한다. 이것은 적은 노력으로 유창하게 이동하는 훈련을 할 때 목표로 하는 느낌이다.

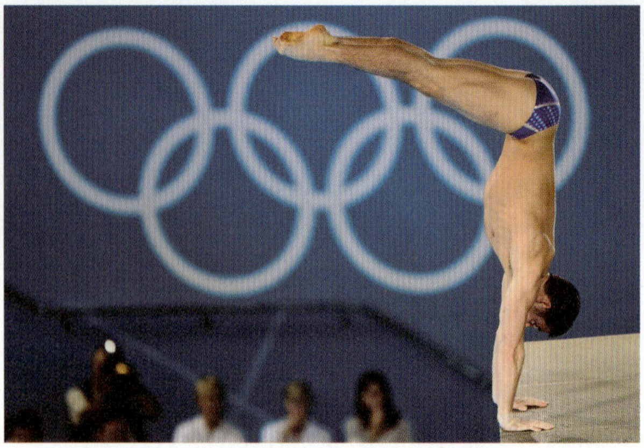

심부 복부근육의 지원, 늘어난 척추와 할로잉 동작으로 구부리는 위치로부터 단단히 고정된 몸통과 분리된 엉덩관절의 폄의 지원을 유지할 수 있는 다이버가 여기에 보여진다.

격투나 접촉스포츠에서 처럼 상대로부터 강력한 타격을 버티는 경험과는 다른 느낌이다. 더 많은 표층의 (전체)복부근은 충격에 대해 척추를 보호하는 반응을 해야 한다. 충격이나 예상치 못한 부하가 척추의 갑작스런 힘에 구부리거나 비트는 움직임의 원인이 될 수 있다. 만약 당신의 갈비뼈가 충격을 받았다면, 예를 들어, 척추가 빠르게 옆으로 구부리는 스트레스를 받는다면, 한쪽 척추 구조는 압축하고 다른 한쪽은 과도하게 늘어나게 된다. 배바깥빗근과 허리사각근과 같은 강력한 전체 근육은 골반에 대해 상대적인 갈비뼈의 정렬을 유지하는데 도움이 된다. 높은 부하의 코어(core) 강화 프로그램은 따라서 몸을 지탱하는 능력이 중요한 스포츠에서 역할을 한다.

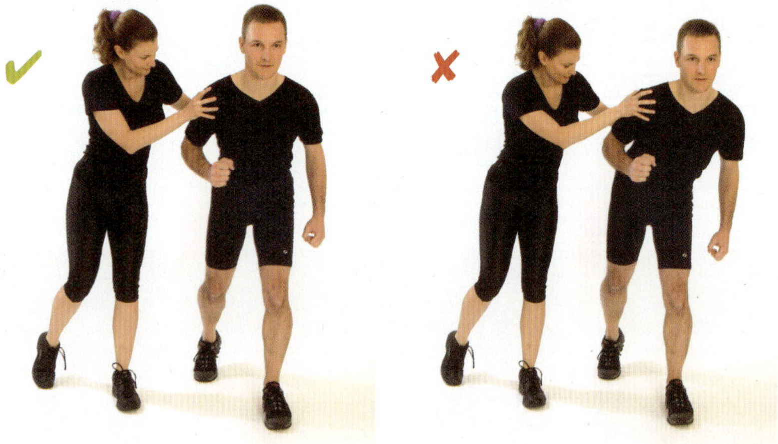

브레이싱은 관상면에서 강한 압력에도 불구하고 골반위 몸통 위치를 유지하는데 도움을 준다.

브레이싱(Bracing)은 보호하는 조치로서 높은 수준의 전체적인 긴장력을 만들어 낸다. 이것은 큰 힘과 마주할 때 순간적으로 갑옷 슈트같은 역할을 한다. 그러나 1장에서 언급한 바와 같이, 이것이 유일한 안정성의 근원이라면 갑옷슈트 전략은 동적 움직임을 제한한다. 우리는 앞서 언급한 바와 같이, 접촉 스포츠 선수들은 단단히 하는 훈련과 동적 안정성에 관한 훈련 사이에 차이를 인식할 필요가 있다. 브레이싱 훈련은 강력한 저항에 대항하는 높은 노력의 짧은 폭발을 할 수 있게 한다. 훈련은 힘과 조절의 제한 없는 움직임으로 동적 안정을 부드럽게 촉진한다.

당신의 스포츠가 움직이지 않는 것이 필요하다면, 브레이싱은 당신이 더 강해진 것처럼 자신이 느낄 수 있게 한다. 그러나 지나친 경우, 특히 호흡과 함께 지속적으로 우리 몸에서 발생하는 균형에서 작은 자연적인 파동을 증폭시킴으로 실제로는 안정성을 감소시킬 수 있다. 자세의 구획에서 언급한 바와 같이(102쪽 참고), 고정보다는 활동적인 부동을 목표로, 정적자세는 이러한 파동을 몸에서 흡수할 수 있다. 안정성의 깊은 수준을 달성하는 것은 과도한 근육의 긴장을 이완시키고 더 접지를 느끼게 한다. 대부분의 스포츠는 부드러운 움직임과 호흡의 자유를 필요로 한다. 몸통의 끊임없는 브레이싱은 복부의 높은 긴장과 함께 이러한 둘 모두를 제한한다. 당신이 높은 수준의 긴장과 함께 안정성 운동을 수행한다면, 혜택이 스포츠로 옮겨지기 어렵다. 이 책의 운동들을 수행하는 동안 자신감, 조절, 유연한 움직임 증가를 목표로 한다.

기능적으로 안정되기 위해, 우리는 복부 근육 활동의 조합을 사용해야만 한다. 배가로근이 기초를 제공함으로 다른 복부의 근육들은 당신 몸의 부하에 대한 반응의 증가된 지지층 역할을 한다. 안정시키기 위해 더 큰 표층 복부 근육 활동의 비율을 기억해야 하며, 그것에 상응하는 이동성의 감소가 있을 것이며 균형이 필요하다.

이 균형은 잘 조화된 골프 스윙이나 테니스의 그라운드 스트로크에서 설명될 수 있다. 이러한 두 가지 상황 모두에서, 국소부위나 심부 안정화 장치는 흔들리지 않는 몸통의 축이 제공되어야 하며, 보다 표층의 근육들과 함께 강력한 움직임뿐만 아니라, 움직임을 통한 몸통의 조절을 담당한다.

두 스포츠 모두 골반과 어깨에서 효율과 힘을 최적화하기 위해 약간의 다른 타이밍으로 회전해야만 한다. 일시적으로 몸통근육을 길게하여 어깨를 완전히 뒤쪽으로 회전하기 전 스윙스루를 시작하기 위해 골반을 실제 앞쪽으로 회전하기 시작한다. 갑작스런 스트레칭은 고무밴드처럼 탄성 에너지를 저장하듯이, 상체를 통해 스윙을 시작할 때 근육의 효율이 증가한다. 만약 운동선수가 기본적인 안정화 전략으로 복부의 브레이싱을 사용한다면, 그는 갈비뼈와 골반을 동시에 잠근다. 따라서 몸통의 상부와 하부를 분리하는 효율적인 기술이 필요하다.

다음 장에서 당신이 적절한 복부 전략을 사용하는지 확인하는 데 초점을 맞춘 몇 가지 단서를 제공할 것이다. 만약 당신이 숨을 참거나 위치를 유지하기 위해 노력한다면 당신은 가장 효율적인 패턴을 사용하지 않아야 한다는 것을 기억하는 것은 중요하다.

기억 노트

전문적인 축구선수의 만성 사타구니 문제 이야기를 소개한다. 그는 매우 강해 보이는 선수이지만 간단한 낮은 강도에서의 검사에서 조절을 위해 몸부림 치고 있었다. 기본적인 테스트 움직임을 수행하기 위해 입술을 깨물고, 브레이싱과 숨을 참으며 보여줬다. 지속적인 허리와 사타구니 문제가 있는 많은 축구선수들과 럭비선수들이 이 행동을 입증할 수 있다. 그들은 우수한 중심근력을 갖고 있고 갑작스런 힘을 견딜 수 있다. 그러나 그들은 낮은 부하나 저역치의 안정성이 부족했다.

이러한 선수들은 그들에게 맞는 것을 알고 있지만 그들은 항상 동료들 보다 더 숨이 가쁘다는 것을 자주 말할 것이다. 이러한 경우 대부분, 훈련에 앞서 매일 간단한 1단계와 2단계의 활성화 운동을 추가하라(6장과 7장 참조), 상당히 놀라울 정도의 증상 개선과 재발을 방지할 수 있을 것이다. 이러한 선수들은 게임 전반에 걸쳐 여러 가지 격렬한 신체접촉을 받게 되고, 때때로 고통스러운 부딪힘은 그들의 근육 활성화 패턴을 변경하기에 충분하다. 낮은 강도에서의 활동과 함께 기존의 높은 강도 프로그램을 보완하면, 팀 전체 축구선수의 뒤넙다리근, 사타구니 그리고 허리의 증상과 손상 비율을 감소시킬 수 있다.

중요 개념

고정된 저항 보다는 유연한 힘과 탄력적인 움직임을 목표로 한다.

심부 국소 안정화 장치 효과를 발달시키기 위해, 정상적인 호흡과 완벽한 운동 조절을 위해 필요한 근육 활동량을 최소한으로 사용해야 한다. 이것은 처음에 어려울 수 있다. 왜냐하면 운동선수들은 몸통 운동을 수행할 때 움직임의 질보다 근육 운동의 경험이 익숙하기 때문이다. 심부 국소 안정화 근육은 장기간 지지를 제공하지만 부드러운 동적 행동을 허용한다는 것을 기억하라.

몸통과 골반의 안정화 장치는 보통 자발적인 수축을 사용하여 동작조절 수준의 증가에 따라 최종적으로 신경근의 반응이 일어나도록 정적인 훈련을 첫 번째로 해야 한다고 널리 알려졌다. 그러나 심부 안정화 기전은 피드포워드 행동에 의해서 이동에 의한 자극에 대해 자동적으로 반응한다. 따라서, 1단계에서 조차(6장), 우리는 자극 안정화 기전의 반응으로 일어난 움직임의 의한 자극으로 근육의 자연스러운 행동과 관련된 방법으로 복부의 훈련을 접근한다. 그러나 충분히 낮은 부하에서는 전체적으로 과도한 활동으로 보상할 필요가 없다. 당신은 효과적인 발달을 목표로 하고 있다. 만약 당신이 낮은 수준의 운동에서 높은 노력을 사용한다면, 높은 수준의 상황에서는 무엇을 사용할 것인가?

리스닝 발 (발 감각 운동, The Listening Foot)

균형, 골반의 안정성과 자세는 발로부터 감각정보에 상당한 영향을 받는다. 당신 발의 바닥은 좋은 이유를 위해 민감하다: 그것은 당신이 즉시 그리고 무의식적으로 몸의 정렬을 조정할 수 있도록 지속적으로 중추신경계에 정보를 보낸다. 또한 **긍정적 지지 반응**이라 불리는 연결을 일으키고 닫힌 운동사슬 운동의 기초를 형성하여 달리기, 점프, 또는 다른 체중부하 운동에서 강하고 안정적인 골반을 촉진 시킨다.

발바닥이 체중부하에 의해 자극될 때, 그것은 무릎의 폄근(넙다리네갈래근)과 엉덩이(볼기근)를 활성화시켜 부하에 버티고 관절의 무너짐을 예방한다. 긍정적 지지 반응 반사의 효과적인 자극은 하지 관절의 지면에 대한 적응을 필요로 한다. 그래서 발바닥(발바닥 표면)은 전체 표면을 가로지르는 종합적인 정보를 수집할 수 있다. 뇌는 우리의 무게중심을 어디에 위치할지 결정하기 위해 입력된 감각정보를 비교한다. 그래서 동적 균형을 위해 바닥이 대단히 중요하다.

1장에서 우리는 기능적 강직의 개념을 소개했다. 기능적으로 굳은 발과 발목 복합체는 무릎아래 근육의 굳어짐에 의해 균형이나 안정성 문제에 반응할 것이다. 이것은 때때로 발가락으로 바닥을 움켜쥐고, 발의 한쪽에서 다른 쪽으로 흔들리거나 바닥에서 발의 일부가 들려있는 발의 단축이나 축소로 나타난다. 만약 이러한 반응 중 하나가 나타나면, 발은 더 이상 바닥으로 "감각"을 느낄 수 없다. 발로부터의 사용할 수 있는 감각정보는 기능을 못하게 되어 균형과 안정성의 역할은 감소된다.

발과 발목 주의의 과도한 근육 활성화는 일반적으로 추진력에 영향을 미치는 둔부근육의 활동이 불충분함을 나타낸다. 이것은 둔부근육 그룹과의 관계 때문이며, 굳은 발은 또한 사타구니, 골반과 허리의 문제와 연관된다. 발과 하지의 기능적인 강직 패턴은 운동선수에서 자주 나타나고, 또한 정강이 통증과 아킬레스 건염과 같은 과사용으로 인한 손상과 연관된다.

강직은 몸에서 좋지 못한 안정성의 반응이나 발 자체의 감각문제로 발전된다. 예를 들어, 스키선수들이 자신의 부츠를 과도하게 조이거나 축구선수들이 느낌을 개선하기 위해 작은 사이즈의 신발을 신는 것이다. 이것은 과거 발목 염좌나 무릎 수술로 하지 정강뼈와 종아리뼈에서 회전 움직임을 잃어버린 결과일 수 있다. 회전 능력을 잃어버리면, 무릎에서 정상적인 잠금과 잠금 해제 메커니즘은 보행에서 감소되고 결국 이를 보상하기 위해 뒤넙다리근 같은 다른 근육의 과도한 활성화를 만들 수 있다.

리스닝 발(발 감각 운동)은 기능적 운동 패턴의 요소들 중 가장 중요한 요소 중 하나이다. 만약 발로부터 올라오는 정보가 부족하다면 스포츠에서 둔부의 활성화와 강화에서 좋은 변화를 이루기 어렵다. 골프나 유도에서 필요로 하는 것 같이 긍정적인 지지 반사에 의한 연결은 접지하는데 도움을 준다. 하지만 그것은 또한 하지 근육 사슬을 작동시켜 달리기와 점프에서 필요한 짧은 발의 접촉시간을 허용한다.

개인적인 연구

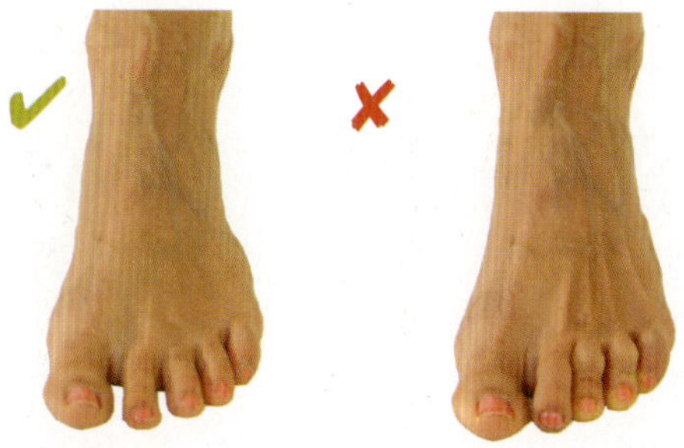

당신이 기능적인 강직 패턴이 있는지 확실하지 않은 경우, 한쪽 다리로 서 있을 때 지지하는 발을 살펴보라. 발과 발목의 전면에서 발등 윗부분의 힘줄을 현저하게 볼 수 있는가? 발가락은 아래로 말려 있는가? 아니면 바닥에서 들려 있는가? 원래 그랬어야 했듯이 발이 바닥에 넓은 접촉을 유지하는 동안 발목은 작은 조정을 하고 있거나 발 전체가 좌 · 우로 흔들리는가? 눈을 감은 경우 발은 좁아지고 조여지는가? 그렇다면, 당신은 리스닝 발(발 감각 운동, listening foot)을 발전시키기 위해 이후에 서술된 운동방법을 사용할 수 있다. 많은 운동선수들은 발과 발목이 좋지 않은 인식과 민감함을 갖고 있음을 발견했다. 그러나 그들의 발에 움직임과 조절을 개선할 때 균형과 둔부의 활성화가 빠르게 개선되는 것을 발견하고 놀랐다.

리스닝 발을 발달시키는 기술 (Technique to Develop the Listening Foot)

바닥에 양말이나 신발 없이 두 발을 대고 의자에 똑바로 앉아라. 발 아래 바닥의 표면을 느끼고 한 발씩 따로 느껴보라. 다른 바닥의 한 부분에서 압력의 이동을 살펴보라.

이제 무릎 바로 아래 하지위부분 주변에 손을 놓아라. 이것은 움직임을 감지하는 것을 전적으로 돕는다. 당신의 무릎은 아직 완전히 남아있을 것이다. 가능한 적은 근육을 사용하여 발가락은 바닥에서 이완을 유지하면서 발의 바깥쪽으로 압력을 천천히 이동하라. 당신은 이 움직임에서 하지의 회전을 발견할 수 있다. 다른 방법으로 발을 가로질러 뒤로 압력을 이동하고, 다른 방향에서 하지의 회전을 발견할 수 있다.

발바닥의 바깥쪽으로부터 안쪽 부분으로 자유롭게 압력을 이동할 수 있을 때까지 어떤 불필요한 긴장을 제거하는 것을 목표로 가능한 한 부드럽고 천천히 이 움직임을 만들어라. 하루종일 당신이 원하는 대로 반복하라.

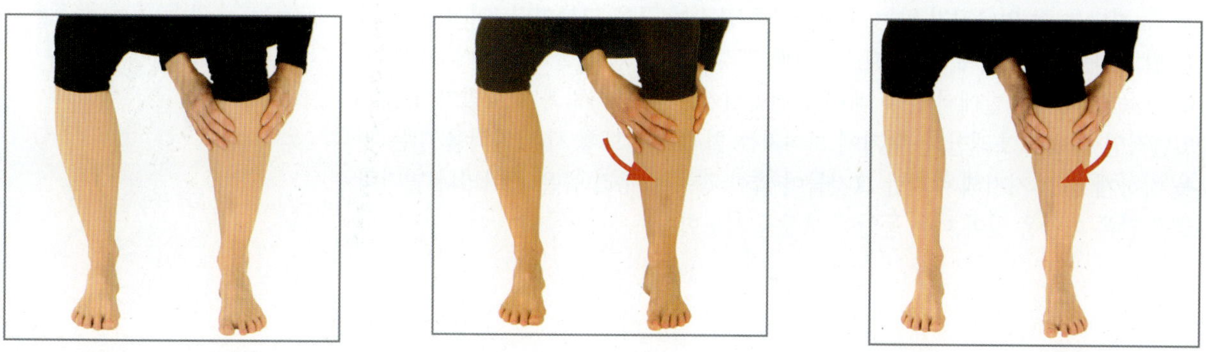

중요 개념

모든 체중부하 운동에서 발이 유연하게 적응할 수 있는 것을 목표로 한다. 움직임 동안에 경직되지 않도록 발을 확인해야 하는 것을 기억하라.

리스닝 발과 무릎 건강 (The Listening Foot and Knee Health)

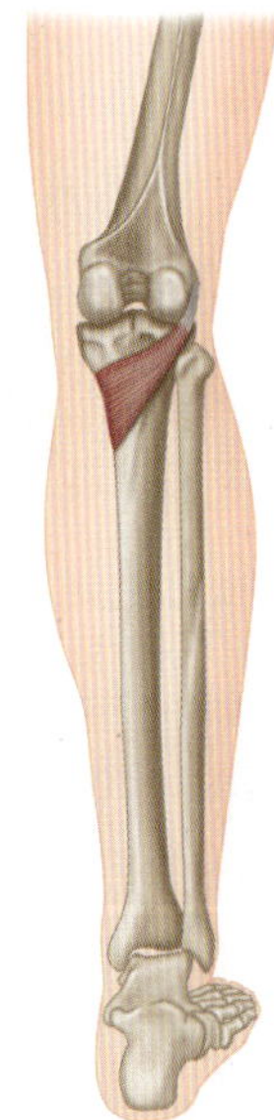

하지의 정상적인 회전 움직임을 회복하는 것은 무릎에 직접적인 이익을 준다. 오금근이라는 작지만 중요한 근육은 무릎 뒤쪽에 대각선으로 교차하고 중요한 안정화 장치이며, 무릎 동작의 되먹임의 출처가 된다. 오금근은 넙다리뼈와 정강이뼈 사이(위쪽에서 아래쪽 다리로)에 회전에 관여하고 걷는 것과 뛰는 것의 중요한 구성요소이다. 또한 30~50° 정도 굽힘되어 인대가 최소한으로 작용할 때 가장 직접적으로 무릎을 안정시킨다. 이것은 갑작스런 방향의 변화나 기동연습의 중단이 주로 일어나는 범위에서 특히 중요하다.[80]

만약 전방십자인대 수술이나 심각한 발목 염좌 후에 일어날 수 있는 것처럼 하지의 회전 움직임을 잃어버렸다면, 그것은 오금근의 기능에 영향을 주고 무릎 주위의 근육활동의 균형을 변경할 수 있다. 발 운동에 귀를 기울이는 것은 다음을 포함하고 있는 체중부하 운동으로 자극되며 움직임과 조절에 도움이 될 수 있다.

1. 균형 과제, 특히 부드럽게 구부린 무릎 위 모든 방향으로 사지를 자유롭게 뻗는 것을 포함한 균형 과제(6장)
2. 보상기전으로 과도하게 뒤넙다리근/넙다리네갈래근의 동시수축(협력수축)을 사용하지 않도록 부드러운 율동적 무릎 동작과 균형(6장)
3. 30~50° 범위에서 무릎 굽힘 운동, 메디슨 볼의 Square 회전과 메디슨 볼의 움직임과 함께 한 다리 균형처럼 회전 조절을 일으키는 상대적으로 정적인 움직임을 시작, 작은 트렘폴린에서 뛰는 것처럼보다 동적 도전으로 이동

이 모든 것은 발의 강직 없이 실행되어야 한다.

발 내부의 균형 (Internal Foot Balance)

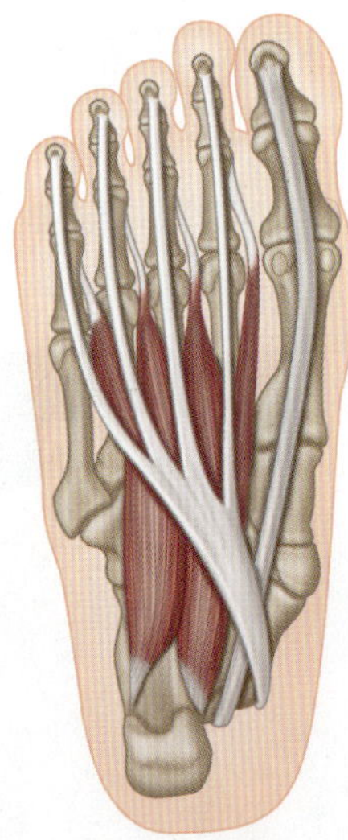

전체 다리의 기능에 대한 영향을 제외하고, 기능적 발 강직으로 손해를 보는 것 중 하나는 잘 언급되지 않는 벌레근으로 불리는 근육 그룹이다. 이 작은 근육은 발 아래쪽에 두 번째, 세 번째, 네 번째 그리고 다섯 번째 굴곡 건에 붙어 있다. 이 근육의 약화는 발에서 근육 패턴을 변화시켜 망치 발가락과 갈퀴발가락 같은 일반적인 문제를 초래한다. 여기에 보여지는 벌레근은 보행 시 발가락을 미는 것을 강하게 하고 지지해 주지만 그것들이 약한 경우에 우리 몸은 종아리나 발가락 굴근 같은 대안을 찾아 미는 동안에 보상을 시도한다.

개인적인 연구

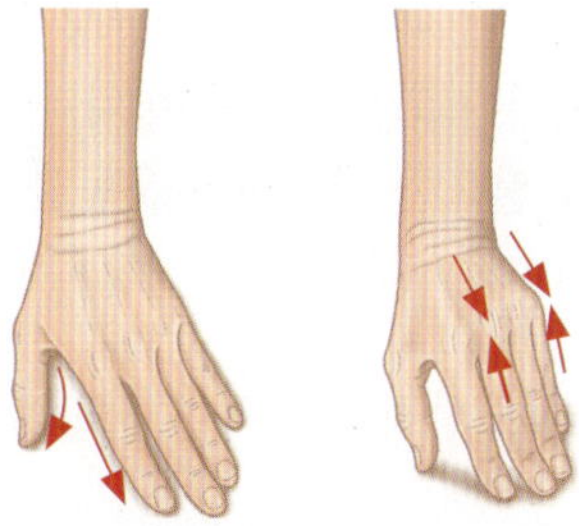

허벅지에 한 손을 손바닥이 아래로 가게 위치한다. 손가락을 똑바로 유지하고, 손가락의 패드를 허벅지를 따라 손바닥 쪽으로 끌고와 손을 짧게 한다. 손가락 관절부를 들어올려 손으로 텐트 모양을 만든다. 손가락을 웅크릴 필요가 없고 엄지손가락은 포함되지 않는다는 것에 주목하라. 이것은 발을 탐구하려고 하는 벌레근의 행동을 보여준다.

의자의 앞쪽에 앉아서 발을 바닥에 평평하게 하라. 발의 모양을 살펴보라. 벌레근의 결함이 있는 발은 전족부를 가로질러 오목하게 보이는 경향이 있다. 이것은 아래로 웅크리거나 바닥으로부터 약간 들려있는 것처럼 보이는 발가락을 동반할 수 있다.

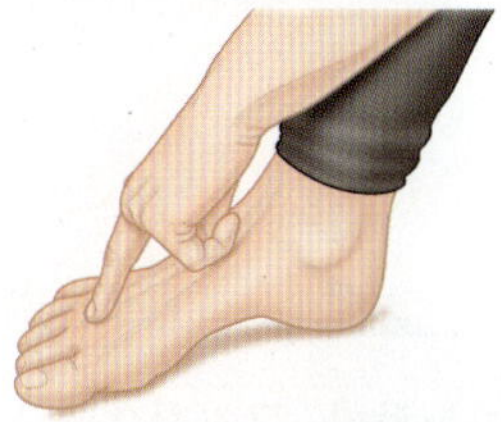

처음에는, 필요하다면 손을 사용해서라도 할 수 있는 만큼 발가락을 길게 하고 펴지게 하라. 발과 발가락이 만나는 곳의 관절을 느껴라. 이 관절들을 들어올려라.

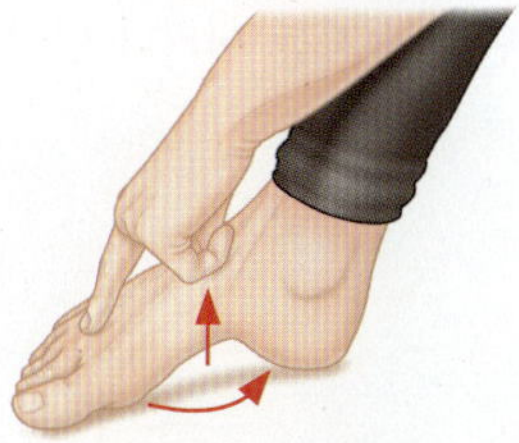

부드럽게 발을 단축시키고 뒤꿈치 방향으로 발가락을 끌고와서 손가락 아래에 관절이 멈추게 하라. 발가락을 움직이는 동안 비록 발가락들이 웅크리려고 하는 유혹을 느낄지라도 길게 유지하라. 종아리와 아킬레스 부위는 이완되어 있어야 한다.

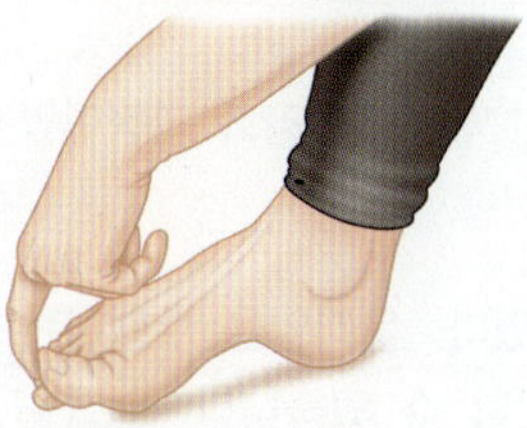

벌레근은 엄지발가락에는 부착하지 않아서 다른 발가락들이 수축을 유지하는 동안에도 쉽게 재빨리 움직일 수 있다.

처음에는 찾는 것이 매우 어려울 수 있다. 이것을 수행하기 전에 몸이 동작을 이해하고 이 근육이 충분히 이완하는 것을 연습할 수 있다. 그러나 발가락 관절에 해로운 스트레스를 줄이고 발의 재조정을 도와서 발의 기능을 회복할 수 있다.

편안한 얼굴 (The Relaxed Face)

이를 악물고, 윗입술을 깨물고, 혀를 옆 입술에 붙이기 그리고, 치아 끝을 입술에 넣는 행동들은 좀 더 많은 조절을 할 때 우리가 사용하는 모든 행동들이다. 우리는 종종 집중에 정도를 생각할 때 그들은 사실상 우리의 안정성에 대해 얘기한다. 균형이나 안정된 메커니즘을 효과적으로 사용하지 못할 때마다 고정된 행동이 나타난다고 말한다. 만약 우리가 이러한 형태의 운동을 연습한다면, 우리는 약간의 시간이 더 필요한 체계적인 운동을 할 수 있지만 당신의 경기가 좋지 않게 되는 것에서 유익한 이동이 된다.

턱이 고정화되는 것은 단기적으로 당신의 머리, 목 그리고 어깨 사이의 관계에 보상적인 이익이 되고 장기적으로는 약화가 나타난다.

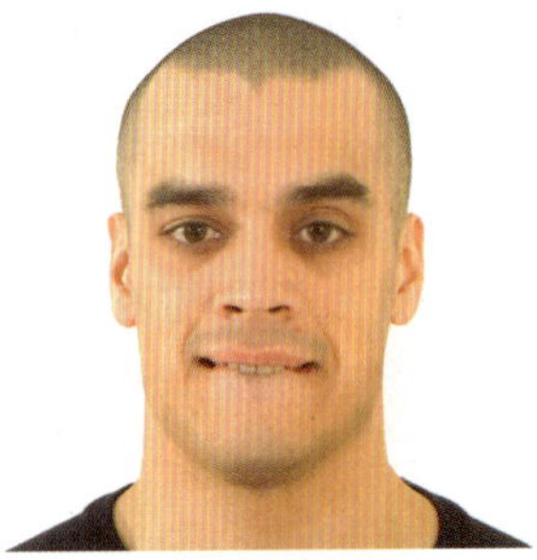
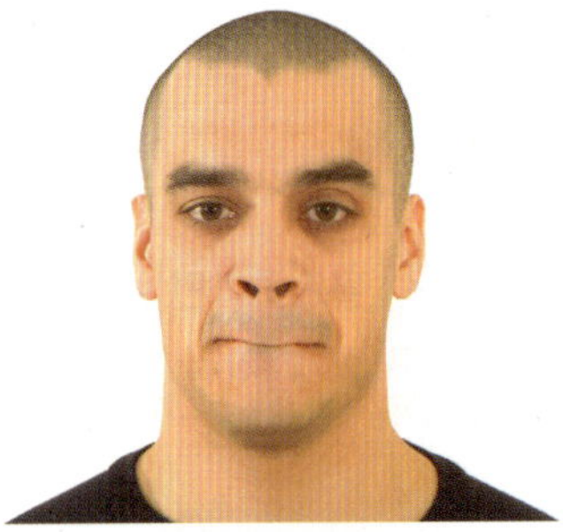
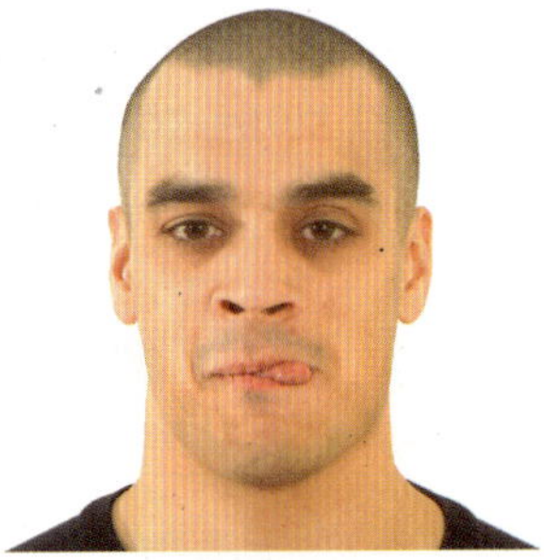

초기에 이완을 유지하며 얼굴에 긴장하는 동안 쉬운 운동을 찾는 것은 거의 불가능하다. 긍정적으로 생각하라: 당신의 실질적인 수준은 향상 시킬 수 있다는 것을 알 수 있을 것이다. 휘파람을 불면서 숫자를 세거나 반복적으로 단어나 구절을 말할 수 있다면 얼굴의 긴장을 예방할 수 있을 것이다.

기억 노트

세계적인 단거리 주자는 오랫동안 뒤넙다리근에 문제가 있었다. 선수는 일반적인 근력강화 과정이었던 런지를 포함한 간단한 움직임에 대한 평가 데모에 대해 물었다.

이 선수는 움직임을 잘 수행하였지만 호흡하는 동안 굳은 입술을 사용하였다. 움직임을 수행하는 동안 간단한 문장을 언어로 표현하도록 요청하는 경우에만 거의 균형을 유지할 수 있습니다. 얼굴을 긴장하지 않고, 그녀는 높은 수준의 훈련 일부를 수행하기는 커녕 겨우 한쪽 다리로 설 수 있었다.

사실상 모든 비트랙 훈련 동안에, 트랙 위에서 편안한 그녀의 얼굴을 유지하는 것을 목표로 얼굴 긴장을 사용하였다. 그녀의 상태가 나쁜 경우로 훈련 패턴은 그녀가 경기에 참가할 때 필요한 것이 아니었다. 부상이 그녀의 수행력을 방해할 때까지 알아차리지 못했다. 이것은 운동선수들에게 신경근 패턴을 향상시키기 위해 필요한 중요한 수정 중 하나였다. 완전한 기초를 적절하게 만들어 낼 목적으로 그녀의 보상적 행동을 제거함으로, 그녀는 부상 없이 개인 최고 기록으로 달렸다.

눈 고정(Eye Fixing)

당신이 서 있는 훈련을 행할 때 고정점을 응시하는 것은 균형에 도움 줄 것이다. 그러나 만약 당신의 스포츠가 머리와 눈의 움직임을 요구한다면 당신의 운동수행이 개선되지 않을 것이다. 몸의 조절이 독립적으로 발달되고 있는지 확인하기 위해 서서 움직이는 동안 때때로 머리와 눈을 움직여 보라.

중요 개념

매번 당신의 얼굴의 긴장도가 최소가 되도록 목표하라.

간편한 조절 (Effortless Control)

때때로 긴장된 행동은 정신 강조의 변화로 극복할 수 있다. 그것은 운동선수들이 훈련에서 최대의 노력과 함께 운동을 수행하는 습관과 같은 것이다. 그들은 종종 무거운 부하가 없는 운동을 수행할 때도 눈에 띄게 이러한 노력을 나타낸다. 많은 선수들이 훈련할 때 열심히 노력하는 것처럼 보인다. 그들은 그런 다음 경쟁할 때 편안하게 나타나도록 요청 받았다. 이것은 모순이다.

이 프로그램에서 모든 훈련들은 간편한 조절을 설명하는 것을 목적으로 한다. 이것은 운동에 덜 전념하는 것을 의미하지는 않는다. 완벽한 수행을 위해 완전한 전념이 있어야만 한다. 하지만 손쉽게 보이는 움직임을 목표로 나아감으로써, 불필요한 근육활동을 방지할 수 있고, 가장 효과적인 패턴만을 남길 수 있다.

기억 노트

한 엘리트 단거리 선수가 8장에서 설명된 것처럼 풀리 푸시를 수행했다. 그는 그의 능력에 최선을 다해 수행하고 정말 열심히 노력했지만, 그 저항이 상당한 도전이라는 것을 발견했다. 그는 그 무게는 아마 좋은 수행을 하기에는 너무 크다고 느꼈다.

그는 몇 가지 간단한 질문을 받았다. 그가 경기를 할 때, 정말 열심히 노력하는 것처럼 보여야 하는지, 혹은 부드럽고 유창하게 보여야 하는지? 누군가 승리했다면, 그 선수는 열심히 해서 이룬 것처럼 보일까 또는 쉽게 이룬 것처럼 보일까? 이것들은 그 선수가 대답하기 쉬운 질문들이다.

다음 질문으로 자연스럽게 이어졌다: “모든 훈련을 왜 하는가, 당신이 높은 노력을 사용하는 것처럼 보이게 하려고, 아니면 편안하게 경쟁해 보려고?” 이것은 학습된 행동이고 운동의 실제 수요와는 아무런 관계가 없다. 이것은 경쟁 패턴에 대해 다른 운동 패턴을 훈련하는 것이다. 그래서 이것은 불완전한 훈련 전략이다.

이 선수는 코치나 동료와의 소통을 위해 훈련할 때 100%의 힘을 주고 있는 것처럼 보이게 했다. 많은 선수들이 비슷한 행동을 한다. 그는 다시 풀리 푸시를 하도록 요청받았다. 그러나 이번에는 힘들이지 않고 힘의 조절과 집중을 시연했다.

그 선수는 속도를 올렸고, 동작을 수행하며, 예상치 못한 속도 증가로 거의 넘어질 뻔 했고, 손쉽게 이동했다. 그는 충격을 받았다: 무게가 정확하게 같았지만 그는 마음가짐이 완전히 바뀌었고 그것은 더 나은 수행을 가져왔다.

역도선수와 동일한 기술을 사용했다. 역도선수는 체육관에서 다른 사람들에게 자신의 힘을 나누기 위해 노력하는 행동을 사용했다. 그것은 인상적으로 보이고 들렸으며, 그는 무거운 무게를 들어 올리기 위해 필요하다고 생각했다. 조용한 관찰은 만약 그가 아주 무거운 무게를 분명한 노력없이 들어 올릴 수 있다면 아마 그가 긴장한 것처럼 보이기 보다 더 위협적으로 보이게 만들 것이다. 이 태도를 채택함으로 기술을 개선하고 더 큰 무게를 들어 올릴 수 있도록 수행 정체기를 극복했다. 선수의 노력하는 행동은 그를 다시 잡아주었다.

중요 개념

완전히 집중했지만, 쉽게 이룬 것처럼 보이게 한다.

순간의 경쟁 (Compete in the Moment)

때때로 우리는 정확히 이동하는 것을 잊어버린다. 기술(technique)은 매우 중요하지만, 때때로 우리는 움직임이 부분의 합 속에 조각으로 시작한다는 생각이 너무 많이 있었다. 우리는 우리자신에 대해 대항하기 시작했다.

훈련과 운동의 기술 구성요소를 연습한다. 그들은 당신의 신경계에 올바른 패턴을 포함시킬 수 있다. 그들은 모든 것에 대해 이해한다. 당신은 훈련연습 중 이동할 때 이러한 패턴들을 인식한다. 당신이 만들어 내는 최고의 순간에 감각을 기억함으로써 뇌와 몸이 통합한다.

경쟁할 시간이 되면, 뇌와 몸을 합쳐야만 한다. 이것은 당신의 뇌가 모든 움직임을 분석해야 할 시간이 아니다. 이것은 순간의 시간이다. 훈련이 끝나고 실제로 이동할 시간이 되면, 그것을 느낀다.

이 장의 개념은 전체 프로그램의 기초이다. 연습처럼 마음을 유지하라. 스포츠 움직임으로 성공적인 전이는 이러한 단순한 원리에 의존한다.

5장 기능적 평가

/ Functional Asessment

관절주머니(Capsule)의 기능적 평가

평가 변수의 확장

기능적 가동성 평가와 가동성 훈련

엘리트들을 위한 기능적 평가

기능적 평가를 다루는 본 장에는 많은 요소들이 포함되어 있다. 가능한 빠른 방법으로 가장 명확한 정보를 모으기 위해서, 평가의 목록은 스포츠 종목에 따른 차이점과 스포츠에서의 선수들의 역할에 의해 구분했다. 수영, 골프 그리고 축구선수들의 다른 조건으로 인해, 똑같은 방법으로 평가하지 않을 것이다. 그러나, 본 장에서는 모든 사람들이 할 수 있는 기본적인 사항들이 있다. 본 장에는 기본적인 움직임 단계에 기반을 두고 있다. 만약 여러분이 "기본적인 움직임에 대해 어떻게 대응할 것인가?" 라는 질문에 대답을 한다면, 필자는 어떻게 그 검사가 각 스포츠와 상응하는지 추가의 가능성에 대해 알려주었다.

여러분은 훈련과 경기상황에 맞게 어떻게 준비하나요? 당신의 스포츠에 맞게 신체 근골격계를 어떻게 준비하나요? 힘을 어떻게 조절하나요? 기본적인 움직임을 평가함으로써 기본적 조절력의 형태를 구성하는 것이 가능하다. 각 스포츠에 따른 가동성과 안정성을 확실히 이해하면, 다른 검사들을 첨부함으로써 여러분의 프로그램에 포함시킬 수 있을 것이다.

Capsule (관절주머니) 기능을 평가하기 위한 요소들은 다음과 같다:

- 감각 소통과 중심세로축(CLA)의 조절
- 훈련을 위한 특별한 기능적 가동성과 스포츠에 필요한 경쟁심
- 하지 조절력의 기능과 골반의 안정성
- 중심부의 조절 기능과 몸통의 안정성
- 상부의 조절 기능과 어깨뼈의 안정성

검사의 순서는 스포츠에서 선수들이 잘 수행할 수 있도록 하는 근본적인 것들을 포함한다. 이러한 저-부하 움직임은 기본적인 움직임 조절 결핍을 위해 구성되었다. 선수는 어려움 없이 간단한 움직임을 수행할 수 있어야 한다. 그러나 놀랍게도, 많은 엘리트 선수들은 이런 검사 수준에서도 힘들어한다. 대부분의 선수들은 운동수행이 빠르고, 부하가 있거나 복잡할 때, 보상하는 것에 대해 익숙해지고 움직임의 기능장애를 숨길 수 있게 된다. 간단한 검사를 통해, 이러한 조절력 문제를 감지하는 것이 더 쉬워진다.

움직임의 질적인 부분과 조절력을 위한 검사는 양적으로 정확하고 객관적인 수치로 표현하기는 어렵다. 사소한 조절력의 문제에서 크게는 불안정성 등의 기능장애에 대한 비율은 위의 검사 형태처럼 경험에 의한 주관적인 형태이다. 이러한 이유 때문에, 기능장애의 정도는 점수화하는 과정에서는 제한되었다. 각 검사는 일어날 수 있는 오류를 포함하는데, 이는 그 실수가 현재 나타나는지 여부를 결정할 때 필요한 것이다. 높은 점수일수록, 조절력의 기능장애가 더 나타남을 설명하는 것이다. 그러한 결과는 전체적인 기능의 조절력에 대한 아이디어를 트레이너 또는 치료사에게 줄 것이다.

검사 시 시간이 부족하다면, 검사들을 간소화할 수 있다. 만약 움직임이 실수 없이 수행되었다면, 통과되는 것이다. 실수가 나타난다면, 그것은 과제를 모두 수행하는 것이 아니다. 항목을 체계적으로 생각한 검사는 움직임 조절력에 대한 통찰력을 얻게 될 것이다.

여러분이 이러한 기본적인 움직임을 효과적으로 수행할 수 있다면, 더 큰 부하와 기술에서 움직임 조절력을 평가할 수 있는 부수적인 움직임을 추가할 수 있을 것이다. 기능적인 검사들은 선수들에 대한 정보를 얻기 위해 스포츠의학자와 스포츠 과학자들에 의해 수행되는 구조적 그리고 생리학적 검사와는 상반된 것일 수 있다. 코치 또는 선수로서, 이러한 검사들은 훈련의 구성요소로서 수행되어야 함이 중요하다.

검사 시 통증이 나타난다면, 의학 전문가에게 자문을 해야 한다.

점수 기록 (Scoring)

균형검사를 제외한 모든 검사는 3회 시행하고 세 번째 점수를 기록한다. 만약 패턴이 일관적이지 않다면, 움직임을 3회 더 수행하고 가장 자주 일어나는 문제 점에 대해 기록한다. 0점이 나오는 것이 여러분의 목표이다. 0점보다 큰 점수는 문제점이 있다는 것을 보여주는 결과이다. 2점 이상의 점수는 다른 것들에 비해 우선 고려해야 할 사항임을 의미한다. 선택한 검사의 총 점수는 보관할 수도 있고 차후 선수들이 재검사를 실시할 때 비교할 수도 있다. 점수를 비교하는 것은 선수들이 각 개인의 신체 변화를 지켜보고 관리할 수 있는 방법일 수 있다.

자동인식 (Automatic Points)

발 고정 (Foot Fixing)

4장에서 언급하였듯이, 안정성에 관련된 문제들을 나타내는 것으로는 발과 발목 주변의 과도한 긴장도이다. 체중지지가 정상적으로 이루어져 있을 때는 발은 바닥에 긴장을 푼 채로 놓여지게 되고, 발란스의 변동을 조절하기도 한다. 발은 바닥에서 짧아져 있거나, 좁아져 있거나 또는 발바닥의 어느 부위가 들려있으면 안 될 것이다. 이것은 동일 방향에서의 엉덩관절 안정성과 조절력이 감소하는 것과 관련되어 잘못된 균형단계이다.

움직임을 검사하기 위해 발의 역할과 검사하는 동안의 발의 변화를 비교하여 메모하는 것이 필요하다. 검사하는 동안 발이 너무 강직되어 있다면, 자동적으로 1점을 추가한다.

안면 고정 (Facial Fixing)

앞서 4장에서 언급했듯이, 입술을 깨무는 것, 치아를 악무는 것, 입술을 꽉 다무는 것, 혀를 바깥으로 내미는 것 등은 안면을 고정하는 행동으로서 안정성을 강조하기 위한 것이다. 만약 이러한 행동들이 무언가 집중할 때만 일어난다면, 그 행동을 조절하기 위한 목적일 수도 있다. 이러한 작은 행동도 몸통의 안정성에 미묘한 영향을 줄 수 있으며, 실제로 움직임 검사가 완벽하지 않더라도 잘 수행된 것처럼 보이게 한다. 정적 런지 검사와 같은 간단한 검사에서 조절력을 갖춘 낮은 점수로부터 안면고정을 하는 높은 점수를 받기도 한다.

이러한 움직임 검사는 매우 간단하다. 안면을 고정하는 행동이 검사하는 동안 나타난다면, 점수가 변화할 수 있으므로, 안면을 고정하지 않고 움직임 검사를 할 수 있도록 반복 수행한다. 검사하는 동안 반복되는 지시언어는 이러한 안면 고정 행동을 제거할 수 있을 것이다. 움직임을 수행하는 동안 다른 복합적인 행동들이 나오지 않도록 하면서 안면을 편하게 유지하도록 한다. 휘파람 부는 것도 같은 이유일 것이다. 치아의 뒤쪽 입 천장으로 혓바닥을 움직이는 것처럼 어떤 선수들은 혀로 입천장을 강하게 밀어냄으로써 몸통의 안정성을 유지하기도 한다. 안면을 편안하게 유지하지 못한다면, 자동적으로 점수를 추가한다.

안면을 편안하게 유지한다면, 피험자는 인체의 다른 부위를 이용한 보상작용으로 신체를 고정하기 위해 노력할 것이다. 발을 고정하거나 팔 또는 손에 힘을 강하게 줌으로써 안정성을 유지하기 위해 노력할 것이다. 심지어, 눈을 고정할 수도 있다: 이러한 사람들은 시선을 고정하는 방법을 사용한다. 만약 움직임을 거울로 관찰했을 때는 시선을 고정하지 않을 것이다; 그러나 당신이 타인의 움직임을 관찰 할 때, 그들이 움직임을 수행하는 동안 시각을 고정하려고 하는 대신에 당신을 응시하라고 요청한다.

위의 언급된 내용들은 검사하는 동안 선수들의 실제 조절력을 가릴 수 있는 것이다. 만약 여러분이 이러한 문제를 간과한다면, 정상적인 호흡 또는 역동적인 움직임 시에 나타날 수 있는 조절력의 문제를 잃게 됨으로써 더 복잡한 상황에 놓일 수도 있다. 검사 시 세부항목에 대한 고려가 부족한 것은 문제가 나타나는 부분을 증명하는 데 어려움이 있을 수 있고, 잘못된 방향으로 컨디셔닝 및 부상예방 프로그램을 설정할 수도 있다.

다음에 하는 것 (What to do next)

당신의 점수가 평균적인 움직임 검사보다 높다면, 나타난 문제들을 고려할 필요가 있다. 각 운동을 위해, 초기 움직임과 관련된 목록 작성은 향상될 수 있는 방향을 제시할 것이다.

관절주머니의 기능적 평가 (Capsule Functional Assessment)

여러분의 움직임을 위한 기초를 제공하는 중요한 검사들이다. 프로그램을 계획하기 위한 도약 점을 제공할 것이다.

섹션 1. 단순감각 종합검사 (Simple Sensory Communication Test)

다음의 단순감각 종합검사(SSCT)는 하지 부위가 지지역할을 하는 움직임의 조절을 위한 기초적인 구성 요소이다.

- 발과 중추신경계 사이의 감각계의 소통
- 신체의 방향과 각 하지의 중심 수직축의 조절력
- 부적절한 근 긴장도 없이 신체의 움직임을 조절하는 능력, 몸통 또는 균형감각의 변화 없이 하지를 독립적으로 움직일 수 있는 능력

○ 검사 1: 단순감각 종합검사(SSCT) (눈 뜨고 수행)

다리를 몸통에서 멀리 움직인다. 지지한 다리의 전.후로 다리를 교차시켜서 움직인다.

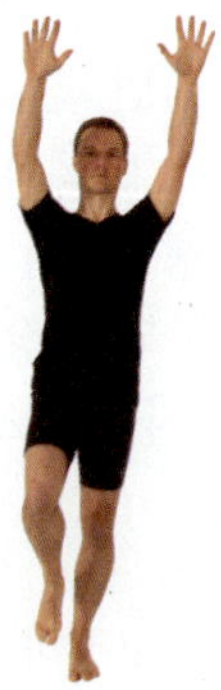

양팔을 머리 위로 올리고 한 발로 선다. 무릎은 자연스럽게 유지한다.

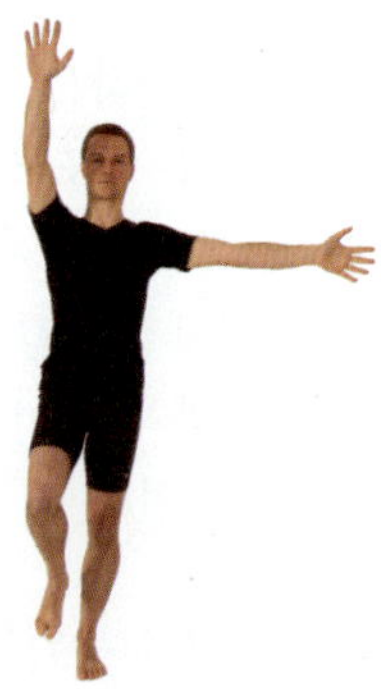

한 팔을 옆으로 벌린 자세 후 처음 자세로 돌아간다. 반대 쪽도 시행한다.

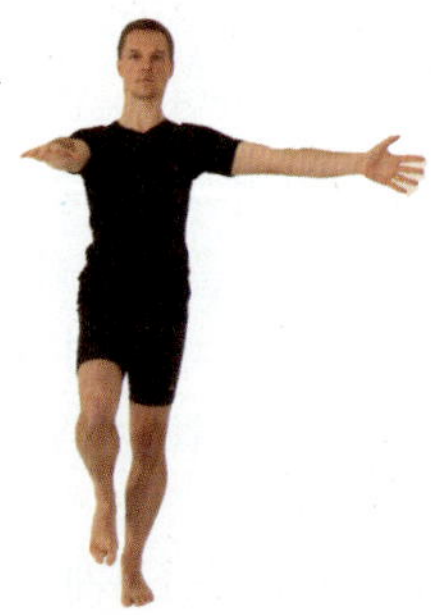

양팔을 신체 앞쪽으로 움직인다. 한 팔을 옆으로 움직이고 다시 앞으로 움직인다. 반대 쪽도 시행한다.

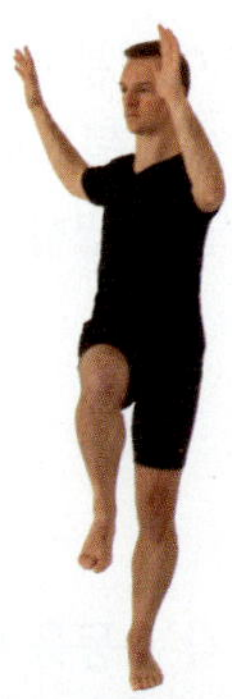

양 팔꿈치는 구부리고, 양팔을 수평하게 든다. 한 발로 서서 골반은 정면을 향하여 고정하고 등 부위를 좌 · 우로 움직인다.

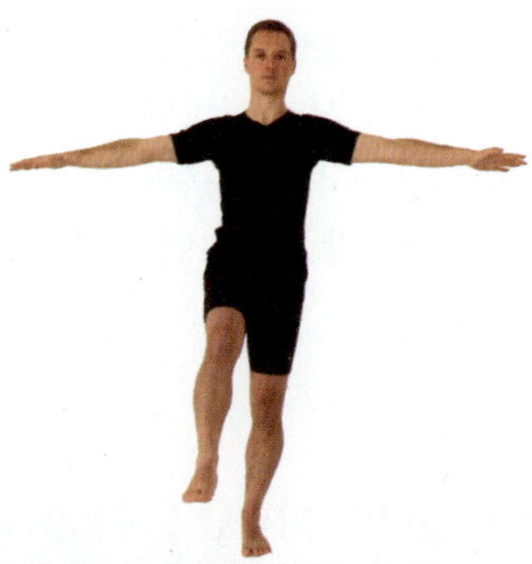

양팔을 양쪽으로 벌리고, 할 수 있는 만큼 들고 있는 발을 몸통의 전방 으로 움직인다.

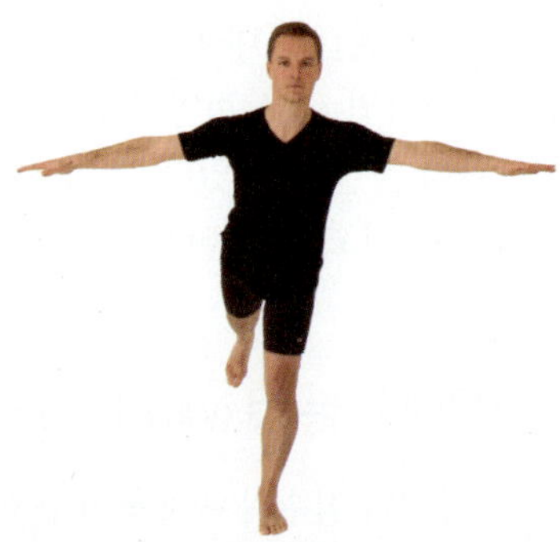

양팔을 양쪽으로 벌리고, 할 수 있는 만큼 들고 있는 발을 몸통의 후방 으로 움직인다.

다리를 몸통에서 멀리 움직인다.
지지한 다리의 앞 · 뒤로 다리를
교차시켜서 움직인다.

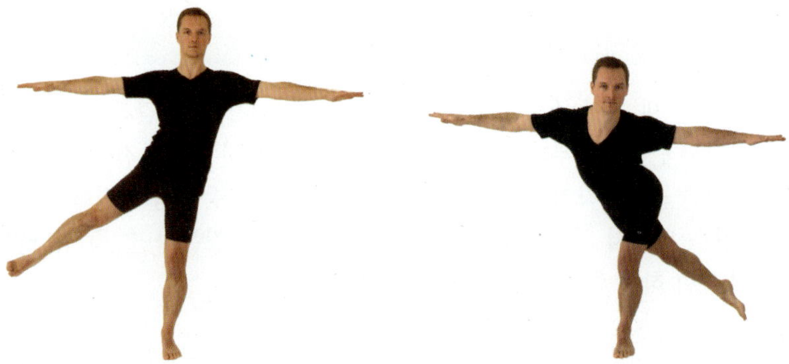

운동수행에 대한 이해 (Performance points to note):

- 몸통이 어느 한쪽으로 지속적으로 기울어졌는가? 이것은 관상면에서 중심세로축(CLA)의 결함을 의미한다.
- 몸이 움직일 때 발이 강직 되었는가, 또는 움직일 때 균형을 도와주기 위해서 편안하게 유지되었는가?
- 동작을 수정하기 위해서 나타나는 모음근(내재근), 엉덩관절 굽힘근, 발, 넓은등근 그리고 위등세모근의 경직과 같은 나쁜 조절력의 습관들이 관찰되었는가? 이런 경우, 인접한 신체 부위가 고정되어서 자연스러운 움직임을 방해한다.

점수	균형력 검사를 위해서, 가장 안 좋은 것에 점수를 준다. 예를 들어, 만약 불안정하게 흔들렸고, 균형을 유지하기 위해 바닥에 닿았다면, 3점을 줄 수 있다.	
	편안하고 알맞은 수행	0
	흔들림, 그러나 바닥에 닿지 않음	1
	심각하게 흔들림 또는 균형력을 유지하기 위해 서 있는 발이 움직임	2
	항시 바닥에 닿는 것이 필요	3
	안면을 고정	추가 1점
	발을 고정	추가 1점
	총점:	

움직임 수행을 통해 무엇이 향상되는가?

훈련된 선수들은 눈을 뜬 상태에서 균형력 검사를 할 때 잘 유지할 수 있어야 한다. 만약 균형감각이 안 좋다면, 엉덩관절 안정성과 발 훈련에 집중해야 한다.

주요 운동 (Key exercises are):

- 기본 균형훈련 : 눈 뜬 상태 그리고 눈 감은 상태 (6장)
- 균형 훈련을 위한 점진단계 (7장)
- 리스닝 발(발에 대한 집중) (4장)
- 펄 브릿지(string of pearls bridge), 클램(clam), 선 자세에서 무릎 누르기(standing knee press) (6장) 그리고 골반 안정성을 위한 점진적 운동

○검사 2: 단순감각 종합검사(SSCT)(눈 감고 수행)

신체에는 세 가지 주요한 균형시스템이 있다: 시각, 체성감각 그리고 전정기관이다. **체성감각계**는 피부, 관절, 힘줄 그리고 근육들로부터 당신이 있는 공간에 대해 신경계에 전달하는 기능을 한다. **전정기관**은 내이(속귀)에 위치한 정교한 균형감각기관으로서, 당신의 머리 위치와 움직임의 변화에 대해 반응한다. 위의 세 가지 기관은 당신의 균형감각을 위해서 협동을 하는 것이다. 당신이 눈을 감는다면, 즉 하나의 시스템을 제거한다면, 다른 시스템들이 일을 더 해야 하는 환경에 노출되는 것이다.

앞서 3장에서 언급하였듯이, 어떤 선수들은 균형감각을 유지하기 위해 시야에 과하게 의존하는 경우가 있으며, 만약 눈이 움직이거나 다른 과제에 시야가 바뀐다면 부상의 위험이 높아지게 된다. 그들의 신체 방향은 장대 높이 선수가 도약할 때처럼 빠르게 변화할 것이다. 뛰면서 주변의 환경을 빠르게 살피거나, 농구 또는 네트볼처럼 움직이면서 볼을 잡을 수 있을 것이다. 평평한 스키를 타야 하는 스키선수들은 지면의 변화에 대해 빠르게 발을 벌리는 동작이 필요할 것이다. 만약 평평하지 않은 지면에서 달리기를 한다면, 시야만으로는 균형감각을 유지하는 데 충분하지 않다: 당신은 발목과 무릎을 보호하고 균형감각을 빠르고 정확하게 유지하기 위해서 체성감각계의 빠른 반응을 요구한다. 당신이 마치 무대 위의 댄서가 작은 불빛들 사이에서 움직이는 것처럼 안 좋은 상황에 놓여 있다면, 시야는 지속적으로 피드백을 주지 못할 수 있다. 당신의 균형감각은 이러한 상황에 처했을 때를 대비해야 한다.

눈을 감고 검사하는 것은 당신이 얼마나 균형감각을 잘 유지하는지 그리고 얼마나 시야에 의존하는지를 알 수 있다. 이 검사에서 결과가 좋지 않다면 당신은 균형감각을 유지하기 위해 시야에 대한 의존도가 큰 것이고, 체성감각계의 기능은 충분치 않은 것을 의미한다. 발에서부터 감각과 무릎 그리고 엉덩관절 주변 근육들의 활동들이 이 검사에 포함된 것이고, 엉덩관절과 다리의 안정성과도 연관이 있을 것이다.

검사 1처럼 같은 순서를 반복한다.

점수		
	편안하고 알맞은 수행	0
	흔들림, 그러나 바닥에 닿지 않음	1
	심각하게 흔들림 또는 균형력을 유지하기 위해 서 있는 발이 움직임	2
	항시 바닥에 닿는 것이 필요	3
	안면 고정	추가 1점
	발 고정	추가 1점
	총점:	

움직임에 대해서 어떤 것들이 향상 될 수 있는가?

- 기본 균형감각: 눈 뜬 상태와 눈 감은 상태 (6장)
- 균형감각 훈련을 위한 점진적 단계 (7장)
- 리스닝 발(발 감각운동, Listening foot) (4장)
- 펄 브릿지(String of pearl bridge), 클램(Clam), 선 자세에서 무릎 누르기(Standing knee press) (6장) 그리고 골반 안정성을 위한 점진적 단계
- 정적 런지(Static Lunge): 눈 감은 상태 (7장)

섹션 2: 기능적 가동성 (Functional Mobility)

기능적 가동성은 신체의 부분들과 관련되어서 설명되는 유연성과는 다르며, 가동성은 근 길이와 관련이 있다. 기능적 가동성은 신체의 한 부분의 움직임이 연결된 다른 부분과 관련되어 있다는 것을 의미한다. 이러한 관계는 유연성 그리고 신체인지 능력의 개념과 관련이 있다.

신체의 특정 부위가 독립적으로 움직이는 것은 **분리**(dissociation)라고 한다. 분리와 관련된 문제는 움직임과 안정성 모두를 동시에 추구할 수 없는 안정화 형태의 부족에 의해 나타날 수 있다. 만약 선수가 팔다리 또는 몸통의 움직임에 의해서만 안정성을 유지한다면, 이는 역동적인 안정성이기 보다는 기능적으로 고정된 것이다. 즉, 가동성 내에서 신체의 제한을 나타내는 것이고, 이러한 제한은 알맞지 않은 자세 또는 움직임 조절을 위한 대근육들의 과도한 활동에 의해 일어나는 것이다. 이것은 안정화를 대신한 고정이라고 할 수 있다. 다음의 움직임들은 간단하지만, 각 움직임은 중요한 움직임 요소를 나타낸다. 다음 방법의 움직임 검사가 생소하다면, 비디오를 찍는 것이 도움이 될 것이다. 특정한 신체의 부분만 움직이는 것을 평가해야 하고, 좌 · 우의 움직임은 대칭적이어야 한다.

○ 테스트 1 : 양팔 올리기 (Double Arm Raise) – 어깨/몸통 관계

어깨와 몸통 움직임의 관계는 좋지 않은 어깨의 가동성과 몸통의 조절력에 의해 영향을 받을 수 있다.
다음은 여러분이 평가하는 것이다.

- 시상면의 몸통 안정성
- 능동적인 어깨의 가동성
- 몸통의 자세와 조절력에서의 어깨의 효과

서 있는 자세에서 움직임을 수행하고, 측면에서 관찰하는 것을 추천한다. 여러분이 누군가를 평가한다면, 머리 위로 그들의 양팔을 올리라고 지시한다. 움직임의 요소에 영향을 줄 수 있는 그 외의 지시는 하지 않는다. 피험자가 자연스럽게 지시에 대해 반응하는 것을 관찰하게 될 것이다.

움직임을 수행할 때 참조사항:

움직임의 이상적인 형태는 양팔이 180°까지 움직이는 것이고, 이때 골반은 본 자세를 유지해야 하는 것이다. 중심세로축(CLA)은 시상면 내에 유지해야 한다. 어깨/몸통의 이상적인 관련성을 방해하는 다양한 움직임 장애가 나타날 수 있다.

1. 골반의 전방경사. 이는 허리 부위가 중립 위치에서 펴지는 것으로서, 중심세로축(CLA)이 시상면에서 벗어난 것이다. 이는 불충분한 어깨의 가동성, 배가로근의 불충분한 활동, 또는 허리부의 불충분한 인지능력 때문일 것이다.
2. 골반부가 정면으로 약간 움직이는 것. 즉, 체중부하가 발의 전면부에 놓이면서 허리부를 중립자세에서 당기는 것이 나타날 수 있다. 이 또한 중심세로축(CLA)이 시상면에서 벗어난 것을 의미한다. 1번에서 언급한 요소들이 작용할 수 있고 어깨 움직임을 제한시키는 등뼈부 부동성에 의한 것일 수도 있다.
3. 어깨 움직임이 180° 이하로 제한될 수 있다. 이것은 모든 스포츠에서 문제가 되지 않을 수 있으나, 팔이 머리 위로 올라가는 동작을 하는 스포츠 또는 이러한 동작들이 연결되는 스포츠에서는 몸통 조절력이 필요하다.

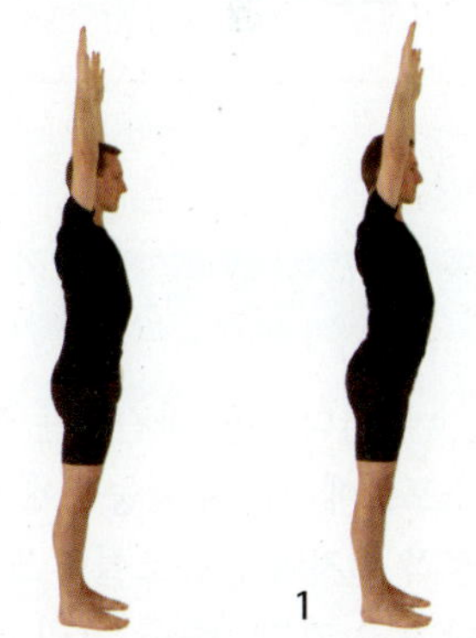

1

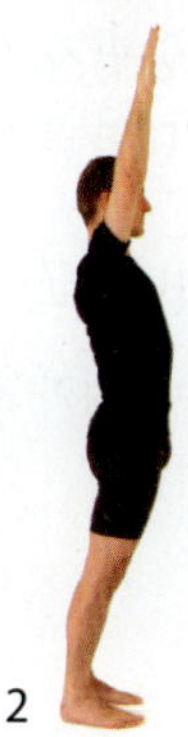

2

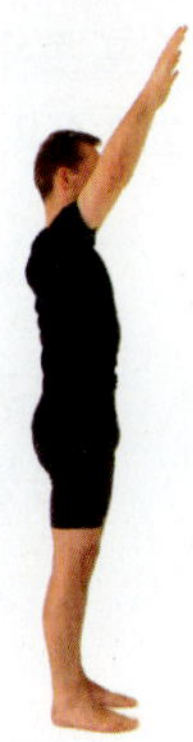

3

점수	골반 높이	0
	골반의 전방 회전(척추부의 만곡이 커지는 것)	3
	골반이 전방으로 이동	3
	어깨 움직임이 180° 이하	3
	총점:	

그 외의 검사(Further testing)

당신이 선 자세에서 움직임이 좋지 않은 것을 찾았다면, 양팔로 바닥 누르기(Double Arm Floor Press)는 골반의 구성을 제한하고, 몸통과 어깨에 초점을 맞출 수 있도록 한다.

움직임을 향상시키기 위해서 무엇을 해야 한다는가?

- 바닥 누르기 (Floor Press) (6장)
- 그레이하운드 (Greyhound) (6장)
- 벽 밀기 (Wall Press) (6장)
- 넓은등근 스트레칭 (Latissimus dorsi stretches) (10장)

임상 노트

움직임 조절 운동을 위해서 어깨 움직임을 제한시키는 근육의 연부조직 이완치료는 관절 가동범위를 제한시키는 근육의 단축부위에 실행할 수 있다. 달라진 어깨 가동성은 기능적인 단계로 연결되기 위해서 몸통과 함께 통합적으로 이루어져야 한다. 6장에서의 그레이하운드(Greyhound)는 시작하기 좋은 운동이다.

○ 테스트 2 : 앉은 자세에서 뒤넙다리근(슬괵근) 검사 - 뒤넙다리근/몸통 관계

뒤넙다리근 과긴장은 아래 허리부위 통증의 원인으로 생각되지만, 많은 스포츠에서는 수행능력에 영향을 미치는 부위이다. 허리 부위의 고유수용성 감각 인지와 운동조절력 또한 수행능력에 영향을 미친다. 다음의 검사는 본래 단거리 카약, 축구 그리고 종합 격투기를 위해 만들어진 것이지만, 다른 스포츠에서 척추 중립자세에 대한 뒤넙다리근(hamstring)의 길이와 고유수용성 기능에 대한 특징을 나타내는 데 사용되기도 한다:

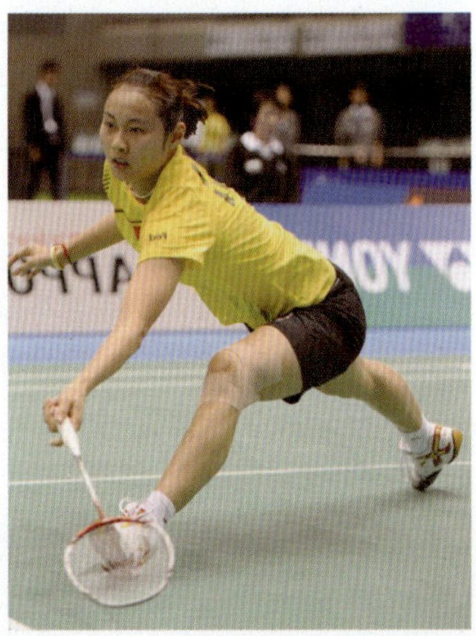

- 능동적인 뒤넙다리근(슬괵근)의 길이
- 몸통의 고유수용성과 조절력(뒤넙다리근의 길이에 대해 몸통의 지지력)

다리는 전면의 스위스 볼에 두고 의자에 앉는다. 궁둥뼈가 의자에 놓일 수 있게 앉고 척추는 중립자세를 유지한다. 척추의 중립 자세를 유지하고, 당신의 뒤넙다리근에 부하가 가해지는 느낌일 때까지 스위스 볼을 몸에서부터 멀리 밀어낸다.

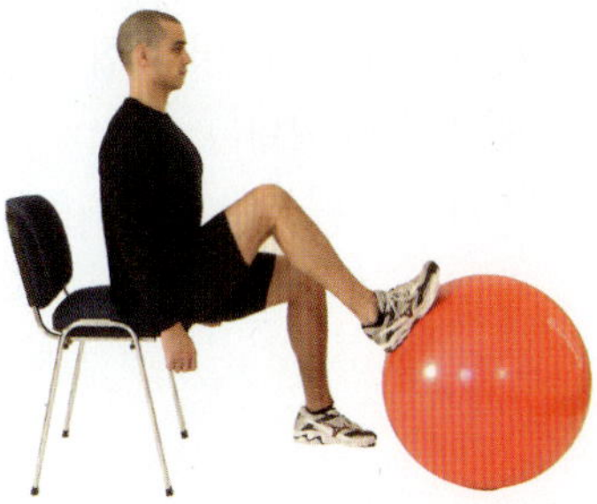

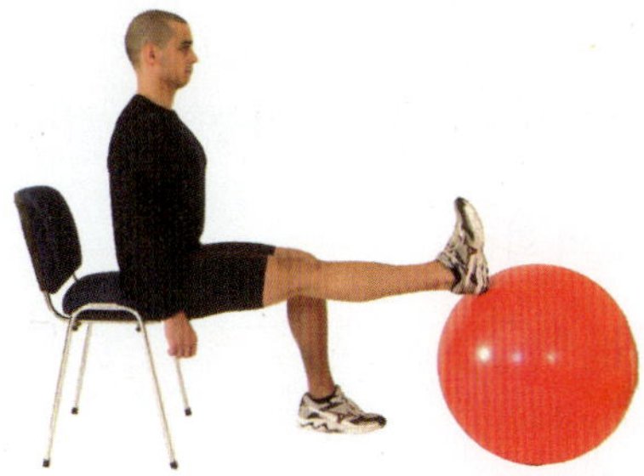

움직임을 수행할 때 참조사항:

선수가 척추의 중립을 유지하고 엉덩관절은 90° 그리고 다리는 곧게 뻗는 자세가 이상적인 움직임이다. 이러한 움직임과 관련된 문제점들은 다음과 같다:

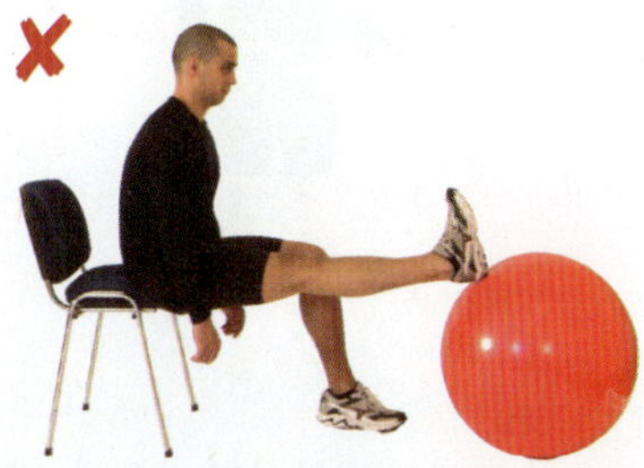

1. 뒤넙다리근이 긴장되기 전에 골반의 후방회전이 나타난다.
   이는 척추 주변의 좋지 않은 고유수용성의 기능과 조절력을 의미한다.
2. 무릎을 뻗지 못할 것이다. 이는 뒤넙다리근 길이의 제한을 의미한다.
3. 뒤넙다리근의 긴장 상태에서 골반의 후방경사가 나타나게 미끄러진다.
   이는 뒤넙다리근보다는 척추의 유연성과 더 관련이 있다.
4. 뒤넙다리근을 누르기 위해서 골반을 측면으로 움직인다.

점수		
	척추 중립의 유지	0
	척추 위치의 변화	3
	무릎이 완전히 폄	0
	무릎을 완전히 펴지 못함	2
	총점:	

움직임에 대해서 어떤 것들이 향상될 수 있는가?

- 곧게 뻗은 뒤넙다리근의 가동성 (6장)
- 선 자세에서 다리 흔들기(Standing Leg Swing) (6장)
- 테일-업(Tail-up) (9장)
- 불안정된 상태에서의 척추 중립을 유지하기 위한 몸통 안정화 운동.
  예) 벽 밀기(Wall Press)와 볼 바운싱(Ball Bouncing) (6장), 또는
  더 점진된 수준의 오버 더 탑(Over the Top; OTT) (7장)

○ 테스트 3: 신체 회전 (Total Body Rotation)

발에서부터 척추까지 신체 회전 움직임이다. 몇몇 스포츠는 특정 신체 부위의 회전만을 요구할 수 있다. 일반적으로 회전은 전체적인 움직임에서 다양한 신체 부위에 의해 나타나는 것으로 설명할 수 있다. 다관절 움직임의 협응력은 머리를 움직임으로서 균형감각을 유지하고 신체 조절력을 유지하는데 필요하다. 더 복합적인 기능적 가동성 검사에서(152쪽), 각 요소들에 대한 검사가 가능하다. 검사에서의 움직임은 다음과 같다:

- 발에서부터 머리까지 전체적인 관절의 회전
- 회전에 대해 정확한 발 압력의 변화

두 다리를 골반 폭 정도로 선다. 몸통을 회전해서 뒤를 응시한다. 스스로 과하게 움직이지 않도록 한다. 이 검사는 당신이 자연스럽게 움직이는 것을 확인하기 위한 것이다. 반대쪽으로 몸통을 회전한다.

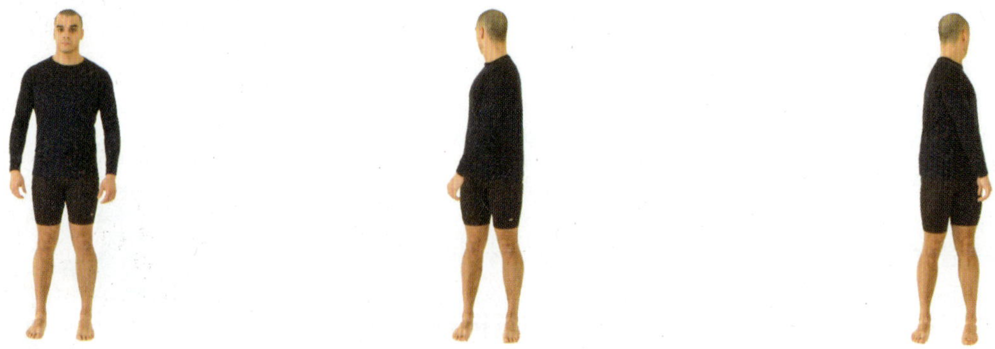

움직임이 이루어진 다음에, 당신의 발을 응시한다. 당신이 회전할 때 발의 압박이 변화하는지 확인한다. 왼쪽으로 회전할 때, 왼쪽 발의 압박은 발의 외측부위로 움직일 것이고, 오른쪽 발의 압력은 발의 내측으로 이동할 것이다. 즉, 발의 압력은 움직이는 방향과 같다.

움직임을 수행할 때 참조사항:

1. 발의 압력이 정확한 패턴 내에서 변화하는 지 여부
2. 어느 한 방향으로 회전이 제한적인 지 여부

점수: 원형을 앞에서 뒤로 가로질러서 자른 후 그 가운데에 서 있다고 생각한다. 각 반원을 똑같이 삼등분 한 것으로 생각한다.

당신의 코가 가리키는 곳이 측정되는 위치일 것이다.

점수		
	머리 위치가 처음 1/3 위치에서 제한적이다	3
	머리 위치가 두 번째 1/3 위치에 있다	2
	발의 압력이 정확하지 않다	3

섹션 3. 하지와 중심 조절 영역 – 골반과 몸통의 안정성 관계 (The Lower and Central Control Zones– Pelvic and Trunk Stability Relationship)

○ 테스트 1 : 정적 런지 (Static Lunge) (눈 뜨고 수행)

정적 런지 운동은 가장 복잡하지 않은 동작이며, 기본적인 측정을 위해 알맞은 운동이다. 이는 **스플릿 스쿼트**(Split Squat)로 알려져 있으나, 정적 런지로서 사용하는 점진적인 움직임의 단계를 위함이다.

정적 런지는 기본적인 테스트로 사용되는 한발 스쿼트(Single Leg Squat)를 대신해서 사용하기도 하는데, 이는 검사하는 다리에 체중부하를 줄이기 위함이다. 즉, 신경근 형태와 협응력은 근력과는 상관없이 더 명백하게 검사되는 것이다.

만약 선수들이 이 단계에서 수행하지 못한다면, 그들은 협응력, 타이밍 그리고 움직임 패턴을 향상시키기 위한 운동이 필요할 것이다. 움직임 내에서의 근력 향상을 도모할 수 있다. 만약 당신이 이 검사를 통과한다면, 당신은 더 높은 수준의 평가를 지속할 수 있다.

정적 런지를 통한 이해:

- 골반 안정성: 지지 전략
- 운동범위에서 큰볼기근(대둔근)의 원심성 수축활동
- 운동범위에서 엉덩관절의 기능적 가동성
- 엉덩관절, 무릎 그리고 발의 위치 내에서의 조절력
- 몸통의 중심축 조절
- 기본적인 균형력

한 발을 다른 발 앞쪽에 골반 넓이로 두고 선다. 뒷발의 발뒤꿈치를 세운다. 양팔은 몸통의 외측으로 벌린다. 몸통을 수직으로 유지하고, 무릎이 90° 굽힐 때까지 골반을 수직으로 유지한다. 체중은 몸통의 앞쪽으로 이동 해서는 안 된다. 후방에 위치한 다리는 바로 바닥을 향해 움직인다.

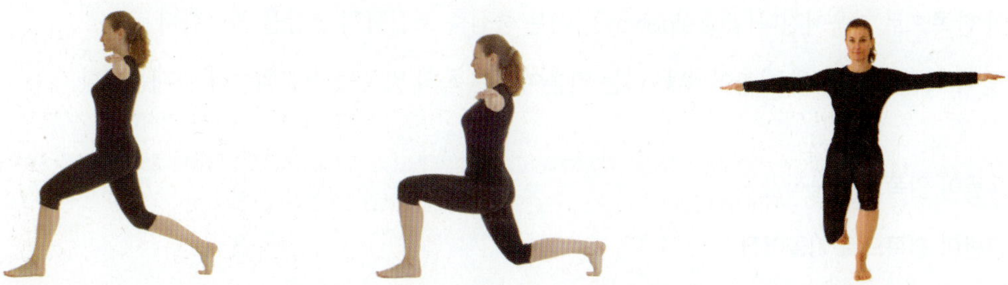

임상 노트

검사하는 동안 필요한 근육의 활동과 협응력에 대한 가장 큰 문제는 움직임의 처음 시작 단계이다. 만약 피험자가 부상 후 회복 단계일 때처럼 움직임을 수행하기에 충분한 근력이 없는 사람이라면, 지탱하는 단계는 움직임의 작은 범위 내에서 평가할 수 있을 것이다.

근력은 여러분이 움직이는 범위 이상의 것이다. 만약 초기 움직임이 좋지만, 런지를 수행할 때 조절력이 나쁘면 깊숙이 내려가는 지점(즉, 중간에서 마지막 범위)에서 큰볼기근(대둔근)의 원심성 근력의 훈련이 필요할 것이다.

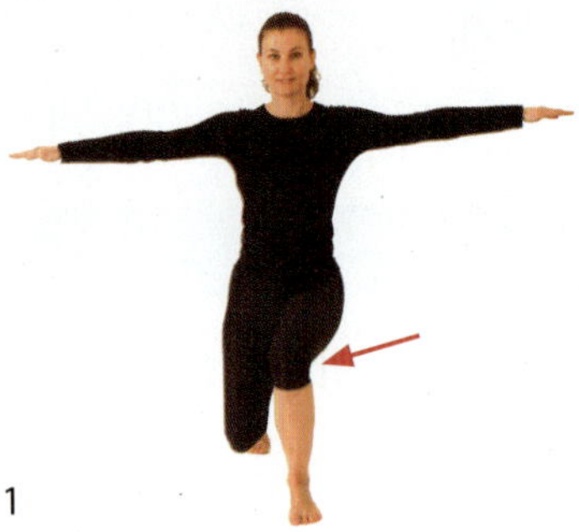
1

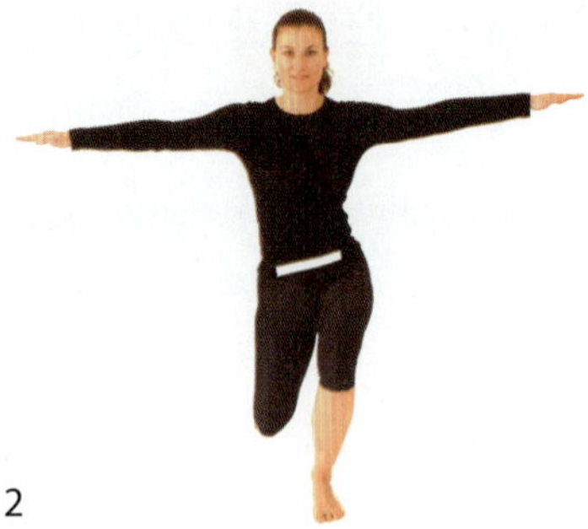
2

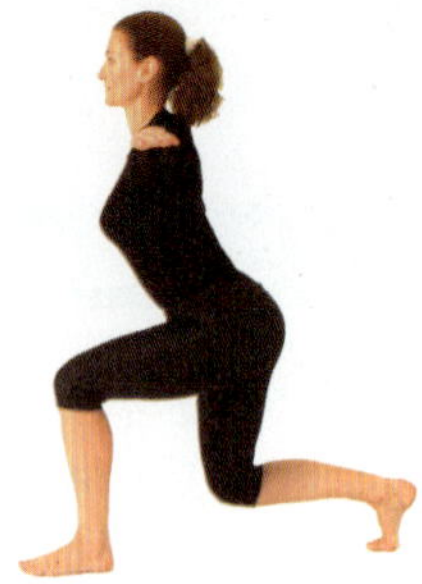
3

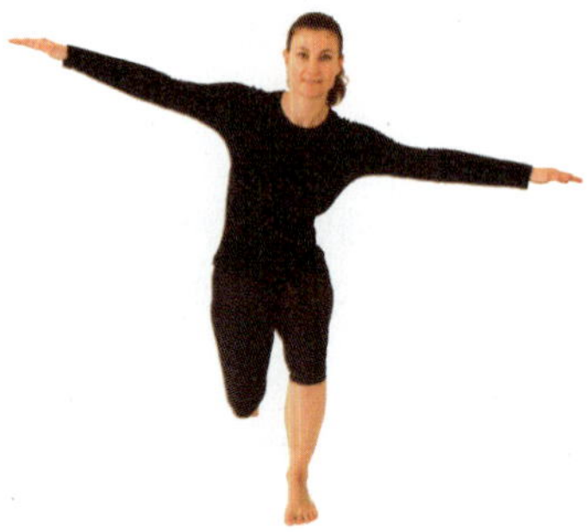
4

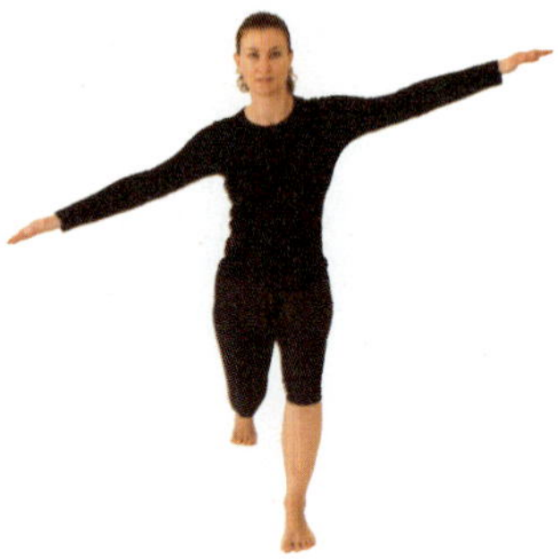
5

무엇이 잘못된 자세인가?

1. 무릎이 안쪽으로 움직이는 것이다. 이런 경우, 큰볼기근(대둔근)과 중간볼기근(중둔근)의 기능이 정확하지 않은 것이다.
2. 골반이 한쪽으로 기울어진다. 골반의 관상면에서의 조절력의 결함과 중간볼기근(중둔근)의 기능장애를 나타낸다.
3. 엉덩이가 뒤로 움직인다. 이는 옆에서 관찰했을 때 허리굽이가 큰 것으로 보일 수 있으며, 큰볼기근(대둔근)이 원심성 기능을 하지 못한 것과 또는 운동범위 외에서 기능이 좋지 못한 것을 의미한다.
4. 몸통이 한쪽으로 기울어진다(tips sideway). 이는 중심축 조절력의 결함을 의미한다.
5. 한쪽 팔이 다른 쪽에 비해 기울어진다. 이는 기울어지는 쪽의 넓은등근에 의존하기 때문이다.

점수		
	무릎이 안쪽으로 움직임	3
	골반이 한쪽으로 기울어짐	3
	엉덩이가 뒤로 움직임 (허리굽이가 커짐)	3
	몸통이 한쪽으로 기울어짐	3
	한쪽 팔이 다른 쪽 보다 낮게 기울어짐	3
	입술 깨물기 또는 얼굴 고정	1
	발 고정	1
	점수 :	

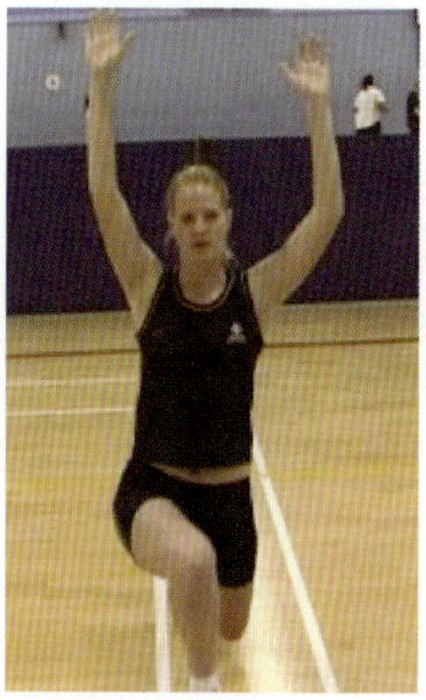

이 선수는 정적 런지를 잘못 수행하고 있다. 왼쪽 골반이 아래쪽으로 기울어져있고 무릎이 안쪽으로 이동했다. 왼쪽 손은 오른 손의 위치에 비해 낮고 팔꿈치로 구부러져 있다. 이 선수는 안 좋은 오른쪽의 볼기근(둔근) 활동을 보상하기 위해서 왼쪽의 넓은등근을 사용하는 것이다.

○ 테스트 2: 정적 런지 (Static Lunge) (눈 감고 수행)

눈을 뜬 상태에서의 정적 런지는 골반의 안정화 근육들의 움직임에 대한 조절능력, 감각계와 골반의 조절력 사이의 관계를 살펴본 것이다. 다음은 눈을 감는 것 외에는 테스트 1과 같은 과정이다.

점수		
	무릎이 안쪽으로 움직임	3
	골반이 한쪽으로 기울어짐	3
	엉덩이가 뒤로 움직임 (요추만곡이 커짐)	3
	몸통이 한쪽으로 기울어짐	3
	한쪽 팔이 다른 쪽 보다 낮게 기울어짐	3
	입술 깨물기 또는 얼굴 고정	1
	발 고정	1
	점수:	

임상 노트

만약 연부조직 치료로 해결되지 않는 넓은등근의 긴장이 나타나는 선수가 있다면, 팔이 한쪽으로 떨어지거나 몸통이 한쪽으로 기울어지는지 알아보기 위한 평가로서 넓은등근이 안정화 근육으로서 작용하는 정적 런지를 활용하는 것이 더 효과적이다.

수행능력을 향상시키기 위해 무엇을 해야 하는가?

- 펄 브릿지(String of Pearls Bridge), 힙 펍(Hip Pops), 엉덩관절 회전운동(Hip Swivels) (6장)
- 클램(Claim), 선 자세에서 무릎 누르기(Standing Knee Press) (6장)
- 서포트 런지(Supported Lunge) (7장)
- 점진적 런지(Lunge progression) (7장)

○ 테스트 3 : 동적 런지 (Dynamic Lunge)

정적 그리고 동적 런지 모두 테스트하는 것은 종종 의문스러울 수 있다. 왜 더 높은 수준의 움직임을 검사하지 않는가? 이 쟁점은 특별한 것이다. 정적 런지 검사는 가장 좋은 상황일 때를 뒷받침한다: 즉, 움직임은 보상작용이 일어나지 않고 신체는 지면 내에서 변화하지 않는다. 근육들의 협응력, 조절력과 운동범위 내에서의 근력을 확인하는데 효율적이다. 동적 런지는 움직임 내에서 새로운 요소들을 보여준다; 즉, 준비하는 단계이다. 정적 런지에서 나타나는 움직임의 단계와 근육 활동 등의 요소도 활용할 수 있으며, 동적 런지는 체중지지를 위한 준비 여부를 알 수 있다. 이는 기본적인 검사보다 신경근육계에 의한 것이기 때문이다.

이것은 계획된 움직임인 것이다. 만약 정적 런지는 정상적이나, 동적 런지가 형편 없다면, 3장에서 투-스텝(two-step)과 같은 신경근계의 앞먹임(feedforward) 훈련을 우선시 해야 한다. 이 운동은 다리가 충격흡수를 하고, 무릎과 엉덩관절이 협응하는 것을 훈련시키는 것이다. 만약, 정적 런지가 형편 없다면, 이 움직임을 첫 번째에 행할 수 없을 것이다. 운동범위 내에서의 초기 근 활동과 근력이 필요하다. 서포트 런지(Supported Lunge)가 시작할 수 있는 운동으로 적합하다.

두 움직임의 다른 특성을 이해함으로써, 검사는 가장 알맞은 계획으로 수행될 것이다. 동적 런지는 엉덩관절과 무릎의 반응을 알아내기 위함과 더불어 선수들의 전체적인 신체 조절력을 평가하기 위해 효과적이다. 몸통은 균형감각이 있어야 하고, 낮은 역치수준의 조절력이 요구, 고유수용성과 수직감각이 필요하다. 앞으로 나가는 발은 런지를 하면서 엉덩관절에서 충격흡수를 해야 하고, 발 전체가 바닥에 닿아야 한다. 만약 엉덩관절이 위의 기능을 늦게 수용시키거나, 선수들이 동적 런지에서 빠른 속도로 인해 엉덩관절 굽힘 범위 내에서 엉덩관절 폄근을 원심적으로 사용할 수 없다면 전방으로 나가는 움직임은 억제될 것이다. 그들은 발을 앞으로 내밀기만 할 뿐 발뒤꿈치는 들려 있고, 장딴지 근육들은 피로하게 될 것이다. 전방으로 나가는 힘이 무릎에서 증가하면 몸통을 사용하지 않고 제자리로 돌아오는 수행능력은 낮아질 것이다.

본 검사에서 필요한 수행능력은:

- 지면으로부터 골반을 움직일 수 있는 높은 수준의 몸통 조절력과 고유수용성 기능
- 지탱하기 위한 신경근의 준비과정
- 움직임의 가속도를 조절하기 위해 어깨를 이동하는 것 대신에 발을 효과적으로 밀어내는 능력

양발을 수평하게 하고 서서 양팔은 머리 위로 곧게 뻗는다. 몸통을 곧게 유지하면서 한쪽 다리를 앞쪽으로 한 걸음 움직이고 다시 시작자세로 돌아온다. 시작자세로 돌아올 때 움직임의 가속도를 조절하기 위해 어깨를 움직이지 않고 발로부터 시작되었는지 확인한다.

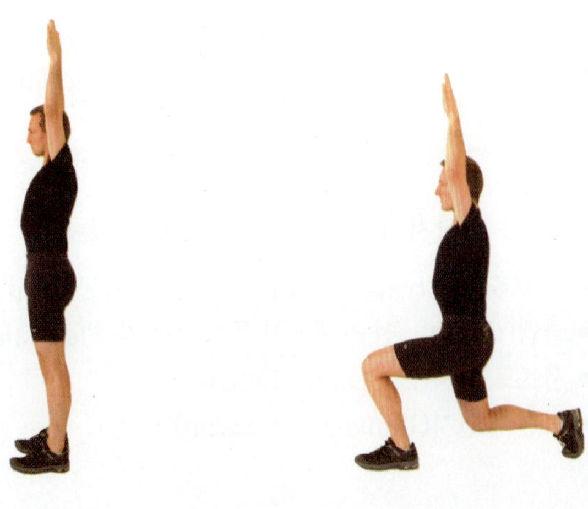

점수		
	양 무릎이 안으로 움직임	3
	골반이 한쪽으로 기울어짐	3
	골반이 뒤로 움직임(척추 만곡이 커짐)	3
	몸통이 한쪽으로 기울어짐	3
	몸통이 정면으로 무너짐	3
	정면의 발이 바닥에서 떨어짐	3
	시작자세로 돌아가기 위해서 어깨를 움직임	3
	입술을 깨물거나 얼굴을 고정	1
	발을 고정	1
	총점:	

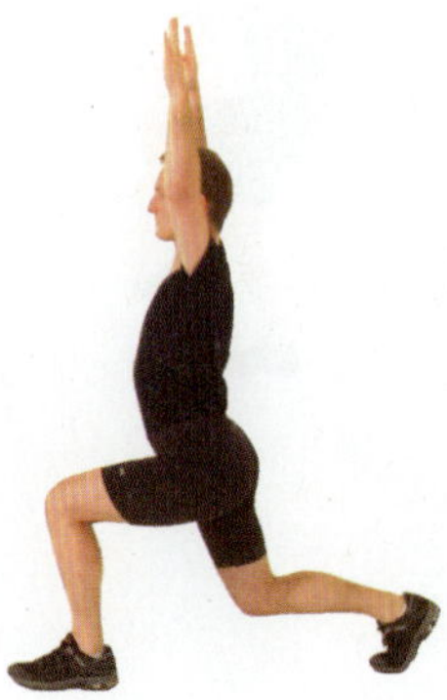

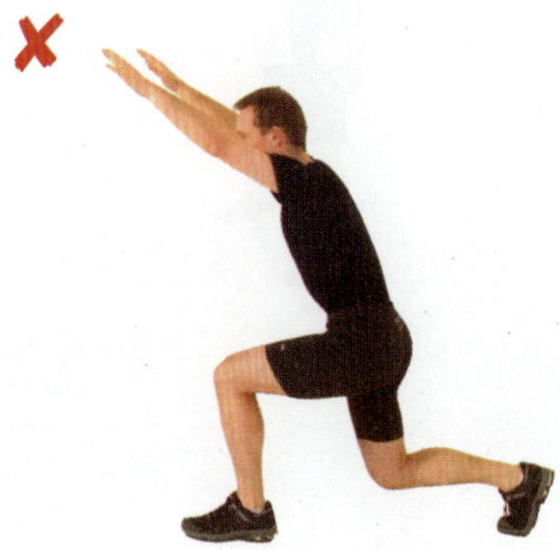

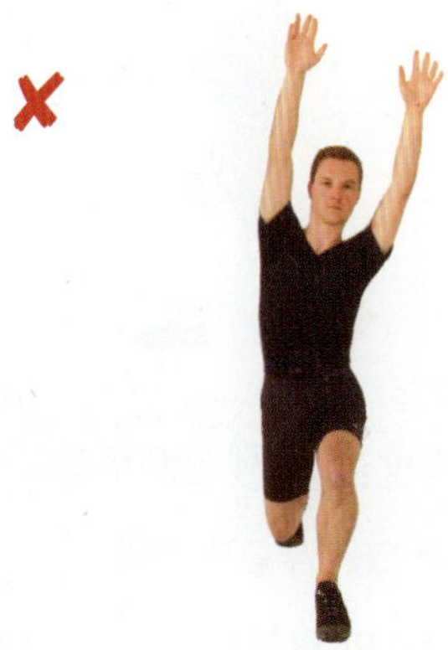

이 검사는 정적 런지에서 언급한 것과 같은 이유로, 눈을 감고 시행할 수 있다.

수행능력의 향상을 위해서 무엇을 해야 하는가?

- 신경근육의 준비를 위한 투-스텝(Two-step) (3장)
- 몸통 고유수용성을 위한 벽 밀기(Wall Press) (6장)
- 한쪽 방향으로 무너지는 것을 방지하기 위해 스틱(지팡이)을 머리 위에서 수평으로 잡고 하는 오버헤드 런지(Overhead Lunge) (7장의 런지 운동의 점진적 단계의 적용)

○ 테스트 4 : 동적 런지훈련 (Lunge Drive)

동적 런지훈련은 런닝과 바운딩에서 필요한 전방돌진 단계를 검사하기 위한 것이다. 이것은 발에서 골반의 움직이는 타이밍과 협응력을 검사하는 것이다.

골반과 무릎은 살짝 구부리고 다리를 벌린 스플릿 자세로 시작한다. 뒤 발의 발뒤꿈치는 바닥에서 살짝 들어 올린다. 오른쪽 다리가 전방에 있을 때 왼쪽 팔을 전방에 위치한다. 신체를 전방에 있는 다리를 향해 움직이며, 왼쪽 다리를 들고 오른쪽 팔을 움직인다.

몸통은 전방으로 자연스럽게 발 위로 체중이 이동하고, 지지하는 발의 위치를 위해서 골반과 무릎은 길고 직선으로 움직인다. 균형의 중심점은 발에 위치하고 다른 부위의 과도한 근 활동이 나타나지 않아야 한다. 움직임이 잘 수행되었을 때, 균형을 유지하면서 긴장되지 않는 자세여야 한다. 좋지 않은 전진 패턴이 나타난다면, 신체가 구부러진 상태에서 엉덩관절과 무릎이 굽혀지게 되고, 뒤넙다리근(슬괵근)의 수축으로 인해 엉덩관절의 후방경사를 볼 수 있다. 몸통의 균형 중심은 엉덩관절 뒤쪽에 위치할 것이고 천층의 배곧은근이 수축되고 발가락은 중심을 조절하기 위해서 움켜지게 될 것이다.

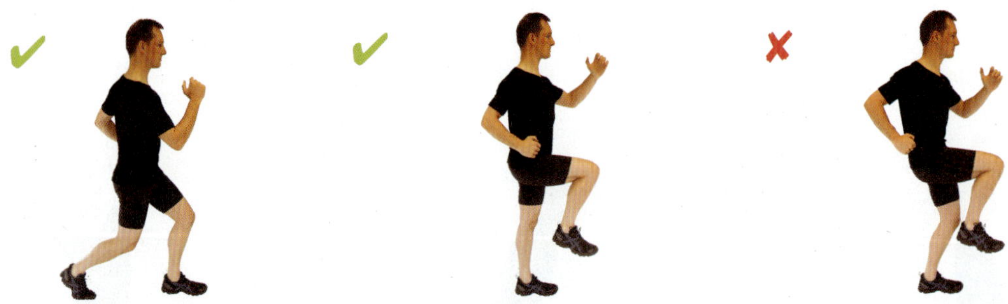

점수		
	후방경사에서 골반이 접힌 상태	3
	서 있는 무릎의 접힘	3
	몸통의 전면이 후면보다 짧아짐 (척추의 굽힘상태)	3
	몸통의 전면이 후면보다 길어짐 (척추의 펴짐상태)	3
	몸통이 한쪽으로 기울어짐	3
	입술을 깨물기 또는 얼굴을 찡그리기	1
	발을 움켜쥐기	1
	총점:	

수행능력의 향상을 위해서 무엇을 해야 하는가?

이 검사는 여러 가지 요인들을 포함한다:

- 지지단계: 정적 런지 검사가 부적절했다면, 지지하는 다리는 골반이 신체의 발을 넘어서서 이동하는 체중을 효과적으로 수용하지 못할 것이다. 이것을 우선적으로 다뤄야 한다.
- 굽힘에서 펴짐으로의 엉덩관절의 움직이는 시기를 위해서는, 스키 점프(Sky Jumper)를 이용한다 (7장)
- 반대쪽을 이끌기 위해서 엉덩관절을 구부리는 동작이 필요할 수도 있다.
  앉은 자세에서 무릎 들기(Seated Knee Lift) 검사를 확인해 본다.

○ 테스트 5: 내츄럴 스쿼트 (Natural Squat)

스쿼트 검사는 부하가 주어지는 바벨 스쿼트에 비해서 논의가 필요한 주제일지도 모른다. 그러나, 3장에서 소개했듯이 내츄럴 스쿼트(Natural Squat)는 민첩성을 위한 주요 움직임이다. 즉 선수들이 착지한 후 쉽고 부드럽게 신체 중심점을 회복할 수 있는 충격흡수를 위한 것이다. 신체 체중과 쉽게 관절을 움직이기 위한 균형점(포인트)을 강조하는 것이다.

스내치 동작을 제외하고, 여러분이 딥 스쿼트(Deep Squat)를 하는 동안 팔을 좀처럼 머리 위로 올릴 기회는 드물 것이다. 이 움직임을 평가할 때 선수들이 발목, 무릎 그리고 엉덩관절의 균형을 유지하면서 잘 연결하는지 확인하는 것이 우선사항이다: 즉 이것이 내츄럴 스쿼트 검사의 목적이다(만약 어떤 선수가 역도선수처럼 양팔을 위로 올려서 스쿼트를 수행하는 것이 필요하다면, 그 검사는 어깨와 척추의 움직임 제한 요소를 구분하거나 조절하는 것에 유용할 것이다.)

2장에서 언급했듯이, 가동성은 기능적인 움직임이 나타나기 이전에 요구되는 사항이다. 때론 움직임의 기능장애는 확연히 나타날 수도 있지만, 단순히 관절부위 제한에만 부응하는 것은 아니다. 발목, 무릎 그리고 엉덩관절에서 대칭적이고 효율적인 움직임이 전체를 위해 필요하다.

골반 너비보다 약간 넓게 양발을 위치하고 선다. 팔은 어깨 높이에서 맞잡고 위치한다. 5° 이상 발이 바깥으로 회전되지 않도록 주의하고 발이 정면을 향할 수 있도록 한다. 발을 바깥으로 향하게 하고 수행할 경우 더 쉽게 움직임을 수행할 수 있지만, 이는 선 자세에서 얼마나 많은 부하를 밀어낼 수 있는지 평가하는 것과는 다르다. 만약 점프를 하는 스키선수라고 생각했을 때, 여러분의 스키가 신체에서 바깥쪽을 향하고 있을 때는 착지를 잘할 수 없을 것이다.

팔을 어깨 높이로 유지하고, 발을 향해서 앉는다. 넙다리뼈가 수평이 되도록 움직이는 것이 목적이다. 엉덩관절, 무릎과 발목은 정렬을 유지한다. 발은 안쪽과 바깥쪽 그 어떤 방향으로도 밀려나지 않아야 한다. 움직임은 엉덩관절, 무릎과 발목관절이 접히는 것처럼 아래 방향으로 움직여야 한다. 골반의 하부각 보다 몸통이 전방을 기울어져서는 안 된다.

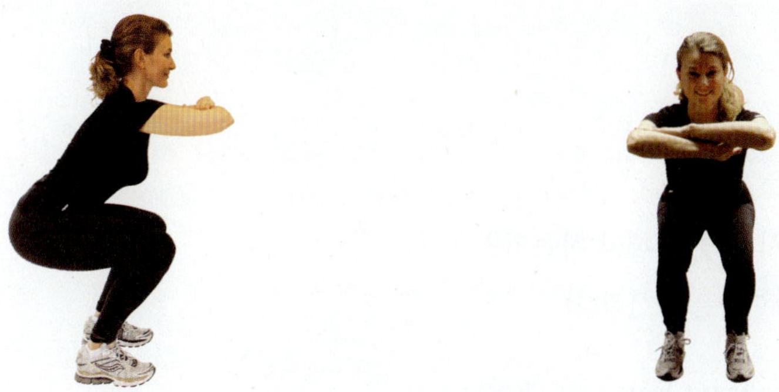

골반은 몸통을 아래로 당기고 다시 올려주는 역할을 한다. 몸통의 형태는 조금 변할 수 있다. 그러나, 만약 골반이 몸통의 아래 방향 움직임에 제한을 준다면, 대부분의 경우 척추의 움직임은 굽힘(정면으로 구부러짐) 형태 또는 과도한 허리굽이의 형태가 나타날 수 있다. 골반은 두 다리 사이에서 하지의 중심 역할을 해야 한다. 골반이 어느 한 쪽으로 기울어진 경우는 고르지 못한 체중 부하 또는 엉덩관절, 무릎관절 또는 발목에서 관절의 제한이 나타나는 것이다. 이러한 관절들의 안정성은 사전에 검증되어야 한다. 궁극적으로 여러분은 피험자가 균형감각을 잘 유지하면서 다양한 방향으로 움직일 수 있는 능력을 목표로 하는 것이다.

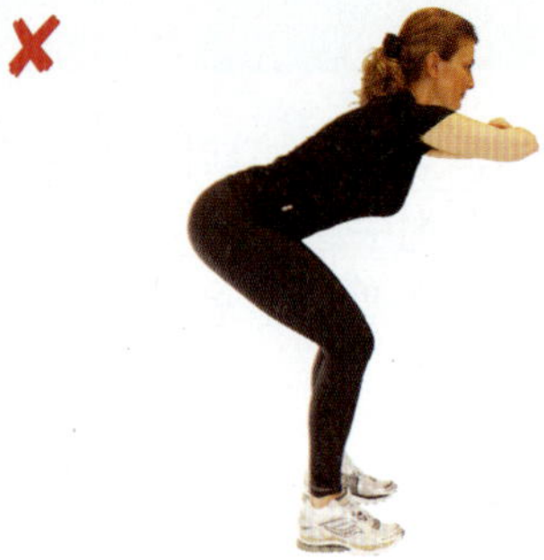
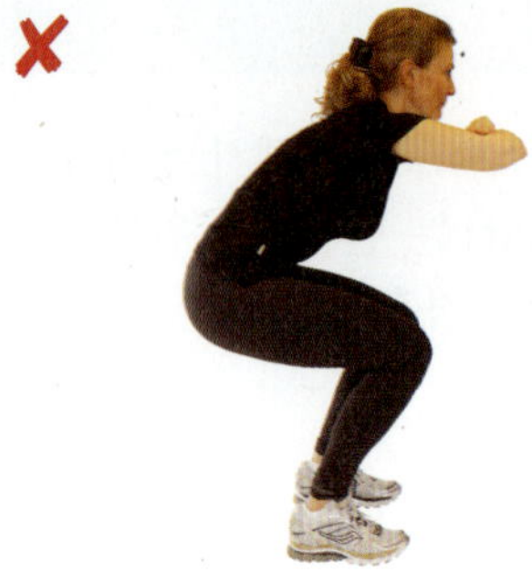
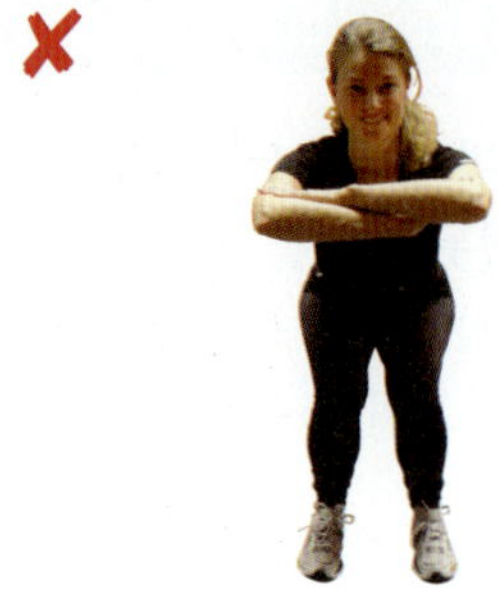
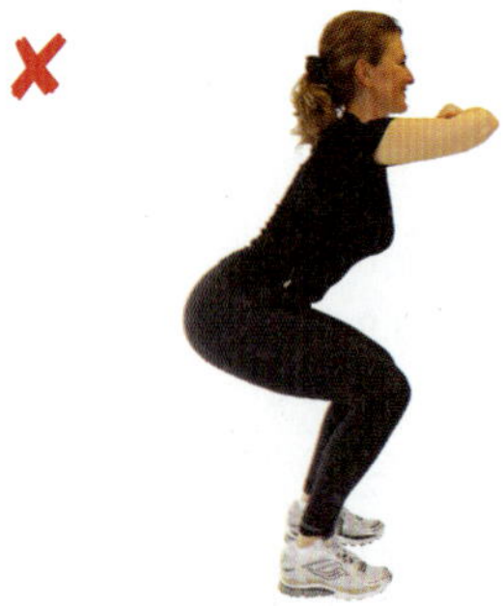
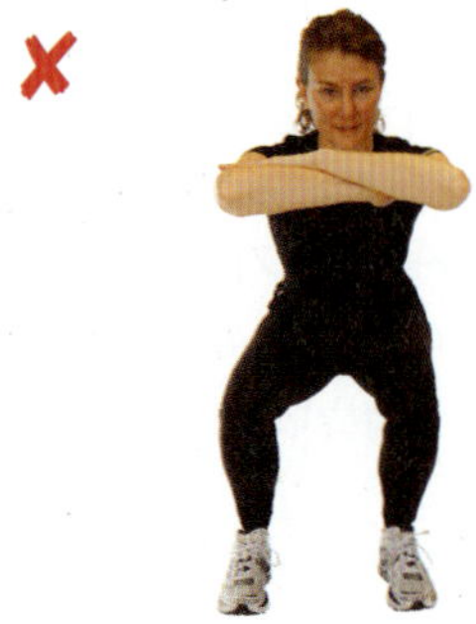

점수		
	대퇴부가 수평상태가 되지 않음	3
	무릎과 발목은 내측 또는 외측으로 무너지지 않음	3
	몸통이 전방으로 기울어짐	3
	몸통이 굽힘 또는 펴짐으로의 형태 변화	3
	골반이 다리 사이의 중심에 놓이지 않음	3
	균형 중심이 발뒤꿈치에 놓임	1
	얼굴 찡그림	1
	총점	

수행능력의 향상을 위해서 무엇을 해야 하는가?

이 검사는 여러 가지 요인들을 포함한다:

- 균형점 연습(Balance Point Practice) (3장)
- 벽 스쿼트(Wall Squat) (6장)

○ 테스트 6: 선 자세에서 무릎 올리기 (Standing Knee Lift)

본 검사의 수행은:

- 엉덩관절에서 등뼈부의 관상면 조절력을 위해 지지하는 다리에서 쉽게 중심세로축(CLA)을 유지하는 능력
- 골반의 외측 안정성
- 지지를 위한 발-엉덩관절의 연결
- 엉덩관절 굽힘 패턴

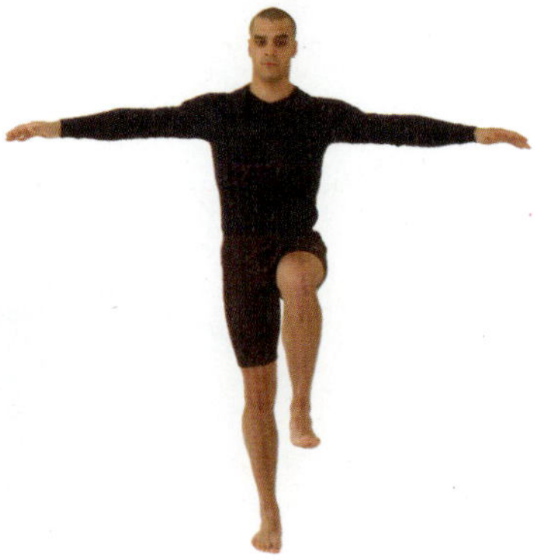

양발을 모으고 양팔은 어깨 높이에서 벌리고 선다. 한쪽 무릎을 골반 높이까지 든다. 반대쪽을 수행한다. 번갈아 가면서 반복적인 수행이 더 유용하다.

테크니컬 노트

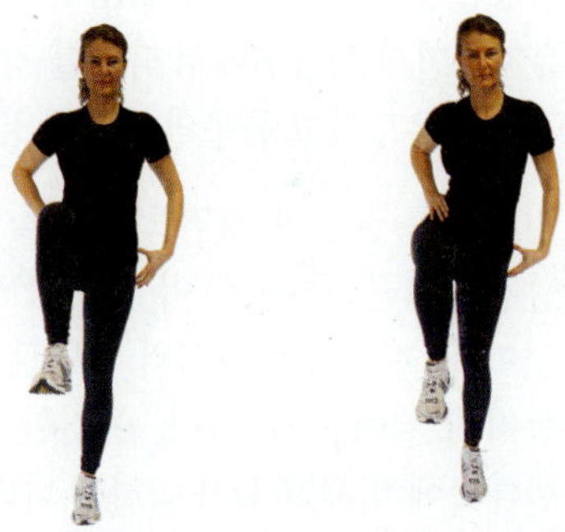

엘리트 선수들은 스프린팅(sprinting) 시 엉덩관절을 살짝 들어올리는 경향이 있다.[8] 이는 연부조직의 저항을 최소화하면서 지지하는 쪽에서 발을 밀어내는 능력을 강화하기 위해 엉덩관절을 살짝 들어올리는 것이 사용되는 것이다. 밀어내는 힘(push-off)을 위해서 지지하는 쪽을 잠그는 것을 설명했지만, 엘리트 선수와 같은 수준에서는 골반의 작은 움직임을 허용하기도 한다. 골반이 살짝 들어올려지는 것을 치켜 올리는 동작과 혼란되어서는 안 된다.

다리를 들어올리는 쪽의 골반의 높이가 올라가는 것은 몸통을 한쪽으로 구부리게 당기는 것과는 다르다. 지지하는 다리에서, 큰돌기(엉덩관절 부위에서 느껴지는 골 부위)는 골반의 엉덩뼈능선의 높이와 정렬을 유지해야 한다. 반면, 엉덩관절을 치켜 올리는 것은 지지면에서 골반 아래고 큰돌기를 당기는 경향이 있으며 이는 다리를 들어올리는 쪽 몸통의 길이가 짧아지게 만들게 된다. 즉, 수직 정렬이 무너지게 되는 것이다.

임상적으로, 한쪽 다리를 올릴 때 몸통의 바른 자세를 유지하기 위해서 지지하는 다리로 지면을 강하게 누르는 것을 목적으로 한다. 이는 엉덩관절이 기울어지는 것을 찾기 위함보다는 질 좋은 패턴을 유지하기 위함이다.

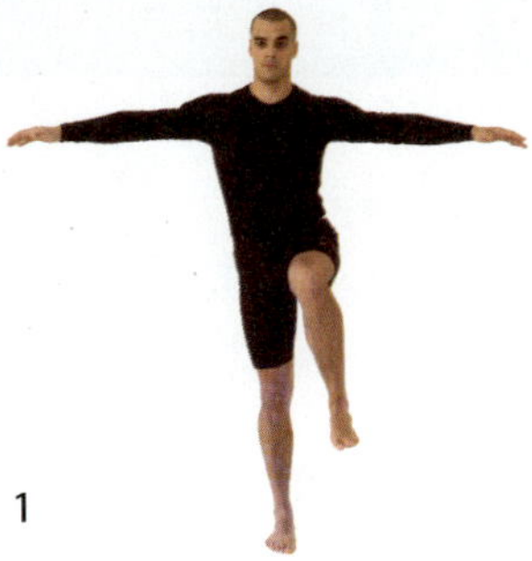
1

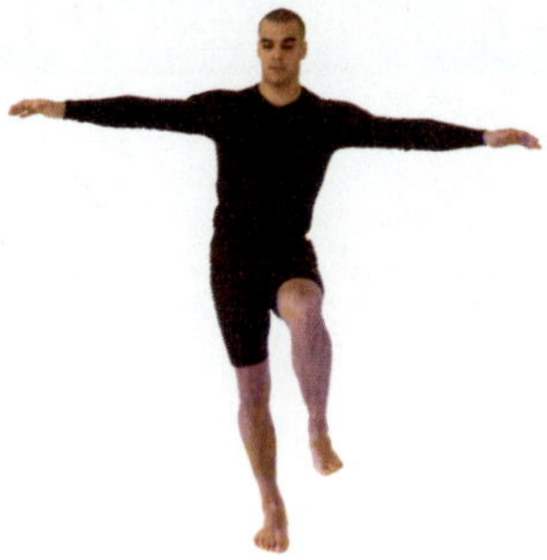
2

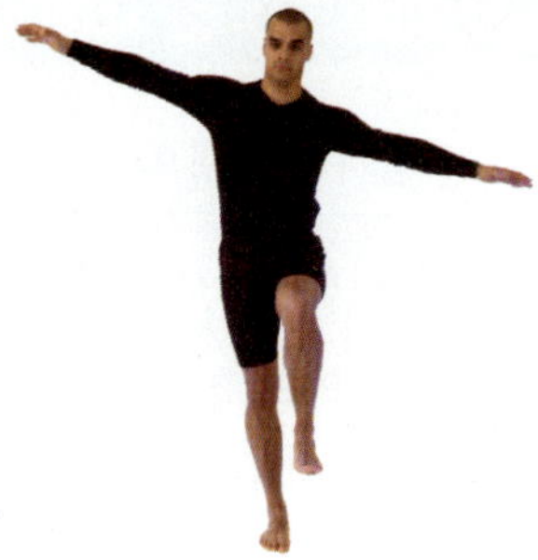
3

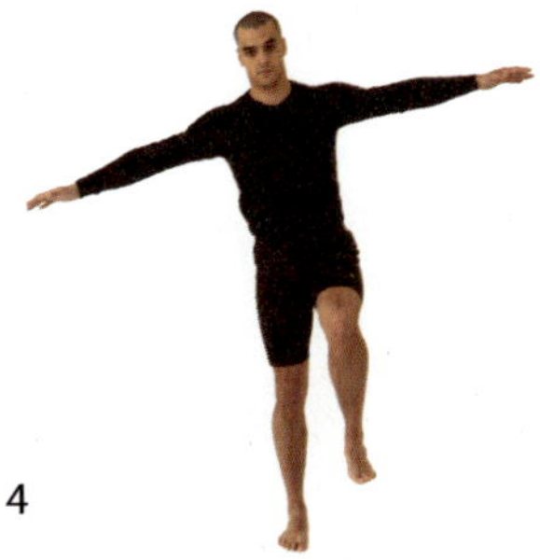
4

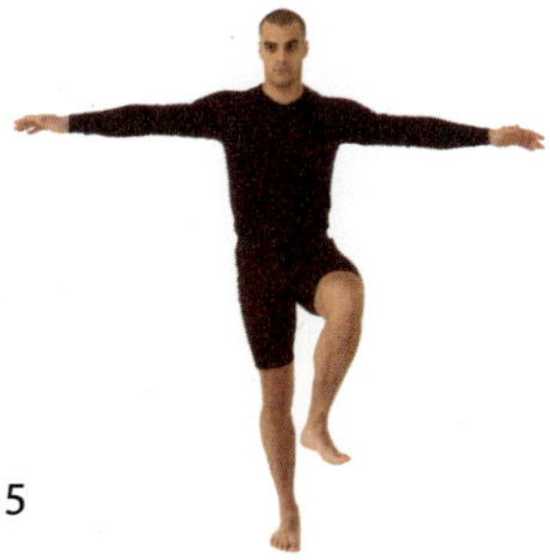
5

중요 포인트:

1. 엉덩관절 치켜 올리기(Hip hitching). 이것은 잘못된 엉덩관절 굽힘 패턴이다. 중심세로축(CLA)을 유지하면서 시상면에서 다리를 정면으로 올리는 것 대신에, 엉덩관절을 위로 치켜 올리는 것은 척추의 측면 굽힘을 유도하고 몸통의 길이를 짧게 만든다.
2. 지지하는 골반이 측면으로 움직이는 것. 골반은 움직이는 동안에 정렬을 유지해야 한다. 그러나, 만약 중간볼기근(중둔근)이 약하다면, 대퇴-엉덩관절 사이에서 고정을 위한 조절력을 유지할 수 없게 될 것이다. 지지하는 다리의 엉덩관절이 다리를 올린 방향으로 떨구어지거나 측면으로 엉덩관절을 밀어내는 동작이 일어날 수 있다. 이러한 반응이 나타나는 선수들은 이 다리로 착지를 하거나, 점프를 하는 것이 반대쪽에 비해 파워가 약하게 나타날 가능성도 있다.
3. 한쪽 팔이 아래로 움직이는 것. 이는 몸통과 골반의 저하된 안정성을 보상하기 위해 넓은 등근의 사용을 나타낸다.
4. 몸통이 한쪽으로 기울어짐. 중심축의 변화는 엉덩관절의 위치감각 결여에 의한 보상작용으로 나타나지만 지지하는 쪽 에서 나타날 수도 있다.
5. 다리를 곧게 들지 못함. 엉덩관절 굽힘을 위해 다른 근육들과 작용하는 엉덩허리근(장요근)이 약한 것을 나타내는 것이다.
6. 척추 펴짐을 유도하며 다리를 드는 것
7. 척추 굽힘을 유도하며 다리를 드는 것

점수		
	다리 올리는 쪽 엉덩관절의 치켜 올림 / 몸통의 길이 짧아짐	3
	지지하는 쪽 골반이 외측으로 이동	3
	한쪽 팔이 내려감	2
	몸통이 한쪽으로 기울어짐	3
	다리를 바로 들어올리지 못함	2
	척추의 펴짐	3
	척추의 굽힘	3
	얼굴 찡그림	1
	발 쪽이기	1
	총점:	

임상 노트

만약 지속적으로 허리네모근이 과긴장된 선수들이 있다면, 엉덩관절 굽힘과 함께 치켜 올리는 것에 사용할 수 있기 때문에 평가할 수 있는 좋은 도구이다.

수행능력의 향상을 위해 무엇을 해야 하는가?

서 있는 다리는 지지하는 것과 관련이 있다:

- 클램(Clam), 선 자세에서 무릎 누르기(Staninding Knee Press) (6장)
- 펄 브릿지(String of Pearls Bridge), 힙 펍(Hip Pops), 엉덩관절 회전운동(Hip Swivels) (6장)
- 서포트 런지(Supported Lunge) (7장)
- 점진된 런지(Lunge progressions) (7장) 넓은등근의 과사용을 최소화하면서 중심세로축(CLA)을 향상시키기 위해 팔을 위쪽으로 곧게 뻗고 수행한다.

이 검사는 서 있는 다리를 위해서 주로 사용될 수 있지만, 서 있는 다리의 체중지지 또는 올리는 다리의(엉덩관절 굽힘에 대한 몸통의 안정성) 문제와도 관련이 있다. 서 있는 다리와 움직이는 다리 사이의 나타나는 문제를 구별하기 위해서 정적 런지 테스트에서 지지하는 것을 우선 평가할 수도 있다. 만약 런지가 정상적이라면, 지지하는 다리에서의 문제는 적을 것이다.

엉덩관절 굽힘 패턴을 위한 평가를 추가한다면, 앉은 자세에서 무릎 올리기(Seated Knee Life) 검사를 한 후에 사용할 수 있다. 앉는 것은 체중부하에 대한 것을 줄일 수 있고, 몸통에 대한 하지 부하에 더 집중할 수 있는 검사이다. 만약, 높은 점수가 나왔다면, 엉덩관절 굽힘을 조절하는 것을 우선 수행해야 할 것이다. 움직임 패턴이 향상된 후에는 엉덩관절의 조절과 지지하는 것에 집중해야 한다.

* 확정 테스트: 앉은 자세에서 무릎 올리기(Seated Knee Life) – 엉덩관절 굽힘에 대항한 몸통의 조절력(Trunk Control Against Hip Flexion)

많은 선수들이 엉덩관절 굽힘근의 과긴장도를 경험한다. 일반적으로 긴장된 근육은 스트레칭을 해야 한다고 생각하지만, 만약 스트레칭이 도움이 되지 않는다면 어떻게 할 것인가?

만약 몸통의 안정성이 부족하다면, 조절을 위해 엉덩관절 굽힘근을 사용할 것이다. 안정성의 역할로서 지속적인 엉덩관절 굽힘근의 사용은 엉덩관절에서의 과긴장을 인식하게 될 것이지만, 중심부에서의 조절력이 향상되지 않는다면 엉덩관절 굽힘근은 계속 안정성을 위해서 사용될 것이고, 스트레칭은 결국 효과가 없을 것이다. 이것은 엉덩관절 굽힘근이 운동범위 내에서 효과적으로 수축하지 않음을 의미한다. 실제로, 몸통이 강한 엉덩관절 굽힘을 위해서 효과적으로 지지하지 않는다면 엉덩관절 굽힘은 꽤 약해질 것이다(근육들을 당기기 위한 정확한 고정점이 제공되지 않는 것이다). 국제수준의 선수들 또한 몸통과 엉덩관절 굽힘근의 정상적인 역할을 위한 기본적인 운동부터 시작하기도 한다.

이 검사는 정확하게 엉덩관절 굽힘을 할 수 있는지 여부를 확인할 수 있게 하는 것이다. 엉덩관절 굽힘에 관여하는 많은 근육들은 조금씩 다른 방향에서 당길 수 있다. 만약 여러분이 사이클 선수로서 한쪽 무릎이 손잡이에 가깝게 닿거나, 달리기 선수로서 발이 몸통에서 너무 멀리 놓여지는 것을 경험했다면, 이 검사가 적합할 것이다.

양발은 골반 넓이로 두고 의자에 앉는다. 의자에 앉을 때 엉덩이가 정확하게 닿는 것을 확인한다. 양 팔을 어깨 높이에서 옆으로 벌린다; 몸통의 위치를 확인하기 위함이다. 호흡은 편하게 한다. 양쪽 엉덩이에 체중을 균등하게 지지하고, 한쪽 무릎을 들고 5초 동안 유지한다. 팔은 움직이지 않아야 하며, 복부 부위의 어떤 움직임도 나타나지 않아야 한다. 하부 갈비뼈를 팽창시키면서 호흡을 할 수 있는지 여부를 확인할 수 있다. 무릎은 엉덩관절과 같은 정렬을 유지한다. 다리는 회전이 나타나지 않고 들어야 한다.

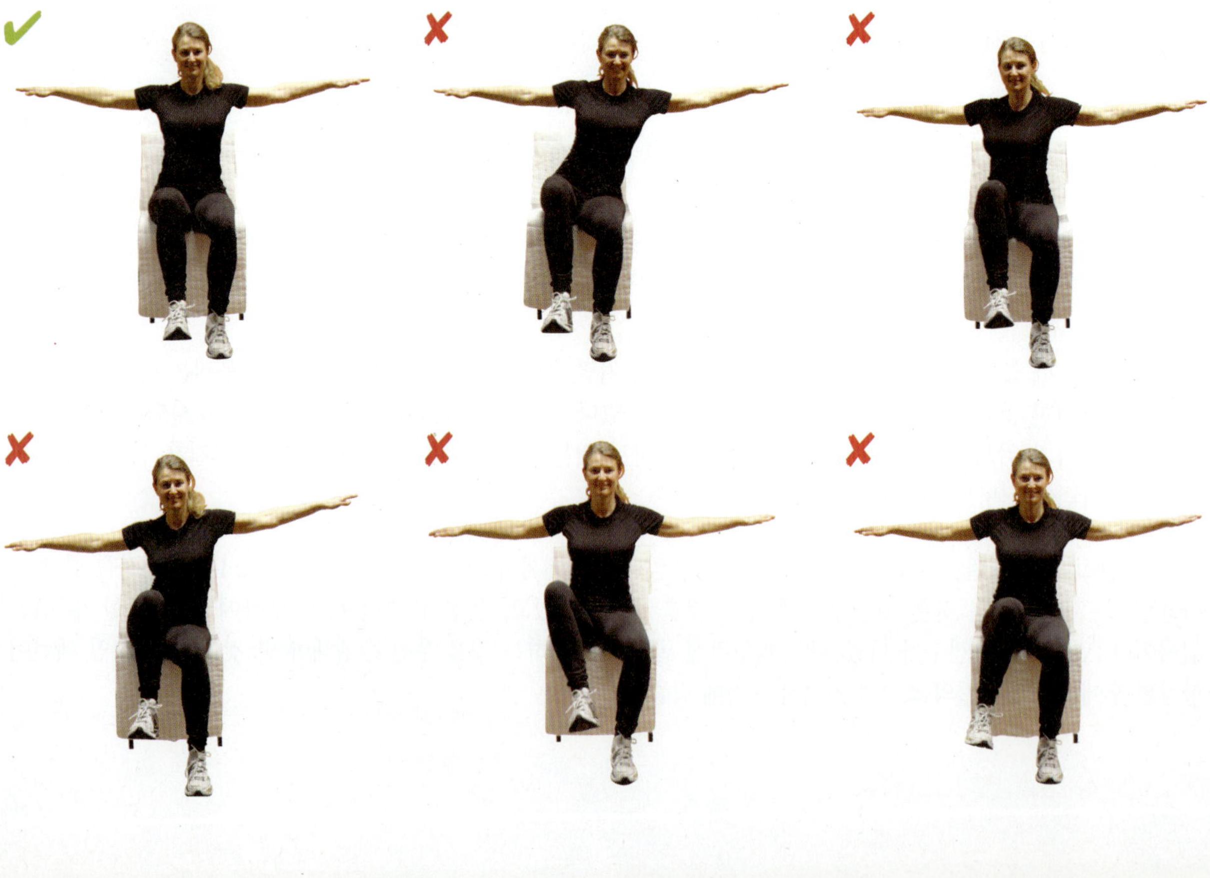

중요 포인트:

- 갈비뼈는 하방과 내측으로 당겨진다. 이는 배속빗근을 과사용하는 것을 의미한다.
- 몸통이 한쪽으로 기운다. 안정성의 부족으로 관상면의 기능을 상실한 것이다.
- 다리 드는 쪽 몸통의 길이가 짧아진다. 안정성의 부족으로 관상면의 기능을 상실한 것이다.
- 몸통이 전방으로 기울어진다. 시상면의 기능을 상실한 것이다.
- 배꼽이 다리 드는 쪽으로 움직인다. 이것은 가로면의 기능을 상실한 것이다.

점수		
	갈비뼈 하방으로 당겨짐 / 몸통의 전방 기울어짐	3
	다리 드는 곳에서 반대쪽으로 몸통이 기울어짐	3
	배꼽이 다리 드는 쪽으로 회전	3
	다리 드는 쪽의 몸통이 짧아짐	3
	다리를 곧게 들지 못함	3
	얼굴 찡그림	1
	발을 쪼그림	1
	총점:	

수행능력을 위해서 무엇을 해야 하는가?

- 몸통을 조절하면서 엉덩관절 굽힘을 하기 위해서 그레이하운드(Geryhound) (6장)
- 엉덩관절/몸통의 상호관계를 증진시키기 위한 앉은 자세에서 무릎 올리기(Seated Knee Lift) (6장)
- 몸통의 측면부위의 신장을 위한 골반 외측 경사(Pelvic Side Tilt) (5장)

만약 점수가 낮으면 다음 테스트로 진행될 수 있다.

○ 테스트 7: 볼 위에 앉은 자세에서 무릎 올리기 (Seated Knee Lift on Ball)

볼에 앉아서 다리 들기는 몸통의 조절력과 골반에서의 몸통의 수직 정렬을 요구하는 검사이다. 중심세로축(CLA)을 조절하는 동시에 골반의 왼쪽/오른쪽 사이의 체중 지지에 대한 불균형을 강조하는 검사이다.

본 검사의 수행능력은:

- 몸통의 조절력
- 골반에서의 몸통의 수직 정렬과 모든 면에서의 중심세로축 조절
- 골반의 좌 · 우측 체중지지의 균형

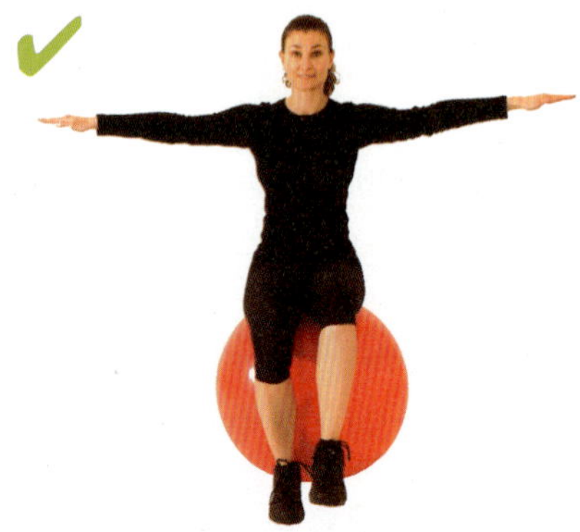

무릎과 골반이 90°가 될 수 있도록 스위스볼에 앉고 발은 바닥에 가지런히 둔다. 팔은 바닥과 평행하게 양 옆으로 벌린다. 몸통의 바른 자세를 유지하면서 발이 땅에서 떨어질 수 있도록 한쪽 무릎을 들어 올린다.

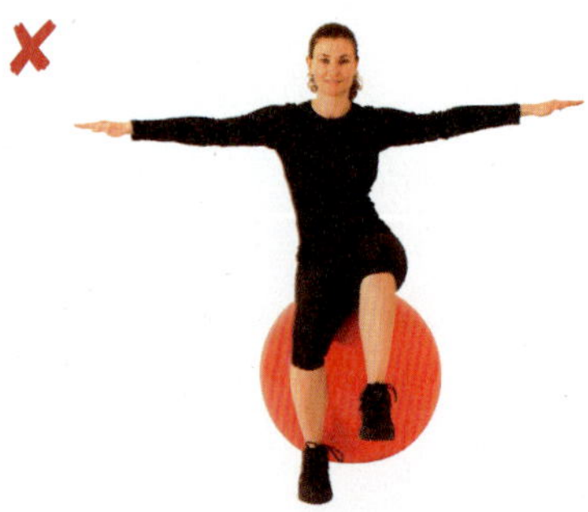
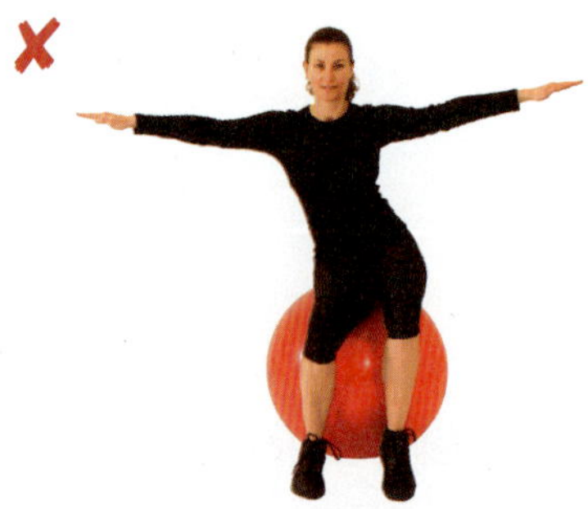
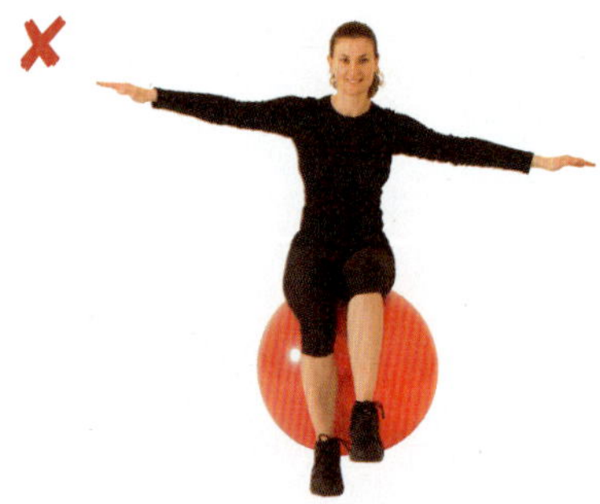
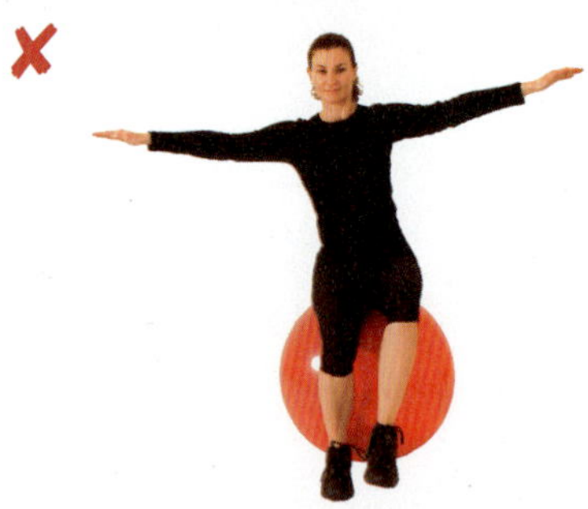
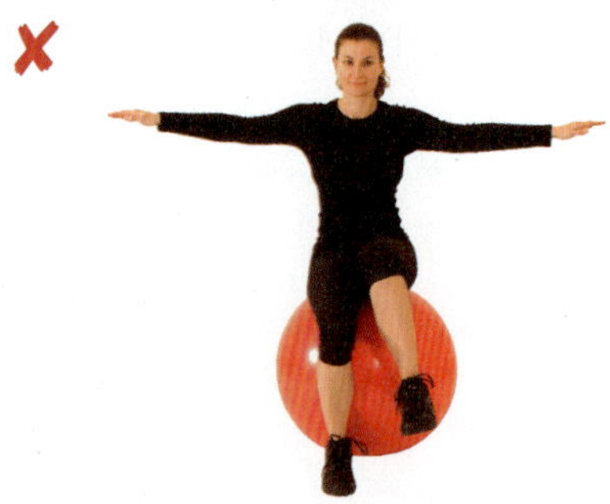
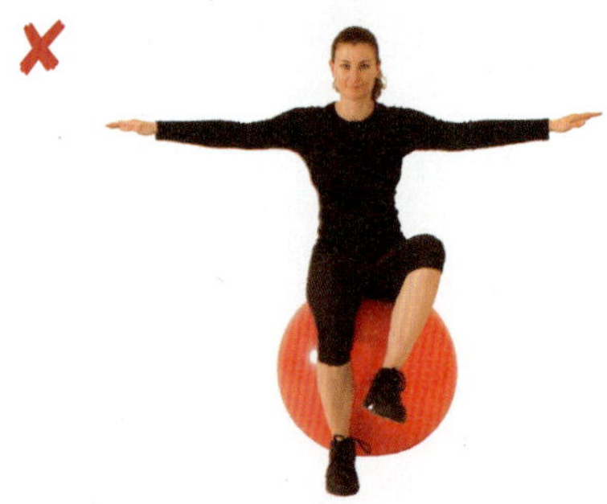

점수		
	다리를 올린 쪽 엉덩관절이 들어올려짐 / 다리를 올린 쪽 몸통 길이 짧아짐	3
	엉덩관절이 바깥쪽으로 움직임	3
	다른 쪽에 비해 한쪽 팔이 떨어짐	3
	몸통이 한쪽으로 기울어짐	3
	다리를 바르게 올리지 못함	3
	배꼽이 다리 드는 쪽을 향해 움직임	3
	얼굴 찡그림	1
	발 쪼그라짐	1
	총점 :	

움직임을 향상시키기 위해서 무엇을 해야 하는가?

- 앉은 자세에서 무릎 올리기(Seated Knee Lift) (6장)
- 펄 브릿지(String of Pearls Bridges), 힙 펍(Hip Pops), 엉덩관절 회전운동(Hip Swivels) (6장)
- 클램(Clam), 선 자세에서 무릎 누르기(Standing Knee Press) (6장)
- 볼 바운싱(Ball Bouncing) (6장)

섹션 4: 상지 조절 영역 – 어깨뼈 안정성 (The Upper Control Zone – Scapular Stability)

○ 테스트 1: 어깨뼈/어깨의 관계 (Scapular/ Shoulder Relationship)

능동적인 어깨의 외회전 움직임을 통해 어깨뼈의 조절력을 예상한다. 테니스 선수, 배구선수, 수영선수 그리고 핸드볼 선수들은 이 움직임을 잘 수행할 수 있어야 한다.

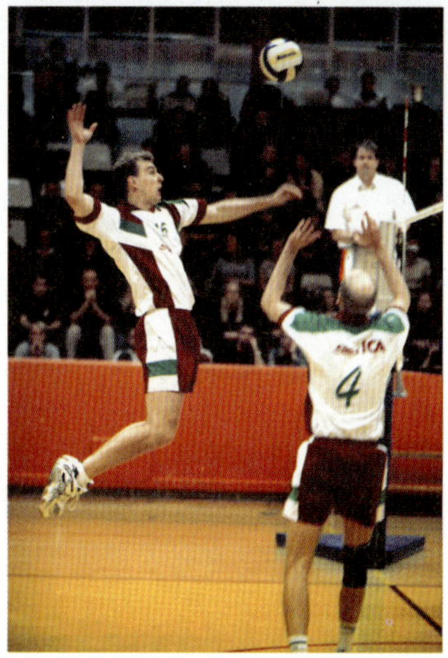

본 검사의 움직임은:

- 팔이 회전하는 것에 대한 어깨뼈의 조절력
- 외회전의 가동성과 어깨의 조절력

이마는 편하게 바닥에 두고 엎드려 눕는다. 팔은 바닥에서 다이아몬드 형태로 두고 손가락이 서로 닿을 수 있게 한다. 어깨뼈를 귀에서 멀어지게 놓는다. 아래팔과 손을 바닥에서 떨어뜨리고 5까지 숫자를 센다.

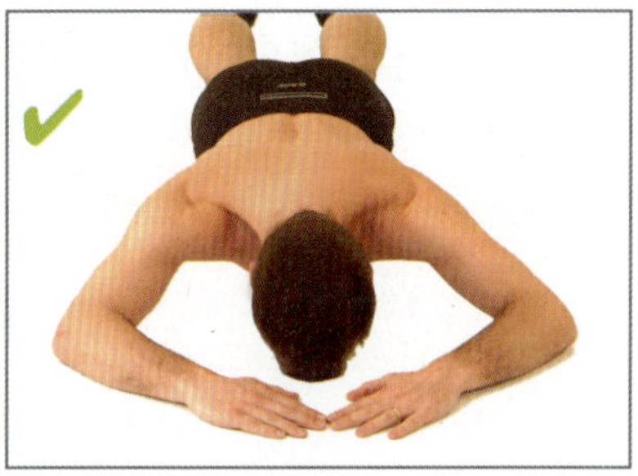

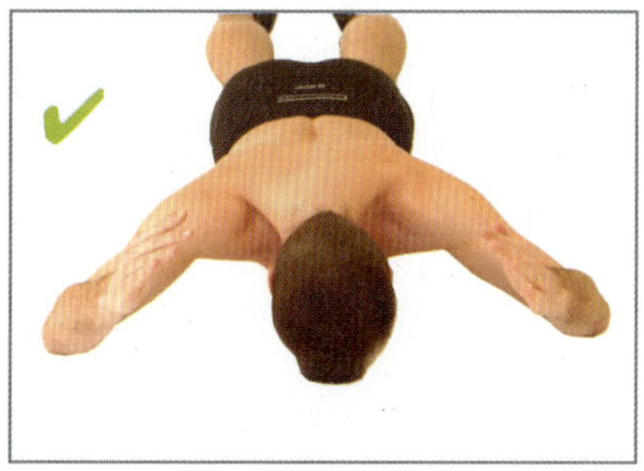

움직임을 위한 중요노트:

1. 자세를 유지하는 대신에 어깨뼈를 귀 쪽을 향해 움직인다. 이것은 어깨관절을 분리하는 것에 대한 문제 또는 어깨뼈의 안정성 문제를 나타낸다.
2. 바닥으로부터 10 cm 이하로 팔을 올린다. 이것은 어깨관절의 부족한 가동성을 보여주며, 어깨관절의 뻣뻣함 또는 잘못된 움직임 패턴에 의한 것이다.
3. 팔을 들었을 때 한쪽 또는 양쪽 어깨가 바닥을 향해 떨구어지는 것
4. 손목과 아래팔을 드는 대신에 손바닥을 하늘을 향해 돌리는 것

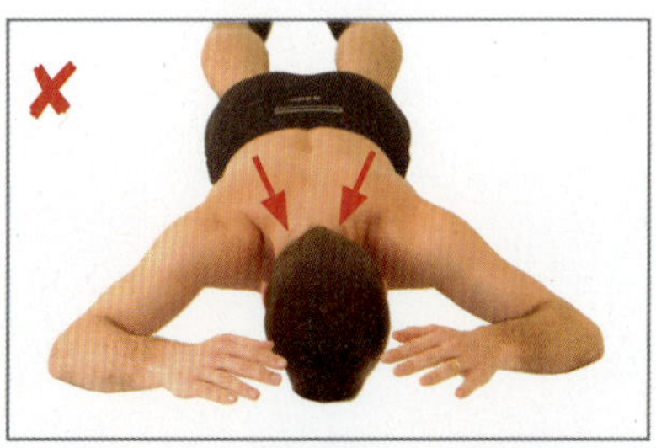

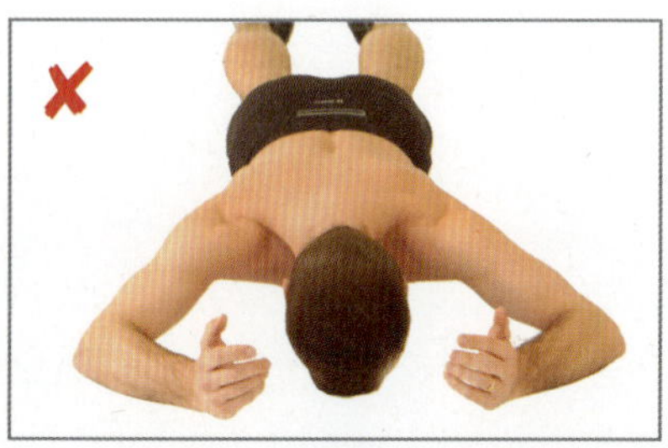

점수	손목과 아래팔을 드는 대신에 손바닥을 위로 돌리는 것	3
	어깨가 귀 쪽을 향해 움직이는 것	3
	손이 바닥에 10센티미터 이하로 올려지는 것	3
	어깨가 바닥으로 떨구어지는 것	3
	총점:	

임상 정보

이 검사는 임상가들에게 지속적인 상부 등세모근 과긴장의 원인을 알아내는 데 도움을 준다.

수행능력의 향상을 위해 무엇을 해야 하는가?

- 다이아몬드(Diamond) (6장)
- 슈퍼맨(Superman) (6장)
- 벽 밀기(Wall Press) (6장)
- 어깨 스트레칭(Shoulder Stretch) (10장)

○ 테스트 2 : 벽 밀기 (Wall Press) – 어깨뼈/ 몸통의 조절력 관계

벽 밀기(Wall Press)는 낮은 강도의 움직임으로써 몸통, 골반과 함께 어깨관절의 협응을 검사하는 것이다. 강한 근력을 요구하는 것은 아니지만, 낮은 역치에서의 협응과 척추의 고유수용성 기능의 조절력을 요구한다.

이 검사의 움직임은:

- 어깨뼈의 조절
- 시상면에서의 몸통 조절
- 상지와 하지의 협응

벽 앞에 서서 어깨 높이에 양손을 평행하게 벽에 둔다. 팔을 곧게 뻗는다. 바르게 선 후, 미는 동작을 수행하기 위해서 팔꿈치를 구부리며, 이때 신체는 정렬을 유지하도록 한다. 벽에서 몸을 밀어내는 것을 후에 시행한다.

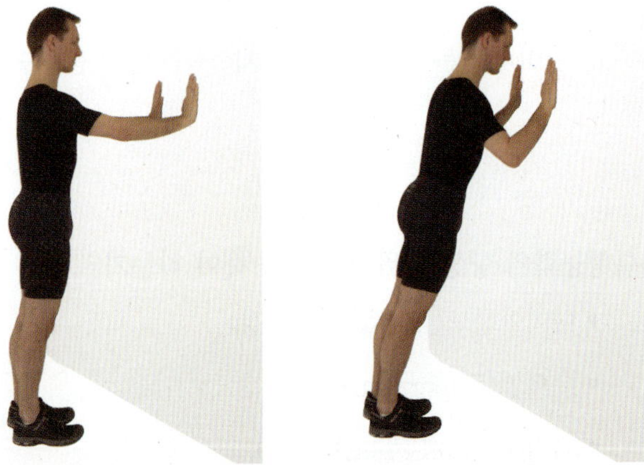

안 좋은 움직임은 다음과 같다.

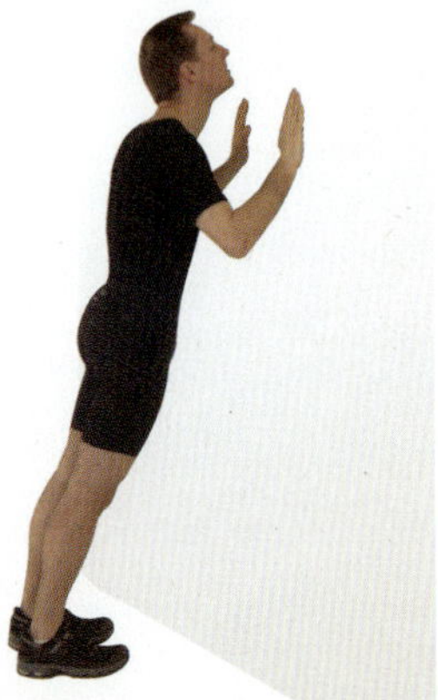

1

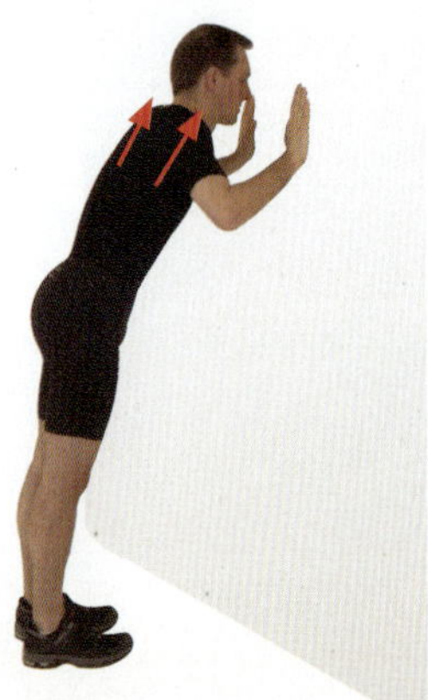

2

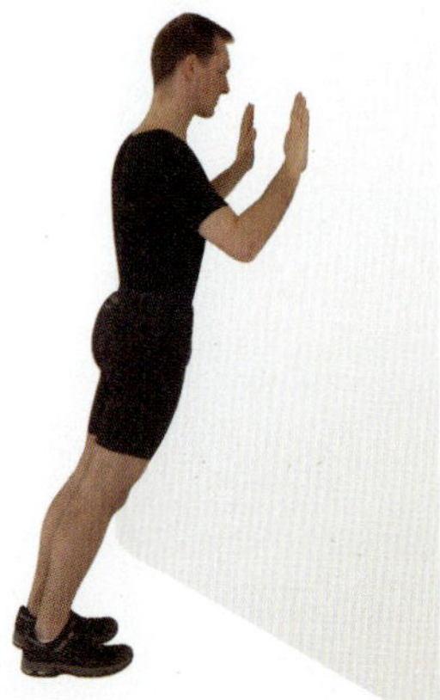

3

1. 턱이 위쪽을 향해 들려 있다. 이는 머리가 목 위에서 뒤로 굽혀진 것이며, 몸통의 안정성에서 펴짐 방향으로 벗어난 것을 의미한다.
2. 어깨가 귀 쪽을 향해 들어올려 있으며, 갈비뼈들은 위로 올라가 있다. 이는 안 좋은 어깨뼈 안정성을 보여준다.
3. 골반이 몸통의 전방으로 밀려나있다. 이는 몸통 안정성의 기능이 상실됨을 나타낸다.

4
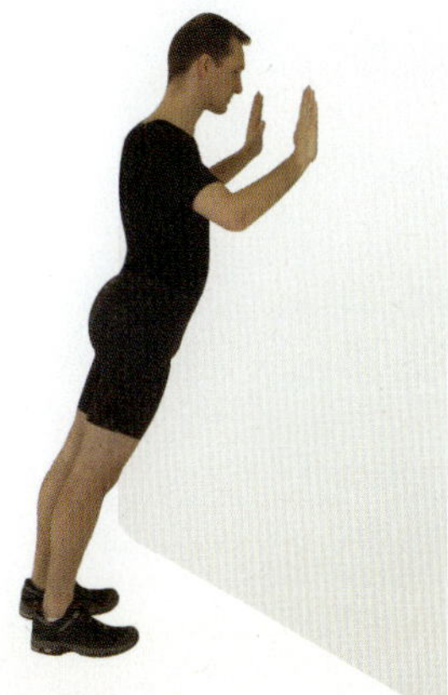
5
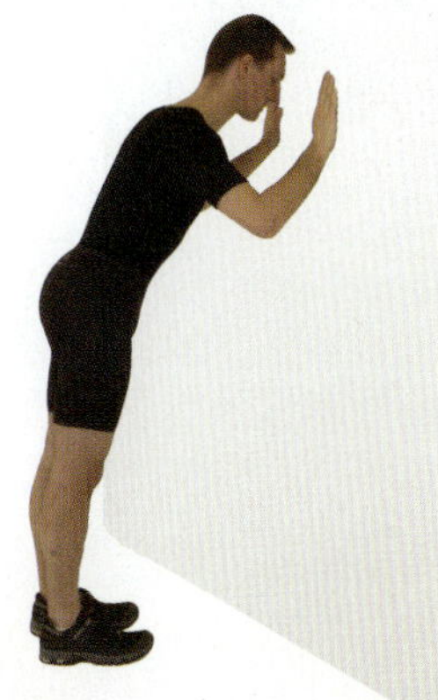

4. 배가 앞쪽으로 나온다. 몸통의 조절을 위해서 배가로근을 사용하지 않는 것을 의미한다.

5. 상체를 앞으로 숙이고 다리는 뒤 쪽에 남겨져 있다. 복부와 상체 힘을 사용하지 않는 것을 의미한다.

점수		
	턱이 전방으로 들려 있다	3
	어깨가 뒤로 올라가거나, 어깨뼈가 갈비뼈에서 멀어진 상태	3
	골반이 전방으로 떨구어져 있다	3
	배가 앞쪽으로 나와 있다	3
	상체가 전방으로 구부러져 있다	3
	총점:	

임상 정보

이 테스트는 임상가들에게 상부 등세모근의 지속적인 긴장감의 원인을 명확히 하는데 도움을 준다.

수행능력을 향상시키기 위해서 무엇을 해야 하는가?

- 벽 밀기(Wall Press) (6장)
- 그레이하운드(Greyhound) (6장)
- 볼 바운싱(Ball Bouncing) (6장)

섹션 5: 전체적인 조절 (Basic Global Control)

이 운동은 중재하는 세 구역의 협동을 요구한다.

본 운동의 수행은:

- 어깨뼈의 조절
- 골반의 조절
- 몸통의 조절
- 위의 세 영역의 협응

○ 수퍼맨 (Superman)

손과 무릎을 바닥에 두고 시작한다. 손은 어깨 아래에 놓여져야 하며, 무릎은 골반 아래에 있어야 한다. 한쪽 발 뒤꿈치를 뒤로 밀어내면서 반대쪽 손끝도 밀어낸다. 즉 손 끝에서 발까지 직선을 이루어야 한다. 흉부와 골반은 바닥과 수평을 이루어야 한다.

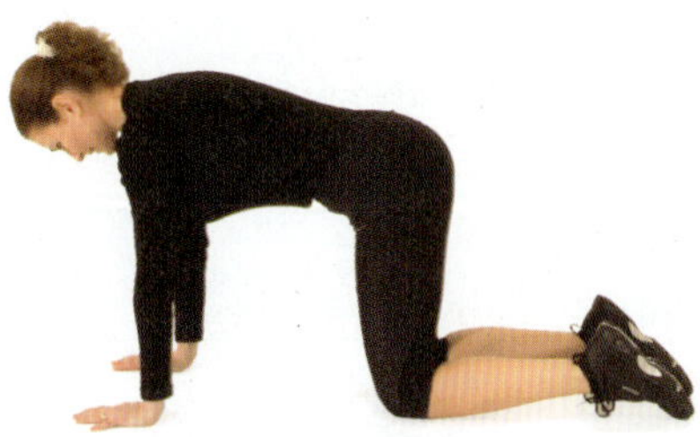

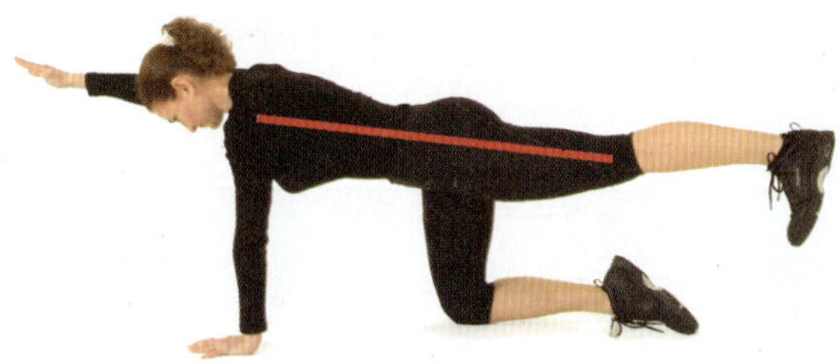

안 좋은 움직임은 어떤 것인가?

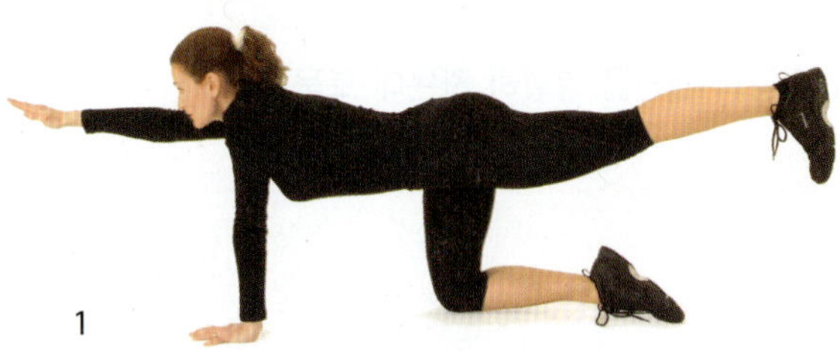

1

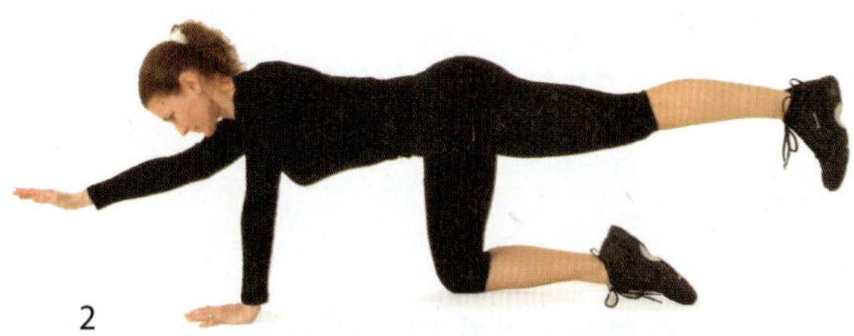

2

1. 머리가 떨구어지거나 위쪽과 뒤쪽으로 회전된 것. 이것은 어깨부위와 몸통의 부하와 관련한 머리부위의 조절력이 안 좋은 것이다.
2. 흉부가 지지하지 않은 쪽으로 떨어지는 것. 이는 지지하는 부위의 어깨뼈와 회전근개 모두 연관되어 있는 상지의 조절력이 약함을 나타내는 것이다.
3. 지지하는 면의 어깨뼈가 갈비뼈에서 떨어져 있는 것. 이는 안정화 근육의 부족한 활성도를 보여주는 것이다.

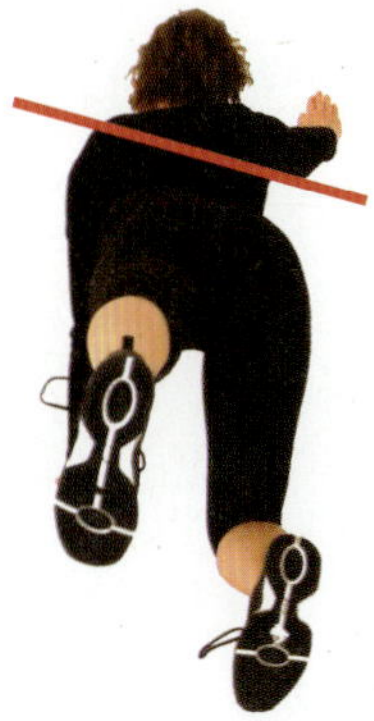
4

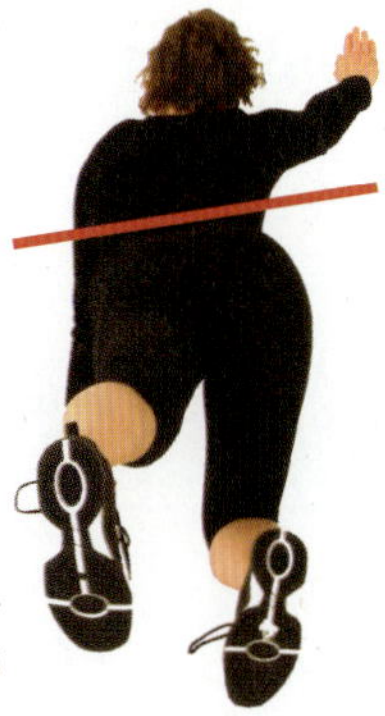
5

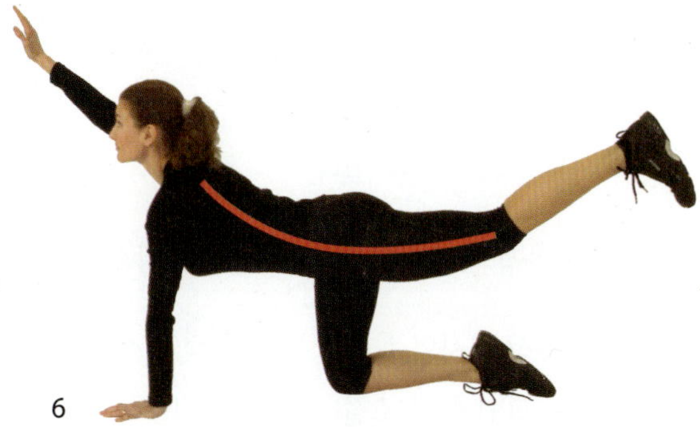
6

4. 지지하지 않는 면에서 골반이 상방 회전하는 것. 이는 큰볼기근(대둔근)의 수축이 부족한 것을 의미하며, 엉덩관절 가동성의 결여 또는 엉덩관절 펴짐 움직임 패턴 기능이 안 좋은 것과 관련이 있다.
5. 골반이 지지하지 않는 면에서 하방으로 움직인다. 이것은 지지하는 면의 중간볼기근(중둔근)이 약함을 보여준다.
6. 척추가 중립자세에서 더 깊이 파인 커브 형태로 움직인다. 이것은 엉덩관절 펴짐에 대해 몸통이 중립 위치에서 벗어난 펴짐 현상이 나타나는 것으로써 몸통의 고유수용성 기능이 결여됨을 보여준다.

점수		
	머리 위치 변화	2
	어깨가 위로 올라가거나, 어깨뼈가 갈비뼈 부위에서 떨어짐	3
	지지하지 않는 면으로 등뼈가 떨구어짐	3
	지지하지 않는 면으로 골반이 상방 또는 하방으로 회전	3
	배가 앞으로 밀려남 / 척추의 만곡이 깊어짐	3
	얼굴 찡그림	1
	총점:	

이 수행능력을 향상시키기 위해서 무엇을 해야 하는가?

- 펄 브릿지(String of Pearls bridge), 힙 팝(Hip Pops), 엉덩관절 회전운동(Hip Swivels) (6장)
- 클램(Clam), 선 자세에서 무릎 누르기(Standing Knee Press) (6장)
- 슈퍼맨(Superman) (6장)
- 서포트 런지(Supported Lunge) (7장)
- 벽 밀기(Wall Press) (6장)

관절의 기능 평가가 완성되었다면, 움직임에 대한 전반적인 기초사항에 대해 각인되어 있을 것이다. 어떤 섹션에서는 움직임을 잘 수행하였고 다른 섹션은 아닐 수도 있다. 한 쪽과 반대쪽에 대한 차이점에 집중할 수도 있다. 여러분이 찾은 것과 경험했던 부상 또는 스포츠 테크닉과의 관련성이 있는지를 생각해보도록 하자. 6장에서부터 9장까지의 프로그램들은 여러분들이 가지고 있는 문제점들을 해결할 수 있는 운동을 제공할 수도 있다.

평가 항목의 확장 (Expanding the Assessment Parameters)

여러분의 전체적인 움직임 조절력을 평가하기 위해 기본적인 항목을 사용했다면, 스포츠 종목과 개인차에 따라 검사 항목을 확장할 수 있다.

검사 과정의 단계를 올리기 위해서, 항목을 더 추가할 수 있다. 이는 다음과 같다:

- 가동성 검사와 관련된 더 복합적인 스포츠
- 역동적인 힘의 조절: 점프와 착지
- 운동량 조절: 전방과 측방
- 다양한 면에서의 조절력
- 외부력에 대한 조절력: 예측과 불예측
- 역동적인 부분의 증가
- 인지력 증가 (심리적으로 집중이 안됐을 때 신체 조절력을 유지하는 것)
- 속도의 증가
- 부하의 증가
- 기술의 증가

검사의 난이도 수준은 방대하며 스포츠에 따라 증가될 수도 있다. 여러분의 능력과 여러분이 함께하는 선수들의 능력에 따라 한계에 노출되고 그것에 대응하는 것을 평가하는 것이 중요하며, 필요하다면 단계를 꽤 많이 높일 수도 있다.

예를 들어, 테니스 선수에게 정적(Static) 및 동적 런지(Dynamic Lunge) 검사를 수행한 후에 움직임에 회전력을 추가할 수 있다. 만약 조절력을 유지하면서 움직임을 잘 수행하였다면, 볼을 잡기 위해 수행할 수 있는 동적 런지(Dynamic Lunge)를 더 깊이 내려가게 요구할 수 있다. 이는 자연스러운 자세의 조절력을 보이지만 운동범위, 균형감각을 유지하면서 골반과 몸통의 안정성, 기능적인 근력의 요소까지 요구되는 것이다. 인지력을 추가함으로써 검사 단계를 더 높일 수 있으며, 추가된 시스템은 기본적인 움직임에서의 노력을 평가할 수 있다. 협응력이 추가되었으나 몸통, 골반 그리고 다리는 런지를 수행하는 동안에 지속적으로 중재되어야 한다.

유사하게, 농구선수들은 느린 속도에서는 움직임에 집중하기 위해서 좋은 몸통 조절력을 유지하겠지만, 경기를 뛸 때에는 다양한 움직임에 대응해야만 한다. 선수들의 외부력에 대한 몸통의 조절력을 유지하는지 확인하기 위해서 측면에서 선수들을 밀면서 그들이 점프 착지하는 것을 평가할 수도 있다. 선수들이 점프를 시작한 시점에서 얼마나 멀리 착지를 하는지 확인할 수도 있고, 저항이 주어진 상태에서 중심축이 얼마나 밀려나는지 그리고 착지할 때 선수들의 다리 위치를 확인할 수 있다. 기본적인 검사들은 모든 스포츠에서 적용 가능하다. 그러나 위에 언급한 항목들은 여러분이 이미 기본적인 검사를 수행했다는 가정하에 적용할 수 있을 것이다. 당신의 스포츠와 관련된 어떤 검사를 수행해야 할 지 확실하지 않다면, 가이드로서 위의 목록을 따를 수 있다. 목록은 복합적인 의미가 주어진 것이 아니라: 많은 다양한 검사들이 당신의 스포츠에 영향을 미칠 수 있다는 것을 의미한다.

스포츠의 특성	예시	점프와 착지	깡충뛰기와 멈춤 / 다시돌아오기	회전 점프	런지	허리–골반 움직임	다리 흔들기	팔굽혀 펴기	양쪽 팔을 이용한 벽 밀기	바로 누워서 엉덩관절 굽힘	가슴 회전	어깨 안쪽 돌림	올라서기	앉은 자세에서 전방으로 기울이기	쪼그려 앉기	능동적 골반 회전
다방면/ 똑같이 두 다리로 이동/ 점프	축구, 테니스, 핸드볼, 스키	•	•	•	•		•							•	•	
신체 정렬의 대칭성	승마, 단거리 장거리 경주, 점프 스포츠					•	•							•		
앉은 자세에서 골반 움직임 조절	승마, 조정, 카약					•										
엉덩관절 굽힘 움직임과 조절	조정, 싸이클링									•						
동등한 압력과 양쪽 다리의 힘	싸이클링, 육상 스포츠				•								•			
팔 움직임	배구, 테니스, 골프, 수구, 수영							•	•		•	•				
척추 뼈 각도의 조절/ 엉덩관절을 굽히고 몸통 각도와의 조화	장애물 뛰어 넘기, 스키, 골프, 카약, 조정, 던지는 스포츠													•	•	
차는 스포츠																•

관절의 기능 검사처럼, 점수는 통과/실패 비율에 따라 단순하게 할 수 있다. 숫자상으로 나타내기 위해서, 시스템을 제공하였다.

기능적 가동성 검사와 가동성 훈련 (Functional Mobility Testing and Mobility Training)

관절의 기능 검사에서 제시된 가동성 검사는 스포츠와 연관된 추가적인 움직임 검사로서 생각할 수 있다. 가동성을 검사하는 것은 안정성에 영향을 미치는 다른 요소들을 검사하는 것처럼 중요하다. 충분치 못한 가동성 또는 가동성을 확보하기 위한 잘못된 패턴은 안정성의 결여와 연관이 있다. 만약 어떤 운동 면에서 충분치 못한 가동성으로 움직였다면, 다른 어느 곳에서의 보상작용이 있을 것이다.

다음의 검사들은 검사를 위해서 사용될 뿐만 아니라, 운동으로도 사용할 수 있다. 이는 가동성뿐만 아니라, 인지력과 중재력의 움직임 요소들도 구성되어 있다. 만약 여러분 또는 움직임을 수행하는데 어려움을 겪고 있는 선수들을 훈련시킬 때는 그 움직임을 향상시키기 위해 연습할 것을 추천한다. 스포츠만큼 다양한 가동성 검사들이 있으나, 모든 스포츠를 충족시키기 위해 한 가지 방법을 제공하는 것은 불가능하다. 다음의 운동 목록들은 특히 유연성을 많이 요구하는 스포츠의 근 길이 검사를 하는 것으로도 사용되기도 한다.

○ 테스트 1: 볼 따라가기 (Ball Follow)

전신의 움직임을 향상시키기 위해 유용하다.

두 사람이 각각 한 손으로 스위스볼을 잡는다. 처음 시작할 대는 상대방과 반대쪽 손을 사용하는 것을 추천한다. 한 사람이 다양한 방향으로 움직임을 이끌면서, 자세의 큰 변화를 자극하도록 한다. 가장 먼저 확인해야 할 것은 움직이는 동안 신체 무게의 좋은 전환이다. 몇몇 선수들은 놀라울 정도로 부동적이어서 움직임을 수행할 때 부드럽게 체중을 이동하는 것이 아니라 부자연스럽게 움직일 수 있기 때문이다.

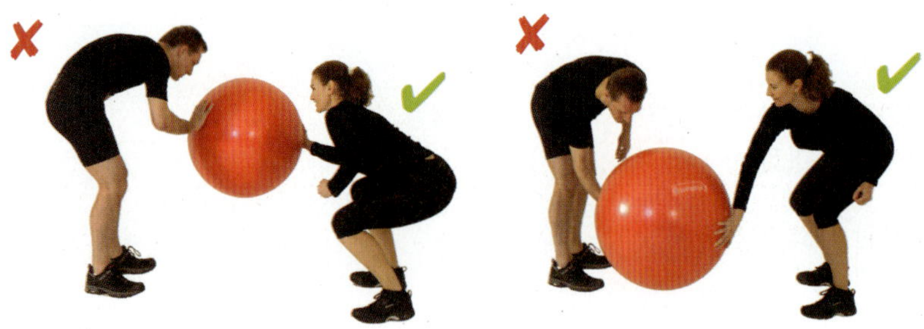

선수들은 엉덩관절, 무릎관절 그리고 발목관절을 구부리면서 움직임으로써 몸통은 곧게 세울 수 있도록 해야 한다. 만약 선수들이 다리를 효과적으로 구부리지 못한다면, 전방향으로 기댄 자세를 보일 것이고 이는 몸통이 무너지면서 볼과의 접촉도 잃을 것이다. 상부의 조절력 또한 이 움직임으로 검사할 수 있다. 어깨는 이완된 상태로 유지하도록 하고, 어깨가 상방으로 올라가거나 어깨뼈가 갈비뼈 부위에서 떨어져 있으면 안 된다.

점수		
	움직임이 부드럽지 않다	2
	어깨가 긴장되어 있다	2
	골반을 구부리지 않는다	3
	움직일 때 체중의 이동이 일어나지 않는다	3
	총점:	

○ 테스트 2: 수직적 골반 이완 (Vertical Hip Release)

엉덩관절/몸통이 움직이는 타이밍과 비율을 검사하기 위한 것이다. 3장에서 언급하였듯이, 이것은 스쿼트가 아니다: 이 움직임의 목적은 엉덩관절과 무릎관절을 구부리는 동안 몸통은 중립자세를 유지하는 것이다. 이 동작은 체중을 지지하는 스포츠를 위해 시상면에서 골반-몸통의 협응력을 검사할 때 사용할 수 있다.

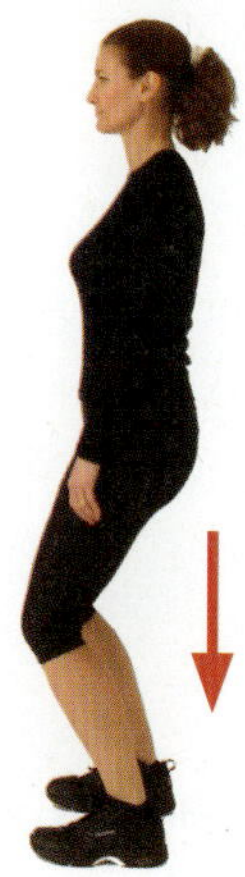

움직임은 간단하다. 골반 폭으로 다리를 놓고 선다. 자세를 바르게 유지하고 신체 중심이 바로 바닥 쪽으로 향하도록 골반과 무릎을 구부린다.

좋지 않은 자세는 무엇인가?

골반/몸통의 협응력이 결여되어 있는 동작은 다음과 같다.

1 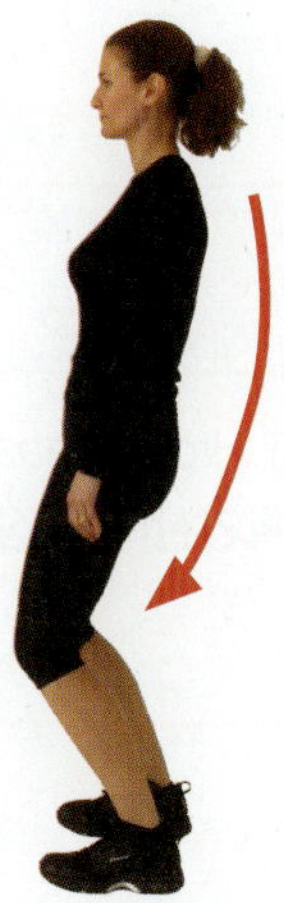

2 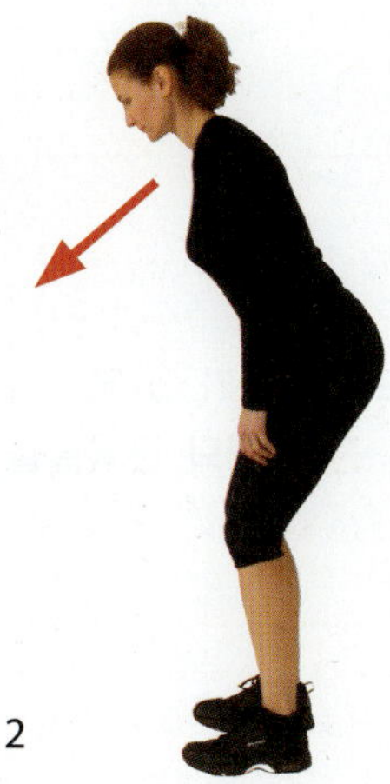

3 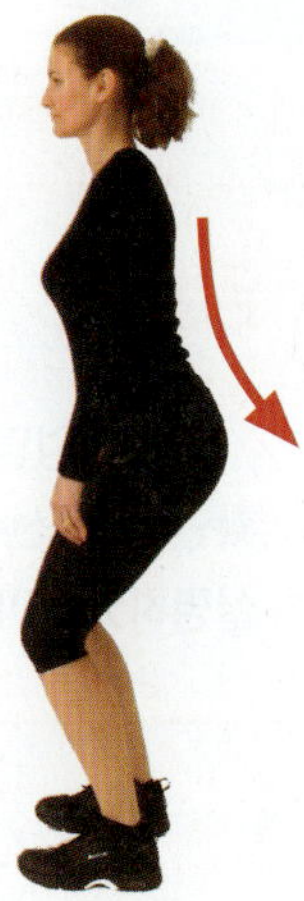

1. 엉덩관절이 무릎을 대비해서 구부러지지 않도록 한다. 이는 엉덩관절이 거의 구부러지지 않고 몸통이 뒤로 기대는 것처럼 보이는 것이다. 큰볼기근(대둔근)의 좋지 않은 신장성 수축에 의해서 이 패턴이 나타날 수 있다.

2. 골반이 뒤로 빠지면서 움직이는 것이다. 이것은 큰볼기근(대둔근)의 신장성 수축을 엉덩관절이 조절할 수 없기 때문이다.

3. 척추를 과도하게 곡선을 만드는 것이다. 잘못된 스쿼트 훈련에 의해 나타날 수 있다.

4. 무릎이 안쪽으로 움직이고 발의 족궁이 편평해지는 것이다.

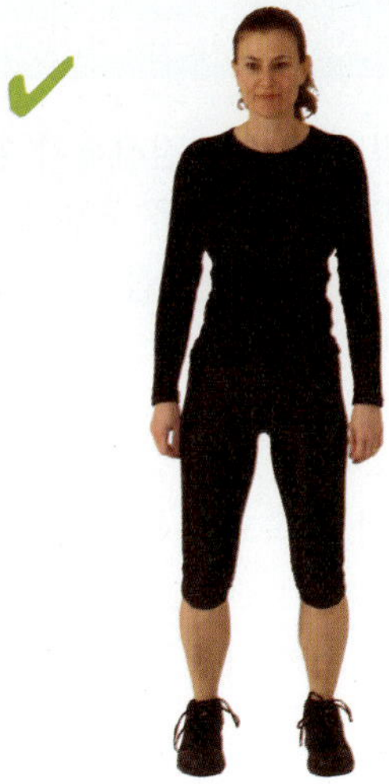

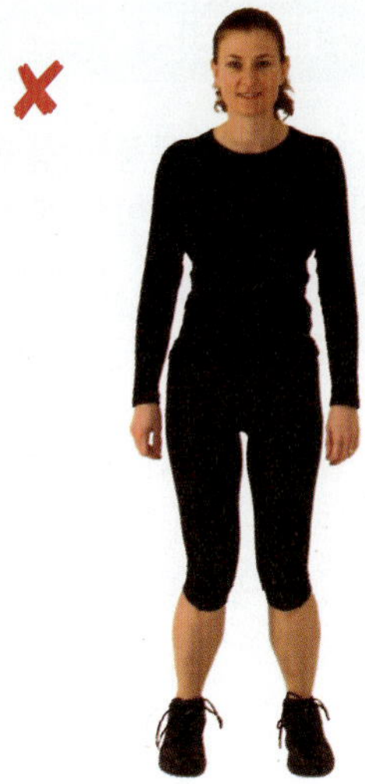

점수		
	몸통이 전방으로 밀림	3
	몸통이 후방으로 밀림	3
	척추 곡선이 커짐	3
	무릎이 안쪽으로 움직임	3
	총점:	

임상 정보

만약 엉덩관절 굽힘근의 근 긴장이 과도한 선수가 있다면, 수직적 골반 이완(Vertical Hip Release)을 확인하고 선수들이 균형된 자세를 위해서 전방 대퇴 근육들을 이완할 수 있는 지를 확인한다. 3장에서 설명하였듯이 균형된 자세를 훈련시킨다.

움직임의 수행을 향상시키기 위해서 무엇을 해야 하는가?

- 힙 펍(Hip Pops)와 엉덩관절의 인식 향상 (6장)
- 엉덩관절–몸통의 정렬 인식과 서포트 런지(Supported Lunge)에서 무릎관절 조절력 향상 (7장)
- 몸통의 조절력과 그레이하운드(Greyhound)에서의 엉덩관절의 굽힘/펴짐의 조절력에 대한 분리적 인식 (6장)

○ 테스트 3: 양팔 바닥 누르기 (Double Arm Floor Press) - 어깨/어깨뼈/몸통의 관계

이 검사는 어깨 그리고 어깨뼈와 몸통의 상호관계를 확인할 수 있다. 이 검사는 초기에 수영선수들을 위해서 수행되었으나, 어깨 관절의 가동성을 요구하는 선수들에게 표준화된 검사가 되었다.

바로 누운 자세에서 양 무릎을 구부리고 양 발은 바닥에 둔다. 팔꿈치는 곧게 피고, 팔을 머리 위로 움직이며, 어깨관절에서 움직임이 일어나도록 한다. 손바닥이 하늘을 향하도록 한다. 척추는 바닥에서 신장되어 있고, 팔은 머리 위에서 자연스럽게 움직여야 한다.

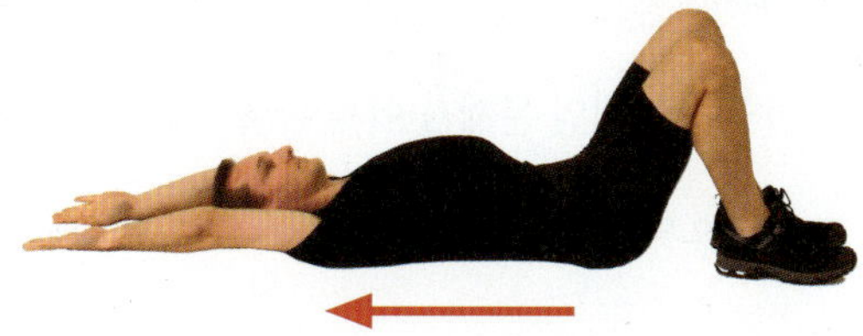

안 좋은 움직임은 어떤 것인가?

움직임 기능장애에 있어서 흔히 나타나는 것들은 다음과 같다:

1. 척추가 바닥에서 떨어진다. 만약 어깨 또는 등뼈의 가동성이 좋지 않거나 넓은등근이 과긴장되어 있는 경우, 손을 바닥에 닿게 하기 위해서 척추의 만곡을 커지게 한다.

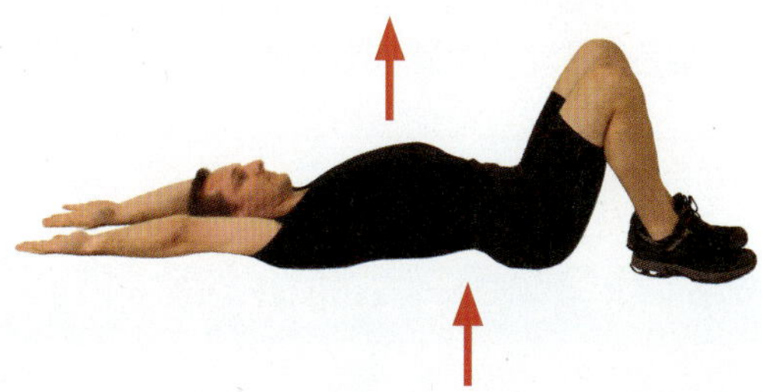

2. 팔꿈치를 구부리거나, 손이 어깨 라인 외측에서 움직이게 된다. 이 두 가지 모두 어깨 관절의 가동성이 부족한 경우에 나타난다.

3. 어깨뼈가 등뼈면에 비해 3cm 이상 떨어져 있다. 이는 어깨뼈가 감소된 어깨관절의 가동성과 등뼈의 뻣뻣함을 보상하기 위함이다.

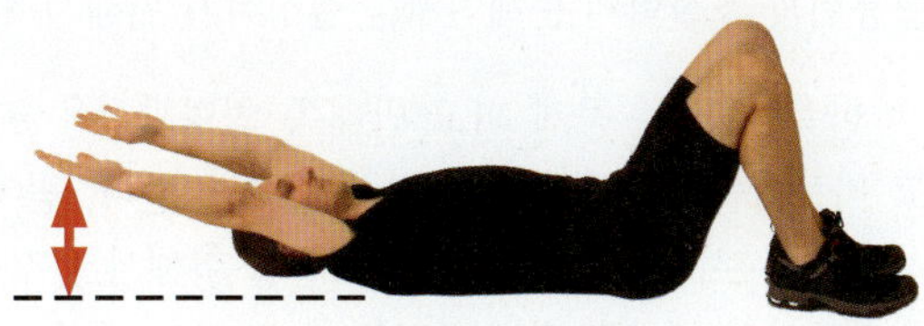

4. 팔꿈치를 완전히 다 피고, 팔이 몸통과의 일직선에 있음에도 팔이 바닥에 닿지 않는다.

임상 정보

손이 머리 위로 올라가는 스포츠(볼을 던지거나 체조선수들) 선수들은 요통이 있으며 펴진 척추를 가지고 있을 수 있다. 만약 어깨 관절의 가동성이 부족해서 나타나는 요통인지를 확인하기 위해서 이 검사를 사용하거나 양팔 올리기(Double Arm Raise) 검사를 사용한다. 이는 치료하는 목적이 허리가 아니라 실제로 기능장애를 만들어내는 어깨의 통증으로 옮겨질 수 있다.

점수		
	척추가 바닥에서 떨어짐	3
	어깨뼈가 등뼈면에서 눈에 띄게 바깥쪽으로 나와 있음	3
	팔이 바닥에 닿지 않음	3
	총점:	

만약 근본적인 문제가 어깨 관절이라면: **움직임을 향상시키기 위해서는 무엇을 해야 하는가?**

- 넓은등근 스트레칭 (10장)
- 그레이하운드(Greyhound) (6장)

임상 정보

이 검사의 결과와 런지(Lunge)와 선 자세에서 무릎 올리기(Standing Knee Lift)에서의 과사용된 넓은등근의 관계를 찾았다면, 엉덩관절 안정성을 확인할 필요가 있다.

○ 테스트 4 : 누운 자세에서 엉덩관절 굽힘 (Supine Hip Flexion)

이 검사는 엉덩관절 가동성을 위한 것으로서 조정선수, 사이클 선수와 스키 선수들처럼 스쿼트를 수행하는 선수들을 위해 사용되었다. 엉덩관절이 뻣뻣해서 엉덩관절 굽힘 시 골반이 후방으로 회전하거나 골반-엉덩관절의 협응력과 조절력의 문제인지를 결정하기 위해서 사용된다.

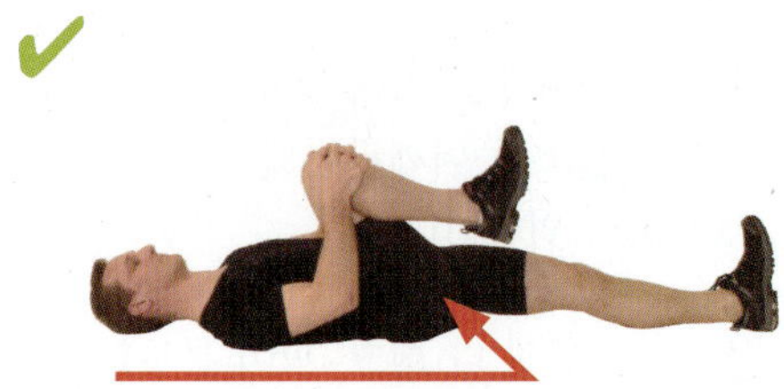

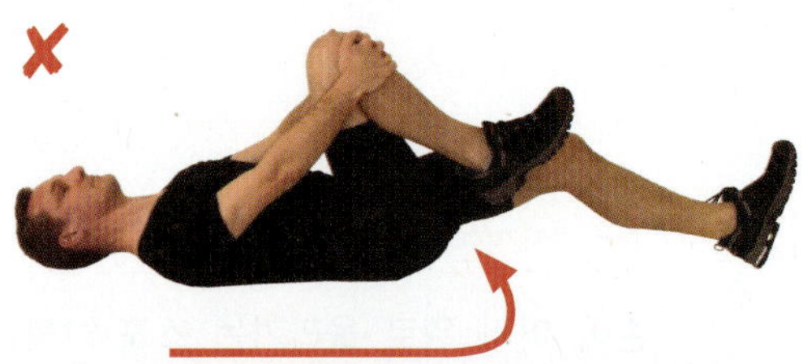

한쪽 다리는 곧게 피고 반대쪽 엉덩관절은 90°로 구부리고 바로 눕는다. 손은 구부린 무릎에 놓는다. 곧게 핀 다리는 바닥을 누르고, 반대쪽 무릎을 가슴을 향해서 움직인다. 골반이 움직이기 전에 30° 정도 구부릴 수 있어야 한다.

엉덩관절의 뻣뻣함은 부드럽게 구부리는 대신에 골반을 후방으로 회전시키는 원인이 된다. 엉덩관절 굽힘근의 긴장이 골반이 회전할 때 대퇴를 위로 당기면서 반대쪽 다리가 바닥에서 떨어지는 것을 볼 수 있을 것이다.

만약 이 검사가 정상이지만 선수들이 엉덩관절 굽힘을 하는 대신에 골반이 후방회전이 나타난다면, 앉은 자세에서 무릎 들기와 선 자세에서 무릎 들기 검사를 수행함으로써 선수들의 움직임 패턴과 엉덩관절 굽힘근의 근력을 평가하도록 한다.

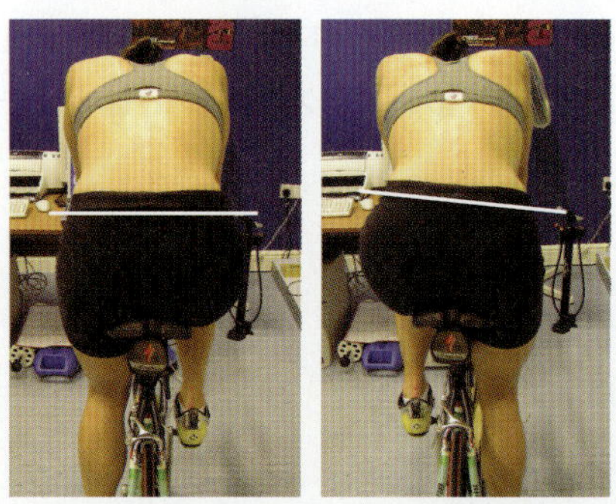

사진에서 보듯이 선수의 왼쪽 엉덩관절의 가동성은 부족하다. 이 선수가 오른쪽 무릎이 위로 올라가면서, 엉덩관절이 굽힘할 때 골반의 높이는 왼쪽 사진처럼 유지되어야 하며 척추는 통증이 있으면 안 된다. 왼쪽 무릎이 올라가면서 엉덩관절이 굽힘할 때는 왼쪽 골반이 기울어지면서 보상작용을 하게 되며 척추는 회전하는 힘을 받게 된다.

점수는 성공/실패로 나뉘게 된다. 성공하기 위해서 엉덩관절은 30° 이상 구부러져야 하며, 엉덩관절이 기울어지면 안 된다. 점수화한다면, 실패는 3점으로 간주할 수 있다.

움직임을 향상시키기 위해서 무엇을 해야 하는가?

- 엉덩관절 가동운동(Hip Ranger) (9장)

○ 테스트 5: 앉은 자세에서 허리골반의 가동성 (Seated Lumbopelvic Mobility)

다음의 검사들이 조정, 패들 그리고 승마처럼 앉아서 하는 스포츠와 왜 연관성이 있는지 쉽게 찾을 수 있을 것이다. 그러나, 무게를 드는 스포츠 등에도 사용될 수 있다.

이 테스트로 문제가 발견되면 운동으로 연습할 수 있습니다.

○ 테스트 5.1: 골반의 전방경사와 후방경사 (Pelvic Forward and Backward Tilts)

몸통에서 골반을 안정시키기 위해서 척추의 폄근과 엉덩관절의 굽힘근을 사용하는 선수들은 과긴장된 근육들의 제한과 좋지 않은 자각 인식 상태로 인해 이 움직임이 어려울 수 있다. 이러한 근육의 문제로 인해, 척추의 중립자세를 유지하기 어려울 것이다.

발은 바닥에 놓고 스위스볼 위에 앉는다. 최소한의 볼의 움직임과, 궁둥뼈가 뒤로 움직이는 것을 느끼면 척추가 무너지게 되는 것이며, 이는 허리굽이가 뒤로 커지게 되는 원인이 된다. 만약 궁둥뼈가 전방을 향하게 되면, 신체가 궁둥뼈 위로 올라가 있는 형태를 보임으로써 척추 만곡이 안쪽으로 커지게 된다. 중립 자세를 유지하면서 궁둥뼈에 체중을 지지하면서 앉아야 한다.

일반적인 의자로 이 움직임이 가능하지만, 볼을 사용하는 것이 더 쉽다.

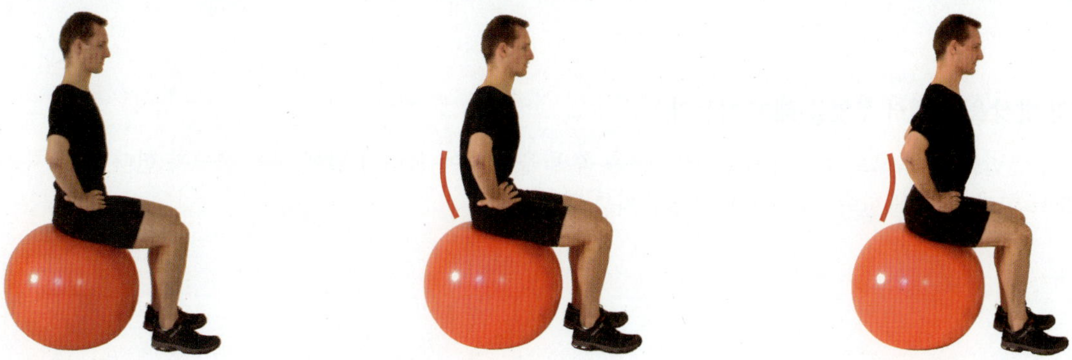

점수는 성공/실패로 나뉘어진다. 만약 점수화하고 싶다면, 실패는 3점이 될 것이다. 성공하기 위해서, 척추와 엉덩관절은 위의 그림처럼 신장된 만곡을 형성하고, 짧아진 내측 만곡 형태로 움직여야 한다. 머리는 계속 중립자세를 유지해야 한다. 실패는, 척추는 거의 변화가 없지만 볼이 전방과 후방으로 움직이는 것이다. 머리가 후방 그리고 전방으로 움직이는 것을 볼 수 있다.

○ 테스트 5.2: 골반 측방경사(Pelvic Side Tilts)

한쪽 몸통의 넓은등근과 허리네모근의 길이가 짧아진 선수들은 이 동작을 수행하기 어려울 것이다. 정적 런지(Static Lunge)와 선 자세에서 무릎 올리기(Standing Knee Lift) 테스트를 할 때도 같은 어려움을 느낄 수 있다.

골반 측방경사는 체중지지의 비대칭과 중심축에 문제가 있을 때 나타날 수 있다. 샅굴부위(서혜부) 통증 또는 만성 요통과 뒤넙다리근(슬괵근)의 통증이 있는 선수들에게 종종 나타나는 것이다. 만성 어깨 통증 평가 시에 이 동작을 함께 평가할 수 있으며, 이는 골반 측방 경사를 수행하지 못하는 경우 몸통의 안정성 변화를 야기시키며 어깨의 역학적 문제에 영향을 미치기 때문이다.

양 발을 바닥에 두고 스위스볼 위에 앉는다. 볼 위의 한쪽 골반을 누르면서 골반을 측면으로 움직인다. 같은 쪽 골반과 어깨는 반대쪽에 비해 멀어지며, 반대쪽 몸통의 길이는 길어지며 만곡이 보일 것이다. 머리는 처음 자세에서처럼 유지해야 한다. 일반적으로 한쪽이 다른 쪽에 비해 더 잘 움직인다. 좋지 않은 척추골반이 움직이는 쪽으로 움직이게 된다. 그런 경우 그 쪽 몸통의 길이는 길어지는 대신에 측방으로 경사를 만들게 된다.

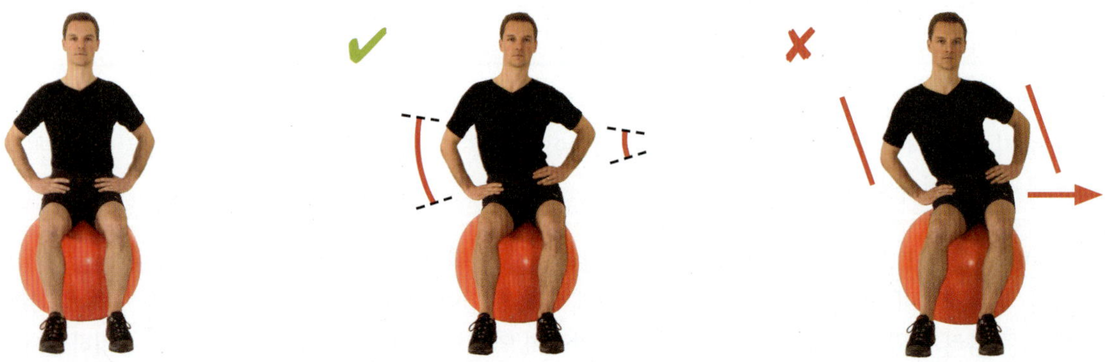

점수는 성공/실패로 분류할 수 있다. 만약 점수화하고 싶다면, 실패가 3점이 될 것이다.
성공하는 것은 움직임이 대칭적이며, 골반이 경사를 만들어도 중심축에서 머리가 유지되어 있어야 한다.

움직임 향상을 위해서 무엇을 해야 하는가?

만약 골반을 한 쪽으로 누르지 못한다면, 같은 쪽 팔을 어깨에 올려서 팔에 힘을 풀도록 한다. 팔꿈치는 위쪽을 향하도록 한다. 골반을 한쪽으로 누르면서 팔꿈치를 위로 편다.

○ 테스트 5.3: 무릎 크리퍼스(Knee Creepers) – 골반의 회전

걷기 또는 런닝처럼 다리를 움직일 때 한쪽 골반은 전진하고 반대쪽 어깨도 전방으로 움직임으로써 척추의 나선 또는 회전을 만들어낼 것이다. 이 회전과 상대적 회전은 효과적인 움직임의 기본적인 요소이다. 선수들은 일반적으로 한쪽이 다른 쪽에 비해 더 많이 회전한다는 것을 인지하지 못한다. 축구에서 볼을 차거나, 골프에서 볼을 칠 때, 테니스처럼 강하게 공을 치는 동작 또는 승마에서는 골반의 부드러운 회전동작이 필수적이다. 회전의 결여는 관상면에서의 움직임을 증가시키고 이는 특정 스포츠에서의 기술이 돋보이지 않는 원인이 된다.

양팔을 가슴에 교차해서 놓고 의자 또는 스위스 볼에 앉는다. 움직이는 동안에 가슴은 정면을 향하도록 유지한다.

무릎 높이에서 시작해야 하며 한쪽 무릎을 전방으로 밀면서 다른 한쪽은 후방으로 밀어내는 동작을 시행하고 얼마나 많이 움직이는 지 확인한다. 반대쪽으로 반복 시행한다.

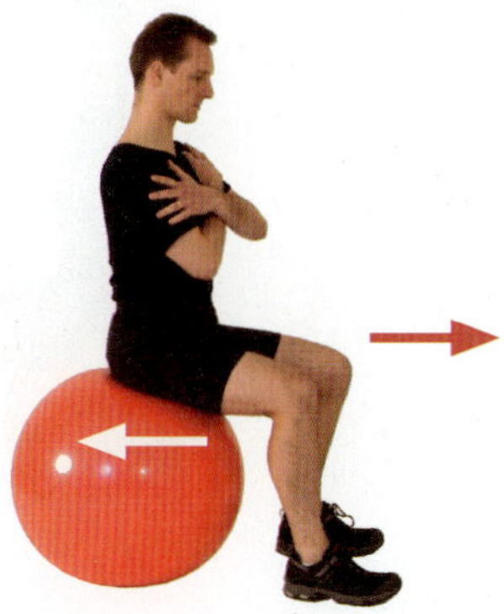

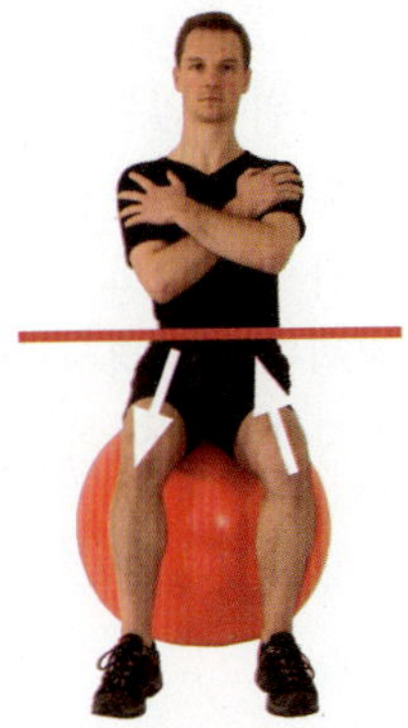

좋지 않은 움직임은 무엇인가?

여러분은 다음과 같은 안 좋은 자세를 볼 수 있을 것이다:

- 양쪽의 회전하는 정도의 차이
- 가슴이 정면을 향하도록 유지하지 못함
- 엉덩관절을 뒤로 밀어내는 대신에 옆으로 끌어당기려는 현상

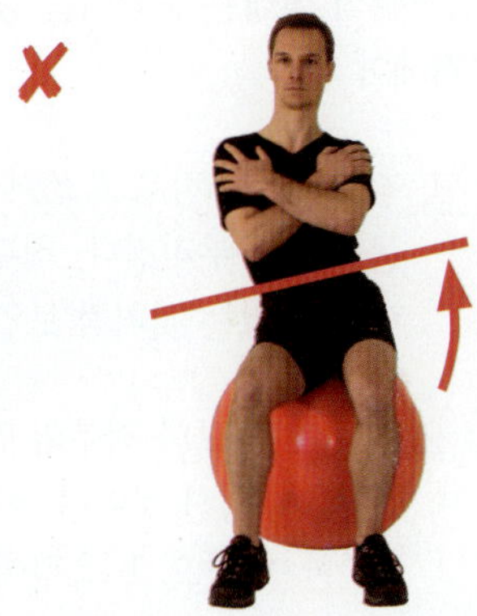

점수는 성공/실패로 구분할 수 있다. 만약 숫자로 표기하고 싶다면, 실패는 3점이 될 것이다. 성공은 좌 · 우측 움직임이 대칭적으로 이루어지며, 위의 목록에서 나오는 보상작용이 나타나지 않는 것이다.

○ 테스트 6: 앉은 자세에서 몸통 전방 경사(Seated Forward Tilt)

골프와 카약 같은 스포츠는 엉덩관절에서 몸통과 골반의 전방경사가 필요하다. 일반적인 전방경사는 척추를 가볍게 늘려주면서 중립 자세를 유지하고 회전을 위한 축을 만들어 내는 것이다. 그러나, 대부분의 선수들이 중립 척추를 유지하면서 움직임을 조절하지 못한다.

이 검사는 여러분이 움직임을 수행하는 동안 자세를 관찰해 줄 수 있는 파트너가 있으면 더 효과적이다.

양 무릎을 90° 양발은 바닥에 두고 의자 또는 볼 위에 앉는다. 양손을 머리 뒤에 두고 궁둥뼈가 볼에 닿을 수 있게 앉아서 척추가 바른 자세가 되도록 한다. 엉덩관절에서 몸통 전체를 전방경사로 움직인다. 10을 세고 시작 자세로 돌아온다.

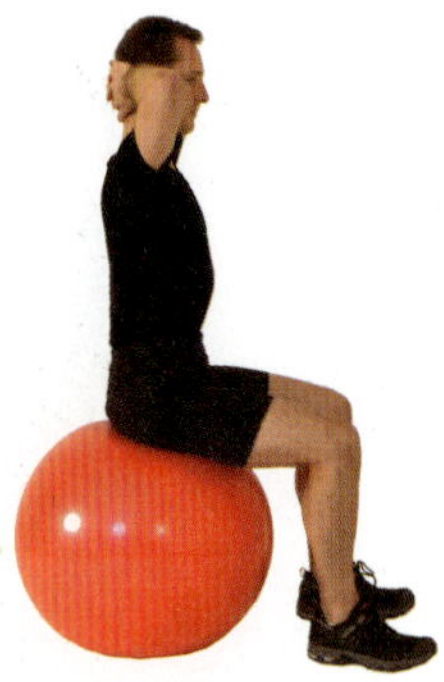

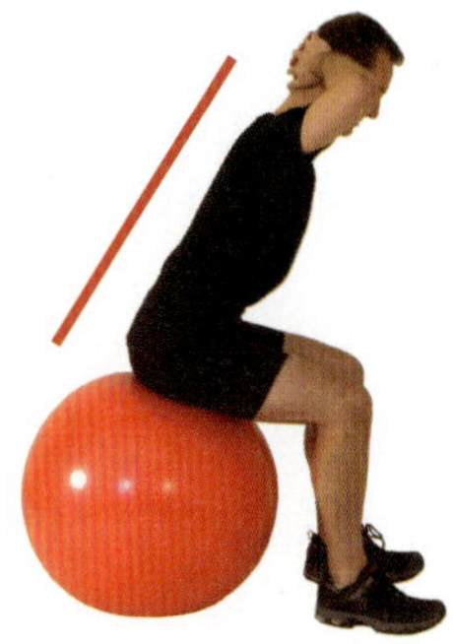

좋지 않은 움직임은 무엇인가?

척추의 형태는 움직이는 동안 변화하지 않아야 한다. 만약 움직임이 원활하지 않는다면, 다음의 두 가지 경우를 고려해야 한다.

1. 척추가 바르지 않고 쓰러지는 형태이고 몸통이 구부러진다. 척추는 외측으로 만곡이 있는 것처럼 보일 것이다
2. 중립 자세보다 척추의 만곡이 내측으로 깊게 생긴 것이며, 이는 척추 근육이 한 방향으로 움직이거나 과사용 때문이다.

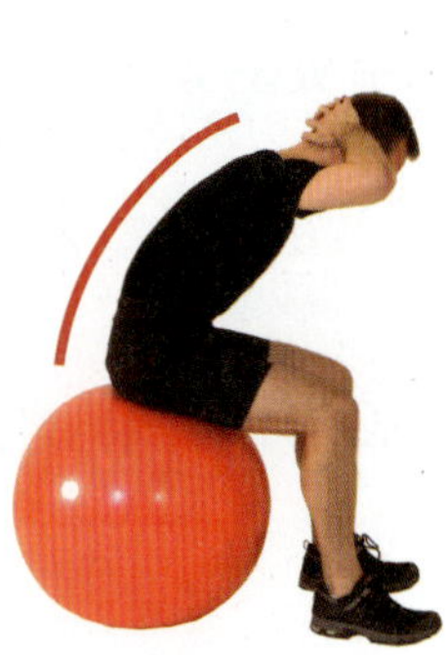

1

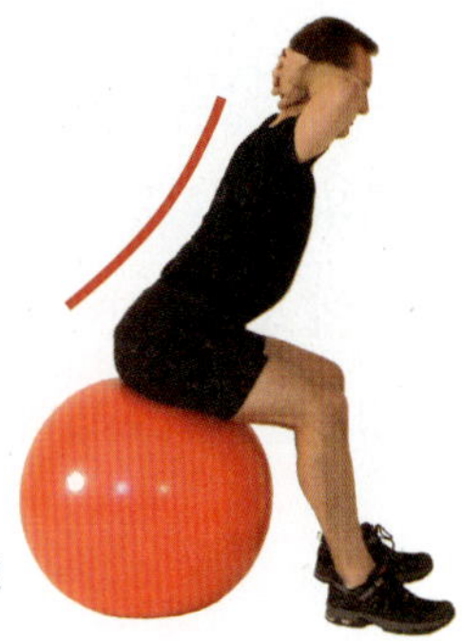

2

움직임을 향상시키기 위해서 무엇을 해야 하는가?

- 중심세로축(CLA)에 대한 자각인식의 향상과, 척추의 굽힘 대신에 골반에서의 움직임을 배워야 한다.
- 볼 바운싱(Ball Bounceing) (6장)
- 그레이하운드(Greyhound)와 이의 점진적 증가 (6장)
- 앉은 자세에서 무릎 올리기(Seated Knee Lift) (6장)
- 벽 스쿼트 (Wall Squat) (6장)

점수는 성공/실패로 구분한다. 위의 두 가지 문제 중에 하나라도 나타날 경우 3점을 부여한다.

○ 테스트 7: 앉은 자세에서 가슴 움직임(Seated Thoracic Mobility)

척추 중간부위의 뻣뻣함은 흔히 보여지는 문제이다. 자세 문제, 운전, 컴퓨터를 사용하기 위해 앉는 자세 또는 안정성에 관여하는 구조들의 좋지 못한 기능을 대신하기 위해 과사용되는 다른 구조들에 의한 원인일 수도 있다.

등뼈 가동성을 평가하기 위해서는, 다리를 골반 넓이로 바닥에 놓고 의자 또는 볼에 앉은 후, 체중이 궁둥뼈를 통해 지지될 수 있도록 한다. 양팔을 가슴에서 교차시켜서 양손이 반대쪽 뺨에 올 수 있게 한다. 체중을 양쪽에 균등하게 분배하고 몸통과 머리를 동시에 회전한다.

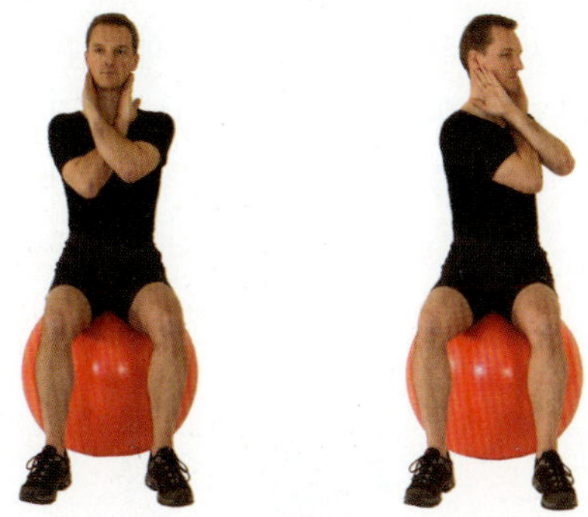

시작자세에 따라 움직임이 달라질 수 있다. 만약, 궁둥뼈의 전방 부위에 체중이 지지되게 앉으면, 척추는 더 압박이 되고, 근육이 긴장될 것이다. 이는 움직임을 제한시키는 것이다. 볼의 위치도 시작 자세만큼 중요하다.

좋지 않은 움직임은 무엇인가?

1. 움직임이 불균형하다.
2. 회전하는 방향에서 골반이 바깥으로 멀어진다.
3. 회전의 움직임보다 팔의 움직임이 더 강조된다.

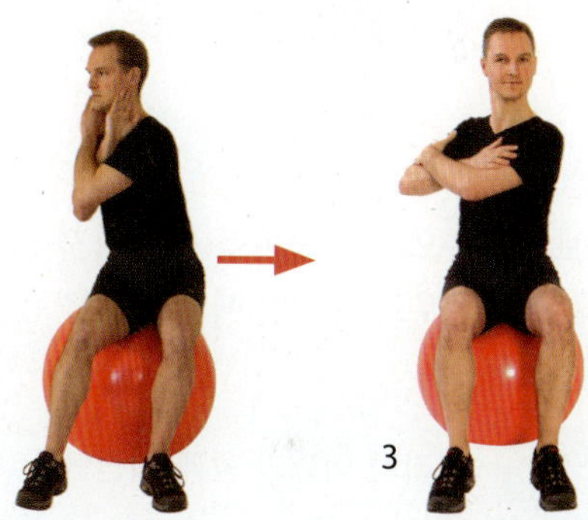

2 3

가슴에서 어느 쪽 팔이 교차되는지 기록해 둔다.

점수		
	전방에서 30° 이하 회전	3
	30°와 60° 사이 회전	2
	60°와 90° 사이 회전	0
	골반이 바깥쪽으로 멀어지면서 밀린다.	2
	총점:	

움직임의 향상을 위해서 무엇을 해야 하는가?

- 등뼈 가동성은 관절과 근육의 뻣뻣함 그리고 안정화를 위한 배속빗근의 과사용에 의해 제한될 수 있다. 몸통 안정화를 재구성하기 위해서는 배속빗근의 과활성화 없이 배가로근이 활성할 수 있는 법을 배워야 한다.
- 그레이하운드(Greyhound), 볼 바운싱(Ball Bouncing), 슈퍼맨(Superman)과 벽 밀기(Wall Press) (6장)는 오버더탑운동(OTT)에서 점진적으로 진행시킬 수 있다 (7장)
- 회전 가동성을 이용하는 운동: 넓적다리 미끄러짐(Thigh Slides)과 신체 회전(Total Body Rotation) (6장), 회전 런지와 엉덩관절과 몸통 회전(Revolving Lunge and Hip and Spine Twist) (7장); 나선운동(Corkscrew) (9장)

○ 테스트 8: 움직일 때 등뼈 회전 (Locomotor Thoracic Rotation)

이것은 보행과 관련이 있는 등뼈 회전 검사이다.

양발을 바닥에 두고 볼의 앞쪽에 앉는다. 양손은 대퇴부 위에 내려놓는다. 머리는 중립을 유지하고, 한쪽 손이 대퇴에서 앞쪽으로 미끄러질 때 같은 방향 어깨는 회전하고, 반대쪽 손은 대퇴의 후방으로 움직인다. 정면을 응시하고 어깨는 편한 자세를 유지하면서 인체의 중심세로축을 유지하도록 한다. 손은 쉽게 무릎에 닿을 수 있어야 한다. 좌 · 우측 회전의 차이를 고려한다.

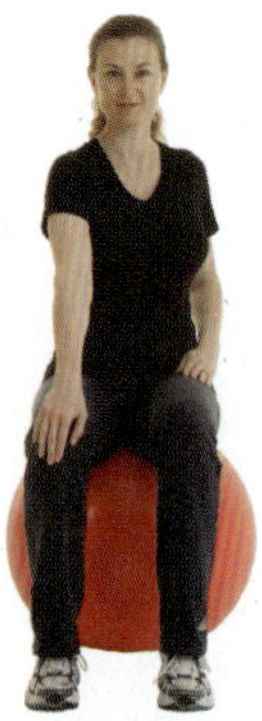

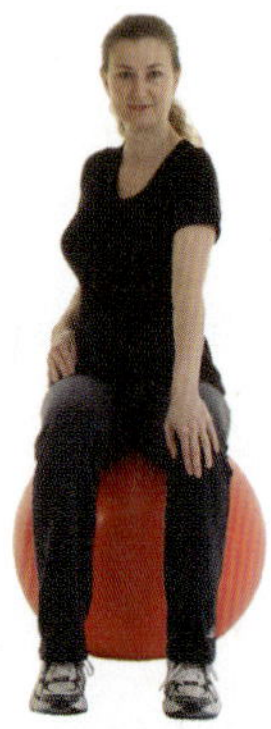

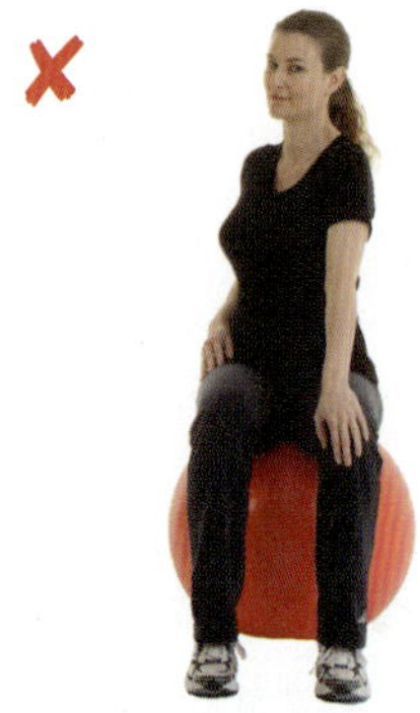

보상작용으로써 등뼈를 움직이지 않으면서 팔을 움직이는 사람들도 있다. 이러한 작용이 일어나지 않게 하기 위해서, 좌 · 우로 움직일 때 복장뼈를 관찰한다.

점수		
	머리가 어깨와 함께 회전한다	3
	인체의 중심 세로축이 기울거나, 한쪽으로 쏠린다	3
	팔을 뒤로 보낼 때 어깨가 올라간다	2
	좌 · 우측 회전의 비대칭이 나타난다.	3
	총점:	

움직임의 향상을 위해서 무엇을 해야 하는가?

등뼈 회전을 향상시키기 위한 일반적인 움직임을 훈련한다.

○ 테스트 9: 몸통에서 골반의 능동적 회전 (Active Rotation of Pelvis on Trunk)

발을 차는 스포츠들은 지지하는 다리에서의 안정된 몸통과 빠른 하지의 회전을 요구한다. 축구선수들을 검사했을 때 이 동작이 항상 일어나지는 않았다. 좋지 않은 안정성과 지지하는 다리에서 골반의 내회전 제한은 척추가 외측으로 구부러지거나 펴지는 현상의 원인이 될 수 있다. 샅굴부위(서혜부) 통증과 요통은 이 동작의 잘못된 움직임 수행능력과 관련이 있다.

양팔을 벌리고 바로 선 자세에서 골반 높이까지 한쪽 무릎을 올린다. 가슴은 정면을 향하고, 무릎을 반대쪽으로 교차시킨다. 여러분의 무릎은 지지하는 다리 방향으로 부드럽게 교차되어야 한다.

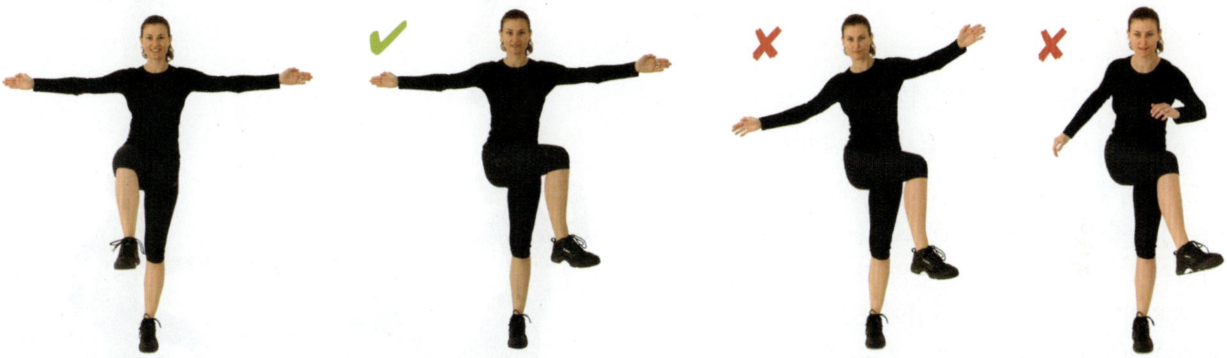

점수		
	몸통/ 어깨가 뒤로 기울어진다.	3
	몸통/ 어깨가 전방으로 구부러진다.	3
	무릎이 지지하는 다리 방향으로 움직이지 못한다.	3
	총점:	

움직임의 향상을 위해서 무엇을 해야 하는가?

이 검사는 지지하는 다리 그리고 몸통에서의 골반의 좋은 회전 가동성을 요구하는 것일 뿐만 아니라, 몸통의 수직적인 안정성을 요구하기도 한다.

- 중심세로축(CLA) 주변의 회전력을 훈련하기 위해서, 오버더탑(OTT) 향상, 그리고 오버더탑(OTT) 시저(Scissors)와 플로어 브릿지(Floor Bridge) (7장), 트위스트 플로어 브릿지(Twisted Floor Bridge) (8장)
- 지지하는 다리에서의 신체 정렬을 훈련하고, 기본적인 균형 훈련을 사용한다. (6장)
- 몸통에서의 골반의 가동성을 향상시키기 위해서, 나선운동(Corkscres) (9장)과 고정된 발에서의 엉덩관절 회전을 훈련한다(Pelvic Rotation Over a Fixed Foot) (6장)

○ 테스트 10: 선 자세에서 다리 흔들기 (Standing Leg Swing)

이것은 안정된 중심축과 골반의 조절력을 위해 시상면에서 움직임 패턴을 검사하기 위한 것이다. 달리기선수들은 균형감각과 대칭성을 위해서 이 검사를 수행하는 것이 바람직하다.

한 발로 서서 다른 발은 몸통에서 전, 후로 움직이며, 이때 양팔은 자연스럽게 움직이도록 한다. 몸통은 바르게 서 있어야 하고 다리는 길게 뻗은 채로 움직여야 한다. 몸통이 거의 움직이지 않는 것처럼 골반도 정렬을 유지해야 한다.

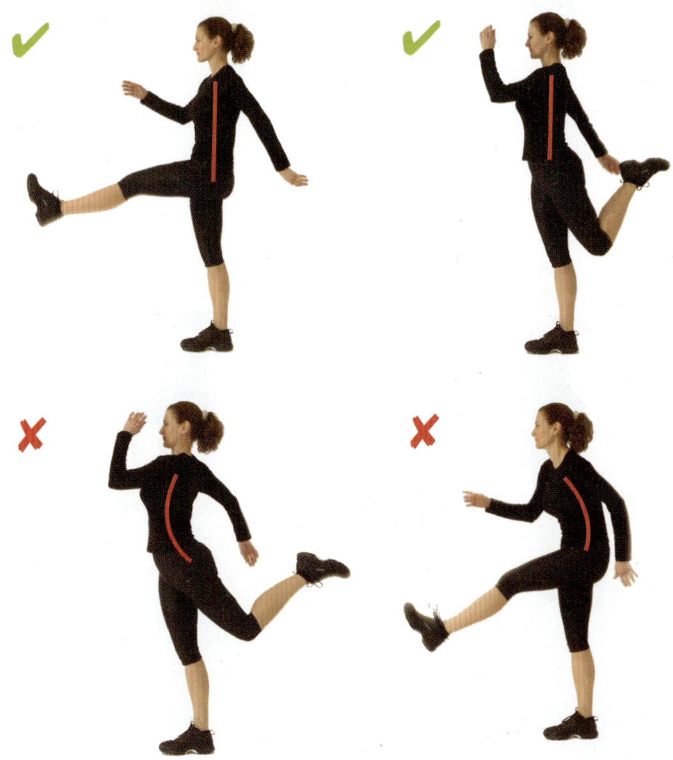

잘못된 움직임은 어떤 것인가?

여러분의 다리는 가장 효율적인 움직임을 만들기 위해서 안정화된 구조가 필요하다. 즉, 이 동작에서 사용되는 근육들은 골반에 안정되게 부착되어야 한다. 만약 다리를 뒤로 움직일 때 허리에서의 큰 굽이가 보이고, 앞으로 움직일 때 편평해지는 것을 관찰한다면 가장 효과적으로 다리를 당길 수 있는 골반이 안정된 자세로 유지되지 못하는 것이다.

점수		
	몸통이 측면으로 기울어진다	3
	골반이 전방 또는 후방으로 움직인다.	3
	균형이 좋지 않다.	3
	쪼이거나 얼굴을 찡그리는 행동	1 (각 동작이 보일 때마다 점수 추가)
	덜컥거리는 움직임, 부드럽지 못한 움직임	1
	총점:	

움직임의 향상을 위해서 무엇을 해야 하는가?

- 중심세로축을 위한 그레이하운드(Greyhound), 슈퍼맨(Superman)과 벽 밀기(Wall Press) 그리고 기본 균형(Basic Balance) (6장)
- 척추를 구부리지 않고 다리르 곧게 움직일 수 있도록 힙 펍(Hip Pops) (6장)
- 근 길이 향상을 위한 넙다리네갈래근과 엉덩관절 굽힘근의 스트레칭 (10장)

○ 테스트 11: 윈드스크린 와이퍼 (Windscreen Wipers) – 능동적 어깨 내회전 (Active Shoulder Internal Rotation)

구상관절의 회전은 팔을 위로 올리는 스포츠에서는 기본적으로 나타나는 움직임이다. 이미 언급했던, 다이아몬드처럼, 능동적 내회전 검사와 어깨뼈의 조절력과의 관련성을 알아보는 검사이다. 조절력과 내회전 운동범위를 평가한다.

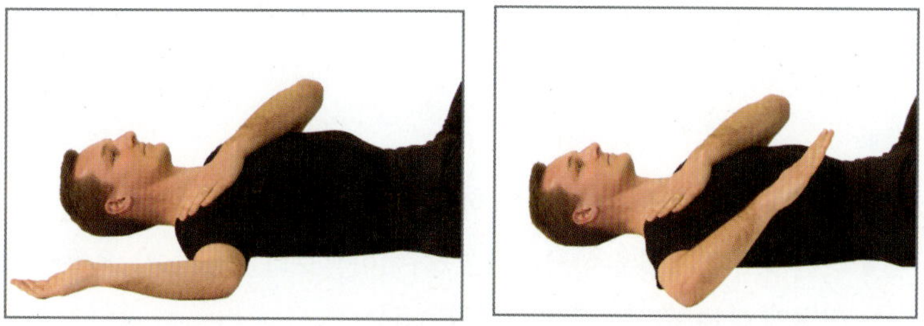

바로 누운 자세에서, 팔꿈치를 어깨 높이에서 90° 구부리며 아래팔과 손은 누르는 동작 없이 가능한 바닥에 가깝게 위치한다. 동작을 시작하기 전에 전체적으로 이완할 수 있도록 한다. 팔의 위치를 만들 때 어깨가 너무 귀에 가깝다고 느껴진다면, 이완을 시킨 후 반대쪽과 같은 위치에 재위치할 수 있도록 한다. 손을 어깨의 앞 방향으로 움직인다. 어깨 관절에서의 상완골두 움직임을 관찰하도록 한다.

노트: 가슴근이 긴장되어 있다면, 어깨를 위쪽 또는 전방으로 누르는 것을 하지 않고선 팔꿈치를 바닥에 이완되게 놓기 힘들 것이다. 반드시 검사의 목적에 맞는 적합한 자세로 어깨를 위치해야 한다. 그러므로, 가슴근의 긴장도를 낮추고 이완되게 하기 위해서 작은 타올을 팔꿈치 아래에 두고 시작할 수도 있다.

팔꿈치를 바닥에 위치하도록 유지하고, 아래팔을 들어서 팔은 회전하고 손은 천장을 향하도록 한다. 이것은 0°라고 생각한다면 각 방향에서의 바닥은 90°가 될 것이고, 이것은 검사의 1단계이다. 어깨의 위치의 이동 없이 같은 방향으로 움직임을 수행할 수 없을 때가지 반복하면 검사의 2단계가 완료되는 것이다.

움직임을 위한 주의사항:

1. 어깨가 위로 밀리거나 손 방향의 전방으로 회전하는 느낌이 없이 이 동작을 수행할 수 있어야 한다. 만약 상완이 손 방향으로 밀리는 움직임을 느낀다면, 이것은 전방으로 전위되면서 관절 위치를 잃게 되는 것이다. 볼을 던지거나, 수영, 배구에서 스파이크 동작 또는 테니스 서브 등과 같은 동작에서 반복적으로 이런 움직임이 일어난다면, 어깨 관절 전면 구조물에 스트레스를 가하는 것이다. 결과적으로 통증이 있는 어깨의 불안정성을 야기시킨다. 이러한 움직임 기능장애는 근육의 긴장도가 나타나기 전에 검사의 1단계에서 찾을 수 있다.

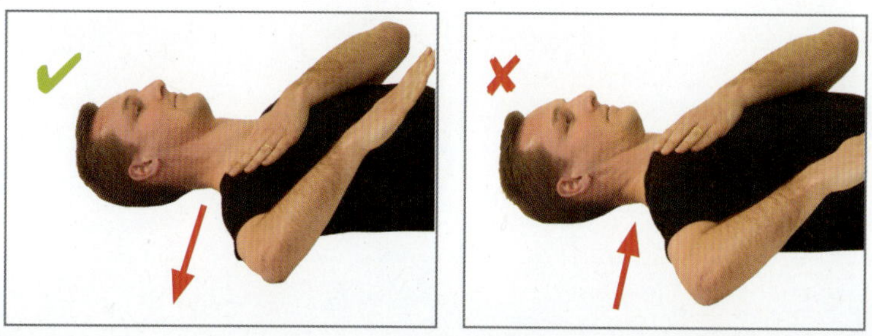

2. 어깨의 가동성은 다양한 스포츠에서 요구되는 것이다. 그러나 약 70° 아래팔의 움직임이 있다면, 이것은 손목을 구부렸을 때 손가락이 바닥에 닿을 수 있다는 의미이다. (Shirley Saharmann의 움직임에서 언급한 것이다.)

3. 어깨 가동성이 결여되어 있다면, 어깨뼈를 전방으로 회전하면서 보상작용을 할 것이다. 이 동작은 목뼈 쪽에 가깝게 움직이는 느낌을 갖게 될 것이다.

점수

1 단계: 성공 또는 0점 의미는 움직이는 동작 어깨 관절구의 이동 없이 유지됨을 의미한다.

어깨 관절구의 움직임 나타나면 이는 실패 또는 3점이다.

2 단계: 성공 또는 0점는, 어깨를 전방 또는 위 방향으로서의 전환 없이 70° 의 움직임이 나타날 수 있는 것이다.

실패 또는 3점은 충분치 않은 가동성을 의미하는 것이다.

움직임의 향상을 위해서 무엇을 해야 하는가?

- 어깨뼈의 안정성을 향상시키고, 다이아몬드(Diamond) 운동과 함께 어깨뼈의 움직임과 구상관절의 움직임을 어떻게 분리시키는 지 훈련한다. (6장)
- 닭날개운동(Chicken Wings)을 이용한 어깨의 가동성 (9장)
- 위의 설명처럼 윈도우 와이퍼(Windscreen Wipers) 훈련

점프 (Jump)

우리는 일반적으로 선수들은 점프와 착지를 효과적으로 잘 할 수 있다고 생각하지만, 꼭 그렇지 만은 않으며, 오히려 움직임의 기능장애가 흔히 나타나는 것이 많다. 배구와 농구 같은 스포츠는 점프와 착지를 반드시 검사해야 하는 종목이지만, 축구선수, 핸드볼 선수 그리고 스키 선수들에게 똑 같이 적용할 필요는 없다.

○ 테스트 1: 점프 도약(Jump Take-offs)

도약에서 흔히 범하는 실수는 상지와 척추를 과사용하는 것이다. 이러한 것을 확인하기 위해서, 첫 번째 점프는 자연스럽게 수행하며 지면으로부터 얼마나 높이 움직일 수 있는지 느껴본다.

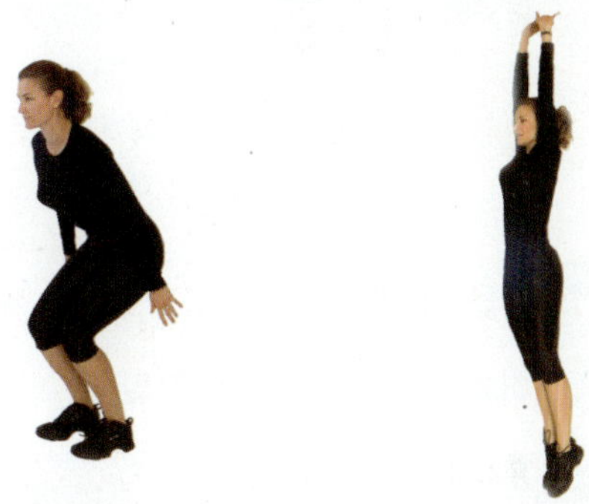

다음에는, 양손을 머리 위에 올리고 점프를 다시 시도한다. 더 높이 올라가는 느낌이 있어도, 실제 높이에는 크게 차이가 나지 않아야 한다.

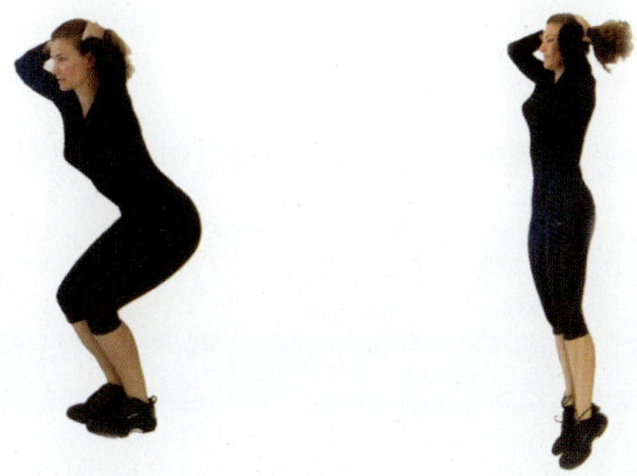

양 어깨가 신체의 뒤로 밀리게 하는 실수는 하지 않아야 한다. 이것은 공중에서 척추의 중립을 유지하지 않고 있다는 것을 의미하기 때문이다. 척추는 공중에서 위로 올라가는 것으로 보여야 한다.

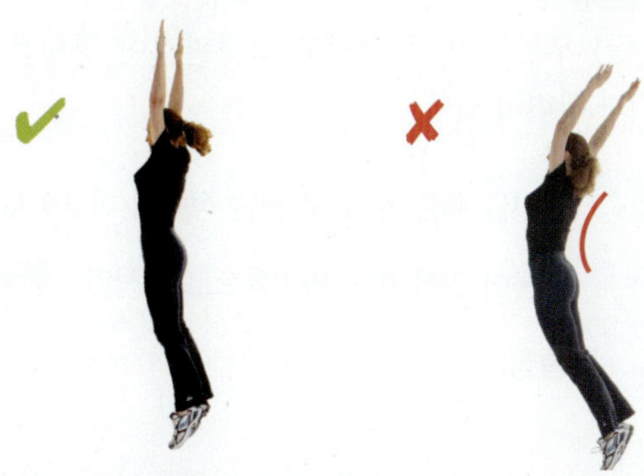

무릎은 도약 시에 신체의 안쪽으로 움직이지 않아야 한다. 골반, 무릎 그리고 발목은 도약과 공중으로 신체를 띄우기 전 살짝 앉는 동작에서 수평을 유지하도록 해야 한다.

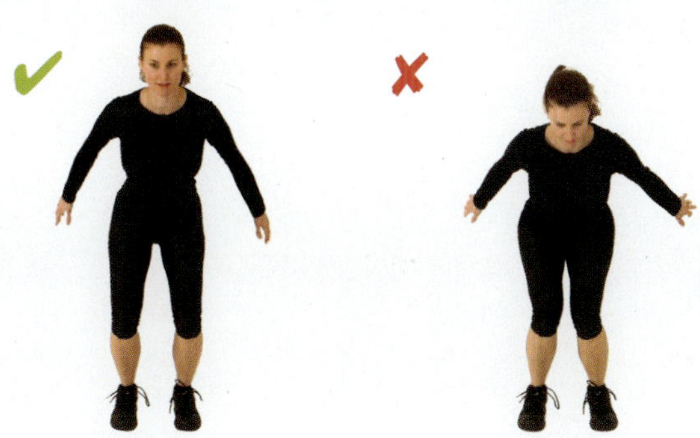

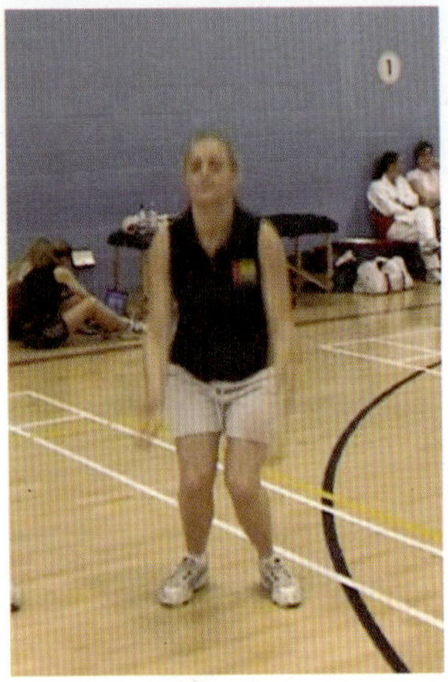

도약 시 잘못된 무릎 조절력을 보여주고 있다.

점수		
	손을 머리에 둔 채로 점프 높이가 낮음	3
	어깨로 인해 신체가 뒤로 밀림	3
	무릎이 안쪽으로 움직임	3
	총점:	

성공/실패에 따라, 위의 사항들이 실패율을 나타내기도 한다.

○ 테스트 2: 한발 점프 도약(Single Leg Jump Take-offs)

좋은 한 발 점프 움직임을 위해서는 엉덩관절과 무릎관절의 높은 조절력을 필요로 한다. 골반의 높이는 변하지 않으면서 무릎과 발목 그리고 엉덩관절이 정렬을 맞춰야 한다. 파워가 약하게 나타나는 것은 안 좋은 골반의 조절력과 관련이 있다.

점수		
	도약을 위한 준비 시 골반 정렬이 이루어지지 않음	3
	무릎이 안쪽 또는 바깥쪽으로 움직임	3
	총점:	

성공/실패를 나누기 위해, 위의 사항들이 실패율을 나타낼 수 있다.

착지 (Landing)

착지는 선수들이 부상을 당할 수 있는 흔한 원인이다. 잘못된 착지 기술은 앞십자인대(전방십자인대, ACL) 손상과 다른 무릎 관절 구조물에 부여되는 부하와 깊은 연관성이 있다. 특히 여성선수들은 충분하지 못한 시상면에서의 관절 조절력과, 높은 지면 반력 그리고 잘못된 하지의 정렬에 의해 나타날 수 있다. 그러나, 잘못된 착지 기술은 남성 선수에게도 역시 나타날 수 있다.

좋은 착지는 엉덩관절, 무릎관절과 발목관절을 통해 충격을 흡수할 수 있는 것이다: 즉, 반대측에 있는 폄근육들이 초기에 빠르게 길이가 길어지고 난 다음 짧아진 후 다시 충격흡수를 해서 관절이 구부러지는 것을 조절할 수 있도록 협조적으로 일을 한다. 몇몇 선수들에게 이러한 동작이 자연스럽게 나타나지는 않는다. 관절의 탄력(spring)이 나타나는 대신에, 지지하는 근육들은 협응하는 방식으로 길이 변화를 하지 못하게 되고 선수들은 관절이 고정되어 있는 상태로 착지를 하게 된다. 이것은 충돌 감각과 착지 자세에서 쉽게 움직일 수 있는 능력이 결여되었기 때문이다.

무릎이 펴진 채로 착지하는 것은 에너지 흡수가 적어지고 더 높은 지면 반력을 받게 되면서 무릎에 더 큰 스트레스를 주게 된다. 무릎에서는 엉덩관절과 무릎을 구부리는 협응 동작을 통한 인체의 연결고리 사슬관계로 인해 힘의 전달이 감소하게 되고 이는 접촉이 없는 앞십자인대(전방십자인대)의 부상 위험이 감소함을 의미한다. 착지에 대한 몸통의 보상작용은 힘의 충격 흡수를 위해 전방으로 기울어지게 되는 것이다.

질 좋은 움직임에 대한 조언

충격흡수를 위해서 눈을 훈련시켜야 한다. 만약 선수들의 관절이 고정되어 있다면, 즉 탄력이 없다면, – 착지 시 관절이 구부러지지만 고정된 작은 범위 내에서만 유지될 것이다. 이것은 과하게 수축하는 것이고 착지 후 역동적으로 움직여야 하는 선수들에게는 매우 어려운 것이다. 관절들은 구부러지지만 그 선수들이 수직적 움직임에 대해서도 확인해야 한다. 눈을 확인해야 한다: 즉 선수들에게 착지하라고 지시하고 대각선 방향으로 빠르게 움직이게 한다. 반응이 빠르고 즉각적으로 나타나는가 또는 느리고 부자연스러운가?

또 다른 착지 문제는 세게 착지하는 것이다. 센 착지는 착지와 충격을 전환하는 동안의 근육들의 기능적인 활동에서는 나타나지 않는다. 이런 선수들은 일반적으로 관절이 구부러질 때 움직임이 과하게 나타나기도 한다. 이런 경우, 근-건 단위 내의 탄성 에너지 저장은 줄어들 것이고, 다른 방향으로의 빠른 전환은 사실상 불가능하게 된다.

○ 테스트 3 : 점프 착지 (Jump Landings)

착지는 일반적으로 다리에서 일어난다. 만약 양 발과 다리를 평행하게 착지를 하는 것과, 한 다리로 (아래 사진 참조) 착지를 하는 것에 대해 정렬을 확인하는 방법은 런지에서 적용했던 것과 같다. 점프 착지를 위해서는, 착지 시 충격을 수직적으로 흡수하기 위한 엉덩관절과 무릎관절에서의 좋은 시상면 조절력을 필요로 한다. 이러한 조정 능력이 없으면, 착지는 시상면에서 벗어나게 되고 충격은 무릎에 가해질 것이다. 이것은 여성 선수와 어린이에게 흔히 나타나는 착지 패턴이다.

점수		
	엉덩관절, 무릎관절 또는 발목관절의 고정/충격 흡수되지 않음	3
	착지 시 균형감각의 결여	3
	크게 소리가 나거나 / 세게 착지	3
	몸통이 전방으로 기울어짐	3
	무릎이 안쪽으로 움직임	
	총점:	

○ 테스트 4 : 한발 착지 (Sing Leg Landings)

착지 동작을 변화하기 위해서, 두 발로 도약하고 점프한 후 한 발로 착지하는 것이다. 골반과 하지의 조절력에 대해 런지 테스트와 같은 방법으로 관찰하지만, 근육의 활성 속도는 더 증가할 것이다.

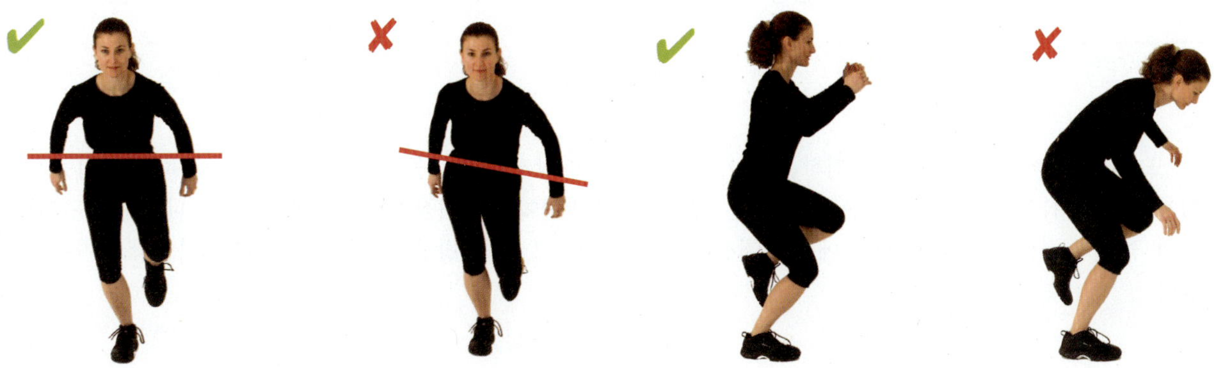

점수	무릎이 안쪽으로 움직임	3
	골반이 한쪽으로 기울어짐	3
	엉덩관절이 뒤로 움직임 (척추 만곡이 커진다)	3
	몸통이 측방으로 기울어짐	3
	몸통이 전방으로 기울어짐	3
	흔들림	1
	입술을 깨물거나 얼굴 찡그리기	1
	발을 꽉 쪼이기	1
	총점:	

얼마나 역동적인 스포츠를 수행하느냐에 따라, 위 사항의 범위는 커질 수 있다. 예를 들어, 착지 시 선수들의 준비동작을 관찰하기 위해서 눈을 감고 하거나, 옆으로 점프하고 균형감각을 유지하면서 바깥쪽으로 착지하는 것 등이다.

움직임의 향상을 위해서 무엇을 해야 하는가?

1단계 운동은 근 활동과 인식 단계를 향상시키는 것이다:

- 클램(Clam) (6장)
- 선 자세에서 무릎 누르기(Standing Knee Press) (6장)
- 펄 브릿지(String of Pearls Bridge) (6장)
- 수직적 골반 이완(Vertical Hip Release) (5장)
- 내추럴 스쿼트(Natural Squat) 의 다른 높이를 위한 점진적 내추럴 스쿼트(Natural Squat) (3장)
- 외측 펄스(Lateral Pulses) (3장)

2단계 운동은 복합적인 것들을 포함한다:

- 서포트 런지(Supported Lunge) (7장)
- 지지된 한발 스쿼트(Supported Single Leg Squat) (7장)
- 정적 런지와 점진단계(Static Lunge and progression) (7장)
- 스페이스 인베이더(Space Invaders) (7장)
- 흔들기(Sway) (7장)

점프와 착지를 위한 몸통의 조절력 검사 (Higher Level Trunk control Testing for Jumps and Landings)

몸통의 조절력과 예측하는 활동 또는 앞먹임 신경근 조절기능은 공중에서 타인과 접촉하는 선수들에게는 중요한 부분이다. 예측하는 움직임은 관절의 안정성을 유지하고 부상 위험을 최소하하기 위해서 빠르게 되찾아야 한다. 축구선수, 넷볼 선수 그리고 농구선수들은 이와 관련이 있다.

○ 테스트 5: 밀고 점프하기 (Push Jump)

1. 공중에 있을 때 골반과 갈비뼈 부위를 편측으로 살짝 밀어내면서 점프하는 것을 평가한다. 몸통은 바른 자세를 유지하고 도약했던 자리에서 멀지 않은 쪽에 착지하는 것을 관찰해야 한다.

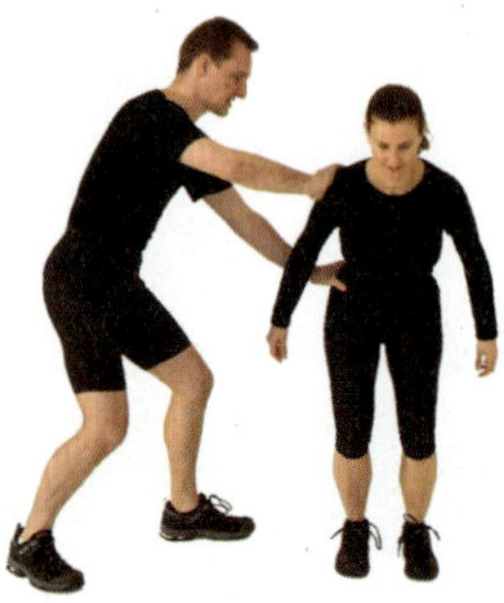

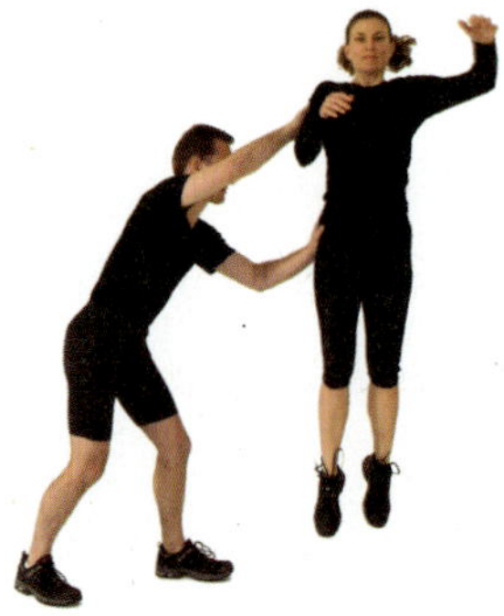

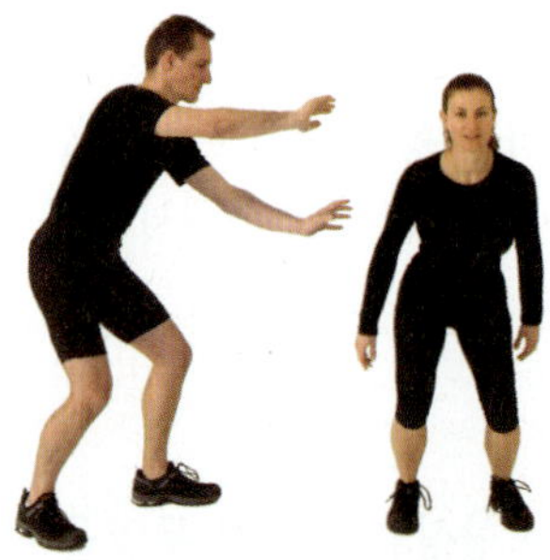

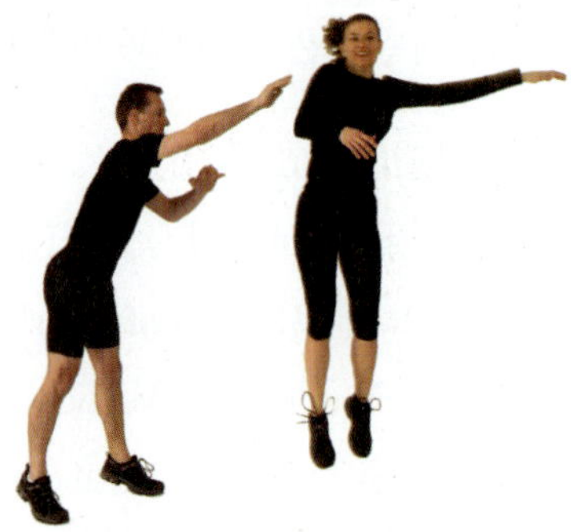

2. 갈비뼈 부위에 적은 저항을 가한다. 관상면에서 몸통의 안정성이 요구된다.
3. 착지를 조절하기 위한 시각적 협력은 움직임 패턴을 변화시킬 수 있다. 움직이는 동안 볼을 던지거나 받는 것에 의한 시야의 활동이 착지 조절력에 영향을 미치는 지 확인한다.

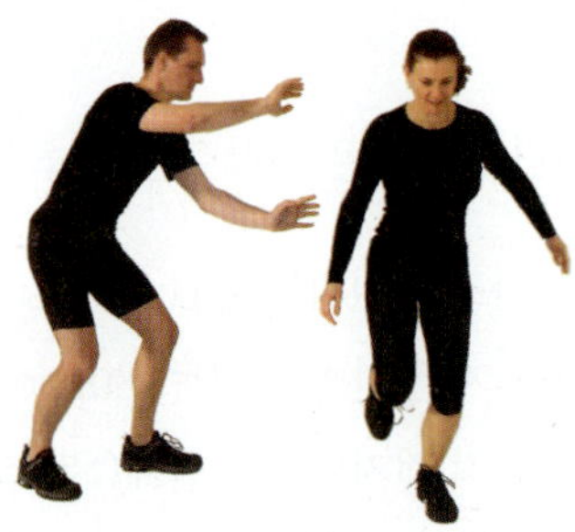

4. 반복적인 움직임을 수행하면서 한쪽 다리로 착지한다. ***안전을 고려하여 반대쪽 다리 방향에서 미는 것을 추천한다.***

점수		
	착지 시 몸통이 중심에서 벗어남	2
	기본 점프와 비교 시 착지가 강하게 나타남	2
	무릎이 정렬에서 벗어남	3
	총점:	

점프와 랜딩을 어떻게 향상시킬 수 있는가?

착지 시 충격을 흡수하기 위해서 엉덩관절과 무릎관절을 부드럽게 해주는 것이 필요하다. 이를 위해서는, 엉덩관절과 무릎관절의 정렬을 조절하기 위한 큰볼기근(대둔근)과 중간볼기근(중둔근)의 활성화가 필요하다.

- 단계 1: 활성과 자각인식을 위한 운동은 다음을 포함한다: 펄 브릿지(String of Pearls Bridge), 힙 펍(Hip Pops)과 벽 스쿼트(Wall Squat) (6장)
- 단계 2: 통합적인 운동은 다음을 포함한다: 내츄럴 스쿼트와 펄스(Natural Squat with Pulses) (3장), 점진적 런지(Lunge Progressions) (7장)

이 운동들은 점프와 착지를 수행하는 동안 점진적으로 진행할 수 있으며, 발목관절, 무릎관절과 엉덩관절의 탄력을 이용한 가벼운 착지를 위한 간단한 동작부터 시작할 수 있다. 기본적인 점프는 다음에 의해 점진적으로 시행될 수 있다:

1. 점프하는 동안 볼을 던지거나 잡는 동작을 통해서 시야를 방해한다.
2. 점프 후 착지 시에 몸통을 시작자세로부터 90° 회전해서 착지한다. 180°로 회전함으로써 점진적으로 진행될 수 있다(회전 조절력 참조)
3. 다른 방향에서 점프한다.
4. 안전하게 점프하는 것을 훈련하기 위해, 공중에서 가볍게 밀어준다.

골반의 조절력 검사 (Higher Level Pelvic Control Testing)

지지하는 단계 (Support Strategies)

○ 테스트 1: 런지 (Lunges)

런지 테스트는 당신이 즐기는 스포츠에 알맞은 단계일 수 있다. 이 단계는 국제 수준의 배드민턴 선수들이 사용하는 것이다. 흥미롭게도, 배드민턴 선수들은 처음에는 충분히 수행하지 못하고 불합리한 검사라고 생각했지만, 과거 올림픽 금메달리시트가 다음의 프로그램을 정확히 수행했다:

이전에 언급했던 런지 자세를 만든다.

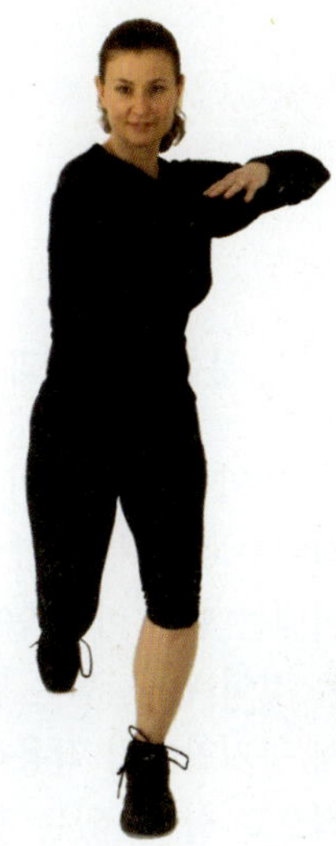

1. 런지에 회전을 추가한다. 양팔은 가슴 앞에 두고, 정면을 바라본다. 정면의 다리 방향으로 양 어깨를 회전한다. 모든 움직임을 고정된 런지를 수행했을 때처럼 표시한다. 어깨를 회전함으로써 무릎이 내측으로 무너지는 것의 원인이 되어서는 안 된다. 시스템화 된 테스트를 위해서 동적 런지를 수행하기 전에 고정 런지 테스트에 회전을 추가하여 수행하는 것을 권한다.
2. 같은 움직임을 수행하지만, 머리를 어깨 방향으로 회전하도록 한다. 무릎은 여전히 정면을 바라보는 것을 권한다.
3. 동적 런지를 수행하면서 회전을 추가한다. 정면에 양 팔을 두고 시작한다. 정면으로 한 발을 놓을 때 어깨를 회전하고 정면을 응시하도록 한다.
4. 같은 움직임을 수행하지만 머리를 어깨 방향으로 회전한다.
5. 다양한 방향으로 런지를 수행하면서 몸통은 회전하지 않는다. 이는 사이드 스텝(Side-Steps), 각 스텝(Angled Steps), 전방과 후방 스텝이다.
6. 다양한 방향으로 런지를 수행하고 한 발로 선 자세로 돌아간다.

○ 테스트 2: 계단 오르기 (Step-ups)

계단 오르기는 전진하는 동작과 연관이 있으며, 발과 엉덩관절 사이의 힘의 조절력을 평가하기 위한 것이다. 번갈아 움직이거나 한 발로 서 있기 그리고 전방과 상방으로 움직이는 것이 필요한 이들에게 이 검사는 효율적이다.

일반적인 걸음걸이처럼 한 발로 서게 하고 골반을 확인한다. 발을 디디면서 신체를 계단 위로 움직인다. 한 발로 지지하는 균형을 유지한다. 움직임을 반대로 수행하고 시작자세로 돌아온다. 움직이고 있는 다리만을 관찰한다.

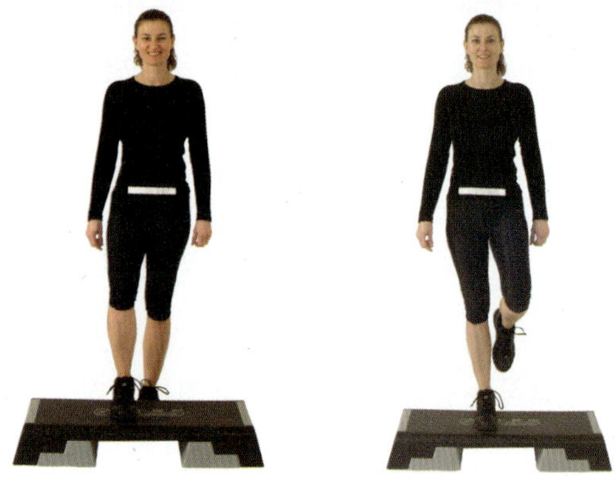

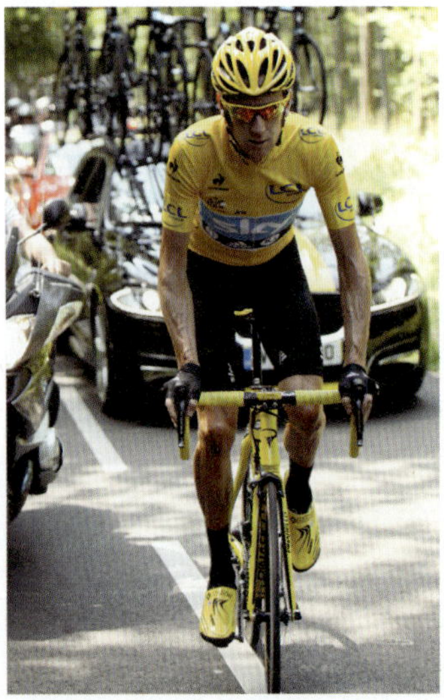

오른쪽 다리는 페달을 누르면서 발과 골반 사이의 포함된 힘의 전달을 설명한다.

잘못된 자세는 어떤 것일까?

1. 골반이 전체움직임 동안 반대쪽과 같은 높이가 아니다.

2. 골반이 신체의 바깥으로 움직인다.

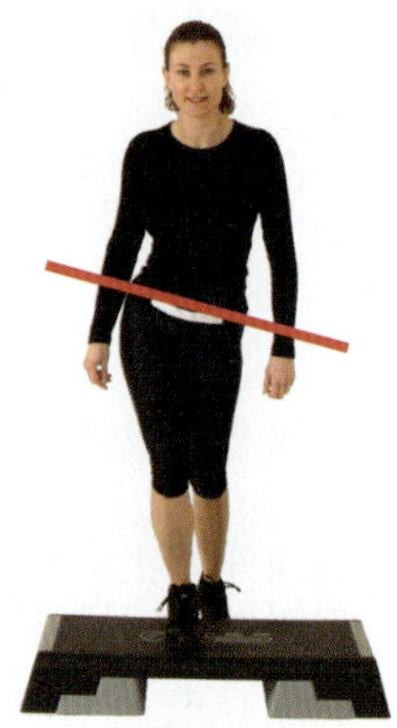

3. 무릎이 골반과 발목의 정렬에서 벗어난다.

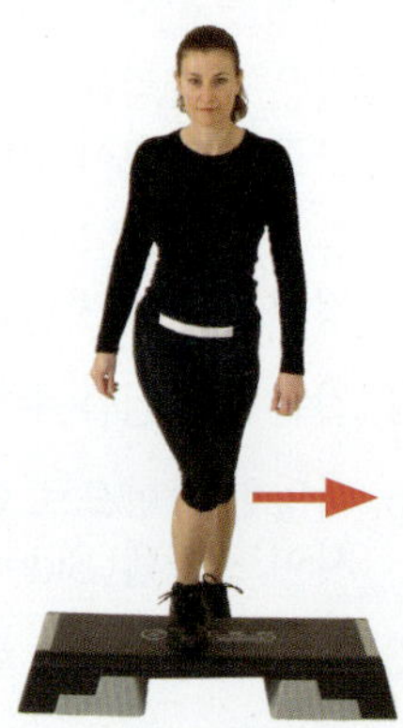

만약 엉덩관절이 한쪽으로 떨어지는 것, 엉덩관절이 바깥쪽으로 밀려 움직이는 것 또는 무릎이 내측으로 움직이는 것 등을 관찰한다면 피험자가 만들어내는 힘이 바깥쪽에서 잃게 되는 것이고 이는 비효율적인 움직임을 초래하는 것이 된다. 힘은 발과 엉덩관절 사이에서 일어나야 하며, 2개의 판 사이에서 공기압처럼 작용해야 한다. 만약 이 압력이 유지된다면, 충격흡수를 효율적으로 할 수 있는 것이고, 그 힘을 가장 효율적인 방향에서 조절할 수 있을 것이다.

점수

성공하는 것은 위에 언급한 것들이 나타나지 않는 것이다. 만약 위의 목록 중 나타나는 것이 있다면 실패하는 것이다. 점수화 한다면, 실패하는 것이 3점이 될 것이다.

어떻게 움직임을 향상시킬 수 있는가?

1단계: 운동은 근 활동과 자각인식을 포함한다: 클램(Clam), 선 자세에서 무릎 누르기(Standing Knee Press)와 펄 브릿지(String of Pearls Bridge) (6장)

2단계: 운동은 통합적인 것을 포함한다: 서포트 런지(Supported Lunge), 지지된 한발 스쿼트(Supported Single Leg Squat), 정적 런지(Static Lunge)와 점진 단계(Progressions), 스페이스 인베이더(Space Invaders), 흔들기(Sway) (7장)

기억 노트: 테스트의 기능적 접근

자전거를 탈 때마다 오른쪽 무릎이 습관적으로 자전거의 손잡이를 향해 움직이는 것을 찾은 로드 사이클 선수가 있다. 다리 움직임은 시상면에서 관상면으로 전환한다. 자전거 페달을 통한 압력 각도가 바뀌게 되고 엉덩관절에서 근력을 발휘하기 불편한 형태이다. 이는 왼쪽 손 방향으로 회전할 때 더 적은 파워를 만들어내고, 하부 허리뼈 부위에 스트레스를 더 가하게 된다.

알맞은 단계를 적용하기 위해서, 3가지 주요 움직임 검사를 하는 것이 필요하다. 첫 번째 무릎이 내측으로 향하는 것이 몸통에서의 엉덩관절 굽힘 문제 때문인지 여부를 알아야 한다. 누운 자세에서 엉덩관절 굽힘 검사(Supine hip flexion test)를 사용해서 선수들이 수행능력을 수행할 때 충분한 엉덩관절 가동성을 사용하는지 확인해야 한다. 앉은 자세에서 무릎 올리기(Seated knee lift) 검사를 통해서 사이클 선수들이 다리를 바른 자세에서 들 수 있는지 확인한다. 엉덩관절 굽힘 검사 단계 후, 사이클 선수들이 골반에서 다리를 피면서 페달에 정확한 외부압력을 가하는지 확인하고, 이를 위해 계단 오르기 검사(Step-ups test)를 수행한다. 이 3가지 검사들은 시상면에서의 움직임과 조절력을 확인하는 것이다.

움직임 조절력(Momentum Control)

선 자세에서 무릎 올리기(Standing Knee Lift)는 한쪽 다리로 체중을 지지할 때 엉덩관절의 안정성을 검사하는 방법이다. 외측 엉덩관절-몸통 조절력 관계는 더 역동적인 검사로 진행할 수 있다. 어떤 스포츠나 외측 엉덩관절 조절력 검사를 사용할 수 있으며, 활강 스키 같이 다면의 스포츠와도 연관이 있다.

○ 테스트 1: 측면 스쿼트 후 돌아오기(Side Squat and Return) - 측면 조절(Lateral Control)

측면의 동적 조절력을 찾기 위해서 선수들이 역동적으로 움직일 때 관찰하는 것이 필요하다고 생각되었지만, 오랜 시간 동안 측면 움직임에 대한 선수들의 자연스런 반응이 기본 검사로 사용될 수 있다는 것을 깨달았다.

양팔을 가슴에 교차해서 놓고 발과 함께 시작한다. 측면으로 가다가 내츄럴 스쿼트로 똑바로 내려가 시작 위치로 부드럽게 돌아간다.

움직임을 수행할 때 관찰 사항:

1. 측면으로 움직이거나 하방으로 움직일 때 몸통은 곧게 서있어야 한다. 어깨가 다리 바깥쪽으로 움직인다면, 엉덩관절 굽힘이 일어나지 않는 것이고, 이는 큰볼기근(대둔근)이 적절하게 사용되지 않는 것을 의미한다. 정확한 테스트에서는 몸통이 수직으로 있어야 한다.

2. 만약 바깥쪽 발뒤꿈치가 바닥에 닿지 않는다면, 엉덩관절이 완전히 구부리지 않은 것을 의미한다.

3. 움직임은 한 순간에 같이 일어나야 한다. 조절력이 과하거나, 부족한 경우의 선수들의 움직임은 4개의 분리된 단계로 나타날 수 있다: 측면, 하방, 상방 그리고 후방. 이것은 선수들이 기본 지지면을 벗어난 움직임이 나타날 때 신체의 협응능력이 부족한 것이고 바닥을 눌러서 미는 능력이 부족한 것을 의미한다.

3가지 경우에서 주요한 사항들은 엉덩관절 굽힘이 부족한 것이다.

점수		
	몸통이 한쪽으로 기우는 것	3
	발뒤꿈치가 바닥에 닿지 않음	3
	움직임이 부드럽지 않음	2
	총점:	

움직임을 향상시키기 위해서 무엇을 해야하는가?

내츄럴 스쿼트(Natural Squat)(3장)과 스키 쉬프트(Ski Shift)(7장)의 부드러운 움직임에 초점을 맞춘다.

○ 테스트 2: 교차 후 멈추기(Cross and Stop) – 외측 조절(Lateral Control)

선 자세에서 왼쪽 다리를 오른쪽 다리의 측방으로 놓고, 왼쪽 다리를 오른쪽 다리 앞에 놓은 후 오른쪽 다리를 다시 측면으로 놓는다.

안 좋은 움직임은 어떤 것인가?

1. 타이밍과 협응력이 좋지 않다면, 다리를 측면으로 움직일 때 몸통을 바르게 놓지 못할 것이다.

2. 골반이 바닥과 수평을 이루지 못하는 것은 큰볼기근(대둔근)과 반대쪽 엉덩관절 벌림근이 약하거나 반응이 느린 것을 의미한다. 착지하는 다리보다 골반이 위에 있거나 체중을 지지하지 않는 쪽은 골반의 높이가 낮다.

3. 큰볼기근(대둔근)과 반대쪽 엉덩관절 벌림근이 골반-대퇴 관계의 조절력이 잃게 된다면, 무릎이 내측으로 이동할 것이다.

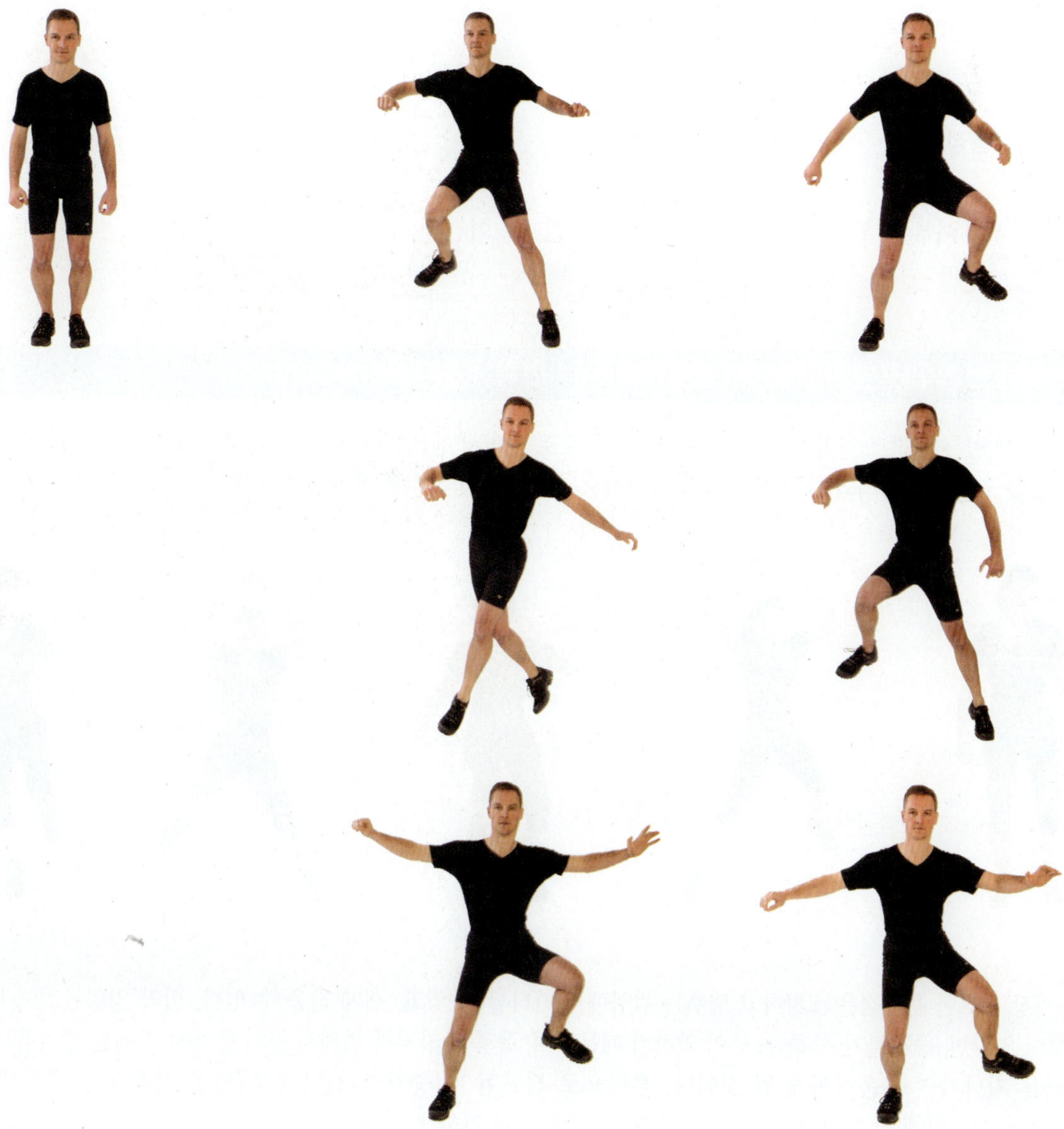

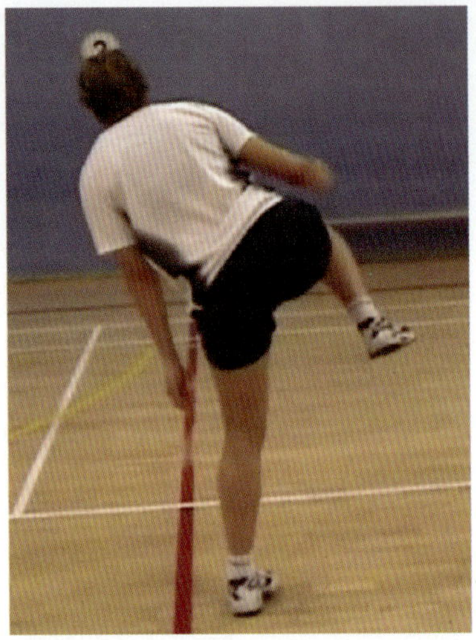

몸통의 조절력을 잃은 선수의 모습.

점수		
	몸통이 한쪽으로 기운다	3
	골반이 한쪽으로 기운다	3
	무릎이 내측으로 움직인다.	3
	총점:	

성공/실패 여부는, 위의 언급한 자세가 나올 경우 실패로 여긴다.

○ 테스트 3: 리프앤리턴 (Leap and Return) – 외측 조절 (Lateral Control)

외측에 있는 다리로 착지하자 마자, 반대쪽 방향으로 밀어서 점프한다. 끝내는 다리에 대해서는 고려하지 않는다. 움직임을 조절하는 다리와 다시 시작 자세로 돌아오는 것으로서 점수를 가한다.

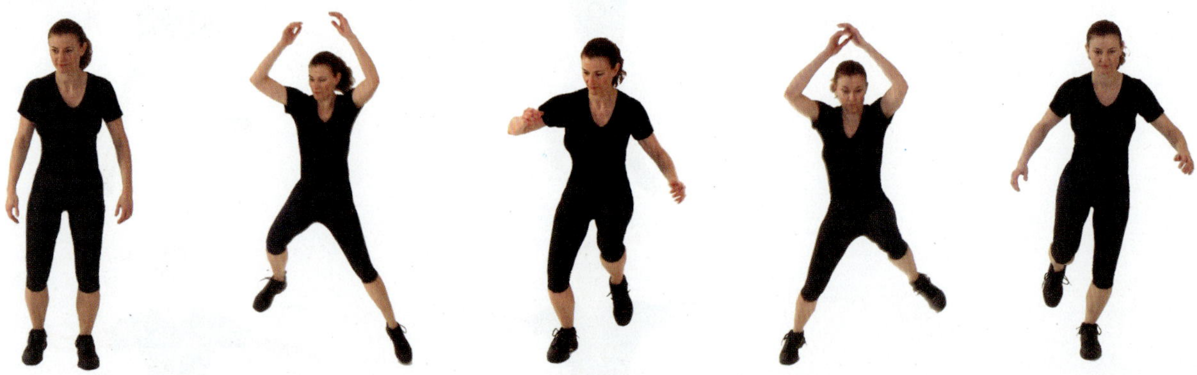

가장 주요한 문제점은 교차하고 멈추는 검사에서 나타날 수 있고, 쉽게 찾을 수 있다. 만약 엉덩관절이 무너지는 경향이 있다면, 중간볼기근(중둔근)이 약하기 때문이며, 몸통이 착지를 위해서 공기 중에서 자세를 준비하는 대신에 골반을 지나가면서 움직이게 될 것이다. 후방으로 점프할 때 중간볼기근(중둔근)을 사용하는 대신에 몸통의 움직임을 이용하게 될 것이다. 이는 무릎 내측에 스트레스를 가하게 된다.

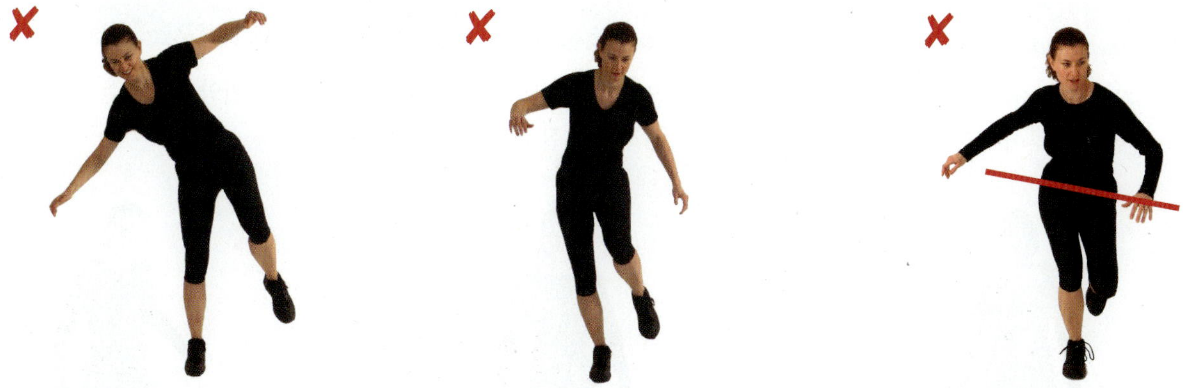

점수		
	몸통이 옆으로 기운다	3
	골반이 무너진다	3
	무릎이 내측으로 움직인다	3
	총점:	

성공/실패 여부는, 위의 언급한 자세가 나올 경우 실패로 여긴다.

이 검사들은 순간적으로 멈추는 동작들과 관련이 있으며, 적합하지 않은 신체의 적용은 무릎에 회전과 측면 스트레스를 증가시킨다. 더 복합적이고 동적인 수행들은 예상치 못한 방향의 변화에 의해 나타날 것이고, 이는 더 높은 수준의 패턴에서 평가할 수 있다.

움직임을 향상시키기 위해 무엇을 해야 하는가?

1단계: 근 활성과 자각인식 단계를 포함한다:
클램(Clam),
선 자세에서 무릎 누르기(Standing Knee Press) (6장) 그리고
회전하는 내츄럴 스쿼트 펄스(Rotational Natural Squat Pulses) (3장)

2단계: 통합적인 움직임을 포함한다: 투-스텝(Two-Step) (3장), 서포트 런지(Supported Lunge), 스페이스 인베이더(Space Invaders)와 흔들기(Sway) (7장)

○ 테스트 4: 회전력 조절 (Rotational Control)

회전 점프에서 착지하면서 더 회전을 가하는 것은 무릎 부상의 위험을 증가할 수 있다. 만약 수행하는 스포츠가 다방면에서 이루어지고 점프가 포함된다면, 간단한 검사는 조절 문제를 강조하는 것이다.

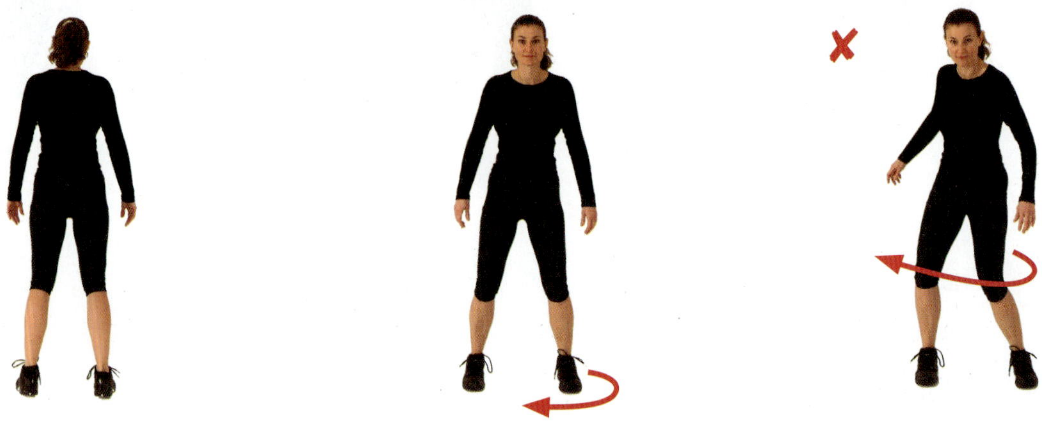

골반 폭으로 다리를 벌리고 선다. 무릎과 골반을 약간 구부리고, 점프하고 반대쪽 방향으로 착지한다. 타인에게 무릎을 확인해달라고 부탁한다. 지속적으로 회전 또는 내측으로 무릎이 무너지지 않도록 한다. 이는 기본적으로 성공 또는 실패 여부를 가를 수 있는 것이다. 만약 무릎의 정렬이 좋은 상태에서 착지한다면, 검사를 통과한 것이다.

핸드볼, 넷볼 또는 농구같이 코트에서 하는 스포츠를 위해서는 상대방과 함께 운동함으로써 더 높은 수준의 테스트를 수행할 수 있다. 착지하면서 볼을 던지는 동작을 함으로써 예상된 움직임 반응을 검사할 수 있다.

○ 테스트 5: 전방조절력 (Forward Control)

점수화하기 어려운 동작이지만 선수들간의 차이를 비교하는 검사로 사용할 수 있다. 문제들은 분명히 나타난다. 방향을 천천히 변화시키거나 몸통이 전방으로 쓰러지는 것은 움직임 조절의 문제가 있는 것이다.

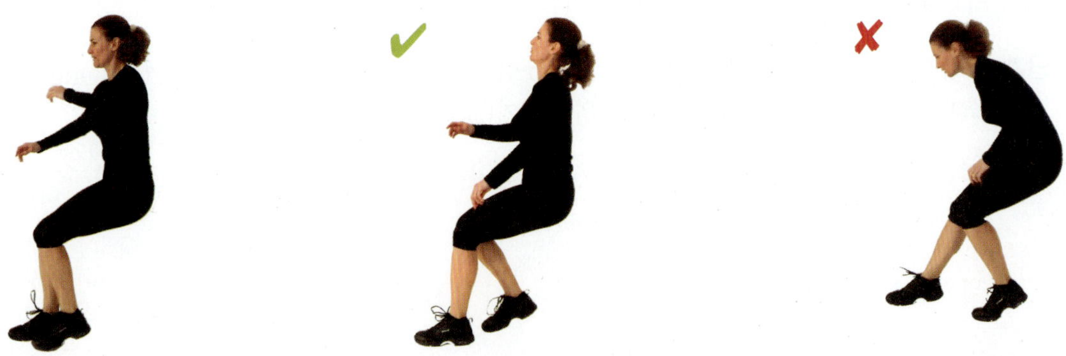

타인에게 움직임을 관찰해달라고 부탁한다. 전방으로 최대한 빨리 뛰고 박수 또는 소리에 멈춘다. 방향을 바꿔서 돌아간다. 엉덩관절과 무릎은 신체의 무게중심이 낮아지게 되므로 구부리게 된다.

움직임을 관찰할 때 주의할 점:

1. 지면에서의 골반 높이
2. 멈추기 위해 필요한 스텝 수
3. 머리/골반의 관계: 몸통이 전방으로 기우는가?

당신의 무게 중심은 엉덩관절 부위 주변에 위치해 있다. 가속도를 조절하기 위해서, 엉덩관절을 빠르게 낮추게 된다. 높은 엉덩관절 높이와 머리가 전방으로 위치하는 자세는 멈추는 동작에 효과적이지 못하다(오른쪽 하단의 사진 참조). 민첩한 선수들은 초기에 그들의 몸통을 약간 후방으로 기울여서 멈추는 것을 준비하며, 발가락 뒤쪽으로 체중을 옮기면서 효과적으로 반작용 움직임을 가능케 한다. 위 요소들의 협응이 선수들이 멈출 때 적은 스텝을 사용할 수 있게 해준다.

전방 가속도의 조절이 안 좋은 선수들은, 무게중심을 낮추는 움직임을 이용하는 것보다, 몸통이 전방으로 기울어지고 스텝율은 증가한다. 골반 움직임과 동시에 머리의 움직임도 확실히 관찰할 수 있다. 이러한 과정에 선수들은 엉덩관절을 효과적으로 낮추지 못하고, 머리가 전방으로 기울어지는 경향이 있다. 이는 효과적은 반작용 움직임을 만드는 것을 어렵게 하고 멈추기 위해 많은 스텝을 필요로 한다.

움직임 향상을 위해 무엇을 해야 하는가?

전방 가속도를 확인할 때, 엉덩관절을 낮추는 것에 집중해야 한다.

○ 테스트 6: 멈추고 돌기 (Brake and Turn)

멈추고 회전하고, 전방으로 달리기, 지휘하에 멈추기 그리고 반대 방향으로 달리기 위해 180° 회전하기의 협응을 위한 것이다. 같은 움직임에 대해 왼쪽과 오른쪽을 평가한다. 어떤 선수들은 회전하는 방향임에도 불구하고 같은 발을 사용하면서 밀고 뛰는 것을 하지 못하는 경우도 있을 것이다.

기억 노트

평가를 하는 동안, 전문 축구선수들에게서 그들의 오른쪽 다리와 엉덩관절의 조절력이 감소됨을 찾게 되었으며, 발의 뻣뻣함이 더 심하다는 것을 알았다. 오른쪽 정적과 동적 런지 검사에서도 조절력은 좋은 결과를 얻지 못했으며, 선 자세에서 무릎 올리기(Standing Knee Lift)도 마찬가지였다. 멈추고 회전하는 검사에서, 이 선수는 오른쪽으로 회전하고 빠르게 도약했으나 움직임 수행이 원활하지 못했다. 더 나아가, 선수는 회전할 때 오른쪽 다리로 도약하는 것을 싫어한다고 인정했다. 공 주변을 돌면서 왼쪽 다리로 움직일 수 있었다. 그의 오른쪽 다리는 통증은 없었으나, 움직임에 있어서 자신감이 있지는 않았다.

한쪽 다리로 벽 밀기(Wall Press)를 위해, 선수에게 스스로 밀어 올리라고 요청하고 오른쪽 다리 위에 몸통이 올 수 있게 한다. 런지 훈련과 교정 그리고 손을 밀어내면서 외부 저항을 가한다. 오른쪽에서의 엉덩관절 안정성을 증가시키기 위해서 집중된 발 운동을 행한다. 선수는 움직임을 반복함으로써 둔근에 대한 인식을 하게 되었고, 오른쪽 다리는 반응하기 시작했다. 멈추고 회전하는 검사를 다시 했을 때, 그의 움직임은 향상되었다. 선수는 안도하게 되었다: 선수는 이 문제 때문에 불편했지만 무엇을 해야 할지 알 수 없었다. 간단한 움직임 평가는 수행능력의 문제를 확인하고 비대칭을 교정할 수 있게 해준다.

어깨뼈/몸통의 관계 조절 (Scapular/Trunk Relationship Control)

벽 밀기는 기본적인 검사를 위한 간단한 움직임이지만 매우 낮은 부하의 운동이 되기도 한다. 만약 선수가 이것을 잘 수행할 수 있다면, 신체 체중의 더 많은 부분을 조절하기 위한 부하를 증가시킬 필요가 있다.

○ 볼 프레스업 (Ball Press-up)

스위스 볼 위에 대퇴를 두고, 지면에서 머리, 목, 그리고 척추가 직선이 될 수 있게 유지한다. 팔꿈치를 구부리면서 프레스 업을 수행하며 이 때 볼을 뒤로 밀어내지 않도록 유의한다. 벽 밀기(Wall Press)와 같은 문제를 확인할 수 있다(6장).

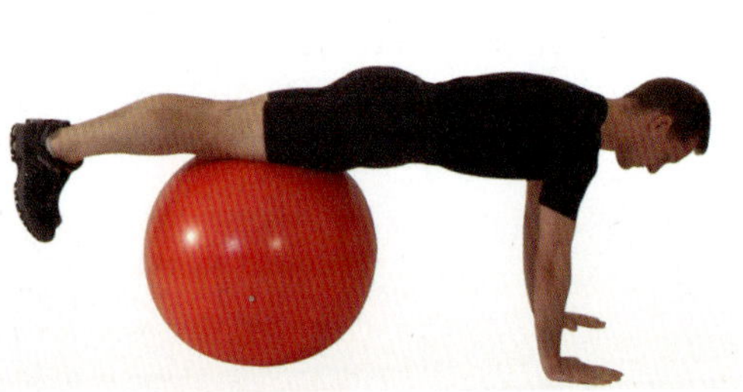

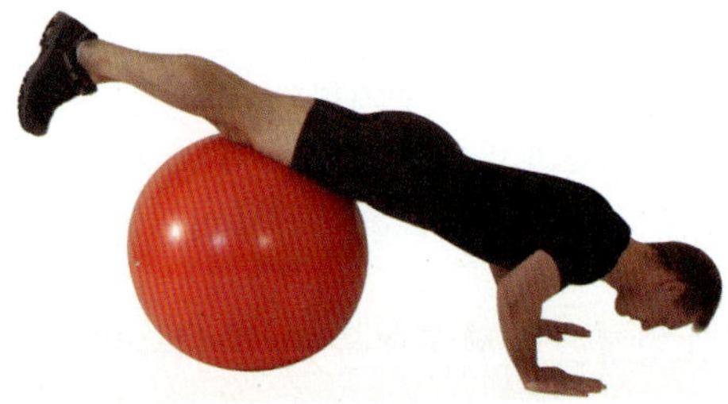

점수		
	머리가 후방을 회전/ 하방으로 떨어진다.	1
	어깨가 귀 방향으로 올라감/ 갈비뼈 부위에서 어깨뼈가 떨어진다.	3
	척추 만곡이 커진다.	3
	배가 돌출된다.	3
	총점:	

○ 풀 프레스업 (Full Press-up)

놀랍게도 몇몇 선수들은 풀 프레스업을 수행할 수 있다. 대부분 낮은 부하에서도 어깨뼈의 조절력이 문제가 나타나기도 한다. 이상적인 기능적 움직임 패턴과 협응력이 있는 선수들은 풀 프레스 업을 정확하게 수행할 수 있다.

팔과 몸통을 곧게 뻗고 손은 어깨 밑에 두고 플랭크 자세를 만든다. 지면 방향으로 몸을 낮추고 시작 자세로 밀어낸다. 엉덩관절 굽힘을 추가하고 관찰한다. 충분한 몸통의 조절력을 유지할 수 없는 선수들은 엉덩관절 굽힘근을 사용하는 것을 관찰할 수 있고 몸통/골반의 관계를 조절하기 위해 몸통의 폄근을 사용하게 된다.

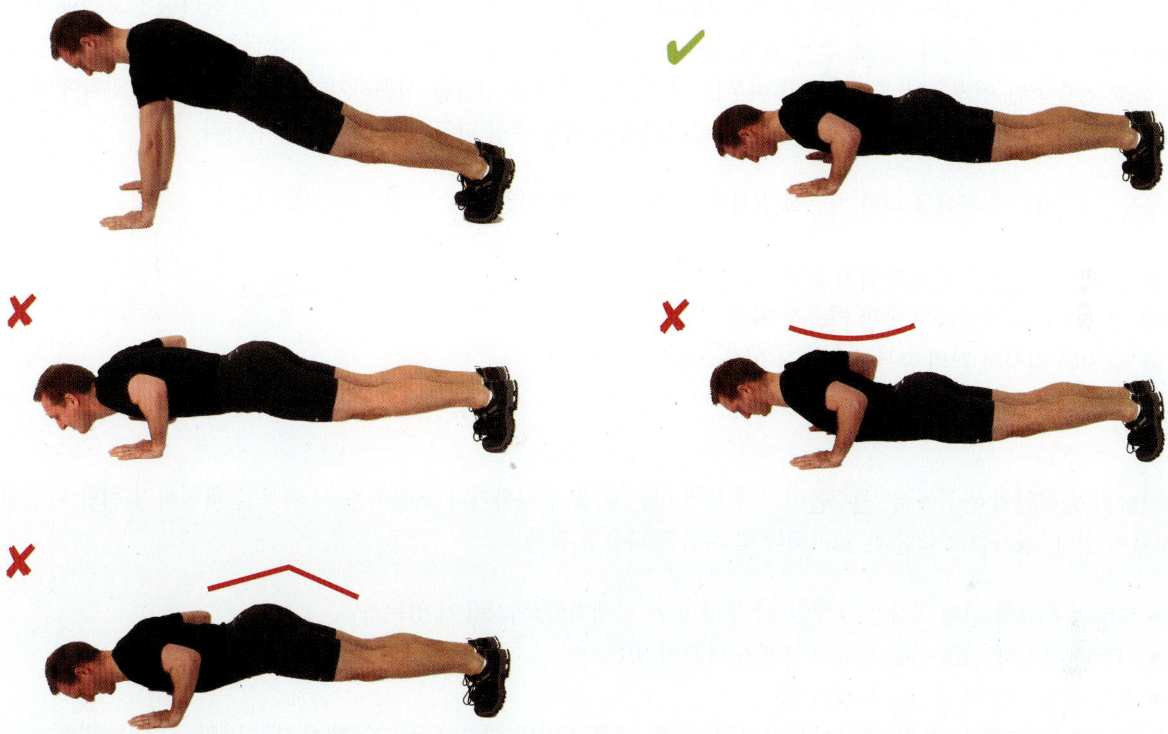

점수		
	머리가 후방을 회전 / 하방으로 떨어짐	2
	어깨가 귀 방향으로 움직임 / 갈비뼈에서 어깨뼈가 떨어짐	3
	척추 만곡이 커짐	3
	배가 돌출됨	3
	엉덩관절 굽힘 / 엉덩이가 위로 튀어나옴	3
	총점:	

엘리트 환경에서의 기능 평가 (Functional Assessment in the Elite Environment)

자금은 선수들을 검사하거나, 잘 알려진 대로 정보 수집하는 곳에 투자되지만, 이러한 투자로부터 남는 것은 종합적인 팀의 통합과 스포츠의 구조적 관리에 따라 다양하다. 정보 수집에 대한 비용을 정확히 하고, 그 과정을 분명히 하는 것이 필요하다. 정보 수집을 하는 과정에서 예상되는 것을 수립하는 것이 무엇보다 중요하다. 우리는 왜 이것을 해야 하는가?

흔히, 정보수집은 부상-예방 측정에 관한 것이며, 스포츠 의학자에 의해 수행된다. 아무런 문제가 나타나지 않기를 기대하면서 선수들이 일반적인 훈련에 대비하고 부상 없이 경기에 임할 수 있으며 필요하다면 스포츠에 따른 기술이 향상되기를 원한다. 정보 수집 과정 내에 기능적인 검사가 포함되는 것은 선수들의 효율적인 움직임을 확인하고 기술적인 어려움이 존재하는지 여부도 확인한다. 이러한 것들을 성취하기 위해서는, 스포츠 의학에 깊은 지식이 있으며, 코치들과 좋은 관계가 유지되는 전문가들이 정보 수집 과정 내에 포함되어야 한다.

부상 또는 기술적 장애를 위한 기능적 검사에서 나타나는 문제점들은:

1. 스포츠와 관련되어 충분하지 못한 검사
2. 검사자들의 충분하지 못한 기술적 지식
3. 코치와 검사자 간의 충분하지 못한 의사소통
4. 충분하지 못한 검사 시간

기술적 움직임의 관점에서, 선수들이 스포츠에 따른 힘을 창의하거나 조절하는 지 여부를 확인하기 위한 다양한 검사들이 있다. 검사를 선택할 때 고려해야 할 사항은 다음과 같다:

- 부상의 주요한 신체 역학은 무엇인가? 부상 또는 신체역학/과사용이 있는가?
- 이러한 부상에 대해 어떤 신체적 문제가 연관이 있는가?
- 가장 흔한 기술적 문제는 무엇인가?
- 스포츠 (점프 또는 착지, 기대치 않은 힘의 조절, 체중 지지의 대칭 또는 다양한 움직임 면의 조화 등)의 주요한 구성 요소는 무엇인가?
- 선수들은 어떻게 힘을 조절하는가?

만약 문제가 확실하다면, 적합한 행동을 수행해야 한다. 다음의 두 가지로 분류할 수 있을 것이다:

1. 선수들이 고정된 신체 역학 또는 움직임 조절력의 문제를 가지고 있으면 부상을 예방하고 움직임을 향상시키는 것을 고려할 수 있다.
2. 변경 불가능한 신체적 문제를 가지고 있는 선수들은 기술을 수정하고, 장비 또는 훈련 방법 등을 수정하는 것이 필요하다.

논리에 맞는 행동일 수 있지만, 경우에 따라 필요치 않을 때도 있다. 스포츠 단체는 일반적으로 테스트 정보에 대해 반응하는 방법 중에 하나로 생각할 것이다. 수동적인 과정은 수집된 정보들에 대한 것들이 아니다. 만약 충분한 정보가 오랜 시간 동안 수집된다면, 이는 스포츠에 대한 높은 인식이 초래되는 것이지만, 대부분의 정보들은 보관되는 것이 드물다.

수동적 접근 – 데이터 수집

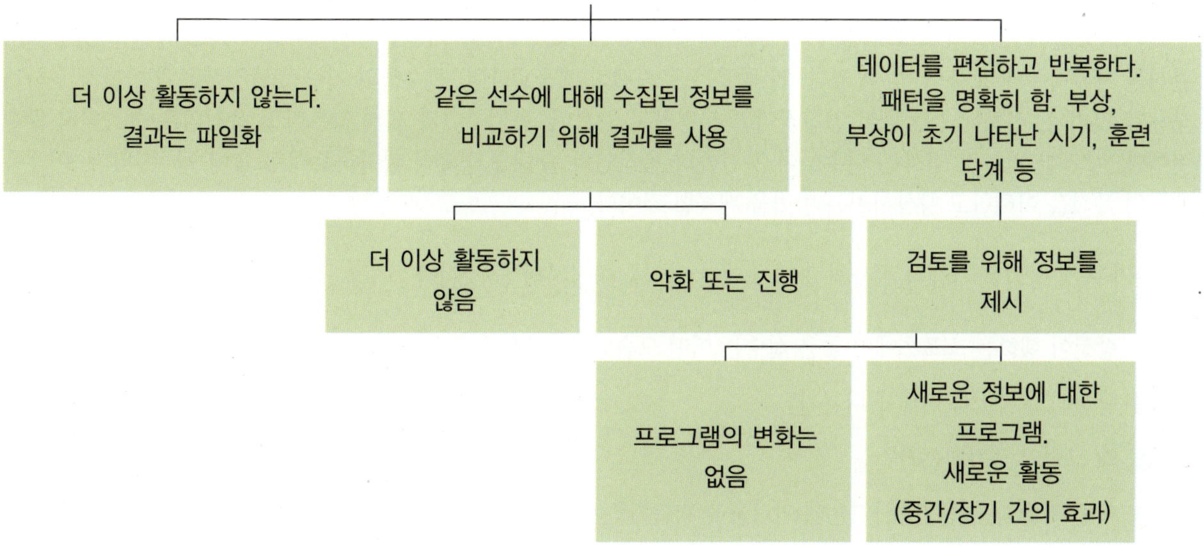

정보 수집의 능동적 접근은 직접적인 중재도구이다. 이는 단일적이거나 다분야적일 수 있다.

능동적 접근 – 정보 수집

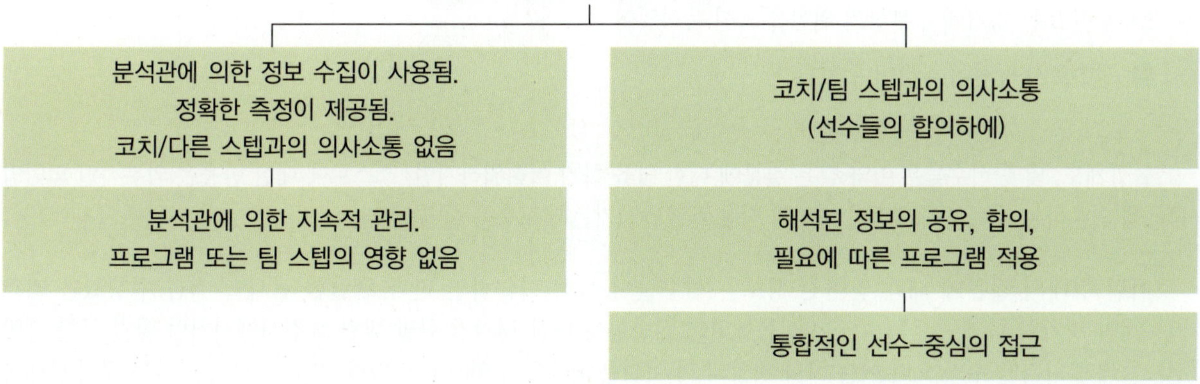

스포츠 조직은 분석된 데이트에 대한 **반응** 또는 **책임**을 나타낼 것이다. **반응**(reactive)하는 조직은 코치, 스포츠 의학자와 스포츠 과학자의 통합적인 일이다. 선수들의 스크리닝은 스포츠 의학자들에 의해 수집될 것이지만, 선수들의 부상이 나타나지 않는 한 훈련프로그램에 영향을 미치지 않을 것이다. 이러한 시스템에서 전문가들의 의사소통은 부족하고, 선수들은 각 분야의 의견 차이 때문에 스트레스를 받을 것이다. 반응하는 조직에서는, 추가적인 운동은 부상예방을 위해서 스포츠 의학자들에 의해서 제공될 것이다. 이는 선수들에게는 훈련 프로그램 외에 추가적으로 분리된 것으로 인식될 것이다. 이러한 환경에서는 부상예방에 대한 것들이 부족하다.

책임(responsive)하는 조직에서, 선수들의 스크리닝은 훈련 프로그램에 영향을 줄 수 있는 전문가들의 협조하에 즉각적으로 이루어지고 부상의 위험을 최소화하는 훈련 프로그램을 위해서 최선을 다하게 된다. 의견의 차이는 자연스럽게 발생됨을 이해함으로써 일을 수행함에 있어 다분야의 의견과 경험을 존중하면서 책무를 다한다. 부상을 예방하고 움직임을 최적화하기 위해 추가적인 운동이 실시된다. 스포츠 의학자들에 시작될 수도 있으나, 모든 분야의 전문가에 의해 훈련 프로그램을 통해 이루어질 것이다. 일반적인 훈련 과정 내에서 선수들이 따르는 것이 중요하기 때문이다.

프로파일링과 선수 (Profiling and the Athlete)

만약 당신이 당신의 스포츠를 위한 효과적인 움직임 프로그램을 시행한다면, 기능적 프로파일은 선수들의 관심을 자극하는데 도움이 될 수 있다. 안 좋은 프로그램이 제공된다면, 선수들의 기능적 안정성은 흥미롭지 못하게 작용할 것이다. 선택된 운동들이 일반적이고 분명하지 않으며, 동기부여가 되지 않는다면 움직임은 향상되지 않을 것이다. 간단한 기능적 검사는 선수들이 자신들의 움직임의 습관을 정확히 파악하는데 도움이 될 수 있다. 이것은 운동의 목적을 이해하고 향상시키는 방법을 제공할 것이다.

자가 측정 방법은 기능적 검사의 관계에 대한 인식을 향상시켜 줄 것이다.

❶ 당신이 행하는 스포츠에서 좋은 선수는 어떤 모습인가? 어떻게 움직이는가?

❷ 당신의 움직임과 어떻게 다른가?

❸ 왜 그렇게 생각하는가?

❹ 어떤 기술적면이 향상시키는데 어려움을 겪는가?

❺ 어떤 기술적 분야를 향상시키기 원하는가?

❻ 당신의 코치가 당신의 기술을 향상시키기 위해서 가장 중요하게 여기는 것이 무엇인가?

❼ 훈련 또는 경기에서 당신이 자신감을 잃은 움직임이 있는가?

❽ 훈련 또는 경기에서 부상의 위험을 느낀 움직임이 있는가?

❾ 선수로서 당신이 강점이 무엇인가?

놀랍게도, 몇몇 선수들은 이와 같은 질문에 대한 답을 하기 어려워하지만, 스스로에 대한 반응은 외부적인 되먹임 작용에 의존하는 것보다 내재적인 되먹임 작용을 발달시키는데 도움을 줄 수 있다.

이런 형태의 질문에 대해 얻어진 정보는 선수들이 특히 기술적인 면과 관련한 검사를 처음 수행했을 때의 기능적인 평가와 함께 협응될 수 있다. 몸통의 수직방향에 대한 평가가 한발 발란스 검사에서처럼 좋지 못한 승마선수들에게 나타날 수 있으며 이는 하나 이상의 더 어려운 과정들과 연관되어 있다. 한쪽 발로 도약하는 것이 반대쪽 발과 비교했을 때 더 잘하는 핸드볼 선수에게 골반 안정성은 더 좋게 나타날 것이다. 어깨뼈 안정성이 비대칭적인 수영선수는 안정성이 약한 쪽에서 물을 잡아채는 능력이 더 적게 나타날 것이다. 시합에서 지속적으로 높은 볼을 처리한 후 착지가 불안정한 축구선수는 몸통의 안정성이 부족할 것이고, 결여된 골반 조절력에 의해 엉덩관절과 무릎의 충격흡수가 결여될 것이다.

언급된 것의 스포츠와 관련된 선수들과 코치들에게 일반적인 목적을 향상시키는데 도움을 주고 근력과 컨디셔닝 전문가, 코치 그리고 선수간의 토의를 통해 제공할 수 있다. 만약 약화된 것에 집중된다면, 선수들의 프로그램의 몇몇 요소들은 그들을 교정하기 위한 것으로 수정할 필요가 있다. 그러므로 모든 사람들이 개념을 이해하는 것이 중요하다.

만약 당신이 스포츠 과학자, 스포츠 의학자 또는 코치라면, 당신의 스포츠에서의 정보 수집을 하는 교육을 정할지도 모른다. 이는 다음과 같다:

- 정보가 현재의 프로그램에 영향을 미치는가? 만약 아니라면, 왜 그런가?
- 당신의 시스템에서 얼마나 자주 수행해야 하는가?
- 그 과정의 내용이 스포츠에 영향을 미치는가?
- 관련된 정보에 의사소통이 필요한가? 필요하다면, 누구와 할 것인가?
- 수직적인 분석을 위한 것인가?
- 당신의 팀에 어떻게 통합하고 협조할 것인가?
- 당신의 시스템의 반응은 어떤가? 능동적 또는 수동적인가? 책임 또는 반응인가?

기억 노트

여성 국제 넷볼 팀은 높은 부상율을 보이고 낮은 훈련 규정을 가지고 있다. 선수들의 평균 연령은 18~32세이며, 다양한 훈련 기간과 국제 시합 경험을 가지고 있다. 전문 팀은 코치, 근력 컨디셔닝 코치, 생리학자와 물리치료사가 포함되어 있다.

넷볼은 빠르고, 점프, 캐치, 공격과 수비가 포함된 다방면의 스포츠이다. 무릎과 발목의 외상성 손상이 흔하다. 새로운 근력 컨디셔닝 코치를 소개하기 위해, 훈련은 웨이트 운동, 순발력 훈련 그리고 심혈관계 훈련이 강조되었다. 부상은 더 자주 발생했고, 트레이너와 스포츠 의학자 사이의 갈등은 빈번해졌다. 선수들의 스트레스는 높아졌고, 훈련의 참여율은 낮아졌다.

스포츠에 맞는 기능적 프로파일은 시행되었다. 관절의 기능 검사는 수행되었으며, 점프와 도약, 방향의 전환, 발란스와 볼의 조절력 등의 높은 수준의 평가도 시행되었다. 모든 전문가들은 그들의 특별한 훈련에 영향을 미치는 것을 찾기 위해 시험에 참여하였다. 기본적인 안정성, 균형 그리고 조절력의 문제가 확실히 나타났다.

결과는 회의에서 논의되었다. 코치는 기술적인 문제에서 신체적인 이유를 찾게 되었고, 근력 컨디셔닝 코치는 왜 그의 운동이 향상된 운동이지만 현재 실행하기에는 너무 점진적인 것임을 이해했고, 생리학자는 프로그램의 주기화가 수정이 필요한 것을 깨닫게 되었다. 목적을 위한 기초적인 체계와 다른 전문가들의 의견을 존중해야 하는 것이 필요했고, 통합적인 계획을 위해서 갈등은 배제되었다.

선수들은 움직임의 조절, 안정성, 균형과 가동성을 위한 의학적 프로그램을 5주 동안 시행하였다. 훈련과 시합에서의 질 좋은 움직임의 인식은 체계적으로 증가했고, 정상적인 훈련 프로그램과 통합화될 준비가 되었다. 근력과 컨디셔닝 프로그램은 선수들의 현재 수준에 알맞게 프로그램 되었다. 지속적인 운동은 웜업과 드릴로 통합되었고 좋은 움직임은 훈련의 모든 면에서 강조되었다.

결과적으로 부상율은 감소하였고, 훈련의 참여율과 기술적 수행능력은 향상되었다[27].

단원 2

능숙한 조절의 발달

/ Developing Fluent Control

서문 (Introduction)

능숙하고 조절된 움직임을 발달시키는 것은 잘 설계된 집을 짓는 과정과 같다: 안정된 기반 위에서 시작해야 한다. 지속적으로 기능을 잘 수행하는 구조를 원한다면, 지름길은 없다. 이러한 이유로, 이 장에서의 프로그램은 체계적이며 운동강도가 증가한다. 운동의 일반적인 조합을 제시하기 보다는, 더 높은 수준의 조절을 이끌어 낼 수 있는 능력을 체계적으로 발달시킬 수 있는 길을 제시한다.

이 프로그램의 목적은 당신이 잘 움직일 수 있도록 돕는데 있다. 3장에 기술한 바와 같이, 상지, 중심, 하지 조절 영역(control zone)과 움직임은 밀접하게 연결되어 있다. 조절 영역 간의 관계들이 상지, 중심, 하지 프로그램으로 분리되기 보다는 프로그램의 초기 단계에서부터 운동강도가 증가함으로 함께 발달시키는 것으로 제시되었다.

프로그램은 4 단계로 구분된다:

1. ***활성과 인식(Activation and awareness).*** 이 단계는 대단히 중요한 단계이다. 그러나 동작이 크거나 보다 흥미로운 운동으로 인하여 생략되기 쉽다. 이 단계는 간단한 동작을 사용하여 활성화하려는 당신의 근육과 뇌를 연결시킨다.
2. ***통합(Integration).*** 이 단계는 팔다리의 움직임에 대응하여 몸통을 조절할 수 있는 당신의 새로운 신경근육(neuromuscular) 연결을 향상시킨다.
3. ***전반적 협응(Global coordination).*** 이 단계는 전신 움직임을 통하여 2단계 기술로 발달시키고 다방향성(multidirectional) 운동을 도입시킨다.
4. ***동적 조절과 안정성 컨디셔닝(Dynamic control and stability conditioning).*** 움직임을 최적화시키는 데에는 조절의 한 면보다는 더 많은 것들이 요구된다. 이 단계는 반응에 대한 속도와 협응이 가장 중요할 때, 동적 조절 문제에 대한 당신의 신경근 반응을 향상시킨다. 또한 중심축 조절을 유지하기 위해 증가된 근력이 필요한 것과 같이, 큰 부하 요구량을 만들어낸다.

단계 1을 생략하지 말아야 한다. 새로운 신경근육의 경로에 대하여 진지하게 알아보고 싶다면, 먼저 당신의 시스템을 활성화하고 새로운 운동 습관에 익숙해져야 한다. 이러한 근육들이 정상적인 기능의 운동 패턴(motor patterning)의 일부로 형성이 안 되었을 때 1단계를 생략한다면, 더 높은 수준의 운동(exercise)은 단순히 새로운 방식으로 보상하도록 지도되어진다.

1단계를 시작한다고 해서 당신이 약하다는 의미는 아니다. 최고 수준의 선수들도 일반적으로 보상에 대한 그들만의 방법이 확립되어 있기에, 바로 이 시점에서 시작해야 한다. 수천 번의 반복에 의해 뇌와 근육 사이의 기존 경로는 강화되어 있다. 새로운 패턴을 확립하는 것은 항상 간단하고 쉬운 것이 아니며, 집중된 움직임은 새로운 연결들을 만드는데 이용된다.

당신이 2, 3, 4 단계 운동으로 진행할 수 있을 때도, 1단계 운동을 일부 선택하여 준비 운동 중에 유지하는 것이 좋다. 이러한 과정은 운동 기술 또는 부하가 증가되는 동안에도, 이전의 패턴으로 돌아가지 않도록 유지시키는 데 중요하다. 1단계 운동은 당신의 인식을 몸 속 깊은 곳까지 집중하게 한다. 안정성을 억제하는 불필요한 긴장을 완화시키고, 작은 힘의 조절을 통하여 균형과 감각 기관을 통합시킨다. 이러한 운동들은 움직임의 미세한 부분에 집중하며, 상해로 이어지기 전에 조절 문제나 비대칭을 알게 하고, 스포츠 활동을 준비하기 위하여 사전-활성화 패턴(pre-activate patterns)의 기회를 제공한다.

최종적으로 당신의 프로그램은 각 단계 요소들을 포함시켜야 한다. 당신의 몸통 조절을 사용하면 2 단계를 빠르게 진행할 수 있으나, 당신의 평형성은 1 단계에서 더 많은 시간을 필요로 한다. 4 단계 운동성 과제를 수행할 수도 있지만, 3 단계 안정성 운동에서 당신의 스포츠와 보다 관련성이 높은 것을 확인할 수도 있다. 당신에게 특별하고 효과적인 운동들을 찾을 수도 있을 것이다. 이 프로그램을 실시하는 동안에 이러한 것들을 유지할 수 있을 것이다. 이러한 모든 것들은 당신이 1단계에서 시작하여 단계적으로 수행할 때에만 적절할 수 있다.

운동을 수행할 때, 언제나 완벽한 운동을 목표로 한다.

질적 관리 (Quality Control)

당신이 피로하다면, 부적절한 근육을 사용하기 시작할 것이다. 이런 상황이 발생된다면, 쉬거나 운동을 바꾸어야 할 시간이 된 것이다. 목적은 새로운 패턴을 확립하는 것이기 때문에 좋은 않은 패턴을 지속하는 것은 비생산적이다. 10번의 반복 횟수에서 마지막 4 번의 수행능력이 낮다면, 5번의 반복 횟수로 2 세트를 실시하는 것이 더 낫다. 근력 프로그램이 아니라는 것을 기억해야 한다-이것은 움직임과 조절 프로그램이다.

당신의 움직임에 관하여 새로운 것을 찾기 위하여 개방적이 되어야 한다. 인식 그 자체로 새로운 신체적인 가능성에 도달할 수 있다. 많은 선수들은 신체의 특정 부위에 대한 인식이 매우 낮지만, 새로운 감각적 연결을 통해 개선을 경험하였다. 이 프로그램 안에서 운동을 수행할 때, 많은 선수들은 과거에 이러한 운동이 주어졌다고 언급했지만, 이전에는 근육이 움직이는 것을 느끼지 못했다. 양질의 작은 움직임에 대한 인식의 증가와 큰 관심을 가진 선수들은 차이를 만들어 냈다. 운동 자체가 중요한 것이 아니라, 당신이 해야 할 동작에 대한 인식이 제일 중요하다.

다음의 운동 개요는 매우 구체적이다. 단지 그림만 보고 당신이 운동을 올바르게 하고 있다고 말아야 한다. **설명을 주의 깊게 읽어라.** 지시사항을 따른다면 운동의 효과를 얻을 수 있다. 단지 사진을 보고 따라하는 경우, 올바른 반응을 작동시키는 핵심을 놓칠 수 있다. 조급해 하지 말고 인내심을 가져라. 이러한 초기의 움직임들은 당신 몸에서 새로운 것을 찾을 수 있는 기회가 될 수 있다.

당신은 "나는 아무 것도 느낄 수 없어!"라고 생각할 지도 모른다. 그러나 이것은 일반적으로 당신의 움직이기 쉬운 근육들이 만들어 내는 많은 감각 피드백 또는 소음에 익숙해졌기 때문이다. 사람들이 움직임을 만들거나 조절하기 위하여 더 노력할 때 이러한 잡음은 더 심해진다. 그러나 당신이 잠깐 멈추고 긴장을 풀면, 필요한 반응을 사용할 수 있다.

기억해야 할 가장 중요한 점은 당신은 비록 집중해야 하지만 움직임은 힘을 들이지 않아야 한다는 것이다. 이는 숨을 참지 말고, 얼굴을 찡그리지 말고, 입술을 깨물지 말고 또는 긴장이 없음을 의미한다. 호흡은 자연스럽게 해야 한다. 최소한의 노력으로 최상을 결과를 나타내는 **효율적인** 움직임이 목표이다.

가장 움직임이 좋은 사람은 어려운 일을 힘들게 하는 사람들이 아니다: 그들은 그것을 쉽게 보이도록 만드는 사람들이다. 당신의 현재 수준이 어딘지 간에, 당신은 초보자 그룹 중의 한 사람이 될 수도 있다. 긴장을 풀고, 모든 동작을 당신이 할 수 있는 한 최대한 부드럽고 편안하게 만든다.

장비에 대한 메모 (A note on Equipment)

이 프로그램에서 사용되는 대부분의 장비는 정확하게 사용된다면 간단하다. 그러나 때때로 체력 또는 안정성 볼로 알려진 스위스 볼은 약간의 배경 지식이 요구된다. 이러한 가이드라인은 스위스 볼을 사용하는 운동에 대하여 모든 장점을 가지는데 도움이 된다.

볼이 정확하게 팽창되어 있다면, 볼은 견고하지만 딱딱하지 않을 것이다. 당신은 엉덩이와 무릎을 90°로 하여 볼 위에 앉을 수 있다. 당신의 엉덩이가 절대 무릎 아래에 있어서는 안 된다. 볼은 단단하지만 딱딱하지는 않을 것이다. 볼이 너무 커서 당신이 볼의 앞 쪽에 앉아 있다고 느껴서도 안 된다.

당신에게 볼이 너무 크거나 바람이 빠져서 작으면, 그 볼은 사용하지 말아야 한다. 당신과 볼이 서로를 밀고 있다는 느낌을 가져야 한다. 당신이 볼을 밀고 있다면 볼도 당신을 밀어내야 한다. 스쿼시 볼로 수행하면 심부 안정성을 사용하지 않는 경향이 있다.

크기에 대한 권장 사항은 사람들의 신체 비율과 볼의 재질 차이가 있지만, 일반적으로 권고된다. 저질의 볼은 사용된 재질이 얇기 때문에 잘 늘어가는 경향이 있어서, 오늘은 잘 맞지만 다음 주에는 많이 클 수도 있다. 일반적으로 양질의 공은 신장이 170cm 사람에게는 55cm의 볼이, 188cm 사람인 경우에는 65cm의 볼이 적합하다. 신장이 190cm 이상일 경우, 75cm의 볼이 선호되어져야 한다.

운동강도 증가의 예술 (The Art of Progression)

프로그램의 시작 전에 중요한 운동강도 증가의 원리를 이해하는 것은 대단히 중요하지만 자주 간과되어 진다. 불필요한 긴장의 감소는 4장에서 설명하였다. 이 프로그램을 통해 정상적인 신경근육의 패턴이 개발되고 유지되는 것이 가능해진다. 당신은 올바른 수준에서 시작해야 하고 체계적으로 진행시켜야 한다.

운동강도 증가는 단순히 무언가를 열심히 시도하는 것이 아니다. 이러한 경로는 통제되지 않고, 앞으로 지속적으로 나아가기 보다는 단지 대처하기 위하여 이전 상태로 당신을 되돌릴 수도 있다. 당신의 능력을 넘어서는 과제를 수행 할 때, 억제하기 위하여 어떠한 노력을 하더라도 긴장 패턴, 압박과 호흡 문제는 나타난다.

운동강도 증가를 조절하려면, 광범위하게 부하와 기술의 2 가지 요소에 대한 조작을 감소시키는 운동강도 증가에 대한 이해가 필요하다.

부하와 기술 (Load and Skill)

부하는 인체로부터 증가된 근력이 요구되는 모든 활동을 포함한다. 이것은 반드시 극복해야 할 저항의 양, 반드시 작용해야할 거리 또는 각도, 지속 시간, 반드시 발생시켜야 할 힘의 비율이 포함된다. 기술은 과제를 수행하기 어렵게 만드는 것과 연관이 있으며, 이는 협응력, 평형성, 안정성과 신경근육 반응을 포함한다.

이러한 일련의 과정들은 중복되어 있다. 전력 질주를 할 때 속도를 증가시키면 신경근육 협응의 증가가 요구되고, 이것은 기술의 영역으로 들어간다. 그러나 달리기 속도의 증가는 부하의 범주 안에서 근육이 수축해야 하는 근력과 운동 범위의 변화를 발생시킨다. 속도를 감소하면 더 많은 조절 도전 기술(control challenge skill)이 된다. 그러나 천천히 내려가는 스쿼트를 상상하면, 이것은 근육들에 인지된 부하를 크게 증가시키는 것이다. 속도의 증가 또는 감소는 부하나 기술의 범주에 속할 수 있다.

주요 원칙은 운동을 변경하거나 새로운 것을 시도할 때, 가능하면 기술 또는 부하를 증가시키는 것이다. 보다 복잡하고 무거운 운동을 동시에 둘 다 인체에 적용하지 마라. 둘 중 하나를 간단하게 적용하라:

- 부하 수준을 유지하고 기술 요소를 증가시킨다.
- 요구된 기술 수준을 유지하고 부하를 증가시킨다.

부하와 기술을 변경하는 것은 운동의 커다란 변화를 요구하지 않는다. 조정을 위한 가장 간단한 요소들은 지레(lever), 기저(base)와 면(plane)이다.

지레(lever)는 인체의 2 접촉 지점(contract point) 사이의 거리이다. 예를 들어, 무릎 꿇고 팔굽혀 펴기의 접촉 지점은 바닥과 접하고 있는 손과 무릎이다. 이것은 접촉 지점이 손과 발이 되는 팔굽혀 펴기보다 훨씬 짧은 거리이다. 팔굽혀 펴기는 더 긴 지레를 가지고 있다. 무릎 꿇고 팔굽혀 펴기보다 인체의 부하를 증가시키고 몸통과 어깨를 조절하기 위하여 더 많은 근력을 필요로 한다.

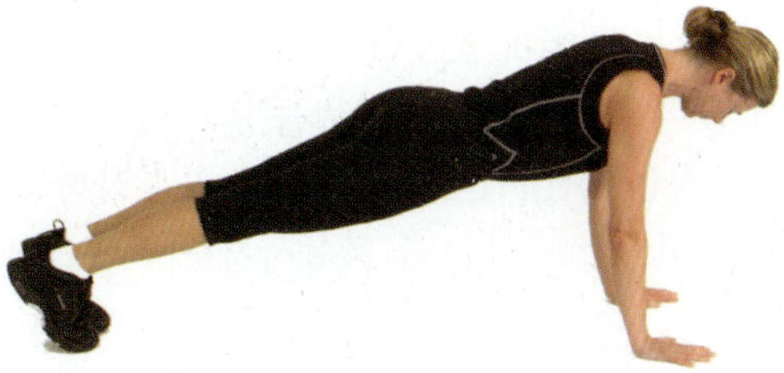

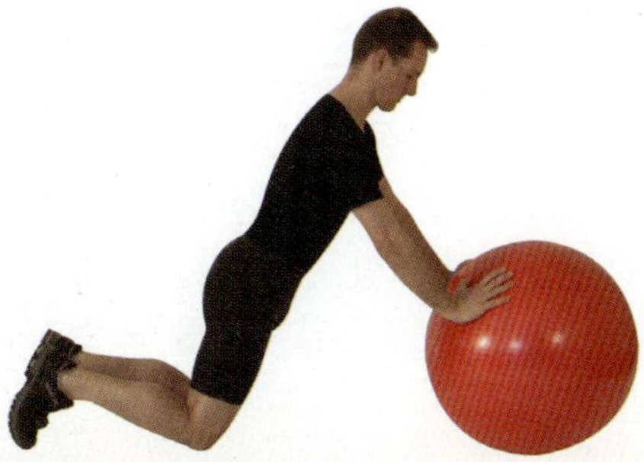

기저면(base of support)은 인체를 지지하는 표면적과 무게 중심을 나타낸다. 발을 넓게 벌리면 매우 안정적인 넓은 기저를 구성하는 반면에 발을 가깝게 붙이면 좁은 기저를 대표한다. 좁은 기저는 더 큰 평형성과 조절을 요구하고 이것을 조절하기 위하여 더 큰 기술이 필요하다.

운동면(plane of motion)은 작은 증가에도 조절을 향상시킬 수 있다. 예를 들어, 가로면(transverse plane) 또는 관상면(coronal plane)에서 한쪽 팔 움직임이 더해지면 인체의 불균형한 힘이 발생되어 몸통의 돌림과 측면 굽힘(side bending) 조절에 어려움이 발생된다. 부하의 변화는 아주 작지만 기술에 대한 요구는 증가될 것이다.

아래의 그림은 당신이 발전하는데 사용할 수 있는 주요 방법들을 보여준다.

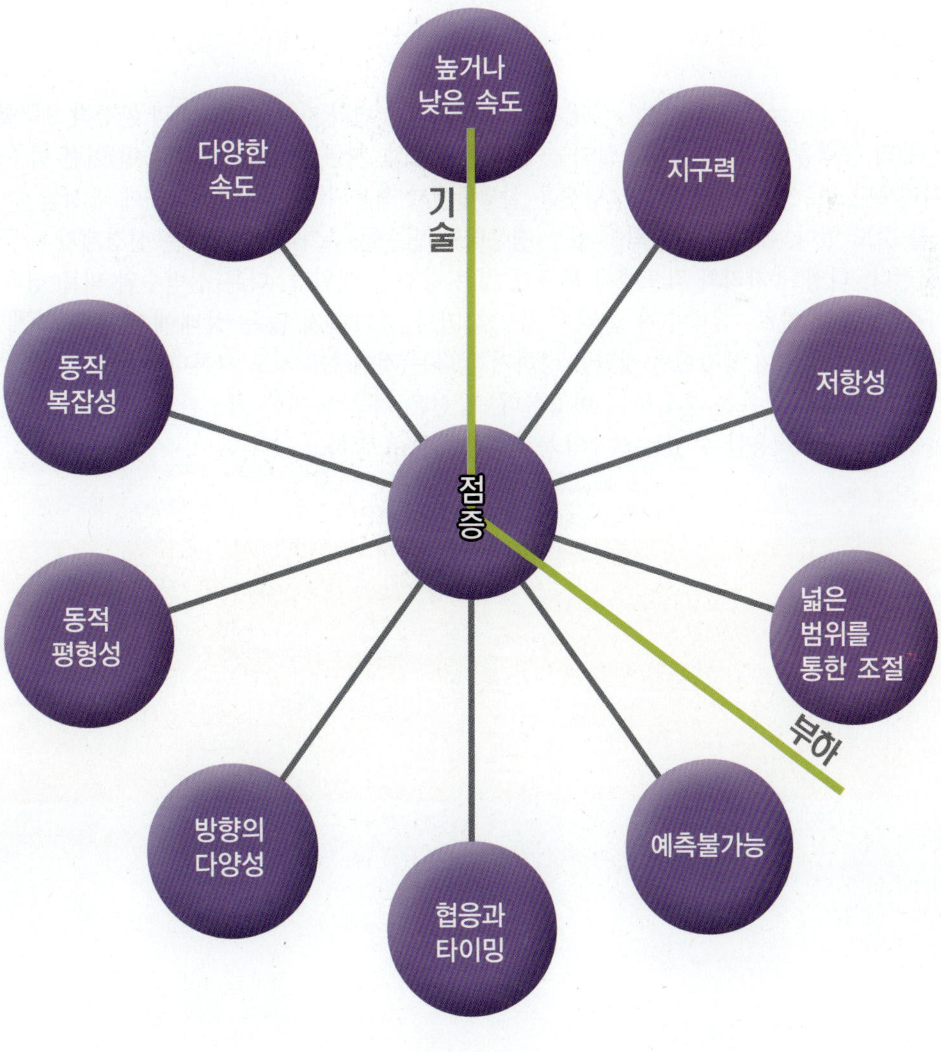

효과적인 프로그램을 위한 원칙들 (Principles for Effective Programmes)

움직임 효율에 대하여 우리가 이미 배웠던 것들을 통해서, 우리는 여러 요소들이 지속적으로 상호작용하여 움직임을 만들고 조절한다는 것을 알고 있다. 프로그램에서 많은 요소들 또는 "방법들"을 포함시키면 이러한 기능적인 통합을 장려할 수 있다. "3개의 Vs"는 운동 학습(motor learning)을 최적화하고, "다중 양식(multimodal)" 훈련의 경험을 보장하고, 인체 적응성(adaptability)을 향상시키는 간단한 프로그램 원칙들이다.

예를 들어, 면, 기저, 지레, 눈 뜨고/감고, 부하, 또는 속도의 변화와 같이 주어진 운동 과제의 변수들을 인체에 약간 다른 자극으로 적용한다. 이것은 반응에 대한 인체 내의 신경근육 레퍼토리(neuromuscular repertoire)를 확장하고, 운동 학습을 향상시킬 수 있는 기회를 만든다. 7장의 예와 같이 몸통/상지 조절 영역(OTT)과 몸통/하지 조절 영역(런지, Lunge)에 적용된 것과 같은 예들이 운동 도서관(exercise library) 전체에서 시연된다. 변형(variation)은 기존 기술을 바탕으로 여러 요소들을 다루기 때문에 보다 프로그램의 효율성을 높일 수 있다.

다양성이란 정해진 목표에 따라 주어진 움직임들을 각 트레이닝에서 다양한 전략들을 통해 여러 가지 다른 과제에서 사용되는 것을 의미한다. 예를 들어, 우리는 CLA(중심세로축) 조절 운동, 평형성과 전방 사슬을 위하여 그레이하운드(Greyhound)(6장) 같이 누운 자세의 운동, 후방 사슬을 강조하기 위한 스키 점프(Ski Jumper)(7장)과 같이 엎드린 자세, CLA(중심세로축) 조절과 평형성을 통합하기 위한 기본 평형성(Basic Balance)(6장)의 선 자세를 선택할지도 모른다. 다양한 트레이닝은 광범위한 기능적인 자세들과 가능성을 충족시키기 위한 반응들을 조절한다.

다양성은 강건함(robustness)을 발전시킨다. 이는 다양하거나 변화 가능한 기능적과 환경적 요구를 효율적으로 충족시키는 신체의 능력을 포함한다. 예측 불가능에 대한 민감성, 빠른 변화, 자동 반응이 이런 범주에 해당한다. 이상적인 시나리오만으로 연습한 경우라면, 당신은 실생활에서 적용되는 추가적인 요구에 대처할 수 있는 역량을 개발하지 못 할 수도 있다. 기술이 관련되어 있는 경우라면 변수를 추가해라-이것은 신경계가 자극되어 역량의 범위를 확장시킨다. 다양한 거리와 각도에서 목표를 치는 방법을 배워라. 다른 심박수와 피로 상태에서 기술을 수행하라. 아주 간단한 예로, 심박수가 급격히 증가하거나 증가하지 않은 상태에서 평형 과제를 연습하는 것이다-당신의 기술이 당신이 생각했던 것만큼 강하지 않다는 것에 놀랄지도 모른다. 강건함을 유지하기 위하여 속도, 보폭, 방향, 가속과 감속을 혼합하고 변경한다. 당신은 기능에 대한 최소한의 개입으로 자동 보정하고, 예민함과 효율성으로 자가 적용할 수 있는 신체의 능력 향상을 목표로 하고 있다.

중요점

포괄적이고 체계적인 프로그램을 만들기 위해서는, 가능한 지속적이고 지능적인 운동강도 증가와 3가지 Vs를 통해 조절해야 한다.

6장 | 1 단계 – 활성과 인식

/ Phase 1 – Activation and Awareness

중심 조절 영역(The Central Control Zone)

하지 조절 영역(The Lower Control Zone)

상지 조절 영역(The Upper Control Zone)

안정성 관계 활성화(Activating Stability Relationships)

기능적인 가동성(Functional Mobility)

돌림 회복(Restoring Rotation)

이 장에서의 운동은 보기에 쉽고 간단하여 간혹 간과되어 진다. 그렇지만, 이러한 운동은 기본조절 조절 관계들을 도입하는 동안에 당신의 불필요한 근육 움직임을 알고 긴장을 이완할 수 있도록 도와준다. 이러한 운동은 특별하게 불필요한 긴장 패턴과 같은 당신의 습관에 주의를 기울이게 만든다.

1 단계 운동은 낮은 부하와 복잡성을 가지고 있다. 따라서 다른 신체 부위의 인지를 증가 시키고 오래된 긴장 습관에서 벗어나 움직임에 대하여 편안하고 수용적인 플랫폼(platform)을 만들 수 있다. 1 단계는 각 조절 영역에서 주요한 근육군의 연결을 활성화시키고, 근육 조절 관계들을 협응하게 하는 간단한 운동들을 포함하고 있다. 이것은 또한 기본균형 운동과 활성 운동을 보완할 수 있는 가동성 운동의 선택을 포함한다. 중심세로축(CLA)을 수립하기 위하여 1 단계를 활용해라.

실제적인 반복횟수와 세트는 상대적으로 적지만, 각각의 시스템은 하나 이상의 운동에 관여하고 있다. 자극의 다양성은 단일 운동보다 운동학습과 전이성을 강화시킬 수 있다. 1 단계 프로그램은 이러한 형태로 2주 동안 수행되어야 한다. 1 단계 프로그램이 2주 넘게 지속될 수도 있지만, 2주가 지난 후에는 2단계 요소들이 포함되는 것을 당신은 기대할 것이다. 1 단계 요소는 지속적으로 사전 활성화 또는 준비 운동과 정리 운동의 부분에 포함되어야 한다. 1단계 운동에 대한 운동강도 증가는 당신이 지속적으로 향상될 수 있도록 1단계 운동에 대한 운동강도 증가를 제공해야 한다.

중심 조절 영역 (The Central Control Zone)

중심세로축(CLA) 조절의 획득은 프로그램의 초기에 달성해야 할 가장 중요한 요소 중 하나이다. 이를 위하여, 1 단계 중심세로축 운동은 중심세로축(CLA)을 조절하기 위하여 몇몇 주요한 근육군들이 활성화되는 동안에 중심세로축(CLA)의 인지를 발달시키기 위해 시작된다.

이러한 것들 중에서, 가장 많이 논의되는 것은 배가로근(복횡근, transversus abdominis, TrA)이다. 배가로근에 대한 잦은 혼란은 어떻게 느껴야 하는지와 움직임을 하고 있는지 여부이다. 3장에서 논의한 바와 같이, 배가로근은 자동적으로 움직임에 대한 자극을 만들기 위하여 반응하는 지지근육이다[43]. 이런 이유로, 우리들은 의식적으로 움직임에 대한 자극 없이 근육을 활성화시키기 보다는, 초기에 배가로근의 반응을 유발하기 위한 간단한 움직임을 사용할 것이다.

배가로근(TrA)은 우리의 움직임을 지지하기 위해 저강도에서 오래 동안 지속된다. 우리는 일반적으로 근육에서 낮은 수준의 활성화를 인지하는 데 익숙하지 않다. 이것은 특별히 배가로근의 경우이다. 배가로근은 움직임-생성 근육(movement-producing muscles)이 아니기 때문에, 우리의 뇌는 이 근육의 움직임을 보다 친숙한 움직임-생성 근육으로서의 활동으로 인지하지 않는다. 우리는 두갈래근(biceps)을 활성화시키는 느낌을 알고 있다: 우리는 그것을 볼 수 있고, 운동을 수행할 수 있으며, 부하를 가중시켜 수축이 지속되는 것을 느낄 수 있다. 규칙적이고 반복적인 사용을 통하여 우리의 뇌와 두갈래근 간의 강력하고 분명한 경로가 있으며 이것은 인지하기가 쉽다.

배가로근(TrA)은 우리에게 같은 종류의 느낌을 주지 않는다. 우리는 분명하게 배가로근이 수축하는지 알 수 없다. 배가로근이 정상적으로 기능을 한다고 해도, 배가로근이 움직일 때 우리는 알 수 없다. 배가로근을 운동하고자 할 때 이러한 점들은 우리를 좌절하게 할 수 있다. 그래서 우리가 인지할 수 있게 근육의 주변 부위에 강하고 큰 느낌이 날 수 있도록 시도할 수도 있다. 이러한 강력한 느낌은 실제적으로 다른 배근육이 움직이는 것이다. 우리가 운동을 수행할 때 몸통에서 강화된 것처럼 느끼게 하지만, 실제적으로 일어서는 동작에서 향상된 것은 없다. 당신이 이러한 초기의 운동들을 마스터하기 위하여 시작할 때, 당신은 가장 느끼기 쉬운 깊은 아래배 쪽 두덩뼈(pubic bones) 위에서 미묘한 감각을 알아차릴 수 있다. 이것은 당신에게 익숙한 근수축의 느낌과 같지는 않을 것이다. 당신의 신체 위치를 고정시키는 느낌에 더 가까울 것이다.

당신은 몸통과 골반 주변 부위를 힘들이지 않고 조절하는 감각을 목표로 하고 있다. 당신은 몸통 위치의 유지와 팔다리의 움직임을 쉽게 조절하는 것을 느껴야 한다. 이러한 것은 많은 사람들이 아무것도 안하고 있다게 느끼게 하지만, 실제로는 그렇지 않다. 개별적인 근육을 강화시키는 것이 아니라, 수월하게 움직이는 것이 목표라는 것을 기억하라.

다음 운동은 몸통 조절의 인지를 가능하게 하여 배가로근을 활성화시키는데 도움을 준다. 1-3 단계 운동은 중립 자세에서 중심세로축(CLA)을 고정하기 위해 배벽(abdominal wall)에 초점을 맞춘다. 몸을 둥글게 만드는 동작에서 배를 사용하는 것에 익숙할 수도 있지만, 이것은 다른 감각일 될 수 있다. 초기의 운동들은 쉬운 인지 동작들이다.

○ 볼 바운싱 (Ball Bouncing)

이 운동은 수직 하중에 저항하여 구부리기 없이 척추를 지지할 수 있도록 가르쳐준다. 이러한 기능은 중심세로축(CLA)을 강화시킨다. 몸을 튕기는 동작은 몸의 중력을 약간 증폭시켜 당신의 척추에 가까이 위치한 작은 근육들의 안정화 동작을 자극시킬 것이다.

추가 효과 : 이 운동은 체중 부하가 허용되지 않은 수술 후 또는 손상 이후를 위한 초기 신경근육 무릎 트레이닝(neuromuscular knee training)에 사용되어야 한다.

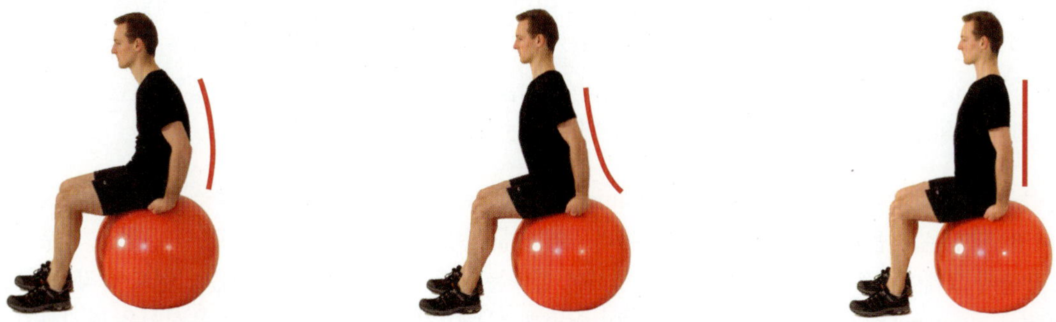

두 다리를 골반 폭만큼 벌린 상태에서 볼 위에 앉는다. 손으로 앉아 있는 궁둥뼈(sitting bones)를 찾아라. 힘을 뺀 상태로 등을 뒤로 하고 앉은 자세에서, 앉아 있는 뼈의 뒤쪽을 느껴라. 똑바로 앉은 상태에서 앉아 있는 뼈의 앞부분을 느껴라. 이제 당신의 궁둥뼈 위에 똑바로 앉은 자세를 찾아라. 이것은 앉은 자세의 골반 위치이다.

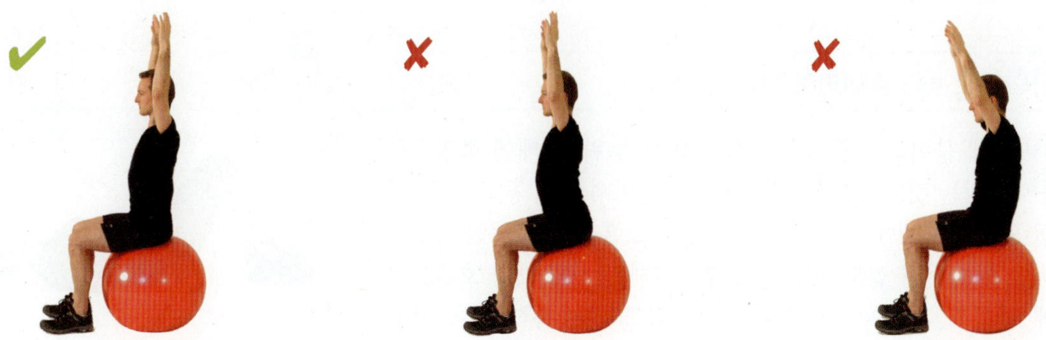

팔을 위로 쭉 펴고, 팔이 올리는 동작에 반응하여 배가 안쪽으로 부드럽게 당겨지는 것을 느껴라. 바운스를 시작하려면 몇 번에 걸쳐 엉덩이에 힘을 넣고 빼는 빠른 진동 동작을 수행하라. 매번 궁둥뼈 위로 착지할 수 있도록 하면서 바운스를 계속해라. 그렇게 한다면 여러분은 정확한 몸통 반응을 달성할 것이다. 만약 골반이 조금 앞쪽 또는 뒤쪽으로 착지된다면, 안정화를 위해 등쪽 폄근(back extensors) 또는 엉덩굽힘근(hip flexors)을 사용해야 한다.

몸통 안정의 사전 활성을 위해, 다른 운동을 수행하기 전에 6 × 30초 세트를 수행하라.

어디에서 이것을 느껴야 하나?

지속적이고 낮은 수준과 안정된 척추에서 일을 수행할 때, 아랫배에서 일반적인 감각을 느껴야 한다.

안 좋은 움직임은 어떤 것인가?

- 볼 위에 착지할 때 허리가 앞으로 숙여지거나 뒤로 젖혀지는 자세
- 볼 위에 착지할 때 옆으로 기울어진 자세

○ 그레이하운드 (Greyhound)

그레이하운드는 적은 노력으로 고정된 중심세로축(CLA)을 발달시키고 당신의 배 안정화에 대한 인지를 증가시킬 것이다. 이것은 잘 수행할 경우 대단한 운동이지만, 일반적으로 많은 노력이 수반되어야 한다. 이 운동은 탄성 지지 전략 발달(elastic support strategy development)을 위한 기초를 만들기 위하여 늘임(lengthening) 반응의 조절을 지도한다.

여기에서 두 가지를 고려해야 하다: 첫 번째로, 인체가 지지되는 바닥에 누워야 한다. 두 번째로, 저강도 수준에서만 팔다리를 움직여야 한다. 이러한 두 요인의 결합은 당신이 높은 배의 힘을 사용하지 않은 것을 의미한다. 당신에게 자문해야할 질문은: "얼마나 적은 노력으로 이러한 동작들을 완벽하게 수행할 수 있을까?" 대부분의 배 트레이닝은 강한 힘을 생산하기 위하여 행해진다. 배가로근 트레이닝은 움직임의 효율성과 경제성을 만들기 위한 목표를 가지고 있다. **최상의 결과를 위한 최소한의 노력을 의미한다.** 당신은 아직 연결되지 않았지만, 자유롭게 완전히(fully) 움직이는 엉덩이와 어깨를 몸에 길게 연결하는 것을 목표로 하고 있다.

배곧은근(rectus abdominis)과 배빗근(abdominal obliques)에 대한 고강도의 운동을 위해 당신의 운동 경력을 사용했다면, 당신은 처음에 이 운동을 하는데 어려움이 있을 수도 있다. 이러한 이유로 이 운동을 거부하지 마라: 이것은 당신이 그레이하운드(Greyhound)를 수행해야 한다는 것을 의미한다. 이 운동은 안정화에 작용되는 표면근(superficial muscles)을 사용하지 않으며, 당신이 어떻게 힘들이지 않고 팔과 다리의 움직임을 지지하기 위한 중립적인 척주 자세(neutral spinal position)를 유지하는지 지도한다. 이런 이유로, 이 운동은 엉덩이와 어깨의 제한과 경직의 느낌을 완화시킨다. 많은 사람들은 몇 분 안에 그레이하운드(Greyhound) 1에서 3로 이동할 수 있다. 그레이하운드(Greyhound) 1과 2는 그레이하운드(Greyhound) 3 운동을 정확하게 할 수 있도록 기본 패턴을 지도하지만,많은 시간을 이것을 익히는데 사용할 필요는 없다. 짧은 준비 운동으로 생각해라.

그레이하운드 (Greyhound) 1.0

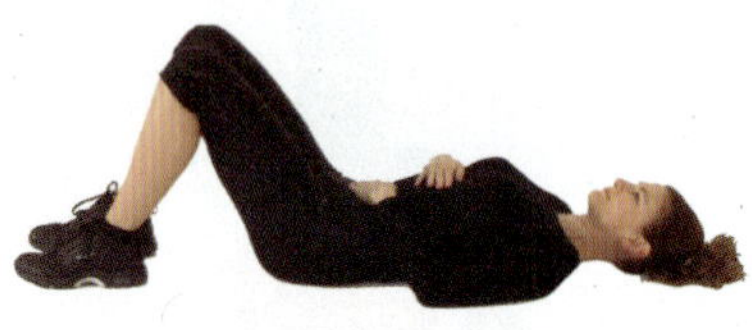

발을 바닥에 붙이고 무릎을 구부린 상태로 누워라. 배에 불필요한 움직임을 이완하는 것으로 시작하라. 한 손을 갈비뼈 위고 놓고, 다른 한 손은 배꼽 밑의 아랫배에 올려놓는다. 몇 번의 호흡을 하는 동안 당신의 정상적인 호흡 패턴에 집중하라. 이제 부드럽게 당신의 배가 호흡으로 부풀리게 만들고, 그 후에 날숨이 될 수 있도록 반복하라. 공기가 내보내기 위하여 당신의 배를 무리하게 수축할 필요는 없다. – 당신에게 호흡의 필요성이 없으면, 무리하게 호흡할 필요가 없다. 이렇게 무리하게 호흡을 했다면, 다시 정상적인 호흡 패턴으로 돌아가라.

이제 당신은 당신은 이제 척추의 긴장을 이완시킨다. 부드럽고 편안하게 바닥에 눕는다.

두덩뼈(pubic bone) 바로 위의 아랫배에 한 손이 있도록 유지하고, 다른 한 손은 천장을 향하여 올린다. 한 손은 머리 위 바닥쪽으로 천천히 이동시키고, 당신의 척추와 갈비가 바닥과 평행하고 부드럽게 길어질 수 있도록 폄시킨다. 움직임 자극이 손가락 끝을 통하여 나갈 것이다. 당신의 손아래에서 배가 밑으로 움직이는 것을 느껴라. 그레이하운드(Greyhound)처럼, 당신의 배가 갈비뼈와 다리 사이의 척추를 향하여 움직일 것이다. 배를 척추 쪽으로 넣은 자세를 유지한 상태에서, 최소한의 노력으로 팔을 천장을 향하여 들어 올려라.

임상 정보 : 지속적으로 배가로근을 활성화시키는 목표 대신에, 움직임에 대한 대안적인 자동 안정화 반응을 찾기 위하여 당신이 원하지 않는 근육 전략(배곧은근, 배바깥빗근, 척추 세움근)을 적극적으로 억제시키는 대체적인 접근 방법을 선택하세요. 사람들이 배에 집중하기 보다는 척추의 이완에 집중할 때 최상의 결과가 발생된다.

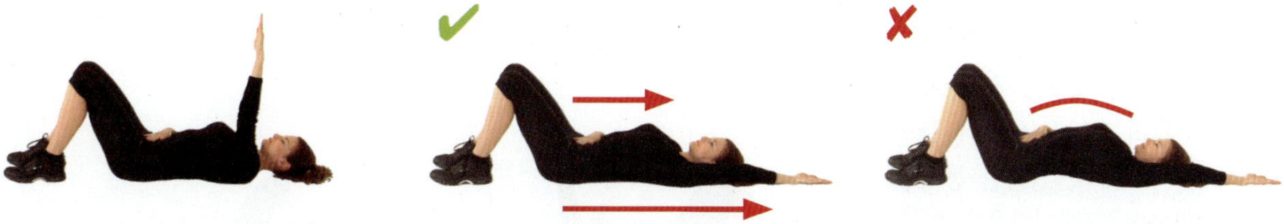

안 좋은 움직임은 어떤 것인가?

- 등근육의 긴장을 풀지 않아서 등이 바닥에서 활모양으로 구부러질 때.
- 바닥과 평행하게 하여 척추를 길게 늘리는 것이 아니라 요부를 바닥 쪽으로 누르고 있을 때.
- 척추를 향하여 배 근육이 내려오는 것이 아니라 긴장하고 단단해질 때.
- 당신이 배가 밑으로 내려가서 척추의 감각이 이완되고 바닥에 평행하게 길게 늘어나는 것을 느낀다면, 그레이하운드(Greyhound) 2로 진행하라.

그레이하운드 (Greyhound) 2.0

위의 동작을 반복하고, 양 팔을 머리 위로 올려서 척추가 편안한 상태에서 바닥과 평행하게 길게 편다. 지주처럼 고정된 골반 자세를 유지하고 최소한의 배 움직임을 사용하여, 양팔을 원래 위치로 되돌린다.

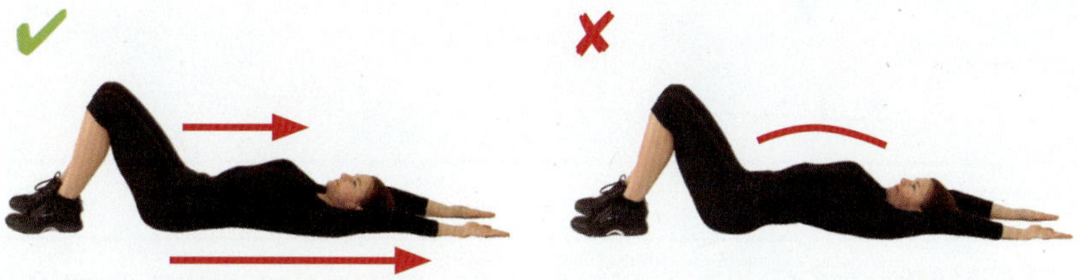

어디에서 그것을 느껴야 하나?

당신은 단지 모호한 감각만을 아랫배에서 느낄 수 있다. 만일 당신의 척추가 바닥 위에서 편안하고 당신의 팔과 배에 긴장 없이 움직인다면, 당신은 대단히 성공적으로 수행하고 있다. 당신의 배가 일을 많이 수행하고 있다고 느낀다면, 당신은 필요한 것보다 더 많은 힘을 사용하여 트레이닝하고 있다. 이것은 트레이닝의 효율성에 맞지 않는다. 힘을 빼고 원활한 움직임을 목표로 하여 유지해라.

그레이하운드(Greyhound) 2가 긴장 없이 쉽게 조절된다면, 그레이하운드(Greyhound) 3으로 이동해라.

○ 그레이하운드 (Greyhound) 3.0 (A) : 향상된 기술

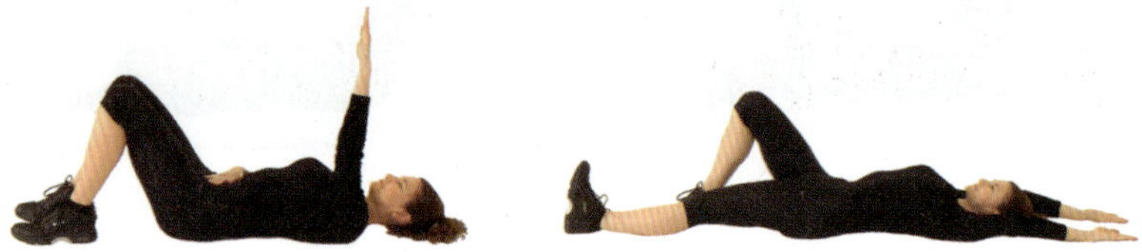

천장을 향해 양팔을 올리고 양 무릎은 구부리고 발을 바닥에 붙인 상태에서 시작해라. 정확한 동작을 만들기 위하여 그레이하운드 2 운동을 수행해라. 이제 바닥과 평행하게 미끄러지듯이 한 발을 펴는 동작과 팔 동작을 결합하고, 다시 한 번 바닥과 평행하게 신체를 늘리는 것에 주목하라. 손끝에서 최대한 멀리 발끝까지 펴서 몸통 주변이 최대한 좁게 느껴질 정도로 스트레칭해라. 협소함의 느낌을 유지하면서 당신의 최소한 힘으로 부드럽게 팔과 다리를 시작자세로 되돌려라. 골반 양쪽에 똑같은 압력이 유지되는지 확실하게 한다.

임상 정보

최대한 스트레칭 했을 때, 발끝을 펴는 것은 발목의 발등 굽힘(dorsiflexion)을 만들어 낸다.

반복 횟수	양쪽 차례대로 10회
세트	3

○ 그레이하운드 (Greyhound) 3.0 (B) : 증가된 부하

위에 언급된 운동과 같이 무릎은 굽힌 상태에서 시작하라. 이 시간에는 발을 움직이지 말아야 한다. 당신의 양손에 2kg의 부하를 잡아라. 가능한 최소의 근육 움직임을 사용한다는 생각과, 당신은 부하를 머리 너머로 보내고 바닥과 평행하게 척추를 길게 늘이는 것에 집중해라. 닻처럼 고정된 골반 위치를 유지하고, 부하를 당겨서 시작자세로 돌아오는 동안에 아랫배가 안쪽으로 들어오는 느낌을 유지하라.

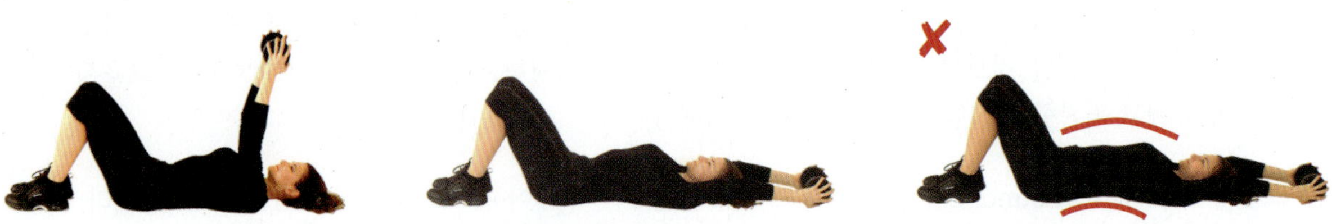

반복 횟수	10회
세트	3

이 시점에서부터 각 운동이 숙달되는 만큼 단계를 점증적으로 증가시켜라.

○ 그레이하운드 (Greyhound) 3.1 (A) : 향상된 기술

1 세트는 3가지 다른 동작들로 구성되어 있다.

1. 그레이하운드 3.0(A) 운동을 수행하고 시작 동작으로 되돌아가라.
2. 미끄러지듯이 펴는 다리와 같은 쪽의 팔을 움직이고, 신체의 같은 쪽을 길게 늘려라. 팔과 다리를 다시 시작 자세로 돌려라.
3. 시작 자세에서 미끄러지듯이 펴는 다리의 반대편 팔을 움직여라.

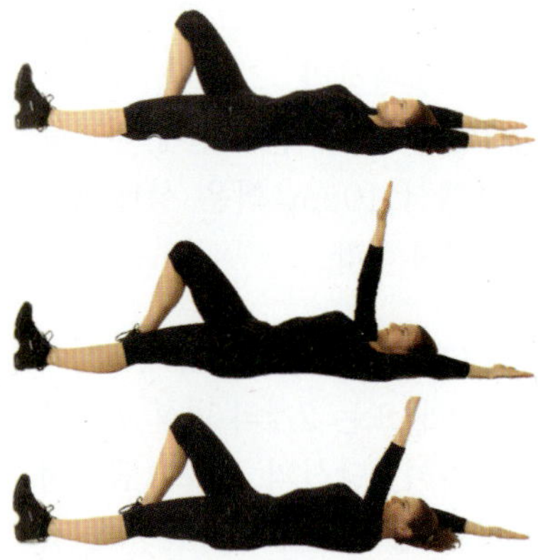

(3 가지 동작 결합 = 1 세트)	
세트	10

○ 그레이하운드 (Greyhound) 3.1 (B) : 향상된 기술

위에 언급된 운동과 같이 무릎은 굽힌 상태에서 시작하고, 양팔은 천장을 향해서 올려라. 몸통으로부터 왼쪽 발끝을 미끄러지듯이 펴고 왼손은 머리 너머로 올리면서 오른 손은 부드럽게 바깥쪽으로 펴라. 골반과 가슴우리를 같은 높이로 유지하면서 팔다리를 시작 위치로 되돌려라. 왼쪽 다리를 밑으로 내리면서, 이와 동시에 오른 팔을 머리 위로 펴면서 왼쪽 팔을 바깥쪽으로 펴라.

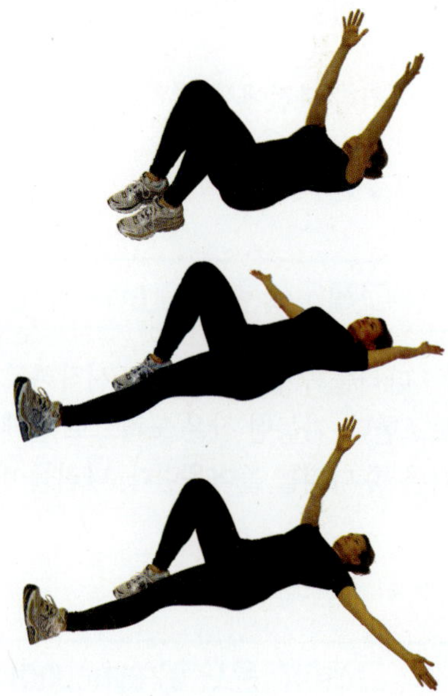

(2가지 움직임을 각 다리에 적용 = 1 세트)	
세트	10

○ 그레이하운드 (Greyhound) 3.2 : 척추 달리기 (Spine Running)

이 패턴의 협응성과 지구력을 구축하고 부하 없이 기술을 증가시키기 위하여, 우리는 이제 다리와 팔의 교차하는 것을 증가시킬 것이다.

오른 팔을 머리 위로 펴고 오른발을 직선으로 편 상태에서 시작하라. 당신의 왼쪽 무릎은 구부려져 있을 것이고 왼팔은 팔꿈치가 구부러진 채로 몸 옆에 놓여 있을 것이다. 호흡을 가라앉히고 다리와 팔을 위치로 반대로 바꾸고, 지면과 수평되게 당신의 척추의 길이와 척추의 높이를 유지하라.

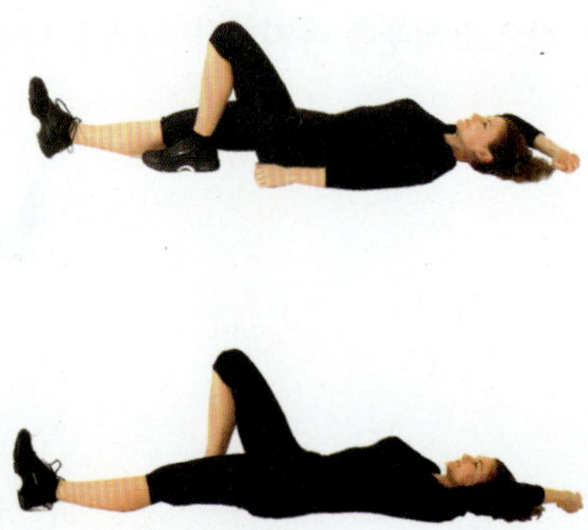

반복 횟수	양쪽 차례대로 10회
세트	3

○ 그레이하운드 (Greyhound) 4.0 : 증가된 부하

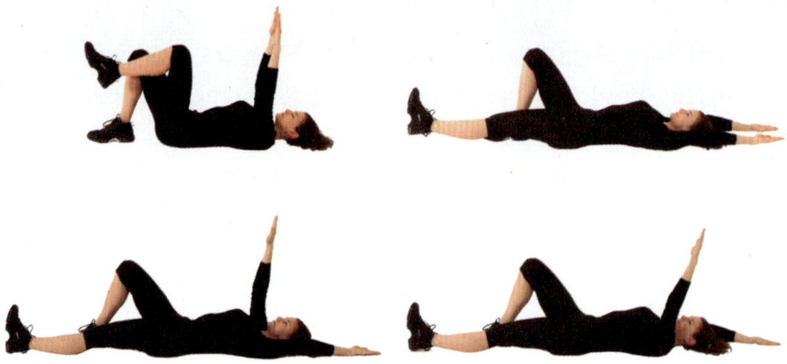

사전에 정의한 그레이하운드 3.1을 실행하라. 그러나 다리를 바닥에 붙이고 펴는 대신에, 다리를 지면에서 10cm 띄운 상태에서 스트레칭 하라.

그레이하운드 3.1에서 4.0 사이에서 1개 또는 2개의 변형 동작을 선택하여, 당신의 프로그램에서 준비와 정리 운동으로 남겨둔다. 이러한 운동들은 사전 또는 사후 트레이닝으로 사용되거나, 상태를 유지시키는 날에 사용된다. 나는 이러한 운동들은 당신의 이빨을 깨끗하게 하는 운동이라 부른다: 저강도 조절 테크닉을 유지하는 동안에, 일상적이고 규칙적인 움직임들은 긴장하는 버릇을 쉽게 버릴 수 있도록 발달된다.

이러한 관점에서, 부하는 유의하게 증가된다.

○ 그레이하운드 (Greyhound) 5.0

다리를 구부린 자세에서 시작하고 한손으로 한쪽 무릎을 보조한다. 가능한 작은 노력으로 길게 편안한 척추를 유지하고 다른 쪽 다리를 들어올린다. 다리를 바닥에 다시 내려논다.

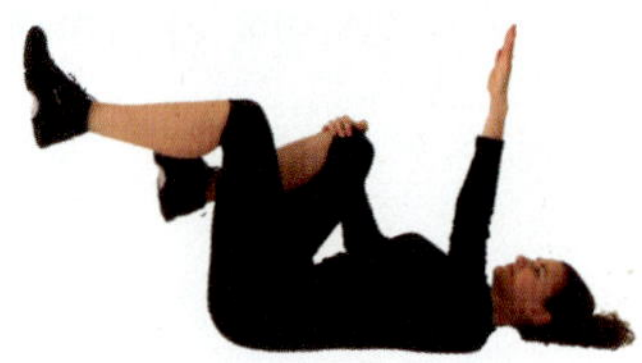

○ 그레이하운드 (Greyhound) 5.1

다리를 구부린 자세에서 시작하고 한 손으로 한쪽 무릎을 보조한다. 가능한 작은 노력으로 길고 편안한 척추를 유지하고, 다른 쪽 다리를 들어올린다. 들어 올린 다리를 최대한 길게 펴고 엉덩이를 편하게 하면서 가능한 최소의 노력으로 척추를 유지한다. 다리를 다시 위로 올렸다가 바닥으로 편다.

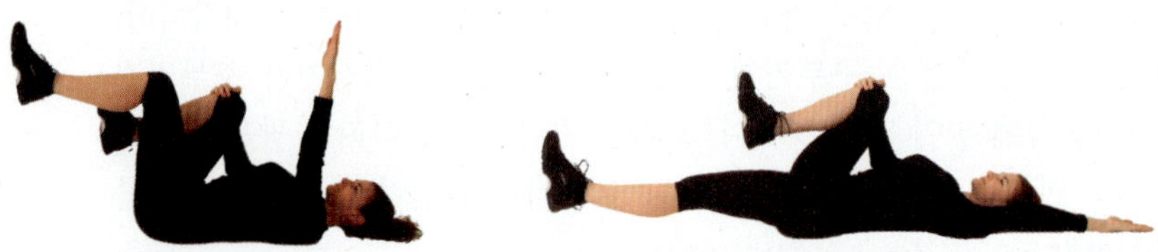

○ 그레이하운드 (Greyhound) 5.2

선수들은 자주 그레이하운드 5.2로 시작하지만, 매우 적은 사람만이 초기에 올바른 배 패턴을 가지고 이 부하의 수준에서 시행할 수 있다. 당신이 이것을 잘 다룰 수 없다면, 빈약한 패턴의 반복을 수행하기 위하여 시간을 허비하지 마라. 당신 세트의 대부분을 위하여 보다 적절한 수준을 선택하라. 당신의 세트 중간에 새롭고 어려운 수준을 수행하기 위한 시간은 작게 사용하라. 선수들은 때때로 등이 들어 올려지는 것을 방지하기 위하여, 골반 밑에 손을 놓도록 가르친다. 이것은 당신이 동작을 수행할 수 있게 하지만 올바른 패턴을 가르치지는 않는다. 그레이하운드 5.2는 영역 쌓기 운동(zone stacking exercise)의 예이다.

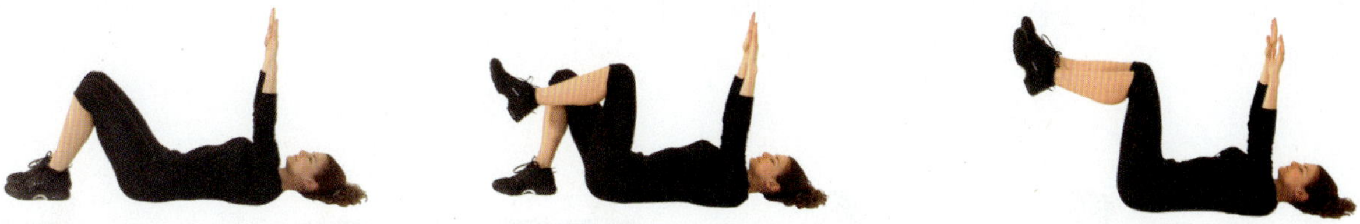

무릎을 구부리고 발을 몸 가까이에 두고 시작해라. 한 손을 당신의 배 위에 두고 다른 한 손은 천장을 향하여 뻗어라. 당신의 무릎이 천장을 향할 때까지 발을 바닥에서 들어라. 이제 당신의 배가 당신의 손에 진동을 주지 않도록 한 상태에서 다른 발을 시도해라. 이 동작을 수행할 수 있다면, 양팔을 천장을 향하도록 한 상태에서 시도해라.

안 좋은 패턴은 어떤 것인가?

- 당신의 허리에 긴장이 느껴지고 바닥에서 들어 올려진다.
- 당신의 배가 당신의 손에 진동을 준다.
- 당신의 엉덩이가 한 자리에 고정되어 있다.

○ 그레이하운드 (Greyhound) 5.3

그레이하운드 5.2에서와 같이, 천장으로 팔을 뻗고 당신의 엉덩이와 무릎이 90°를 이룬 상태에서 시작한다. 당신의 엉덩이와 무릎 위치를 유지하고, 양팔은 머리 위로 길게 뻗고, 척추는 바닥으로 편안하게 할 수 있도록 한다.

○ 그레이하운드 (Greyhound) 5.4

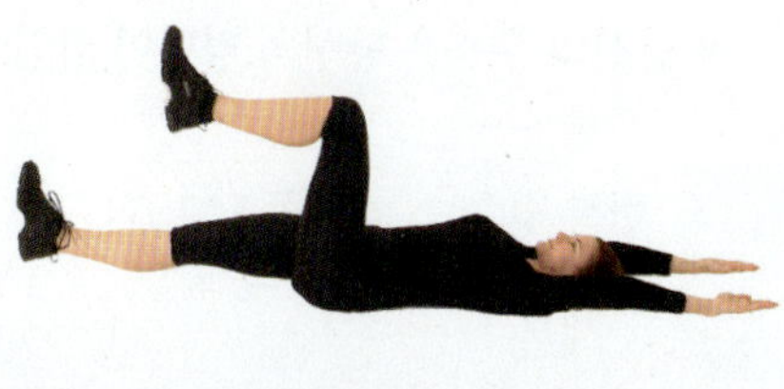

바닥과 평형하게 한쪽 다리를 펴고 양팔을 머리 위로 움직이는 동작을 추가하여 그레이하운드 5.3을 수행해라. 당신이 골반과 척추를 힘들이지 않고 조절하여 팔과 다리를 원위치로 가져오기 전에, 당신의 손가락 끝과 발뒤꿈치가 바닥에 1 인치(inch, 2.54cm) 또는 그 정도 높이에서 스트레칭 한 후에, 당신은 골반과 척추를 힘들이지 않고 조절하여 팔과 다리를 원위치로 가져온다. 그레이하운드 5.4의 변형은 높은 조절을 발휘하도록 인체에 요구되고, 많은 사람들은 다리가 펴는 동안에 배의 표면을 충분히 편안하게 조절할 수 없다. 배벽(abdominal wall)의 내림과 엉덩관절 최대 폄이 수행된다면, 이것은 강한 탄성 지지 운동(elastic support exercise)이다. 팔다리의 부하에 복부 브레이싱(braces) 대신에 배벽이 작용하면, 이 운동은 갑옷(armour, 보호) 형태의 부적절한 교정운동이 된다.

○ 앉은 자세에서 무릎 올리기 (Seated Knee lift) – 엉덩관절 굽힘에 대항하여 몸통 조절

많은 선수들이 엉덩굽힘근에서 긴장감을 경험한다. 우리는 일반적으로 뭉친 근육을 스트레칭하지만, 스트레칭이 도움이 되는 것 같지 않다면?

당신의 몸통 안정성이 부족하다면, 당신은 조절을 향상시키기 위해 엉덩굽힘근을 사용할 수도 있다. 안정화 역할에 있어 엉덩굽힘근의 지속적인 움직임은 엉덩이의 압박감을 야기시킬 수도 있다. 이것은 엉덩굽힘근이 전체 가동 범위에서 효과적으로 수축하지 않는다는 것을 의미한다. 특히 몸통이 근육이 당길 수 있는 적절한 고정점(fixed point)을 제공 못할 만큼 안정적이지 않다면, 엉덩이 굽힘 동작은 실제적으로 약할 수 있다. 심지어 국제적인 수준의 경기자들도 몸통과 엉덩굽힘근 사이에 정상적인 관계를 구축하기 위해서는 가장 기초적인 운동부터 시작해야 한다.

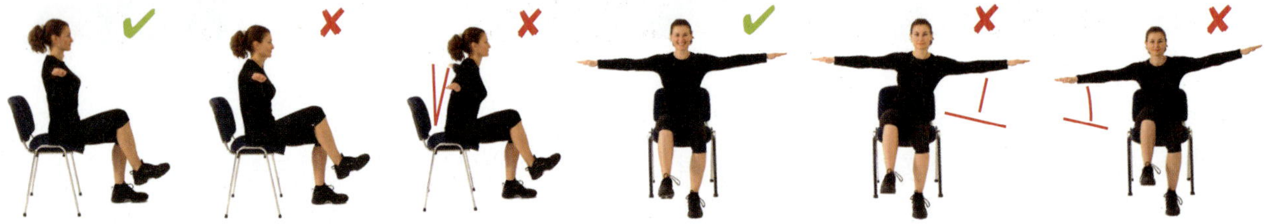

두 다리를 골반 너비로 벌리고 바닥에 붙인 상태로, 의자 앞쪽에 앉는다. 직접적으로 궁둥뼈 위로 앉아 있는지 확인한다. 양쪽 팔을 쫙 펴서 어깨 높이까지 올린다. 이 자세는 당신의 몸통 위치를 관찰하는데 도움을 줄 것이다. 움직이기 전에 당신의 호흡을 편안하게 하라. 당신의 체중을 궁둥뼈 양쪽에 동일하게 분할하고, 한쪽 무릎을 들어서 5초 동안 자세를 유지해라. 팔은 움직이지 않아야 하고 눈에 띄는 배 활동이 일어나지 않아야 한다. 당신이 정확하게 위치를 유지한다면, 아랫배가 적절하게 낮은 수준에서 엉덩이에 대한 지지를 만들 것이다. 지속적으로 갈비뼈 하부를 확장하여 호흡을 할 수 있는지 확인한다. 당신의 무릎은 바깥쪽으로나 안쪽으로 치우치지 않고, 엉덩이 라인 안에 있어야 한다. 당신의 종아리는 방향이 전환되지 않고 바닥을 향해서 일직선으로 있어야 한다. 그렇지 않다면, 무릎을 내리고 당신의 발이 정확하게 바닥 위에 위치할 수 있도록 똑바로 세워야 한다.

안 좋은 움직임은 어떤 것인가?

- 당신이 배빗근을 과사용하고 있기 때문에 당신의 갈비가 아래쪽이나 안쪽으로 끌어 당겨진다.
- 당신의 몸통은 다리의 무게에 대응하기 위하여 측면으로 이동한다.
- 당신의 몸통이 들어올리는 쪽으로 짧아진다.
- 당신의 배꼽은 들어 올리는 쪽으로 향하게 된다.
- 당신은 몸통 쪽으로 향해 구부러진다.
- 당신의 무릎은 당신의 엉덩이 라인에 있지 않으며 안쪽 또는 바깥쪽으로 이동된다.

반복 횟수	한쪽 당 10회
세트	2

운동강도 증가 (Progression)

워블(wobble: 에어쿠션과 같이 흔들림이 있는) 쿠션에서 시작하여 최종적으로 스위스 볼에 앉아서 이 동작을 수행한다. 이 도전은 당신이 균등하게 골반의 왼쪽과 오른쪽에 체중을 분산시켜야 하기 때문에 더욱 크게 느껴진다. 엉덩관절 굽힘만이 발생될 수 있도록, 이 움직임 동안에 양쪽의 겨드랑이와 엉덩이 사이의 거리는 일정해야 한다.

하지 조절 영역 (The Lower Control Zone)

큰볼기근 활동 (GMax Activation)

엉덩관절과 골반 주변부의 협응과 볼기근 그룹의 대응은 밀접하게 연결되어 있다. 많은 선수들이 이러한 근육군의 강화 훈련을 실시한다. 이 기능을 향상시키는 중요한 비결은 척추에서 골반으로, 골반에서 엉덩이를 풀어주는(unlock) 작고 양질의 움직임을 연습하는 것이다. 이러한 동작들은 선수들에게 때때로 새로우며, 이러한 인식 증가는 근육과 동작의 관계를 발달시킨다. 초기에는 아주 단순한 동작이 요구된다.

○ 펄 브릿지 (String of Pearls Bridge)

펄 브릿지는 간단한 동작으로 선수들이 척추와 골반 사이의 운동성을 회복하고, 긴장된 등근육을 풀어주고, 골반 교정 움직임과 큰볼기근과의 관계를 발견하는데 도움을 준다. 목적은 패턴을 다시 만드는 것이고, 이것은 스테레오 시스템이 고음과 저음의 균형을 유지하는 것과 유사하다. 우리는 하나의 스위치는 끄고, 다른 하나의 스위치를 켜려고 하지 않는다. 대신에 우리는 균형이 잡히기 전까지 한 부위의 활동을 증가시키고 다른 부위의 활동을 감소시키려고 노력한다.

발은 편평하게 바닥에 붙이고 다리는 구부린 상태에서 발은 편평하게 바닥에 붙이고, 등을 대고 누워서 시작한다. 다리를 엉덩이 너비로 벌린 상태를 유지하고 몸 쪽 가까이 당긴다. 당신의 발을 몸 쪽에서 멀리 두면 뒤넙다리근에만 집중되어, 우리는 이러한 효과를 최소화시키기를 원한다.

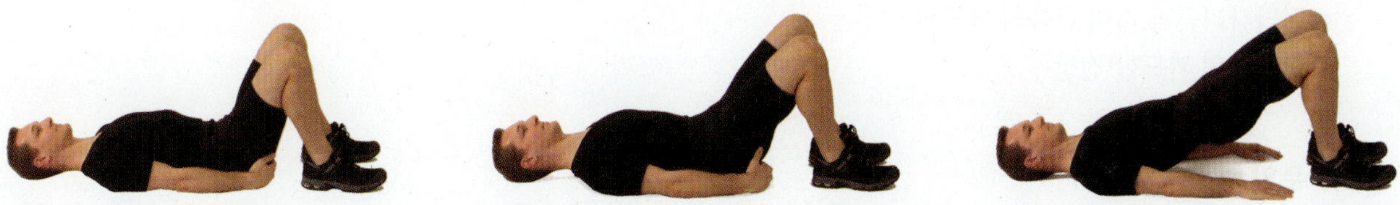

척추가 곧게 펴질 때까지 엉덩이로 진주가 입을 벌린 듯한 자세를 취하면 척추가 바닥에서 떨어지지만, 등은 비교적 편안함을 유지해야 한다(이 자세를 String of Pearls Bridge라고 한다).

당신이 이러한 자세가 되면, 이러한 자세가 되면, 당신이 자세를 유지하기 위하여 사용되는 근육들을 확인해야 한다. 당신의 등 아랫부분 감각을 느껴야 한다. 척추가 양측 두 개의 단단한 근육 능선의 가운데 깊은 계곡과 같이 느껴진다면, 당신은 큰볼기근(GMax)을 충분하게 사용하지 않고 척추의 폄근(척추 세움근)을 조금 과도하게 사용할 수도 있다. 당신의 하부 등 쪽이 편안하게 느껴지지 않는다면, 척추 폄근을 과도하게 사용하는 것 같이 보인다.

이것을 해결하기 위해 엄지손가락을 위로 다른 손가락을 아래로 하여 골반에 댄다. 골반을 약간 아래로 내리고 당신 몸 쪽으로 골반을 약간 기울인다. 계곡이 덜 깊은지 당신의 허리를 다시 확인해라. 정상적이면서 바람직한 등 쪽의 움직임을 가져야 한다. 당신의 척추 세움근(erector spinae muscles)을 손으로 만져서 내려올 때 희말라야가 아니라, 완만한 언덕 같은 느낌이여야 한다.

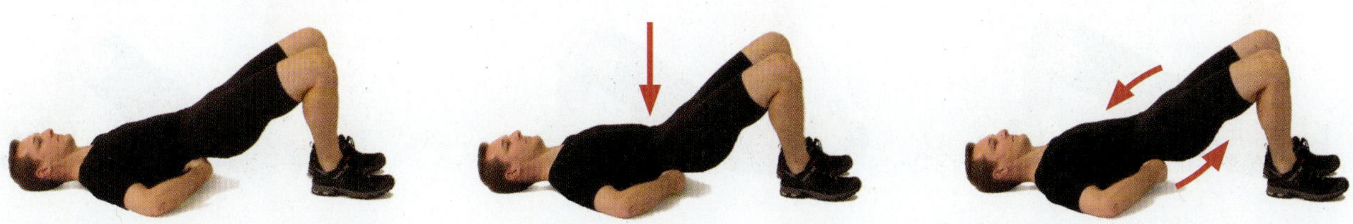

당신이 골반을 약간 기울인 경우, 넙다리네갈래근(quadriceps)이 스트레칭되는 것을 알아차려야 한다. 이것이 이 자세의 추가적인 장점이다.

당신이 허리 근육과 큰볼기근 사용에 대한 차이에 대하여 익숙해지면, 모음근(허벅지 안쪽)과 뒤넙다리근에 주의를 기울여야 한다. 근육들이 부드럽거나 혹은 단단한지에 대하여 손으로 근육을 느껴야 한다.

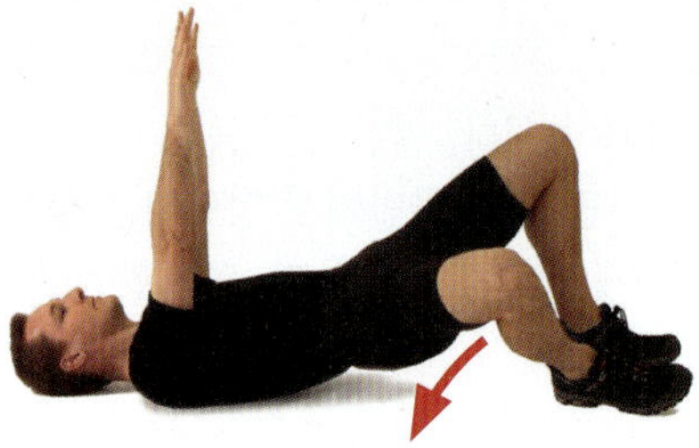

당신의 모음근 근육에 너무 많은 부하가 가해졌다고 의심된다면, 교각 자세를 유지하면서 한쪽 무릎을 바깥쪽으로 이동하여 몸통의 위치와 골반의 수준을 유지시킨다. 무릎을 원위치로 이동하고 다른 쪽 무릎을 바깥쪽으로 이동시킨다. 모음근을 이완시켜 무릎을 이동할 수 있게 만든다. 당신은 10초 동안 자세를 유지한 후에 바닥에 척추가 하나씩 닿을 수 있도록 천천히 자세를 풀도록 한다. 당신은 큰볼기근의 역할을 감소시키기 위하여 복근을 사용할 필요가 없다.

안 좋은 움직임은 어떤 것인가?

- 자세를 만들기 위하여 골반을 둥글게 마는 대신에 엉덩이를 밀거나 허리를 곧게 세우는 행동
- 골반의 기울기를 만들기 위하여 복근의 과도한 사용
- 뒤넙다리근과 허리 근육의 과도한 긴장
- 모음근의 과도한 긴장

내가 무엇을 느껴야할까?

당신의 엉덩이 근육이 움직이는 것을 느껴야 한다.

반복 횟수	10회
세트	2

운동강도 증가 (Progression)

자세를 유지하는 동안에, 한 팔을 밖으로 이동하면서 당신의 골반 수준을 유지시켜야 한다.

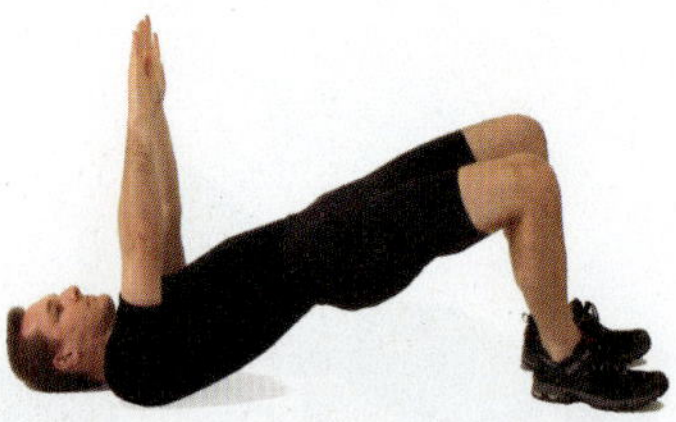
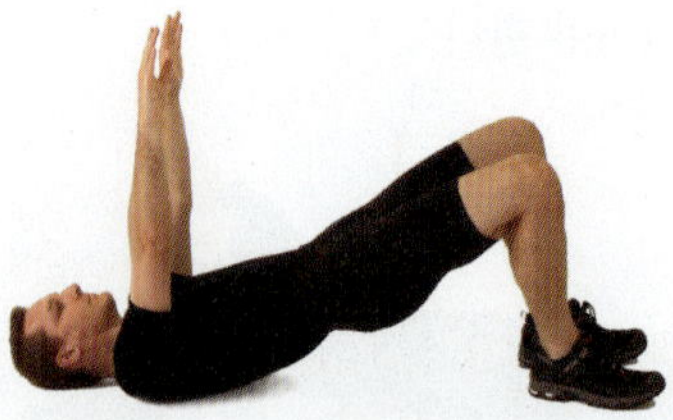
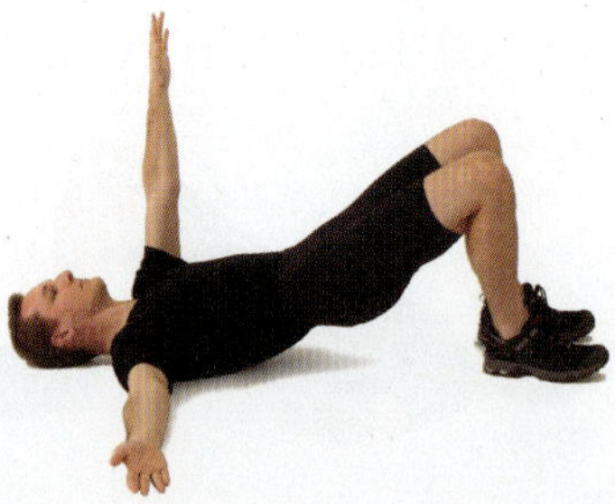

기억 노트

어떤 사람들은 완전한 중립 자세(neutral position)가 유지되지 않을 수 있다고 걱정할 수 있다. 그러나 이 운동은 척추 세움근과 볼기근, 뒤넙다리근 역할을 재조정하여 허리뼈와 골반의 고정된 관계를 푸는 것(unlock)이 목적이다. 큰볼기근(GMax) 약화는 안정성을 유지하기 위하여 허리 근육과 골반 위치를 재수정하는 것이 관건이다. 이러한 과정은 큰볼기근을 활성화시키는 것보다 더 어려우며 허리 경직을 유발시킨다. String of Pearls Bridge은 부드럽게 허리를 사용하여 척추에서 골반을 독립적으로 움직일 수 있게 가르쳐준다. 이러한 분리된 움직임을 향상시키는 것은 활성화에 크게 기여한다.

이 운동에서 배를 사용하지 않도록 지도하였지만, 이것은 배가 작용하지 않는다는 것을 의미하지는 않는다. 이 시점에서 직접적으로 조절할 수 있는 근육은 배곧은근(rectus abdominis)과 배빗근(abdominal obliques)이 될 가능성이 높다. 이러한 근육들은 이완시킨다면 깊은 배가로근(transverse abdominis)이 보다 효과적으로 활성화될 수 있다. 임상 경험에서 본다면 이 운동에서 배 표면을 적극적으로 이완시키는 것은 큰볼기근을 보다 효율적으로 작용할 수 있도록 한다. 이 운동에서는 큰볼기근이 주요 운동 발생 근육이 되게 한다.

○ 엉덩이 들기 (Hip Pops)

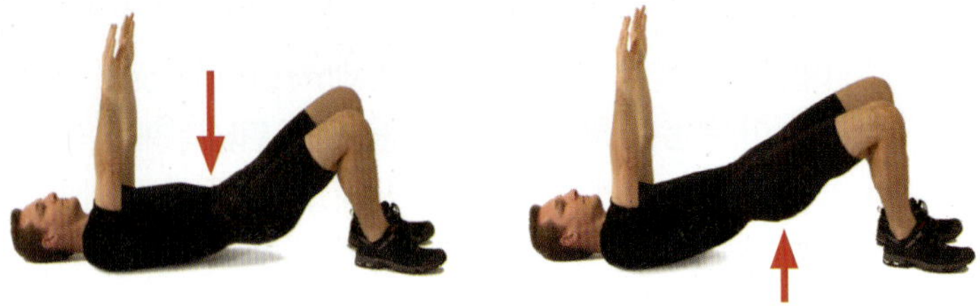

척추의 과도한 굽힘없이 엉덩관절을 곧게 펼 수 있는 능력은 많은 스포츠를 위한 중요한 움직임이다. 이것이 없으면, 움직임 전체 파워에 대한 큰볼기근의 기여는 현저하게 감소할 것이다. 큰볼기근이 크고 광대한 것을 기억하고 큰 볼기근의 기여가 손실되면 보상받기 어렵다. 엉덩이 들기는 엉덩관절 폄 움직임과 큰볼기근의 내부 범위 활성화에 관한 인지를 다룬다.

위의 String of Pearls Bridge을 수행하라. 몸통이 다리 자세의 끝점(end point)에 도달하다면, 몸통은 움직임 전체에 걸쳐 완벽하게 자세를 유지한다. 이 동작은 단순이 엉덩이를 위, 아래로 움직이는 것으로 수행될 것이다.

한 손가락을 엉덩이 앞쪽 주름에 대고, 다른 한 손가락을 반대편의 엉덩이 뒤쪽에 똑같은 위치에 둔다. 두 손가락은 엉덩관절(hip joint)을 통해 서로를 가리켜야 합니다. 이것은 당신의 인식 집중이다. 엉덩관절을 조금 구부려서 부드럽게 한 상태에서 위쪽 손가락을 아래 손가락 쪽으로 이동시켜야한다. 이 움직임 감각을 인지해야 한다. 이제 아래쪽 손가락을 위쪽 손가락 쪽으로 움직이고, 발을 눌러 엉덩관절을 곧게 펼 수 있게 볼기근 수축을 유도한다. 엉덩관절은 움직이지만 척추는 구부려지지 않는 것에 유의한다. 바닥으로 돌아가기 전에 3회 반복한다.

반복 횟수	10회
세트	2

운동강도 증가 (Progression)

엉덩이 운동에 대한 계획이 있다면, 위의 그림과 같이 천장에 두 팔을 올리고 수행한다.

○ 엉덩관절 돌림 (Hip Swivels)

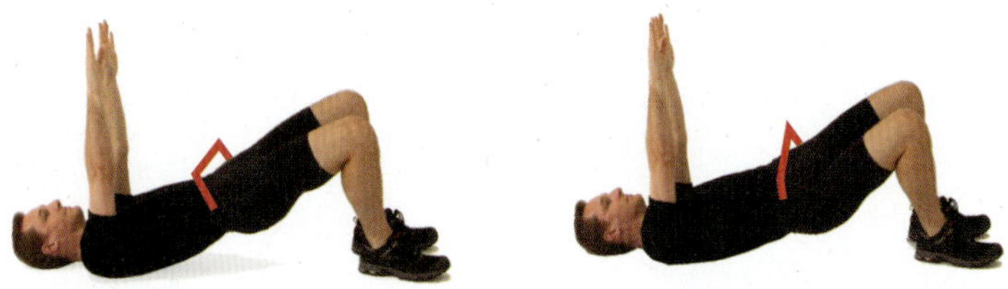

골반 돌림은 일반적이고 효율적인 달리기와 걷기를 위한 주요한 움직임이다. 이러한 운동은 골반과 엉덩관절 돌림의 조합으로 큰볼기근 활성화를 유도한다. String of Pearls Bridge의 자세로 시작해라. 당신의 손을 엉덩관절 아래에 대라. 한쪽은 단단하게 올리고, 다른 한쪽은 당신의 손 쪽으로 부드럽게 아래로 내려라. 당신의 골반이 그 쪽으로 회전하는 것과 같이 보이고 느낄 것이다. 그 쪽 발을 눌러서 이것을 지원해라. 다른 쪽으로 시도하라.

반복 횟수	한쪽 당 10회
세트	2

운동강도 증가 (Progression)

엉덩관절 운동에 대한 계획이 있다면, 위의 그림과 같이 천장에 두 팔을 올리고 수행하라.

○ 벽 스쿼트 (Wall Squat)

벽 스쿼트(Wall Squat)는 기본적인 큰 볼기근 활성화가 일어나고 수직 자세에 적용된다. 큰 볼기근의 내부 범위 수축을 실현한 후에 큰볼기근이 보다 큰 엉덩관절 굽힘 범위를 수행하는 동안에, 우리는 척추 중립 자세와 엉덩관절 굽힘에 인식을 연결하고자 한다. 이러한 운동은 웨이트 룸(weights room)에서 바벨 스쿼트를 모방하기 위한 것이 아니다. 이 자세는 기울어진 것이 아니라 수직이다. 우선 순위는 척추 중립 자세, 가동범위를 통한 독립적인 엉덩관절의 움직임, 구심성/원심성 큰볼기근 활동의 인식과 조절이다.

○ 벽 스쿼트 (Wall Squat) 1.0

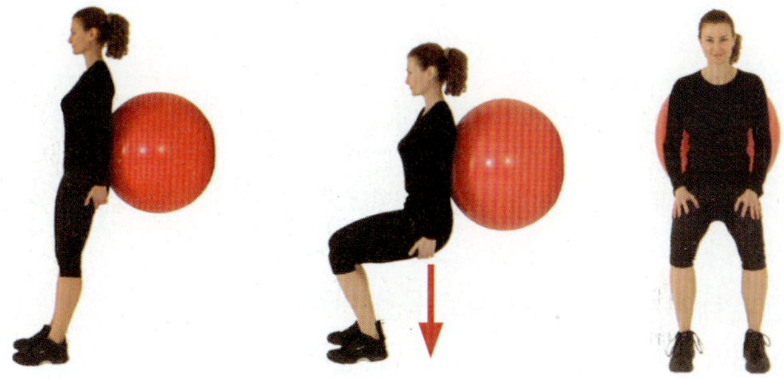

허리 뒤에 스위스 볼을 두고 서라. 편안한 지점까지 발을 앞으로 빼고, 볼이 당신의 체중을 지지할 수 있도록 약간 뒤로 기댄다. 볼 밑으로 엉덩관절을 내려 어깨에서 엉덩관절이 직선에 놓이게 한다. 당신의 손을 엉덩뼈 밑에 둔다. 당신의 손 위에 바로 앉고 당신이 하고 싶은 만큼 볼기근을 수축시킨다. 무릎 각도가 90° 될 때 정지하고 넙다리네갈래근에 부하가 더 갈 수 있도록 볼기근의 힘을 빼는 시도를 한다. 발로 바닥을 누르고, 막대가 위로 슬라이딩하는 것처럼 똑바로 위로 이동한다.

이 운동에 대한 일반적 오류들:

1. 무릎만큼 엉덩관절을 구부리지 않아서 당신의 어깨가 엉덩관절 뒤로 빠져 있다. 이 경우에 당신은 엉덩관절과 허벅지 앞쪽 근육을 사용하는 경향이 있지만, 볼기근은 정확하게 작동되지 않는다. 이 문제를 해결하기 위해서 엉덩관절의 힘을 빼고 수직 정렬(vertical alignment)을 기억할 수 있도록 손가락 끝을 엉덩관절 앞쪽 주름에 위치하게 한다.

2. 당신은 무릎이 엉덩관절과 발의 정렬에서 밖으로 나가 있는 것을 발견할 수 있다. 당신 발의 안쪽과 바깥쪽 테두리 사이의 중앙 지점을 찾고, 운동 시 당신의 압력을 중앙 지점에서 유지시켜라.

3. 당신의 골반이 추가적인 지원과 감각 피드백을 위해 볼 아래로 빠져 나갈 수 있다. 이러한 경우에는, 궁둥뼈 아래에 손을 대고 뼈가 뒤쪽 벽으로 움직이는 대신에, 똑바로 바닥 쪽으로 움직이는 것에 초점을 두어야 한다. 당신의 체중이 한쪽으로만 지지받고 있다면, 발뒤꿈치를 들어 올려 스쿼드를 수행한다. 이 발의 지지를 감소시키면 체중이 다른 쪽 다리로 이동된다.

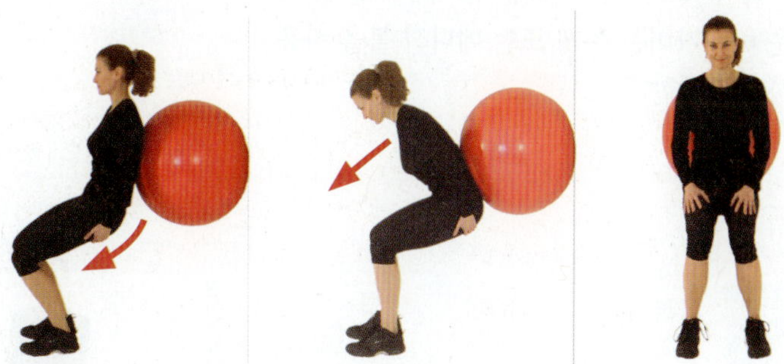

어디에서 그것을 느껴야 하나?

당신은 허벅지에서 더 크게 느낄 수 있지만, 허벅지와 엉덩관절 사이에 부하를 나누어 느껴야 한다.

10회 벽 스쿼드를 좋은 자세로 수행한다면, 당신은 뒷장의 운동으로 넘어갈 수 있다.

○ 벽 스쿼트 (Wall Squat) 1.1- 몸통과 엉덩관절 조절의 증가

팔을 머리 위로 유선형으로 만들어 단계 1의 자세(streamlined position)에서 시작한다. 당신의 궁둥뼈가 뒤편으로 빠져서 허리 만곡(lumbar curve)을 증가시키지 못하게 한 상태로 스쿼트를 반복한다. 이 자세에서도 척추 중립 자세(spine neutral position)를 유지하는 것은 난이도가 높다.

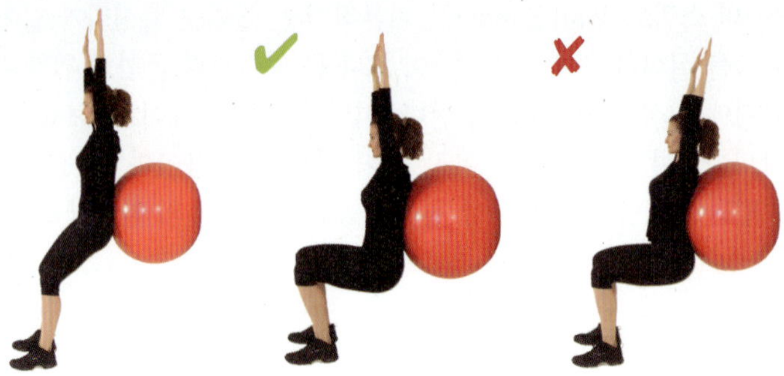

○ 벽 스쿼트 (Wall Squat) 1.2- 팔 이동에 대한 몸통의 조절

가벼운 부하를 손에 들고 스위스볼로 시작한다. 손에 웨이트를 들고 머리 위로 올린 상태에서, 스쿼드 자세로 몸을 아래로 이동해라. 허리 젖히는 동작으로 인하여 자세가 쉽게 무너지기 때문에, 몸통 자세를 일관하게 유지하는 것에 초점을 맞춘다.

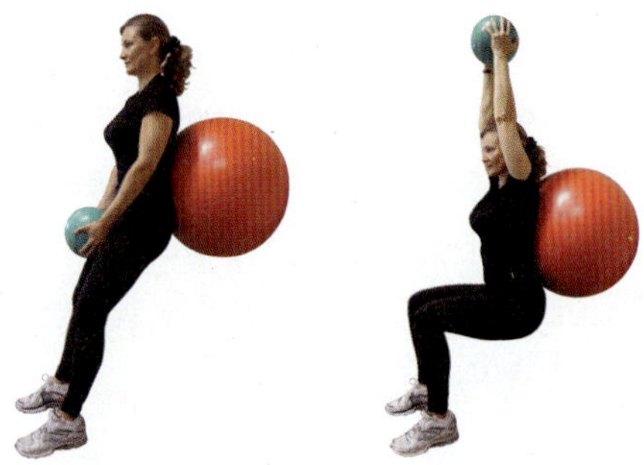

○ 벽 스쿼트 (Wall Squat) 1.3- 협응력 증가

오른손을 왼쪽 허벅지 위에 놓는다. 오른손이 몸을 가로질러 오른쪽 어깨 위에서 끝나는 동시에, 스쿼트는 아래로 내려간다. 당신의 무릎과 엉덩관절은 움직임을 통해 앞으로 보는 자세를 유지해야 한다. 이 운동은 가벼운 무게 또는 메디신 볼을 사용하여 수행한다.

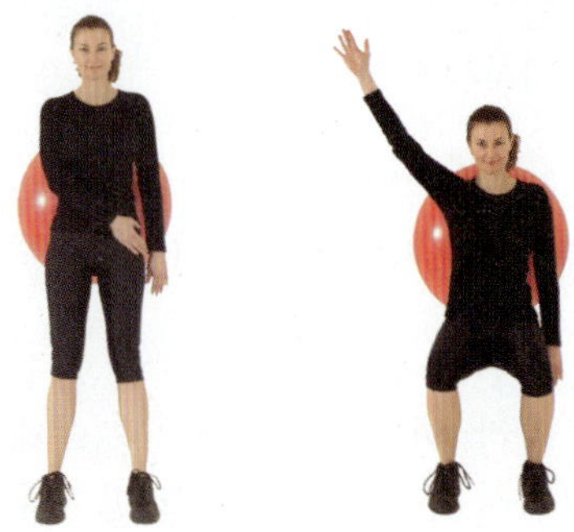

반복 횟수	10회
세트	2

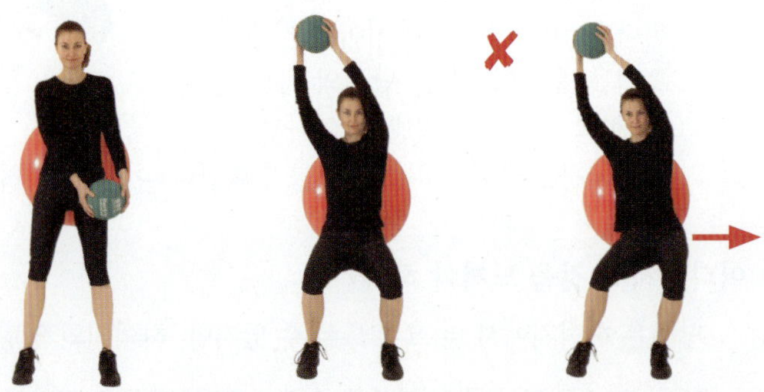

중간볼기근 활성 (GMed Activation)

체중 부하를 활성화시키기 위한 시도 전에, 중간볼기근에 대한 인식과 기본적인 지구력의 확보는 도움이 된다.

○ 게 자세 (클램, Clam)

옆으로 누워서 위쪽 팔을 당신 앞의 바닥 위에 놓는다. 무릎을 당겨서 엉덩관절을 올리고 위쪽 허벅지를 앞으로 밀어서 아래쪽 허벅지와 라인을 맞춘다. 위 무릎과 아래 무릎과 5cm 정도 사이를 두고 포갠다. 당신의 몸통과 골반을 당겨서 약간 전방 굴림(forward rotation)되게 하는 것에 주목한다.

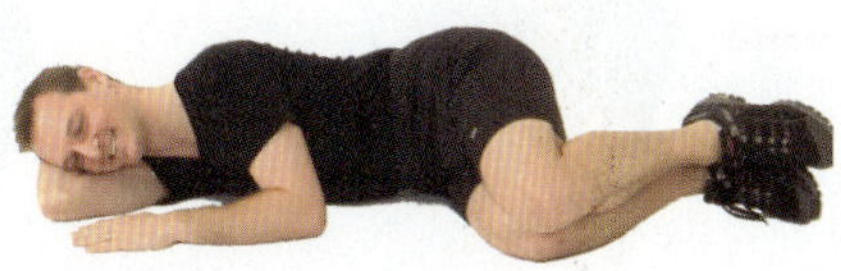

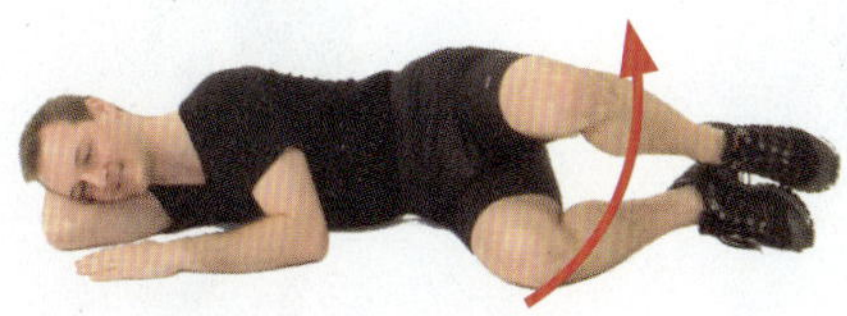

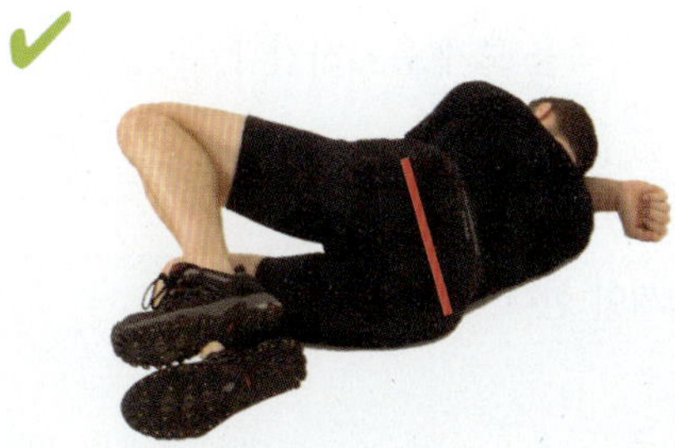

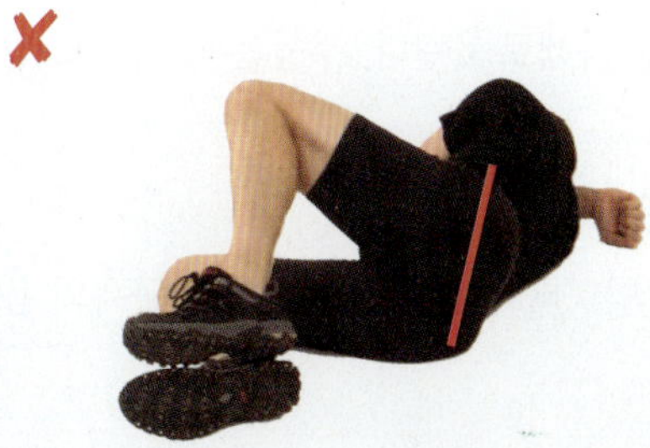

척추를 편안하고 길게 유지하고, 발과 엉덩관절 사이의 위쪽 무릎을 회전하여 들어올린다. 당신의 골반을 앞쪽으로 유지하라: 이것은 강하고 보다 쉽게 근육을 활성화시키기 위해 약간 후방으로 회전하기 쉽다. 10까지 세라. 당신이 동작을 정확하게 수행했다면, 위쪽 무릎은 내려와서 처음에 시작했던 자세처럼 동일하게 포개질 것이다.

반복 횟수	10
세트	2

어디에서 그것을 느껴야 하나?

당신이 누워있다면, 위쪽 엉덩관절의 측면에서 뼈 융기를 느껴야 한다. 당신은 이 뼈 뒤에서 움직임을 느끼고 움직이는 다리 쪽이나 보조하는 다리 쪽에서도 이것을 느낄 수 있다.

안 좋은 움직임은 어떤 것인가?

- 당신이 다리를 드는 만큼 골반 위쪽이 뒤로 돌아간다.
- 위쪽 발이 올라간다.

중간볼기근에 대한 기초가 만들어진다면, 당신은 체중부하를 적용할 시간이다.

○ 선 자세에서 무릎 누르기 (Standing Kness Press)

무릎을 붙이고 벽 옆에 선다. 한쪽 무릎을 들어서 벽에 붙인다. 당신은 지지하는 발에 집중해야 한다. 엉덩관절 측면의 뼈 위에 손을 놓는다. 당신의 엉덩관절 위의 상체를 세워라. 당신은 손아래의 엉덩관절이 아래로 움직이는 것을 느껴야 한다. 이곳은 운동 전반에 걸쳐서 꼭 유지되어야 하는 부위이다.

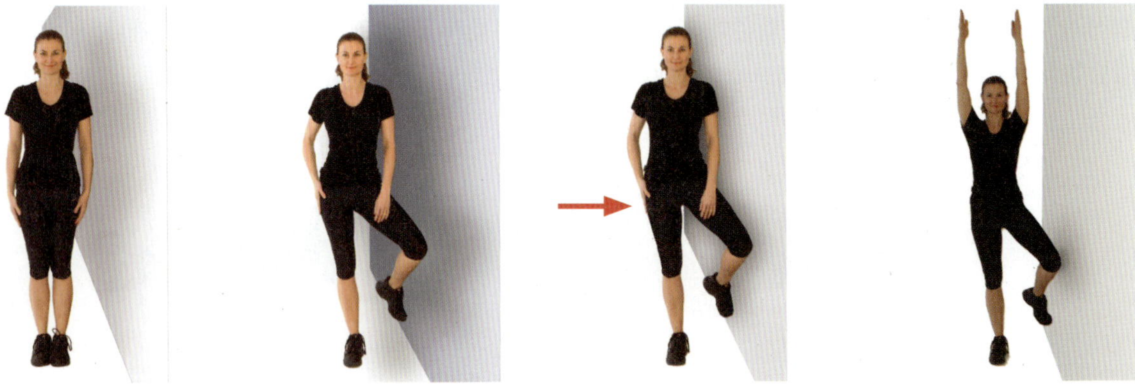

양손을 유선형 자세로 올린다. 무릎은 벽 쪽으로 밀고, 골반은 앞쪽을 보게 유지시킨다. 10을 센다.

어디에서 그것을 느껴야 하나?

서 있는 쪽의 엉덩뼈 뒤 오목한 부위에서 근육의 움직임을 느껴야 한다.

반복 횟수	양쪽 5회

상지 조절 영역(The Upper Control Zone)

어깨뼈 주변의 인지(Awareness Around the Scapula)

당신의 상지 조절 영역을 개선할 필요가 있다면, 어깨뼈 주변의 향상된 인지는 이 주변 근육을 느끼는데 도움을 줄 수 있다. 우리는 일반적으로 우리의 어깨뼈를 잘 인지하지 못 한다: 우리는 볼 수 없거나 손으로 쉽게 닿지 못하는 신체 부위를 잘 연관시키지 못한다. 골프, 테니스, 수영 등의 스포츠를 예를 들어, 이러한 움직임은 어깨와 목 주변의 긴장을 풀고 어깨뼈의 운동성을 향상시킨다.

○ 손 슬라이드 (Hand Slides)

당신 앞으로 손바닥을 붙인 상태로 펴고, 무릎을 구부린 채로 옆으로 눕는다. 긴장을 푼다. 당신은 가능한 최소한의 근육 긴장을 가지고 움직이는 것을 목표로 하고 있다. 천천히 부드럽게 아래 손 위의 위쪽 손을 밀어서 움직인다. 서두르지 마라: 당신은 무슨 일이 일어나고 있는지 느낄 시간이 필요하다. 손의 움직임에 반응하여 당신의 어깨뼈가 가슴우리 위로 미끄러지는 것에 주목한다.

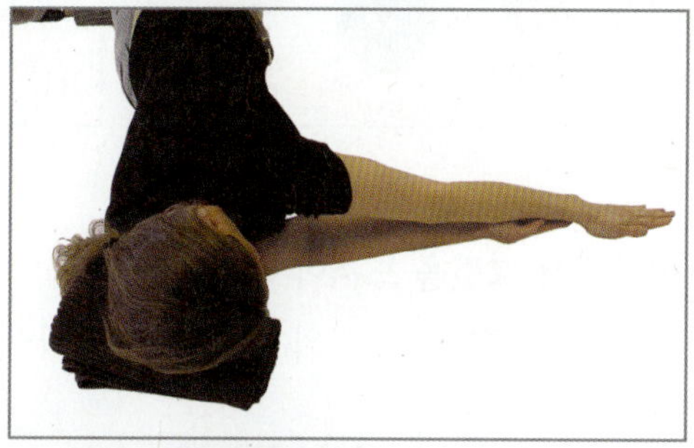

당신의 손이 최대한 멀리 도달했을 때, 잠시 쉬고 긴장을 푼 것을 확인하고 손을 시작 자세로 다시 움직이는 것을 시작한다. 팔꿈치가 구부러지지 않게 다시 반복한다. 당신의 어깨뼈가 당신의 척추 쪽으로 움직이듯이 가슴우리 주변으로 돌아올 것이다.

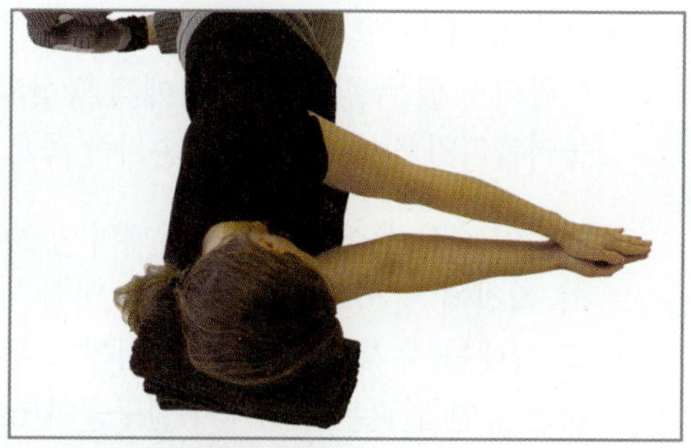

최대한 천천히 이 움직임 다시 반복한다. 당신이 필요로 하지 않는 근육을 사용하는지 여부에 대하여 알아야 할 시간이다. 당신의 목 근육과 어깨의 앞쪽 근육에 대하여 주목한다. 이러한 근육들은 자주 과활동(overactive) 된다. 어디서든 긴장이 발견되면, 일시 정지, 긴장을 풀고 당신이 움직이고 싶을 때 당신의 움직임을 계속 진행한다. 당신은 어깨에 힘들이지 않는 슬라이딩을 목표로 하고 있다. 당신이 원하는 만큼 반복해도 좋지만, 적어도 6-7회의 전체 움직임을 수행한다.

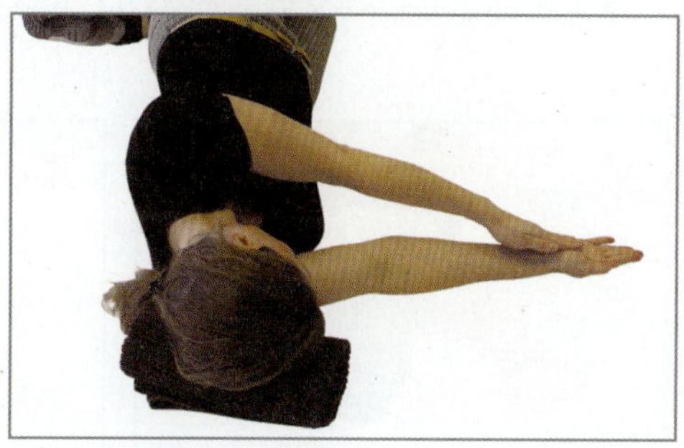

○ 다이아몬드 (Diamond)

다이아몬드는 좋고 빠른 테스트이다. 하부 등세모근을 활성화시키는 간단한 운동이며 동시에 어깨뼈와 어깨의 분리(scapula-shoulder dissociation)를 지도한다. 이것은 또한 어깨의 가쪽 돌림근을 목표로 하고 있다.

이마와 배를 바닥에 대고 엎드린다. 머리 앞에 팔을 다이아몬드 형태로 손가락이 서로 닿을 수 있도록 바닥 위에 올려 논다. 당신의 발쪽으로 어깨뼈를 약간 내린다. 아래팔과 손을 바닥에서 들어서 5를 셀 동안 자세를 유지해라.

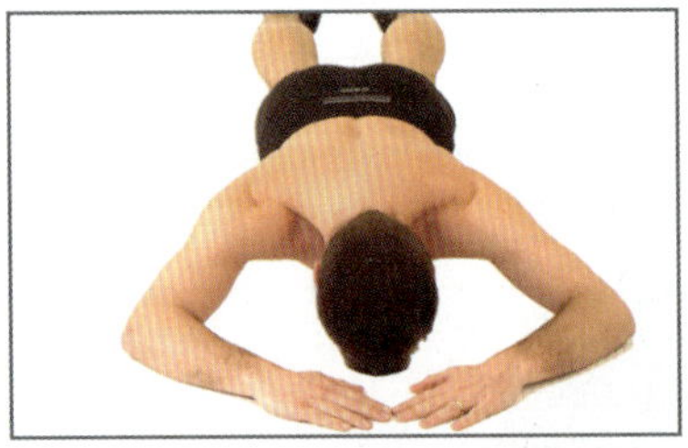

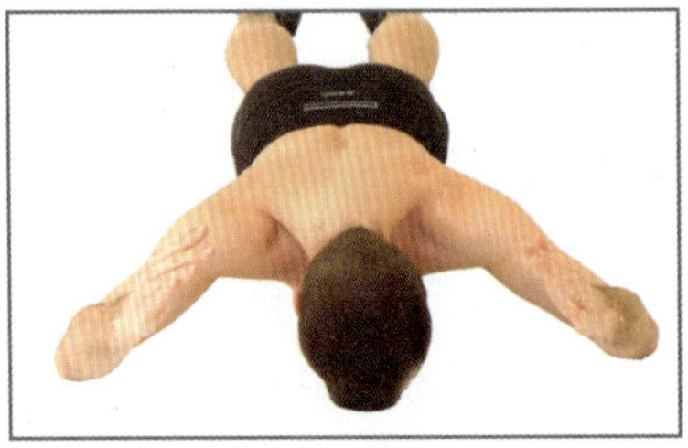

어디에서 그것을 느껴야 하나?

당신은 등의 중간 부위에서 근육의 움직임을 느껴야 한다.

안 좋은 움직임은 어떤 것인가?

- 목 근육이 뭉친다: 이 운동을 통하여 당신의 상부 등세모근과 목의 근육이 완전하게 이완될 것이다. 근육들이 이완되지 않는 경우, 누군가에게 당신의 어깨뼈 하단에 척추의 양쪽을 두드려 줄 것을 부탁해라. 당신이 팔을 들어올리기 전에, 두드리는 손가락 쪽으로 당신의 어깨뼈를 이동시키는 것을 목표로 한다.
- 당신이 손을 들어 올릴 때, 어깨의 앞면이 바닥으로 향하여 무너진다. 이러한 문제를 피하기 위하여, 들어 올리기 직전에 당신의 팔과 가슴과 바닥 사이에 만들어질 모양에 대하여 인지하여야 한다. 당신이 손을 들 때 그 형태를 유지한다. 한쪽의 어깨가 무너지면 모양이 왜곡되어 바닥에 가까워지게 된다. 이 경우, 움직임을 하는 동안 일관된 위치에서 절구공이(ball-and-socket) 관절이 유지되는 것에 집중한다.
- 손목과 손을 위쪽으로 회전시킨다. 손목이 일직선인 상태로 손바닥이 아래로 유지되어야 한다.

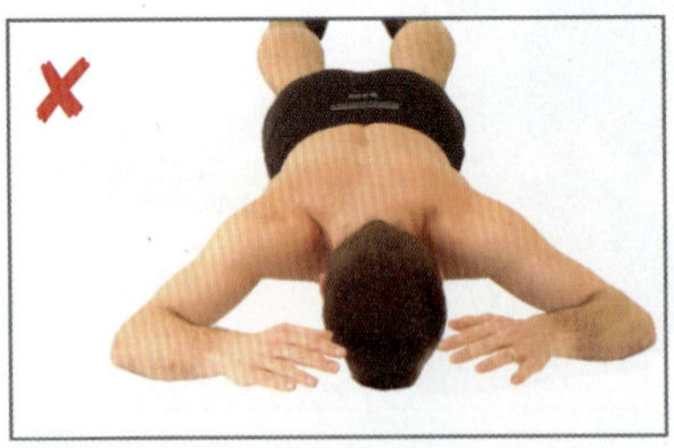

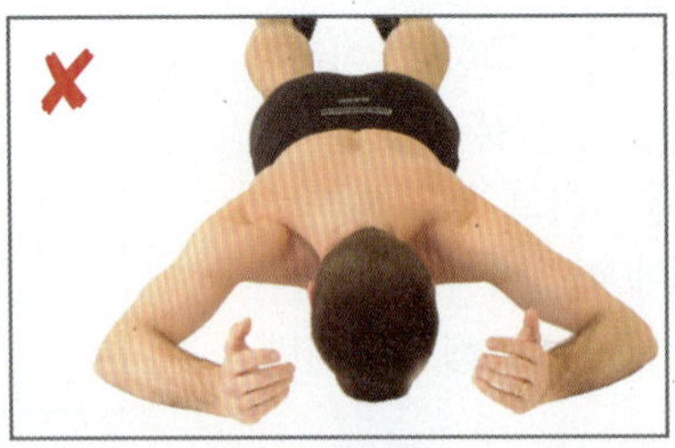

반복 횟수	10
세트	2

○ 와이퍼 (Windscreen Wipers) – 능동적인 어깨의 안쪽 돌림

검사로서 유용한 뿐만 아니라, 와이퍼는 안정적인 어깨뼈를 유지하는 동안 당신이 어깨 관절의 안쪽 돌림을 조절하는 것을 지도한다.

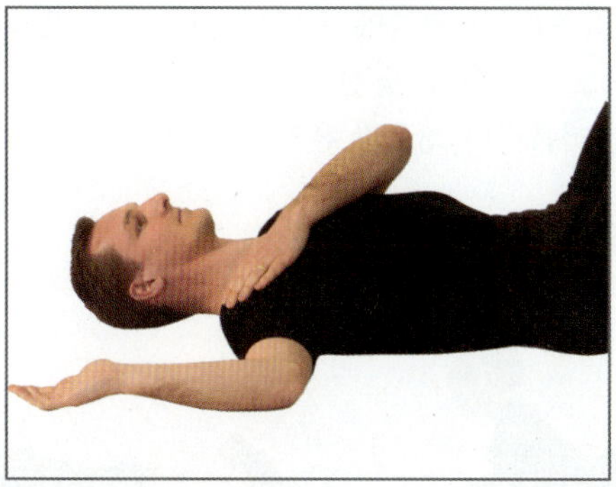

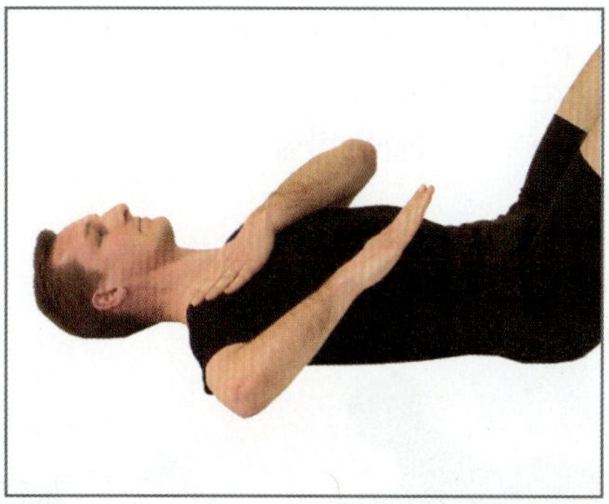

아래팔과 손의 뒤쪽은 미는 동작 없이 바닥에 가까우며, 당신의 팔은 어깨와 같은 높이에 있고 팔을 90°로 굽힌 상태에서 등을 대고 눕는다.

당신이 시작하기 전에 긴장을 푼다. 당신이 팔의 위치로 자세를 만들었을 때 당신의 어깨가 귀에 가깝게 느껴진다면, 당신의 다른 어깨 쪽의 높이와 같아 질 때까지 긴장을 풀어서 낮춘다. 당신의 다른 손으로 어깨의 전면에 댄다. 이 손이 당신의 어깨 관절 소켓 속의 볼에 움직임을 관찰할 것이다.

임상 정보 : 당신의 가슴 근육이 긴장되었다면, 어깨 관절을 위로 또는 앞으로 밀지 않고는 당신의 팔꿈치를 바닥에 대고 쉴 수가 없다 최적의 자세에서 어깨로 시작해야한다. 따라서 근육 길이가 늘어날 때까지 팔꿈치 아래에 작고 접힌 수건을 놓아서, 팔꿈치가 약간 들릴 수 있고 가슴을 펼 수 있도록 한다.

당신의 팔꿈치를 바닥에 고정시키고, 당신의 아래팔을 들어 팔이 회전되어 당신의 손이 천장을 향할 수 있도록 한다. 각 방향에 대하여 90°인 바닥 위의 이 자세를 기준 위치(zero position)로 상상한다. 이것으로 운동의 1 단계를 완료한다. 당신의 어깨의 위치를 변경하지 않고, 움직일 수 없을 때까지 같은 방향으로 움직인다. 이것으로 운동의 2 단계를 완료한다.

어디에서 그것을 느껴야 하나?

- 당신은 부드럽고 힘을 들이지 않는 움직임을 목표로 하고 있어, 어디서 느껴야 하는 것이 아니라, 어디서 느끼지 말아야 하는 문제이다. 당신의 목에 뻣뻣함과 가슴 근육에 과도한 긴장이 없어야 한다.
- 당신의 어깨가 위쪽으로 밀리거나 당신의 손 쪽으로 구르는 느낌 없이, 이 동작을 수행할 수 있어야 한다. 당신이 손 쪽으로 밀리는 볼을 감지한다면, 이것은 어깨가 앞으로 미끄러짐으로 인하여 소켓의 위치가 유지되지 않는 것을 의미한다.

반복 횟수	20
세트	2

○ 스핑크스 (The Sphinx)

이 기초적인 동작은 당신의 앞톱니근(serratus anterior muscle)에 대하여 익숙하게 만들 것이며, 어깨뼈의 움직임에 대한 감각을 느낄 수 있다.

당신의 팔꿈치로 지지하면서 배에서 시작한다. 팔꿈치가 어깨와 손목에 일렬로 배치되어 있고, 두 팔이 서로 평행하게 되어 있는지 확인한다. 어깨 사이의 힘을 빼는 것으로 시작한다. 당신의 척추와 목이 일렬로 유지되는 강한 자세를 만들기 위하여 아래팔을 바닥으로 누르면서 상체를 들어올린다. 5초간 유지한다.

어깨뼈가 가슴 우리를 단단하게 눌러 등 쪽이 매끄럽게 보이는 것을 목표로 한다.

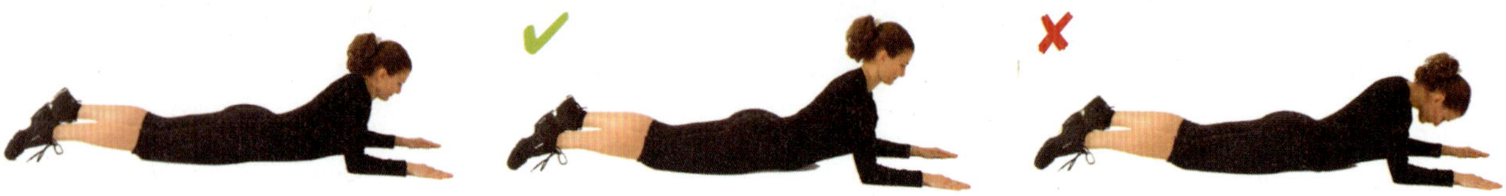

어디에서 그것을 느껴야 하나?

이 자세는 힘든 동작이 아니다. 당신은 어깨 뒤의 등 쪽 부위에서 전반적인 근육의 움직임을 느껴야 한다.

안 좋은 움직임은 어떤 것인가?

머리를 아래로 내리거나 뒤로 젖힌다.

목을 길게 중립 자세로 유지한다.

반복 횟수	10

안정성 관계들의 활성화 (Activating Stability Relationships)

○ 벽 밀기 (Wall Press) — 중심세로축(CLA)과 어깨/몸통 통합의 발전

벽 밀기는 영역 쌓기(zone stacking)에 대한 좋은 기초 검사이고, 중심과 팔 조절 영역의 협응에 대한 기초적인 움직임이다. 철인 3종 경기 종목의 전 유럽 주니어 챔피언이 병원에서 이것을 시도해 봤지만, 배가로근 피로로 인하여 5회 밖에 할 수 없었다.

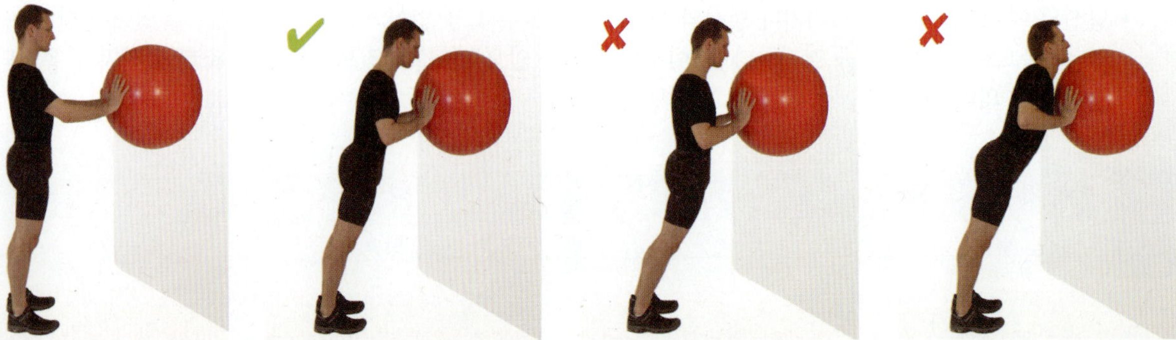

스위스 볼을 가슴 높이로 벽에 댄다. 당신의 팔을 직선으로 펴고 당신의 몸은 바르게 선다. 당신의 배에 안쪽으로 당기는 자극을 줄 수 있고, 당신의 어깨에서 긴장을 완화시킬 수 있게 볼을 위치를 조정한다. 전제적인 준비 자세를 유지하고 손바닥의 불룩한 부분을 약간 누르고 팔꿈치를 구부려서 당신의 몸이 볼을 향하여 움직이도록 준비한다. 머리의 위치를 유지하고 있다면 당신은 볼을 바라봐야 한다. 당신이 볼에 아주 가까이 있고 공을 다시 누르려고 하는 시점에서, 당신을 바깥쪽으로 이완하고 처지게 하는 유혹이 있을 수 있기에 특히 아랫배를 유지하기 위하여 신경을 기울여야 한다.

주목해야할 수행 요점:

- 목의 긴 뒷부분
- 어깨의 긴장을 완화해야 당신의 팔 조절 영역에서부터 누를 수 있다.
- 아랫배는 부드럽게 안쪽으로 당기는 느낌을 유지해야한다.

주의해야할 수행능력 요점?

- 머리가 뒤로 젖혀진다.
- 어깨가 위로 들려진다.
- 배가 활동을 멈추면 등이 앞으로 내려온다.

어디에서 그것을 느껴야 하나?

당신의 몸통과 어깨에 강하고 안정적으로 지지되는 느낌을 목표로 한다. 척추가 앞쪽으로 처치는 것을 방지하기 위하여 아랫배가 어떻게 움직이는지에 대한 느낌에 주목한다.

임상 정보: 신호를 주기 위한 제일 좋은 부분들로 머리뼈의 바닥에서는 약간 위로 압력을 주어 머리가 뒤로 회전하는 것을 방지하고, 배꼽 바로 아래 부분에서는 배에 손끝으로 감각 피드백을 제공한다.

반복 횟수	10

10회 반복이 쉬우면, 한발 벽 밀기로 단계를 올린다.

○ 한 발 벽 밀기 (Single Leg Wall Press) — 어깨/몸통/엉덩관절 통합과 몸통 회전 조절

한 발을 들고 위의 준비자세로 시작한다. 당신의 엉덩관절 위에 상체를 세워야 당신의 중간볼기근이 작동될 것이고, 당신의 척추는 지지발 위에 수직으로 정렬된다. 공 누르기를 수행한다. 당신의 어깨와 골반이 벽과 평행하고, 복부의 활성화를 유지되는 것을 확실하게 한다.

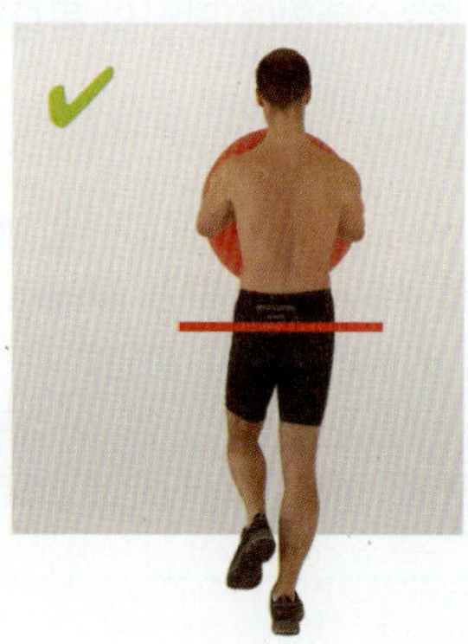

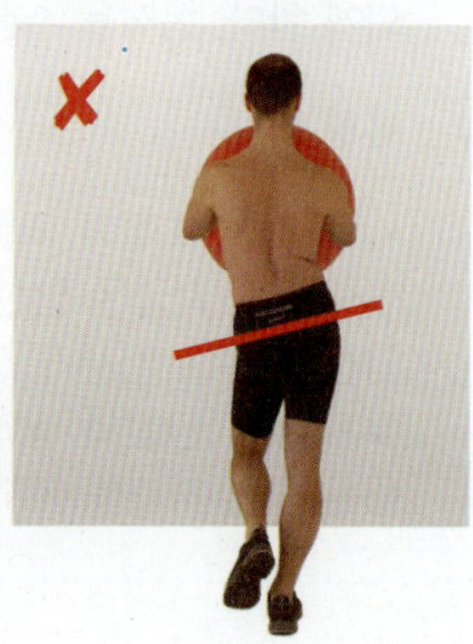

반복 횟수	양쪽 10

○ 슈퍼맨 (Superman)

이 동작은 정확하게 수행되지 않으면 거의 소용이 없다. 수행을 잘 한다면 다른 종류의 일반적이고 유용한 운동이다. 이것은 골반, 몸통, 팔을 협응하고, 낮은 역치점에서 근육이 활성화되는 동안 이 세 개의 조절 영역에 대한 인지를 증가시킨다. 수행이 잘 될 때, 이것은 초기의 탄성 지지 운동(elastic support exercise)으로 전방과 후방 사슬을 통합한다.

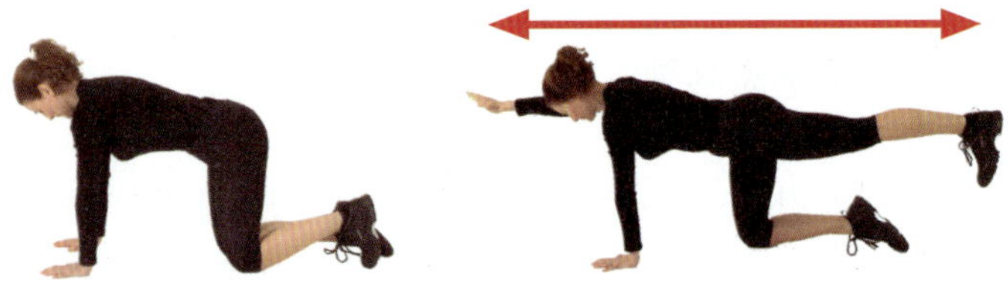

당신의 척추와 직선으로 정렬된 머리와 목을 유지하고, 손과 발로 시작한다. 손은 어깨 아래에, 무릎은 골반 아래에 위치해야 한다. 당신의 아랫배를 위쪽으로 당기고, 당신 등의 윗부분이 편평해질 때까지 가슴을 바닥에서 위로 조금 민다. 한 발 뒤꿈치가 골반 높이에 맞게 평형하게 밀고, 지지하는 쪽의 엉덩관절이 다른 쪽 엉덩관절과 수평을 유지하게 한다. 다른 쪽 손끝을 앞으로 펴서 손끝에서 발끝까지 일직선의 자세를 만든다. 당신의 가슴과 골반은 바닥과 평행을 이루어야 한다.

당신의 손끝에서 발끝까지 실제적으로 펼 수 있도록, 이 자세의 강하고 고정된 느낌에 집중한다. 5초 동안 이 자세를 유지하고, 반대편 동작을 수행하기 전에 시작자세로 돌아간다.

주목해야 할 수행 요점:

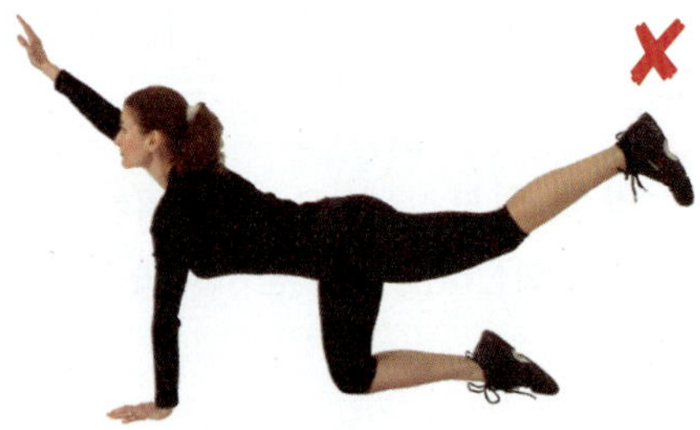

- 머리와 목은 밑으로 떨어드리거나 위로 회전되지 말아야 하며 몸과 직선을 이루어야 한다. 이러한 머리의 동작은 배가로근의 작동을 중지하고 어깨뼈의 안정성 패턴을 왜곡시킨다.
- 가슴을 바닥에서 완만하게 미는 동작은 어깨뼈의 안정성을 증가시킨다.
- 발이 아니라 발뒤꿈치를 뒤로 미는 동작은 몸통에서 엉덩관절까지 강한 직선을 만들게 한다.
- 배가로근이 척추를 단단히 감싸는 것을 느낀다.
- 한쪽 엉덩관절 밑으로 처치거나 회전되지 않은 척추의 높이(5장 참조, 슈퍼맨)

변형 1

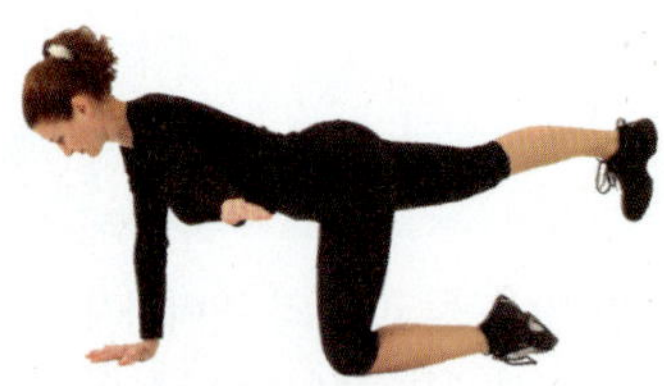

반대쪽 팔과 다리를 앞뒤로 펴고 기본 슈퍼맨 자세로 시작한다. 당신의 팔을 옆으로 벌리고, 다시 팔을 앞으로 이동하여 일직선이 되게 한다. 동작을 수행 하는 동안에 당신의 몸통은 유지되어야 한다.

변형 2

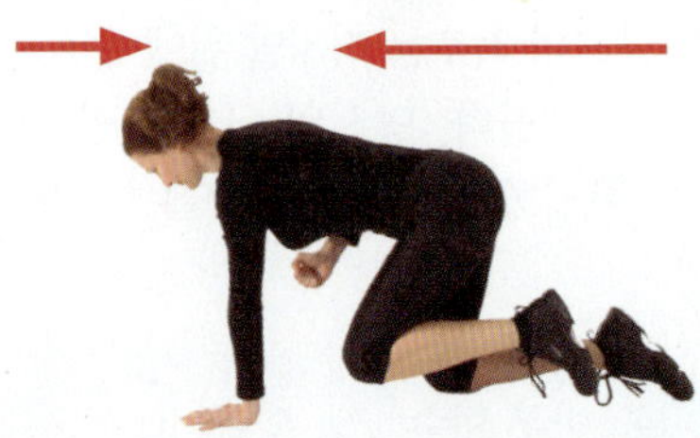

동적인 조절에 의한 속도를 증가시킨다. 앞에서 설명한 슈퍼맨을 실행한다. 지금은 당신의 손과 발을 벌린 자세로 빠르게 이동시킨다. 당신이 목표 자세가 잘 만들어졌는지 확인하기 위하여 잠시 자세를 유지한다. 당신의 팔과 무릎을 당신의 몸 아래로 가져온다. 당신의 등은 중립 자세를 유지하고, 정확한 동작으로 빠르게 반복한다.

양쪽의 10회를 반복할 수 있다면, 공중 슈퍼맨(Hovering Superman)으로 넘어간다.

○ 공중 슈퍼맨 (Hovering Superman)

슈퍼맨 자세를 취하고 무릎을 지면에서 띄운다. 평형성을 유지하고, 한쪽 발끔치를 들어서 당신의 허리와 다리의 높이가 같아질 때까지 뒤로 뻗는다. 당신의 반대편 팔을 들어서 이 자세를 5초간 유지한다.

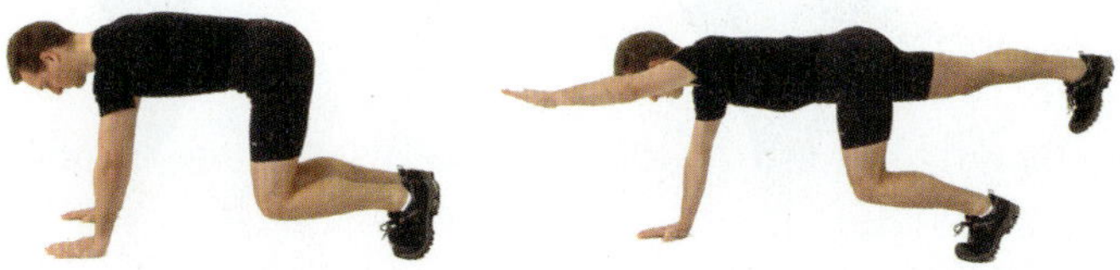

전 페이지에서 언급한 변형 1과 2를 시행한다.

○ 기본 균형 (Basic Balance)

기본 균형(평형성)의 운동 목적은 발과 엉덩이를 연결하고, 불필요한 근육의 움직임을 감소시키는 것이다. 이것은 팔다리의 움직임을 자유롭게 할 수 있고 낮은 노력의 안정화 활동을 증가시킨다. 눈을 감은 경우, 기본 평형성 운동은 전정 및 감각 평형성 시스템을 통합하는데 도움을 줄 수 있다. 당신의 중요한 평형 시스템인 시각에 의존하지 못할 때 대단히 중요하다. 상대편의 움직임을 판단하고 공을 추적하거나 다양한 조명 조건에 대처하기 위해 시각이 필요한 경우, 이러한 훈련의 종류가 도움이 될 수 있다. 당신이 편평하지 않은 표면 위로 이동하거나 시각 의존도의 감소와 감각운동(sensorimotor)의 민감도가 증가될 때, 부상을 예방하는데 도움이 된다.

당신은 풍선 자세(Balloon posture)로 선다. 양 손을 머리 위로 올리고 한쪽 다리로 선다. 발목 주변의 긴장을 낮추고 발을 부드럽게 해서 바닥을 정확하게 느낄 수 있도록 한다. 당신의 몸을 엉덩관절 위로 올려야 당신의 몸통을 유지할 수 있는 중간볼기근을 활성화시키고 긴장을 감소시킬 수 있다.

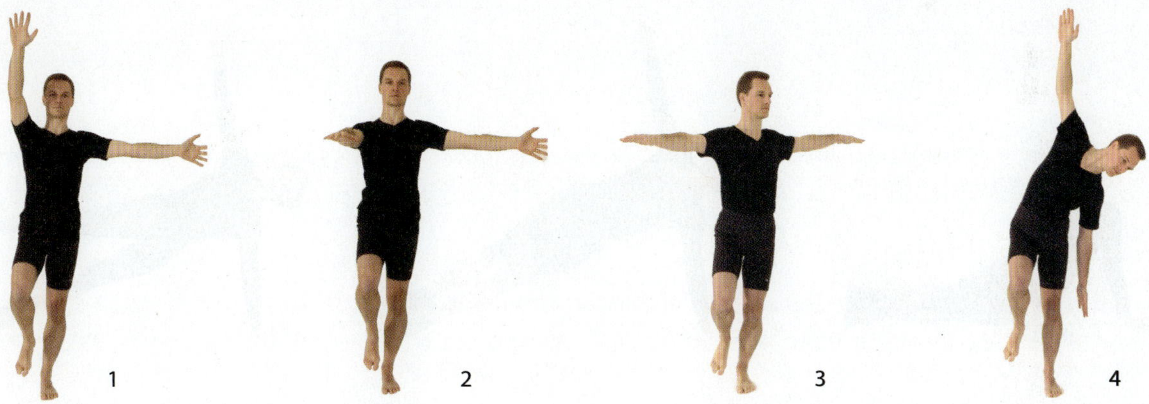

1. 한 팔을 옆으로 이동하고 지지한다.

2. 양 팔을 앞으로 하였다가 한 팔을 옆으로 이동하고, 다른 팔도 같은 동작을 반복한다.

3. 지지하는 무릎을 구부리고 당신의 몸통을 한쪽으로 돌린다. 다른 쪽으로 실시한다.

4. 두 팔을 벌린 상태로 상체를 한쪽으로 기울여서 한쪽 팔은 위로, 한쪽 팔은 아래로 향하게 한다.

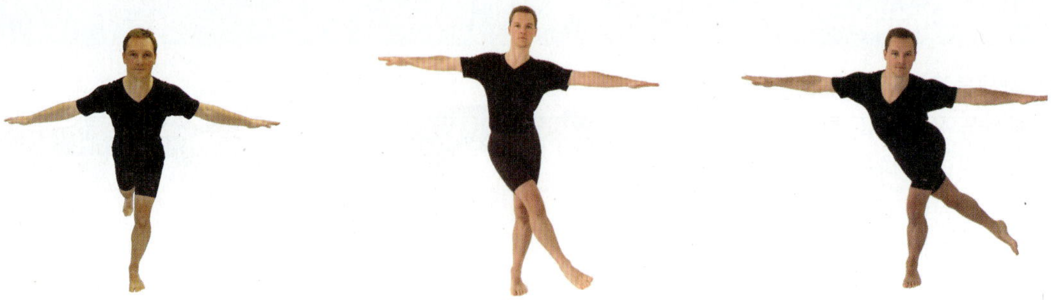

5. 다른 쪽 다리를 움직일 수 있을 만큼 앞으로, 뒤로, 좌 · 우로, 몸의 대각선으로 움직인다.

이러한 동작을 할 수 있게 된다면, 눈을 감고 같은 순서와 방법으로 연습한다.
부하를 증가시켜 밸런스 보드 위에서도 시행할 수 있다.

운동강도 증가 (Progression)

지지하는 무릎 주변에 과다한 긴장이 사용하지 않는 것을 확인한다. 전체적인 순서로 부드럽고 반복적인 리듬을 활용하여 동적인 요소를 증가시켜야 한다.

○ 별 자세 (Star Hold) – 골반, 몸통과 어깨의 전체적인 안정성 연결

다리를 붙이고 옆으로 앉아서 몸을 일자로 편다. 한 손으로 바닥을 누르고 일직선으로 몸의 라인을 만든다. 한 손을 천장을 향하여 편다. 엉덩관절이 일자가 될 수 있도록 확인한다. 10초간 유지한다. 이 자세가 쉬우면, 기본 별 자세로 시작해서 위쪽 다리를 위로 올린다.

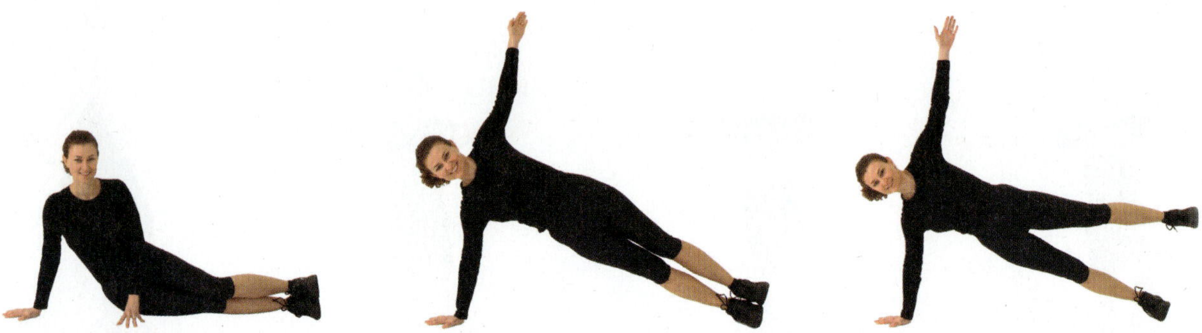

반복 횟수	측면 각 10회

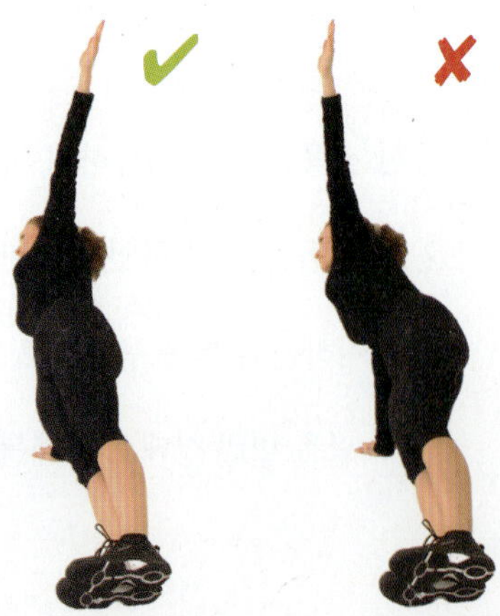

어디에서 그것을 느껴야 하나?

어깨 근육 또는 측면의 몸통과 골반에서 느껴야 한다.

안 좋은 움직임은 어떤 것인가?

엉덩관절이 낮아지거나 구부려지고 뒤로 빠지는 경우

기능적인 운동성(Functional Mobility)

아래의 운동은 안정성과 운동성이 결합되어 있다. 좋은 운동 습관을 가르치는데 도움을 주고, 뭉친 근육을 풀어주는 동안 효율적으로 몸을 지지하는 데 도움이 된다.

○ 다리 펴고 뒤넙다리근 운동성 (Straight-up Hamstring Mobility)

한 다리를 펴서 앞의 스위스 볼에 대고 의자에 앉는다. 궁둥뼈 위에 앉아야 한다. 몸통 자세를 유지하면서, 허벅지와 무릎, 종아리 뒤쪽이 신전되는 것을 느낄 때까지 공을 민다. 볼을 앞과 뒤로 4번 움직이며, 마지막에는 10초간 유지한다.

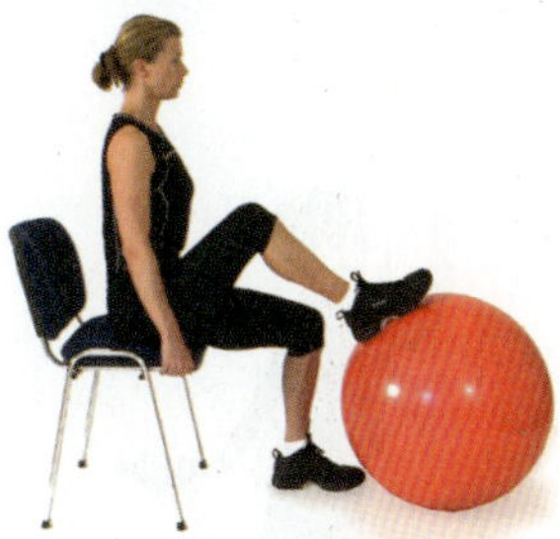

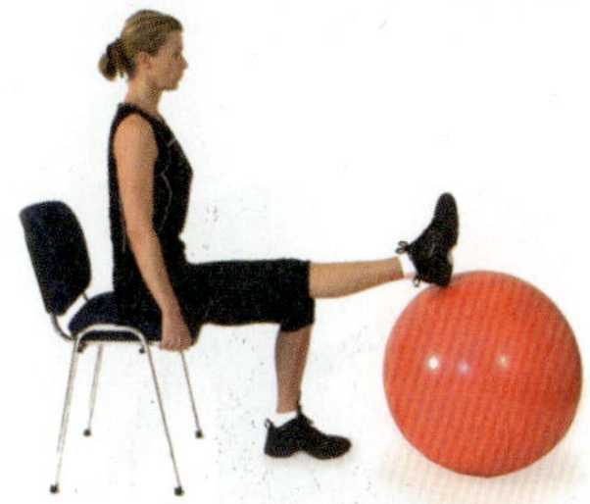

안 좋은 움직임은 어떤 것인가?

발이 당신에게서 멀리 떨어질 때 허리가 아래로 처지는 경우

○ 좌 · 우로 돌리는 스트레칭 (Wind-up Stretch)

이 스트레치는 다리와 몸통 간의 운동성을 증가시킨다.

위와 똑같은 자세를 취하고 다리의 뒤편이 신전될 때까지 볼을 민다. 궁둥뼈 위에 앉아서, 머리에 손을 대고 몸통을 한쪽으로 돌린다. 이어서 반대쪽을 돌린다. 한쪽은 팽팽하게 반대쪽은 느슨하게 느껴져야 한다. 당신의 가슴을 왼쪽에서 오른쪽으로 느리게 4-6회 돌린다.

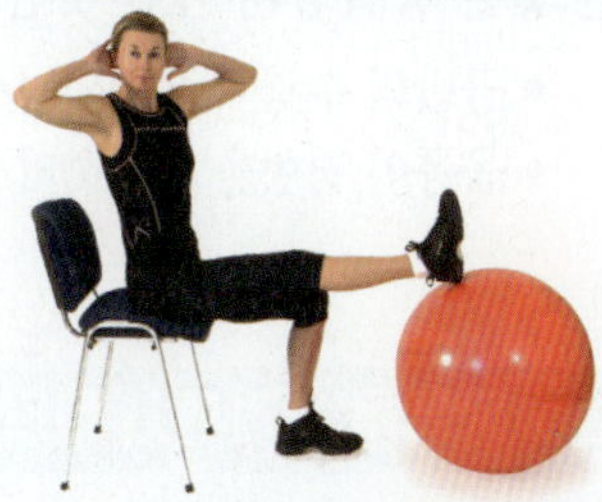

○ 바닥 누르기 (Floor Press)

이 간단한 기술은 어깨 운동성과 몸통 조절이 결합되어 있다.

변형 1

다리를 구부린 상태로 등을 대고 눕는다. 손바닥이 하늘을 보는 상태로 한 손을 머리 위로 올린다. 팔꿈치를 일직선으로 편 상태에서 팔을 머리 옆으로 가깝게 둔다. 다른 팔은 손바닥을 바닥으로 하여 몸통 옆에 둔다. 척추를 늘려서 허리가 아치형이 되는 것을 방지하고 5초간 양쪽 손을 바닥을 향해 누른다. 손을 위치를 바꿔서 반복한다.

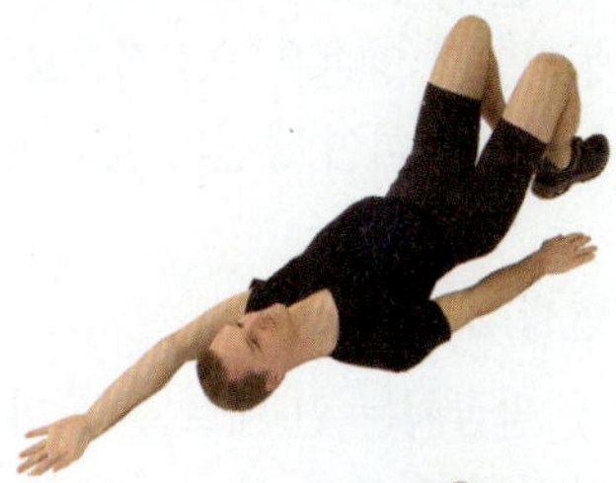

안 좋은 움직임은 어떤 것인가?

- 허리가 바닥에서 떨어져서 아치형이 된다; 척추의 긴장을 이완시키고 늘린다.
- 팔꿈치를 구부린다; 이것은 당신 어깨의 운동성을 감소시킨다.

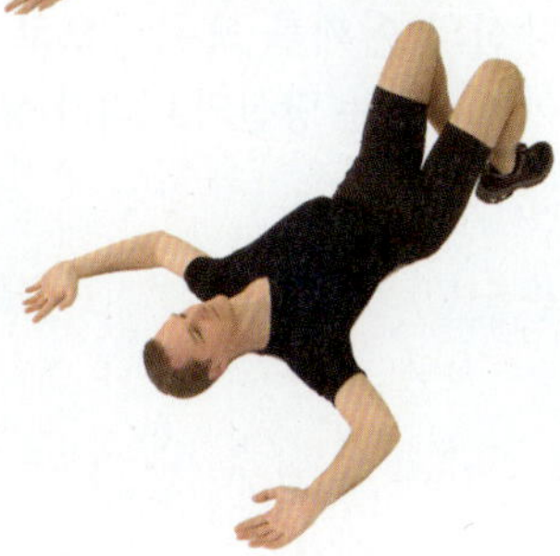

변형 2

어깨와 팔꿈치를 90°로 구부린 상태로 등을 대고 바닥에 눕는다. 등은 바닥에서 긴장을 이완시켜야 한다. 5초간 양쪽 팔꿈치와 손목을 바닥을 향해 누른다.

○ 선 자세에서 다리 흔들기 (Standing Leg Swing)

이 운동은 안전한 중심세로축(CLA)과 안정된 몸통과 골반의 기초 위에 부드러운 직선의 다리 움직임 패턴을 개발 한다.

한 발로 서고 한 발을 들어올린다. 허리를 세우고 팔을 일반적으로 움직이면서 한 발을 앞뒤로 크게 흔든다. 몸통은 수직을 유지해야 하며, 다리는 직선으로 움직여야 한다. 당신의 골반은 움직임 동안에 일정한 자세를 유지해야 한다.

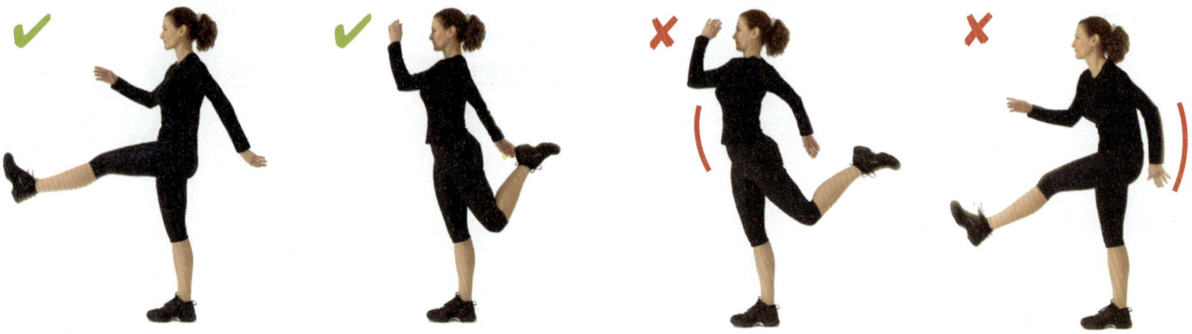

안 좋은 움직임은 어떤 것인가?

- 골반의 수평이 유지되면서 다리가 움직이는 것이 아니라, 골반이 앞뒤로 기울어진다.
- 몸통이 평형을 유지하기 위하여 측면으로 기울어진다.

○ 몸통을 돌리면서 다리 흔들기 (Rotational Leg Swing)

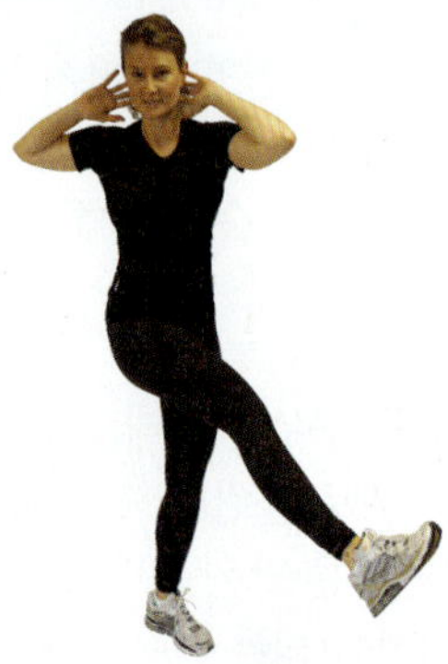

서서 다리 흔들기가 완성되었다면, 수평면(transverse plane)이 더해질 수 있다. 이 동작은 특히 차는 스포츠와 연관되어 있다.

변형 1

왼쪽 다리로 서고 오른쪽 다리로 흔든다. 머리는 앞을 바라보고, 상체를 돌리면서 양손은 오른쪽으로 이동하고 다리는 앞뒤로 흔든다. 길게 몸을 늘리기 위하여 당신의 발로 바닥을 누른다.

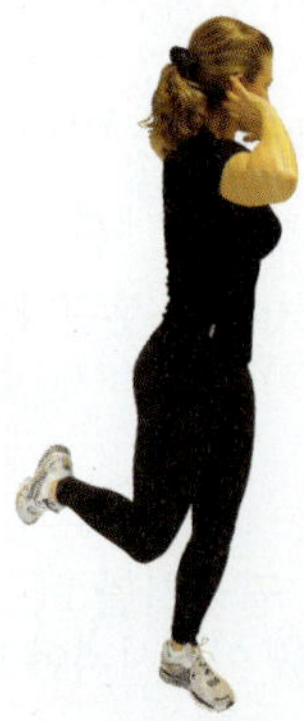

변형 2

팔꿈치는 편 채로 손을 머리 뒤에 댄다. 오른 다리로 스윙하는 동안에 당신의 어깨를 오른쪽으로 돌리고 중심세로축(CLA)을 유지시킨다. 이 시간에는 당신의 머리가 상체와 함께 회전하는 것이 가능하다.

돌림 회복 (Restoring Rotation)

돌림은 인체 전반에 걸쳐 발생되고 정상적인 움직임을 위해 필수적이다. 인체는 발부터 목의 위쪽까지 나선형으로 회전할 필요가 있으며, 척추는 운동 효율성을 증가시키고 척추 압박을 감소시키기 위해 반대로 회전할 필요가 있다.

○ 허벅지 쓰다듬기 (Thigh Slides)

이 동작은 쉽게 "기분을 좋게 하는(feel good)" 등 중간 부분의 동원자(mobiliser)이다. 손을 허벅지 위에 올리고 편안하게 똑바로 앉는다. 머리는 앞을 보게 하고 한 손은 허벅지 앞쪽으로 내려가고 한 손은 몸 쪽으로 올라온다. 이때 당신의 어깨는 동작에 작용하기 위하여 돌리는 것을 허용한다.

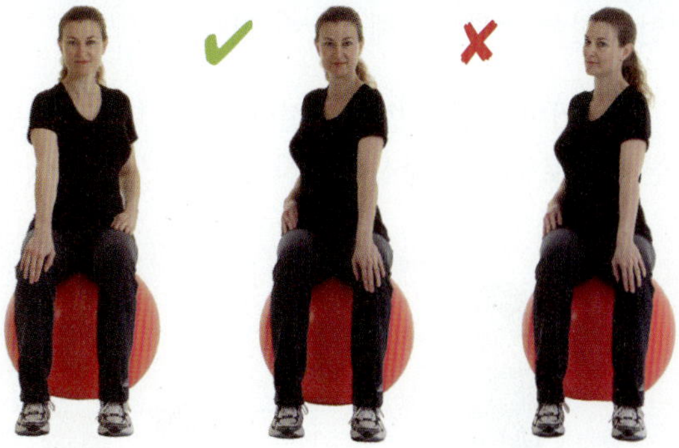

○ 무릎 크리퍼 (Knee Creepers)

작은 움직임은 큰 차이를 만든다. 당신은 이 기술을 5장의 검사로써 사용했지만, 걷기와 달리기에 필요한 대칭 골반 돌림(symmetrical pelvic rotation)을 촉진하기 위해 쉬운 골반 이동성 운동(pelvic mobility exercise)으로 사용될 수 있다.

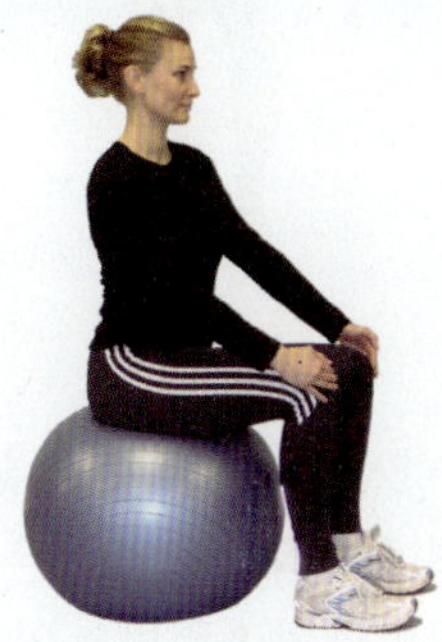

손을 무릎에 올리고 편안하게 똑바로 앉는다. 체중을 양쪽 궁둥뼈에 동등하게 유지하고, 한쪽 무릎은 앞쪽으로 밀고 다른 쪽은 뒤쪽으로 민다. 이 동작은 골반과 허리뼈(lumbar spine)에 돌림을 야기한다. 부드럽고 쉽게 반대 방향으로, 골반과 허리뼈는 다른 방향으로 회전한다.

○ 고정된 발을 넘어 골반 돌림 (Pelvic Rotation Over a Fixed Foot)

골반 회전과 체중 전이의 조합은 테니스, 골프, 축구와 야구 선수들을 위해 필요하지만, 어떤 사람들은 몸의 이러한 부위에 이동성 인식 장애(mobility awareness block)를 가지고 있다.

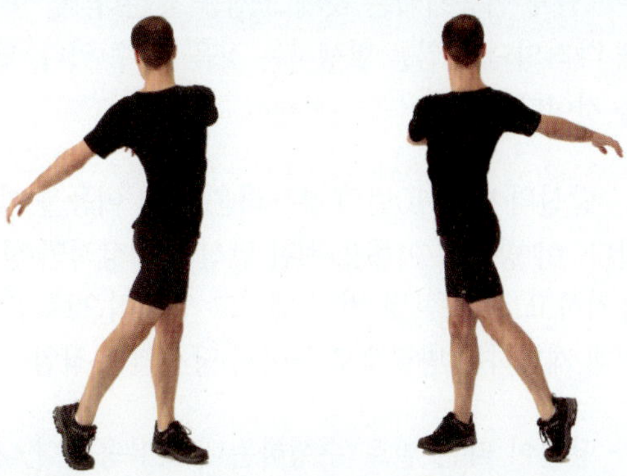

팔 긴장을 풀고 선다. 당신이 왼쪽으로 몸을 돌리려고 할 때, 오른쪽 발꿈치를 들어서 골반이 당신의 왼발을 넘어서 자유롭게 회전할 수 있도록 한다. 팔이 자유롭게 흔들리게 놔두고, 오른쪽으로 돌면 골반이 회전할 수 있도록 왼쪽 발뒤꿈치를 든다. 당신이 회전을 할 때 어느 방향으로 당신의 체중이 이동하는지 주의하는 것으로 당신의 인지가 증가된다.

한쪽에서 약간의 제한을 느낀다면, 회전하는 자세를 유지하고 그 쪽 발바닥 아래에서 안쪽과 바깥쪽으로 압력을 부드럽게 이동시킨다. 몇 번 반복 후에, 당신은 이러한 제한이 감소될 것이다.

다음 운동들은 Moshe Feldenkrais(1904-1984. Feldenkrais Method의 창시자)의 움직임 철학에 의하여 영감을 받았다. 이러한 운동들은 당신의 움직임을 알 수 있도록 천천히 수행되어야 한다.

○ 전신 돌림 (Total Body Rotation)

이 움직임은 긴장된 등의 중간 부위에 운동성을 회복시키고 깊은 엉덩관절 부위의 운동성을 증가시킨다. 발에서 목의 상부까지의 돌림을 통합시킨다. 당신이 제 5장의 전신 돌림 테스트를 사용한다면, 이 기술은 당신이 발견하는 어떤 제한에 대해서도 해결할 수 있다.

골반 너비로 발을 벌리고 선다. 돌아서 뒤로 보면, 당신이 편하게 볼 수 있는 지점에 주목한다. 무리하지 않는다. 다른 쪽으로 돌아서 당신이 편하게 볼 수 있는 지점에 주목한다.

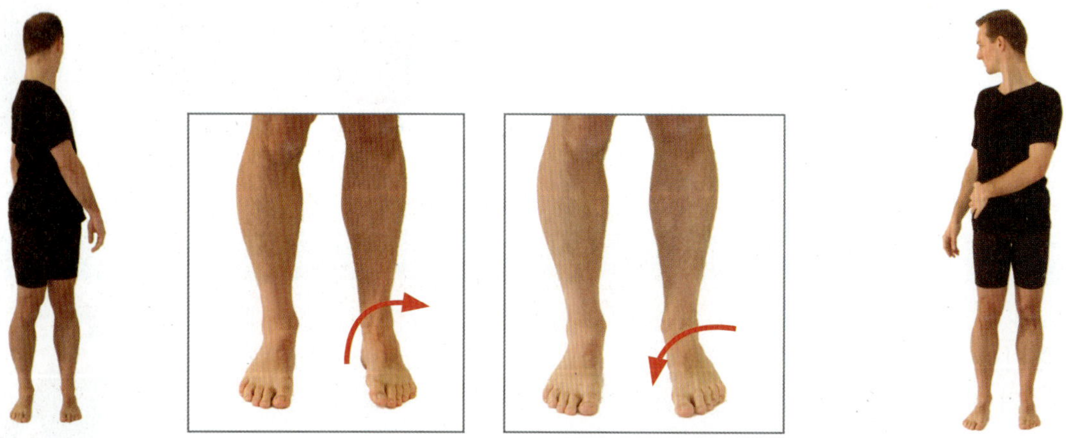

당신이 얼마나 많은 움직임이 가능한지 안다면, 당신의 발에 관심을 기울인다. 당신이 회전하는 동안에 발의 압력 변화에 주목한다. 이것은 같은 패턴을 따르고 있다: 당신이 왼쪽으로 돌면 왼발 압력이 발의 바깥쪽으로 이동하고, 오른발의 압력은 발의 안쪽으로 이동할 것이다. 즉, 회전 방향에 따라 압력이 이동한다.

어느 쪽 방향이 더 제한적인지 결정한다. 한 방향으로 돌 때, 당신이 편안한 한계에 도달하면 멈춘다. 발의 바깥쪽에 당신의 체중이 있을 것이다. 같은 자세로 당신의 몸을 유지하고, 발의 바깥쪽에서 발의 안쪽 표면으로 압력을 부드럽게 이동시키는 것에 초점을 맞춘다. 당신이 허벅지 위쪽 주위에 손을 대고 있으면, 허벅지가 회전하기 때문에 다리의 움직임을 발생하는 것을 알 수 있다. 당신이 계속해서 움직인다면 엉덩관절 깊은 곳의 움직임을 알 수 있을 것이다.

당신의 발로 10번의 부드러운 압력 이동을 마치면, 발의 바깥쪽에 당신의 체중을 유지하고 반대 방향으로 회전한다. 이 방법은 이동을 위한 당신의 일상적인 방법이 아니기 때문에 이상하게 느낄 수 있다. 발의 바깥쪽에 체중을 유지하고 회전을 몇 번 수행하고 일반적으로 양발로 서는 자세로 돌아온다. 당신을 발을 평상시처럼 움직이면서, 원래 제한하는 방향으로 돌아서 당신의 움직임을 재검사한다. 당신이 더 잘 움직일 수 있는 것을 발견해야 한다.

당신이 다른 발로 수행하는데도 유용하다. 시험 삼아서 당신의 몸을 왼쪽으로 돌릴 때 오른쪽 발 밑의 압력 변화를 느껴본다. 이러한 자가 동원(self mobilization)을 수행한 후에는 항상 당신의 움직임을 재확인해야 한다.

○ 역회전 (Counter Body Rotation)

중심세로축(CLA) 주변의 역회전은 걷기 또는 달리기 간에 효율적인 걸음걸이의 기초다. 골반 회전의 제한은 충격을 흡수하는 능력을 감소시키고, 다리 구조의 스트레스를 증가시킨다. 좋은 골반 회전은 허리의 안정성을 높이기 위하여 척추 주변의 소근육들을 참여시킨다. 이 동작은 척추의 안정성과 인식을 증가시키는데 있다.

무릎을 90° 로 기울이고 옆으로 눕는다. 움직임을 시작하기 전에 잠깐 정지한다. 위쪽의 무릎을 아래쪽 무릎 위에서 천천히 앞쪽으로 민다. 부드럽게 무릎을 다시 뒤로 빼면서 척추가 길게 늘어지고 편안한 상태를 유지할 수 있도록 집중한다. 가장 일반적인 실수는 무릎을 뒤로 빼면서 허리에 긴장을 주는 것이다. 움직임 전체에 걸쳐서 허리의 같은 길이를 유지하는데 집중한다. 당신이 이렇게 한다면, 당신의 중심세로축은 유지되고 올바른 근육이 작동된다. 이 동작을 여러 번 반복하여 앞뒤로의 움직임을 가능한 한 순수하게 만드는 것이 목적이다.

이 동작이 숙달된다면, 어깨의 역회전을 더한다. 당신의 위쪽 무릎을 앞으로 미는 동안에 위쪽 어깨를 최대한 뒤로 젖힌다면, 당신의 가슴을 천장을 향하여 열린다. 이 동작을 천천히 반대로, 위쪽 무릎은 엉덩관절을 향하여 당기고 위쪽 어깨를 앞쪽으로 최대한 돌린다. 이 움직임을 천천히, 부드럽게, 쉽게 만든다. 양쪽에 각 10번을 반복한다.

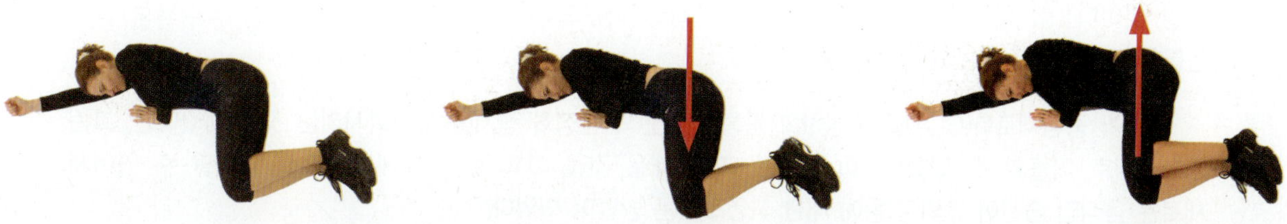

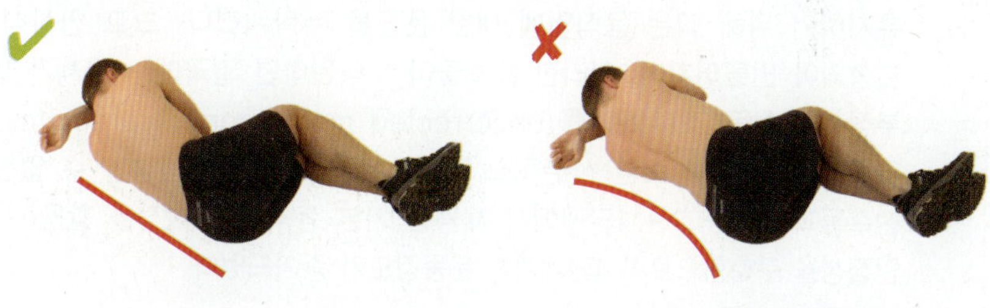

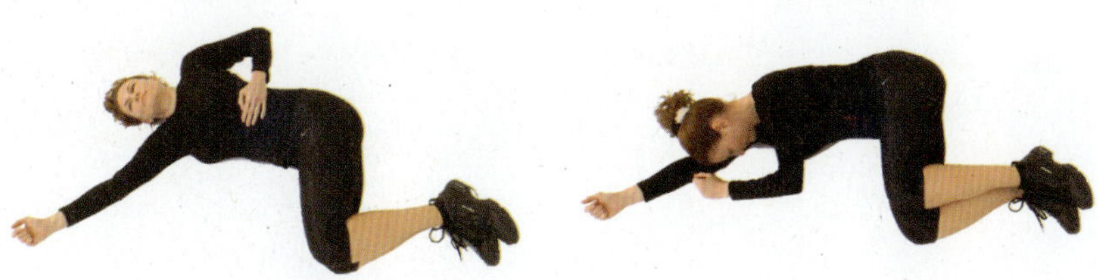

기억 노트

재발성 엉덩관절 통증을 가진 엘리트 배드민턴 선수는 몸통과 골반의 안정성이 낮은 것으로 밝혀졌다. 그는 넙다리네갈래근과 뒤넙다리근이 고도로 발달된 대단히 강인하게 보이는 선수였으며, 정기적으로 체육관에서 고강도의 근력 프로그램을 수행하였다. 그는 불안정한 큰볼기근/중간볼기근 활성을 보상하기 위하여 그의 모음근육군에 의지하였고, 과거에 빈번하게 모음근 과긴장(adductor strains)을 경험하였다. 그의 중심 조절 부족은 결과적으로 그에게 안 좋은 영향을 미쳤으며 엉덩관절에 심한 손상을 남겼다.

그는 엘리트임에도 불구하고, 벽 스쿼드(Wall Squat) 1.3에서 1kg 부하를 가지고 아주 어려운 상태인 것이 발견되었다. 엉덩관절에 부하를 받으면 내려올 때 옆으로 빠지며, 그는 이것을 조절할 수 없었다. String of Pearls Bridge는 골반 조절을 향상시키기 위하여 그의 큰볼기근을 찾고 활성화시키는데 도움을 주었다.

선수는 조절을 유지하기 위한 몸통 중립 자세의 감각과 배가로근 활성화가 없기 때문에 벽 밀기(Wall Press)가 매우 어려운 것을 알게 되었다. 그가 벽에 가깝게 가는 동안에 척추는 폄으로 인하여 밑으로 처질 것이다. 볼 바운싱(Ball Bouncing)와 그레이하운드(Greyhound) 운동은 낮은 노력으로 그의 몸통을 어떻게 조절하는지 가르쳐 주었다.

선수가 중심세로축(CLA)을 고정하고 몸통과 골반의 안정화 장치를 활성화시키는 것을 배웠다면, 그는 2-4단계로 이동할 수 있었다. 이 단계는 그가 배운 것을 그의 현장 트레이닝으로 통합할 수 있어서 새로운 움직임 습관이 그의 이동에 대한 자연스러운 방법이 되었다.

이러한 이야기들은 매우 일반적이다: 선수들은 문제점을 보완할 수 있으며, 성공을 거둔다면 그들의 결점은 개인 스타일로 해석된다. 작은 움직임은 거의 검사되지 않으며, 운동선수들의 엘리트 지위를 더 유지하기 위해 작은 움직임에 대한 운동을 누락시켰다. 크고 인상적인 움직임은 더 작은 요소들의 결합되어 만들어지며, 이러한 요소들이 누락된다면 결국에는 문제가 발생될 것이다. 이러한 경우에는 부정확한 운동 조절 문제들(uncorrected motor control problems)의 오랜 병력으로 인하여, 재능 있고 높은 성취를 보인 선수들도 장시간 트레이닝 또는 경쟁할 수 없는 상태가 만들어진다. 다른 많은 선수들과 같이, 그는 1단계에서 제공된 기본 동작들의 이점을 활용하였으며, 체계적인 방식으로 그의 안정성을 구축함으로써 4단계까지 운동강도가 증가되었다.

7장 2 단계 – 통합

/ Phase 2 – Integration

중심세로축(CLA) 조절

몸통과 상체 조절 부위 통합

몸통과 하체 조절 부위 통합

균형

가동성

신체의 효율적인 움직임을 위해서는 조절 영역의 협응이 매우 중요하다. 2단계의 운동들은 1단계를 토대로 동작들을 어떻게 변형시킬 수 있는지 알아보고, 각각의 부하와 기술의 변화를 통해 신체활동 능력을 체계적으로 향상 시키게 해 줄 것이다.

2단계의 주요사항:

❶ 다른 움직임에 대항하는 신체 부위 안정화
❷ 상급 CLA 안정화 운동
❸ 중력에 대항하는 체중 부하 조절

주의사항:

- 볼의 위치
- 얼굴과 턱은 이완시킬 것
- 리스닝 풋 (발 감각 운동, listening feet)
- 호흡은 자연스럽게 할 것
- 모든 동작 시 몸의 긴장을 풀 것

6장에서 언급한 대로 각각의 동작들의 자세를 제대로 수행하는 것은 각 근관절의 피로를 방지하기 위해 아주 중요하다. 또한 반복 횟수와 세트가 제시되어져 있지만, 본인의 상태에 맞게 조절하여 운동을 실시해도 된다. 잘못된 자세로 10회를 반복하는 것보다 완벽한 자세로 5회 반복 2세트를 실시하는 것이 더 효과적이다. 특별한 언급이 없을 경우, 각각의 운동을 10회 반복 2세트 실시하면 충분하다.

그리고 만약 운동을 2세트 실시한다면, 각 세트간 휴식 시 다른 근육군을 사용한 운동을 실시하도록 한다. 예를 들어, 앞쪽 근육을 사용한 운동을 했다면 세트 간 휴식 시 뒤쪽 근육을 사용하는 운동을 해준다.

중심세로축 조절 (Central Longitudinal Axis Control)

○ 싱글 레그 바운스 (Single Leg Bounce)

이 운동은 많은 스포츠에서 필요로 하는 양쪽 다리 간 균등한 체중 분배 능력을 향상시키기 위해 사용된다. 스포츠 활동시 앉거나 서는 동작에서 중요한 몸통 및 골반 조절을 빠르게 할 수 있게 해준다.

무릎과 발을 골반 너비 보다 약간 좁게 벌리고 볼 위에 앉는다. 두 팔을 머리 위로 쭉 뻗어준다. 한쪽 발을 위로 들어 올려주는데, 무게 중심이 한쪽 골반으로 쏠리지 않고 양측에 균등하게 분배 되어 중립 상태를 유지할 수 있도록 주의한다.

바운싱을 시작할 때 지면과 수직이 되게 앉는다. 바운싱을 하는 동안 골반이 중립이 되도록 유지한다.

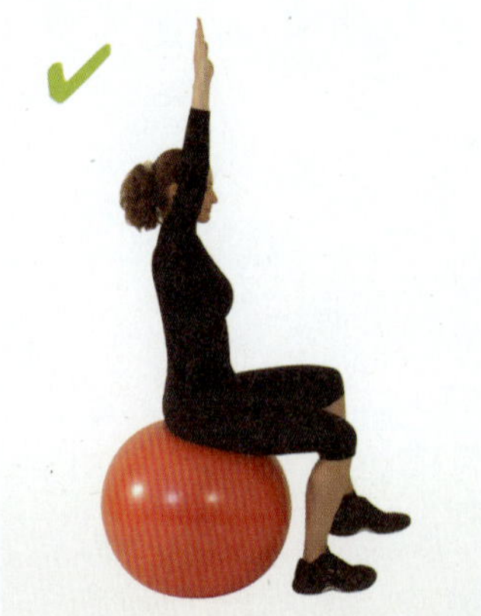

반복 횟수	좌, 우측 각각 5회 반복

잘못된 자세

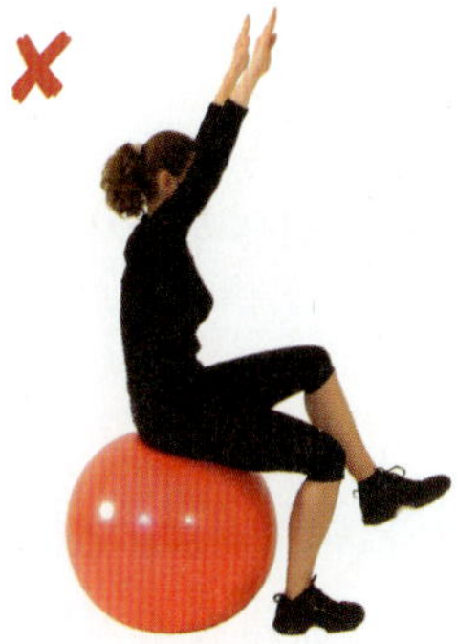

허리가 구부러지고, 골반은 앞쪽으로 기울어져 있다.

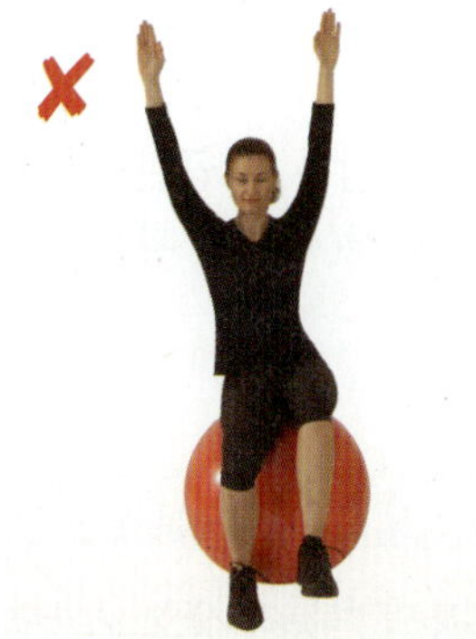

들어 올린 다리쪽으로 골반이 올라가 있다.

○ 골반 바운싱 가쪽 경사 (Pelvic Bouncing Lateral Tilt: BLT)

카누, 카약, 탁구, 승마, 싸이클 등과 같은 종목의 선수들은 허리골반의 안정화와 움직임 조절 능력을 필요로 한다. 정적 싱글 레그 바운스는 요추 및 골반부의 좌 · 우 대칭과 밸런스 향상에 좋은데, 움직임 조절 능력을 더욱 향상시키기 위해서는 "대체 및 회복" 운동으로 추가될 수 있다.

Step 1:

운동을 시작하기 전 5장에서 언급한 대로 골반 측면 기울기가 가능 여부를 체크한다(테스트 5.2).

Step 2:

두 발을 바닥에 딛고 양팔은 위로 쭉 뻗어 볼 바운스를 실시한다. 바운스를 하면서 골반은 오른쪽 골반을 위로 밀어 올려 준 후, 다시 바운스를 하며 중앙으로 돌아온다. 반대쪽도 실시한다.

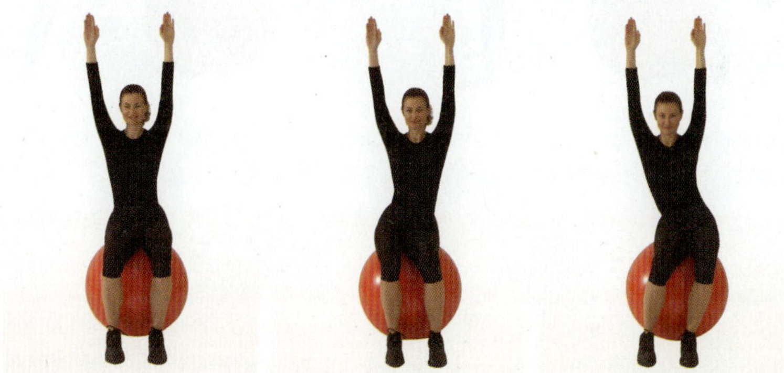

step 3:

한쪽 다리를 들고 싱글 레그 BLT를 실시한다.

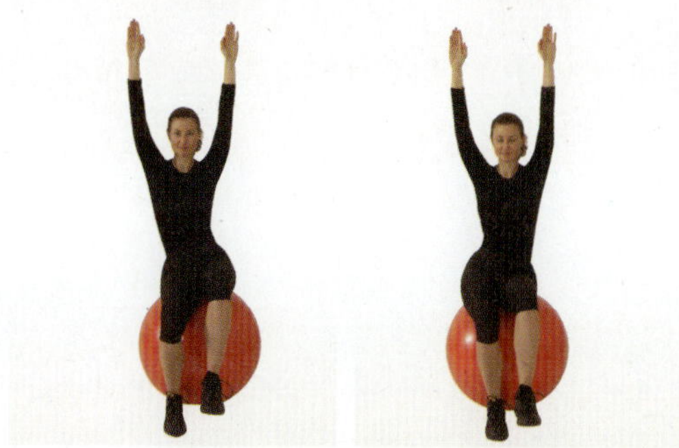

몸통과 상체 조절 부위 통합
(Integrating the Trunk with Upper Control Zone)

이상적인 운동 프로그램은 각 근관절을 다방향 및 다각도로 운동시키는 것이다. 아래의 운동들은 몸통과 상체 조절 부위의 세 가지 면에서(시상면, 관상면, 가로면)에서 다양한 각도로 운동시켜 협응력과 조절능력을 향상시킬 수 있는 동작들이다.

○ 오버 더 탑 (Over the Top: OTT)

OTT는 어깨와 몸통의 기능적 상호 보완력을 향상시켜 회전근개의 활동을 돕고, 몸통이 중립상태를 잘 유지할 수 있게 해준다.

방법: 넙다리뼈에 볼이 오게 하고 양손으로 바닥을 짚고 엎드린다. 목과 허리는 곧게 쭉 펴 몸이 일직선이 되게 한다. 공을 뒤로 굴려 몸을 뒤로 밀어줬다가 앞으로 천천히 끌어당긴다. 동작시 팔꿈치는 쭉 펴고 몸은 일직선을 유지하도록 해야 한다.

허리와 엉덩이가 아래로 처지지 않도록 주의한다. 팔과 몸통간의 각도가 가까워진다고 생각하면서 앞으로 당긴다.

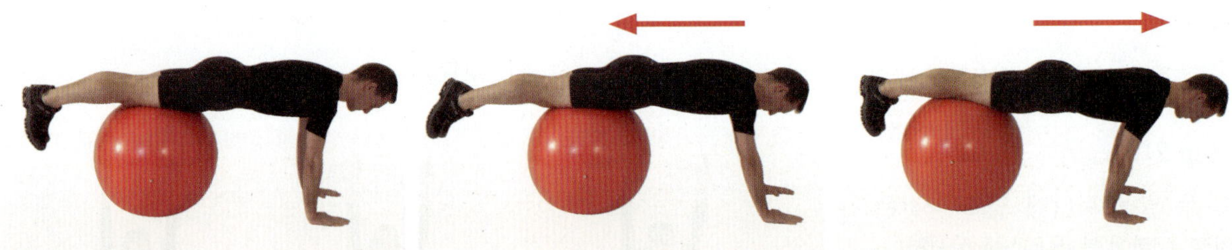

임상 정보

볼을 너무 다리 아래쪽에 놓고 운동을 시작하면, 자세를 유지하기 위해 엉덩관절 굽힘근과 복근을 사용하게 된다. 허벅지 아래 볼이 오게 한 상태에서 시작한다. 발끝을 머리쪽을 향해 당기면, 복근의 자동적인 반응을 유발해 허리를 들어 올리게 해준다. 다시 말해 발목을 발등굽힘(dorsiflexion)시키면 척추 자세를 유지하는데 도움이 된다.

잘못된 동작

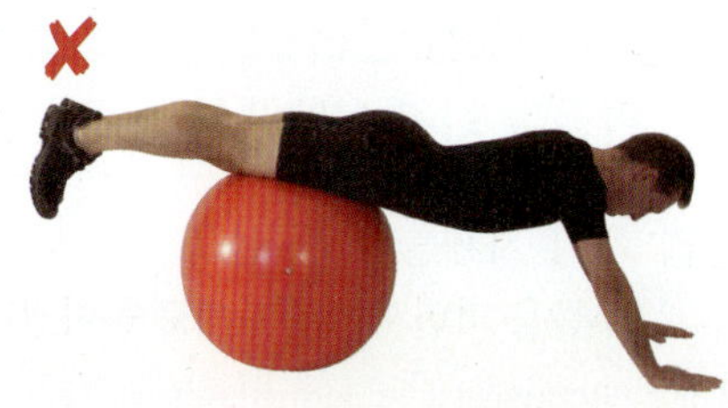

- 허리가 바닥쪽으로 쳐져 있다. 아랫배에 힘을 주어 허리가 중립 자세를 유지할 수 있도록 해야 한다.

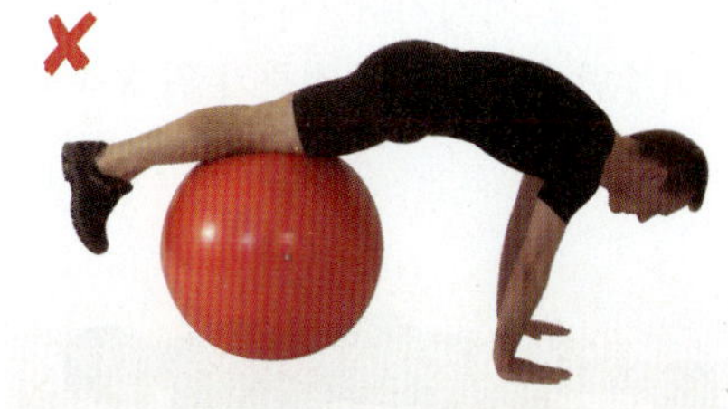

- 볼을 앞쪽으로 끌어당길 때 몸통이 구부러진다. 몸통을 쭉 편 상태로 유지하기 위해서는 엉덩관절 굽힘근과 복근을 사용하여 동작을 실시하도록 한다.
- 어깨가 귀쪽으로 올라가 있다. 머리의 중립 자세를 유지하기 위해서는 목 뒤쪽을 쭉 펴주고 가슴을 살짝 들어준다.

○ OTT 운동강도 증가 (OTT Progressions)

OTT를 실시할 때 다음과 같은 변화는 약간 다른 효과를 유발할 수 있다.

○ OTT 써클 — 조절면 변화 (OTT Circles–Altering the Control Plane)

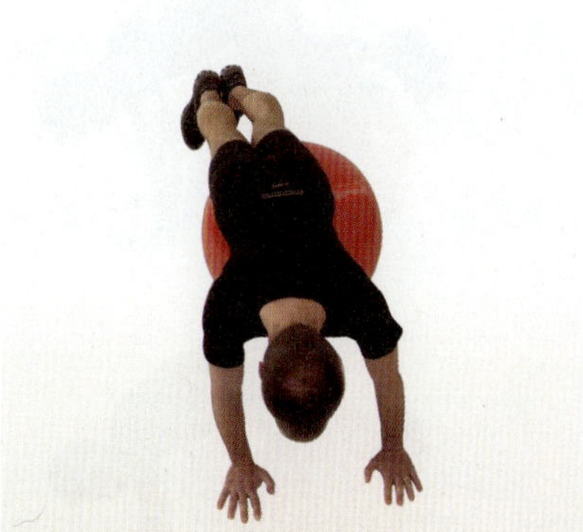

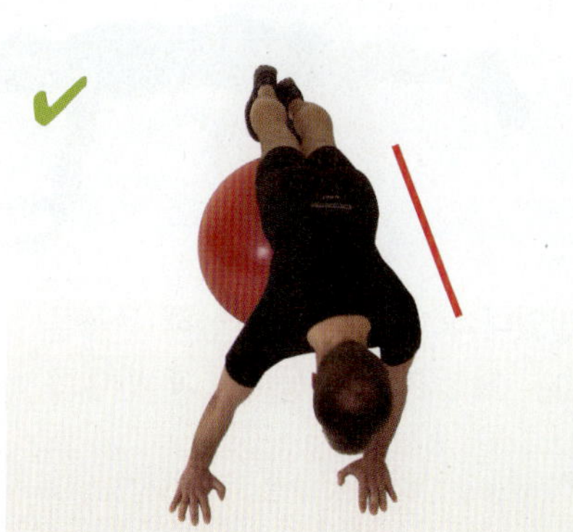

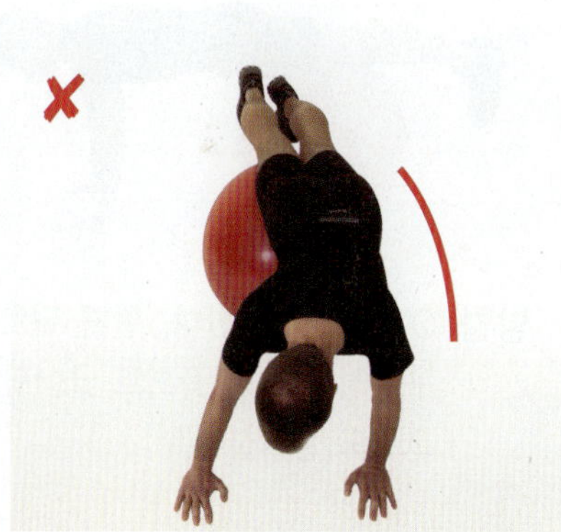

방법: OTT 자세를 한다. 몸을 쭉 뻗은 상태로 몸통을 손 위로 원을 그리듯 움직여준다. 이때 골반과 몸통이 바깥쪽으로 밀려 나가지 않도록 주의한다.

○ OTT 프레스 업 (OTT Press-ups) — 상체 조절 향상: 몸통을 안정화시킨 상태에서 상지를 움직인다.

방법: OTT 자세를 한다. 볼을 지렛대의 중심축으로 하고 팔꿈치를 구부려 상체를 아래로 기울여 준다. 머리가 아래로 이동할 때, 발은 위로 올라간다. 팔꿈치를 쭉 펴서 시작자세로 돌아온다.

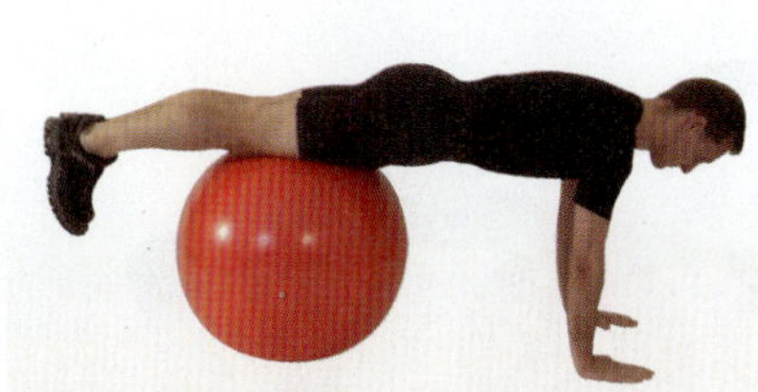

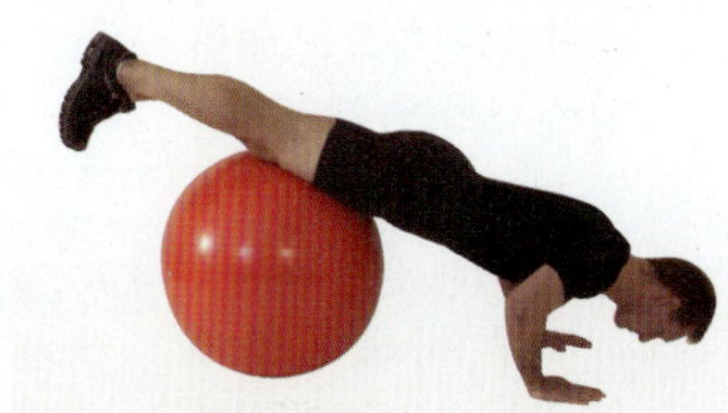

○ OTT 스쿼트 트러스트(OTT Squat Thrust)—엉덩관절의 가동성과 몸통 고유수용성 감각 : 몸통을 안정화 시킨 상태에서 하지를 움직인다.

방법: OTT 자세를 한다. 볼을 뒤로 약간 굴려 몸을 이동시켰다가 무릎을 구부리면서 몸쪽으로 볼을 끌어당긴다. 무릎을 펴면서 시작자세로 돌아간다.

OTT 스쿼트 트러스트 시 가장 중요한 것은 시작 자세로 다시 돌아가는 것인데, 복부 근육이 약할 경우 허리가 바닥쪽으로 쳐지거나, 시작자세로 돌아가기 위해 엉덩관절을 완전히 펴지 못할 것이다. 발끝에서부터 머리까지 쭉 펴주면 움직임을 조절하기 위해 몸통근육의 적절한 수축이 유발된다.

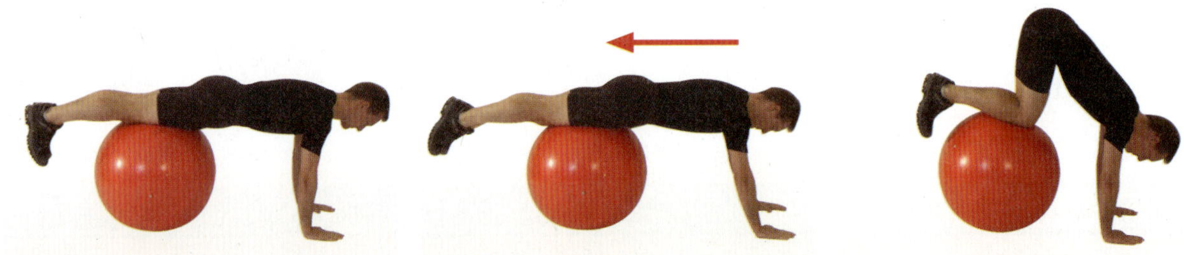

○ OTT 트위스팅 스쿼트 트러스트(OTT Twisting Squat Thrust)—회전과 굽힘을 통한 허리 골반 조절 향상

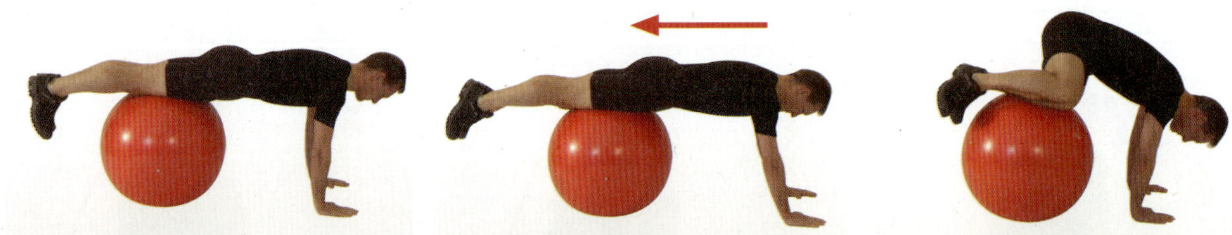

방법: OTT 자세를 한다. 먼저 뒤로 밀었다가 한쪽 어깨를 향해 무릎을 구부려 볼을 몸쪽으로 끌어당긴다. 시작 자세로 돌아간 후 반대쪽으로도 실시한다.

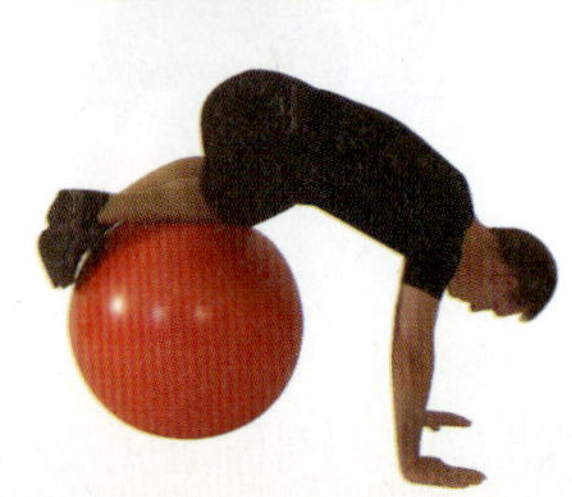

○ OTT 시저(OTT Scissors)—중심축을 안장화시킨 상태에서 골반 회전

방법: OTT 자세를 한다. 골반을 왼쪽으로 돌려 왼쪽 다리가 위로 오른쪽 다리는 아래로 가게 한다. 이때 볼은 오른쪽 대퇴부 아래에 오게 해야 한다. 천천히 반대 방향으로도 실시한다.

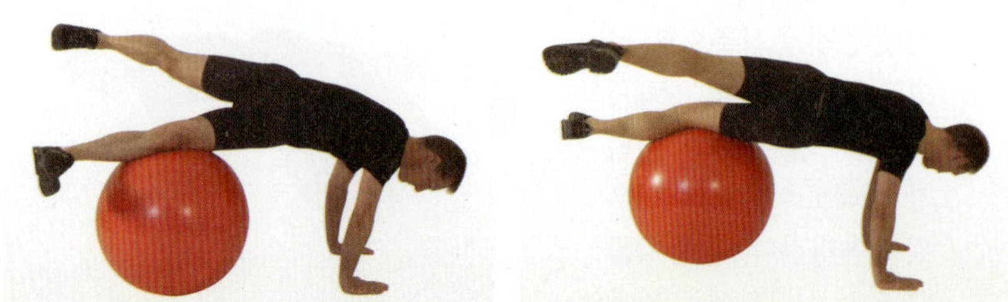

○ OTT 싱글 레그 스쿼트 트러스트—엉덩관절과 몸통의 조절 능력 향상

방법: OTT 자세를 한다. 일반적인 스쿼트 트러스트를 한다. 다음 횟수 반복 시 한쪽 다리만 무릎을 구부려 몸쪽으로 끌어당기고 나머지 다른 쪽 다리는 엉덩관절과 무릎을 쭉 펴고 뒤로 뻗어준다. 반대쪽으로도 실시한다.

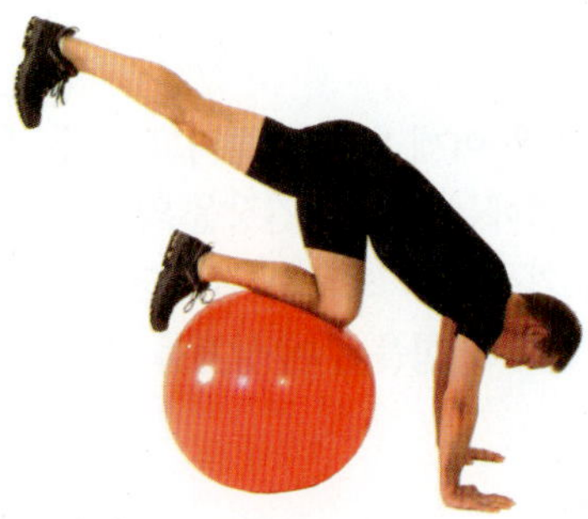

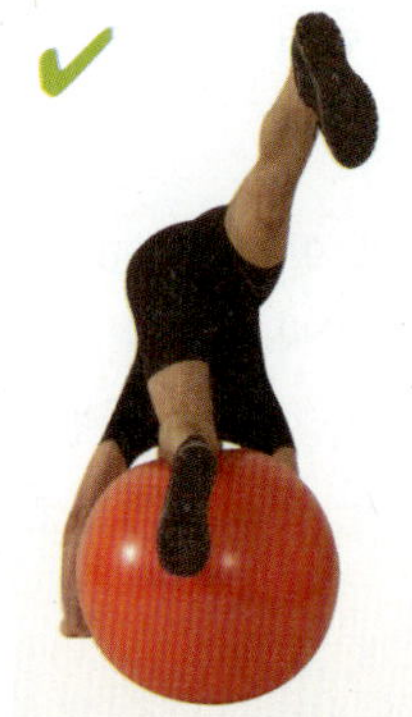

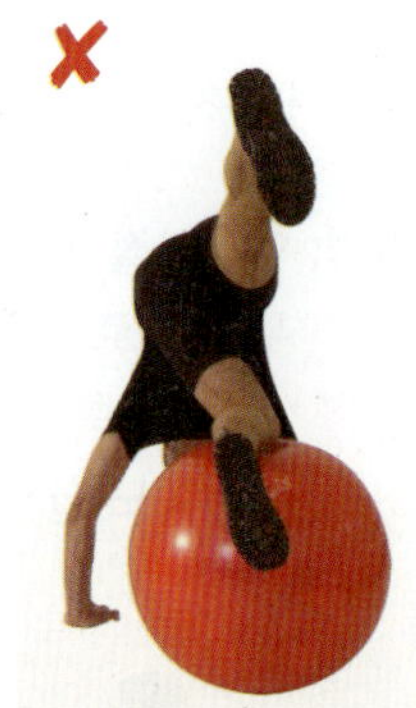

○ 상체 안정화 (Upper Zone Stabiliser)

이 운동은 역도선수들의 재활 운동으로 많이 사용되고 있다. 어깨 통증은 상체의 약화와 상관관계가 높아 어깨의 부상 예방과 재활을 위해서는 상체 안정화 운동이 아주 중요하다.

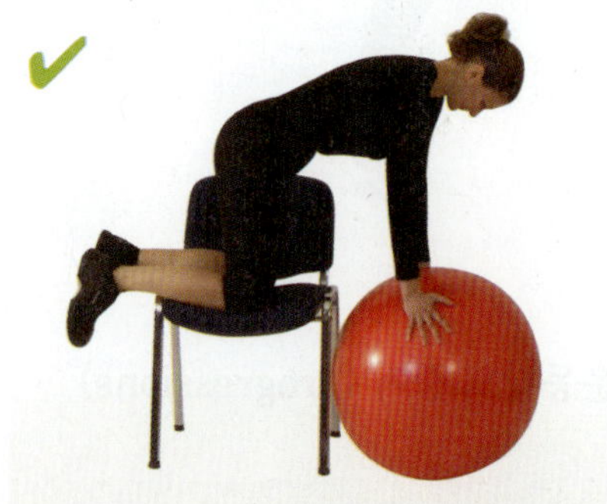

방법: 양손을 볼 위에 대고, 의자 위에서 무릎을 구부려 반무릎 자세를 한다. 무릎은 엉덩관절의 아래선상에 손은 어깨의 아래선상에 오게 한다. 목 뒤쪽을 쭉 펴준다. 양손에 체중을 실고 볼로 작은 원을 그린 후, 중앙으로 다시 돌아온다. 볼을 움직이는 동안 복부가 수축되는 것을 느낄 수 있다.

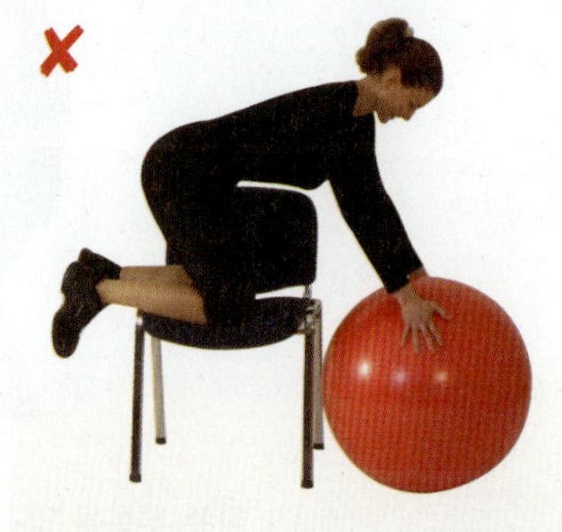

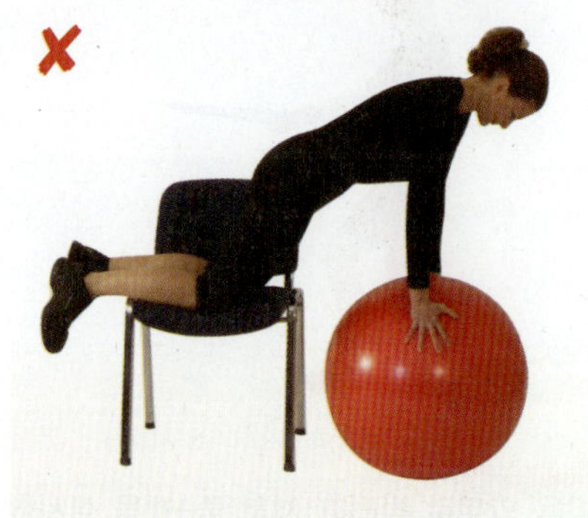

안 좋은 움직임이 어떤 것인가?

- 무게 중심이 뒤로가 팔에 가해지는 부하가 감소됐다.
- 어깨가 귀쪽으로 올라가 있다.
- 가슴 구부정해져 있고 어깨뼈가 안정화되어 있지 않다.

반복 횟수: 60초 유지 / 4회 반복

○ 풀 백 (Pull Backs)

지금까지는 상체와 중심 조절 영역 간의 통합을 위한 밀기 동작에 대해 알아보았다. 이 운동은 통합을 위한 당기기 동작이다.

방법: 엉덩관절과 무릎을 약간 구부리고, 양발을 어깨 너비로 벌리고 선다. 밴드를 팔꿈치 높이 정도의 기둥에 묶고 두 손으로 밴드를 감싸 잡는다. 운동 초기에는 밴드의 긴장을 약간 느슨하게 한다. 어깨는 힘을 빼고 허리는 쭉 편다. 손목을 펴고, 한손으로 밴드가 가슴까지 오도록 잡아당긴다. 천천히 힘을 빼 시작 자세로 돌아가고 반대쪽도 실시한다. 운동을 하는 동안 복부에 힘을 주어 상체를 곧게 세운다.

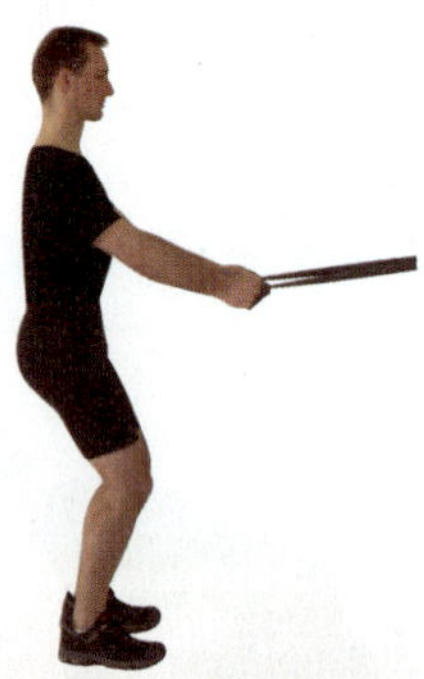

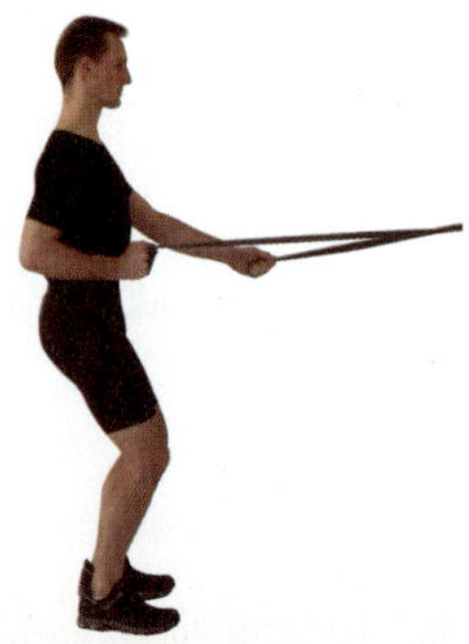

운동강도 증가 (Progressions)

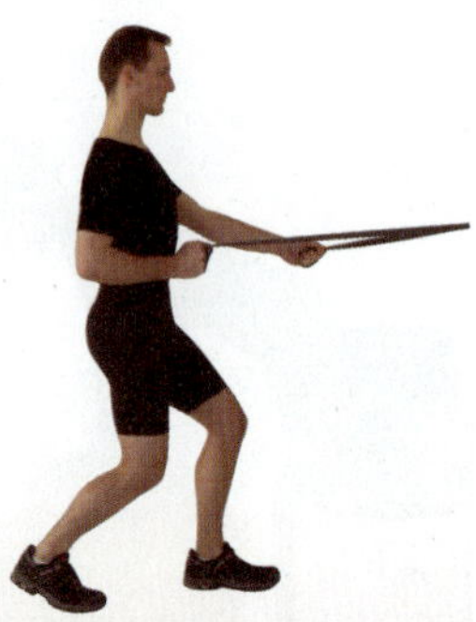

발을 앞뒤로 벌리고 서서 풀-백을 실시한다.

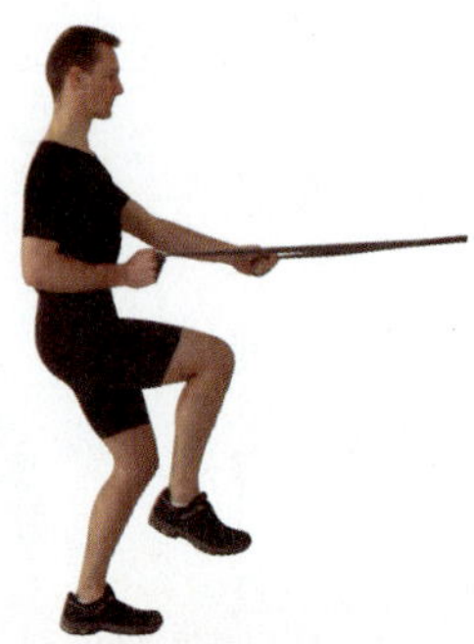

한쪽 무릎을 약간 구부려 들고 풀-백을 실시한다.
이 동작은 풀리(pulley) 대신 사용할 수도 있다.

○ 프레스–업 (Press-ups)

벽 밀기를 완전히 숙지했을 경우, 몸의 각도 조절을 통해 운동 강도를 향상 시킬 수 있다. OTT 프레스–업은 몸통 조절 능력을 향상시키기 위해 벽 밀기와 프레스–업을 접목시킨 운동이다. 이 운동은 아래에 기술한 방법을 따라한다면 특별한 어려움 없이 실시할 수 있다.

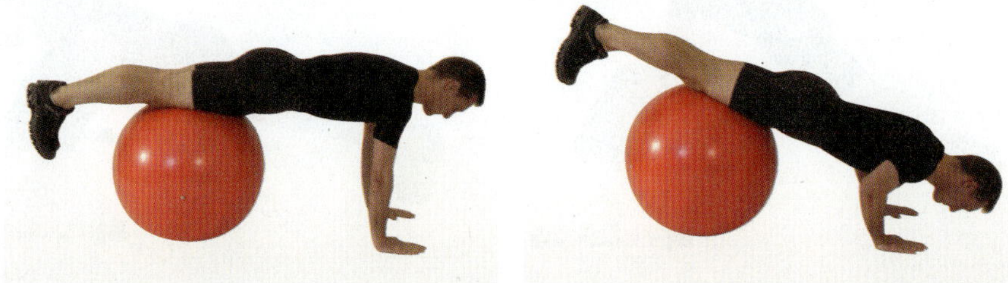

바닥에서 실시하는 일반적인 프레스–업은 어디에서나 쉽게 실시할 수 있지만, 몸통과 어깨뼈 안정화를 시키기 힘들다. 운동을 하는 동안 목과 몸통을 쭉 편 상태를 유지한다.

○ 프레스–업 : 레벨 1

어깨 너비로 양팔을 벌려 양 손바닥과 무릎으로 바닥을 짚고 네발 자세를 한다. 귀, 어깨, 몸통, 엉덩이가 일직선이 되도록 한다. 목과 허리는 곧게 펴주고, 바닥으로부터 멀어지게 가슴을 약간 눌러준다.

몸통 정렬을 유지하면서 아랫배를 위쪽으로 밀어 올려준다. 팔꿈치를 구부려 바닥을 향해 가슴을 내려준다.

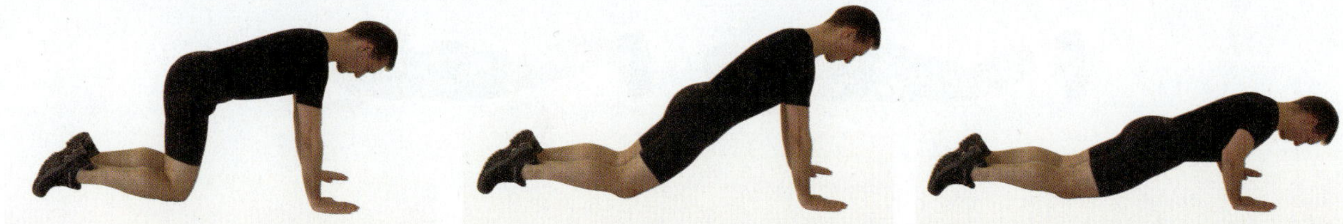

안 좋은 움직임이 어떤 것인가?

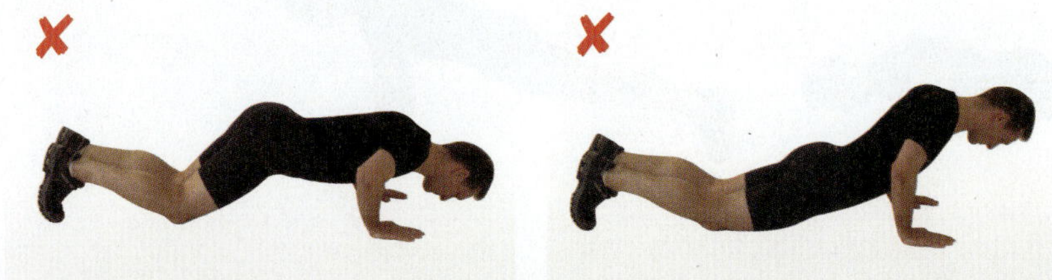

- 머리를 아래로 숙인다.
- 허리가 바닥 쪽으로 쳐져 있다.
- 엉덩관절이 구부러져 있다.

○ 프레스-업 : 레벨 2

벤치 위에 손바닥을 짚고 프랭크 자세를 한다. 목, 엉덩관절, 허리를 쭉 펴준다.

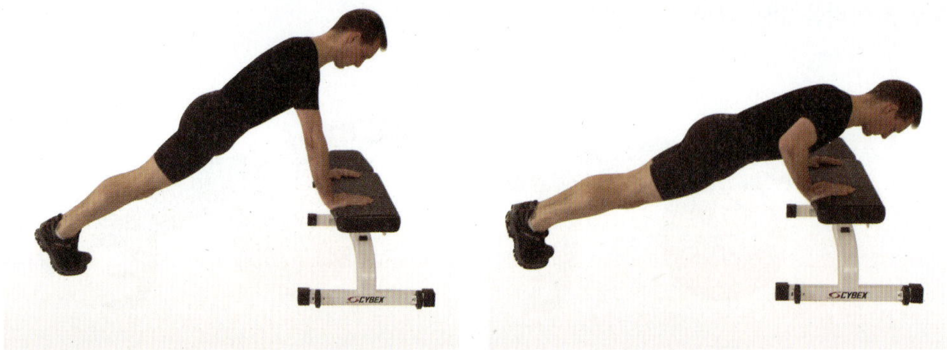

벤치를 약간 누르며 가슴을 위로 가슴을 들어 준다. 팔꿈치를 구부려 가슴을 벤치 쪽으로 끌어 당겨준다. 운동을 하는 동안 몸통 정렬 유지한다.

○ 프레스-업 : 레벨 3

이 레벨은 실습 목표를 위해 진행으로 나열되지만, 실제로는 3 단계 운동이다.

양손을 어깨 높이에 두고 바닥에 엎드린다. 이때 양손을 넓게 벌리면 가슴 근육을 강화 시킬 수 있고, 양손을 좁게 벌리면 상완삼두근을 강화시킬 수 있다. 무릎은 바닥에 닿지 않게 쭉 펴준다. 목과 허리는 곧게 펴준다.

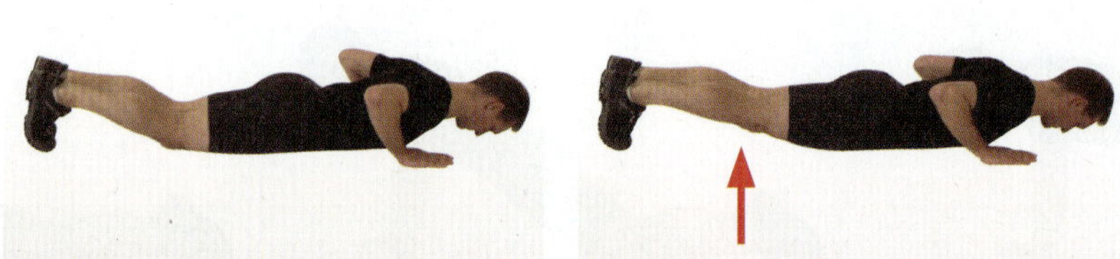

아랫배에 힘을 주면서 몸이 바닥과 평행한 상태가 될 정도로만 바닥에서 몸통이 떨어지게 프레스-업 해준다. 팔꿈치를 쭉 펴 프레스-업 해주는데, 이때 귀, 어깨, 엉덩이, 무릎, 발목이 같은 직선상에 놓이게 한다.

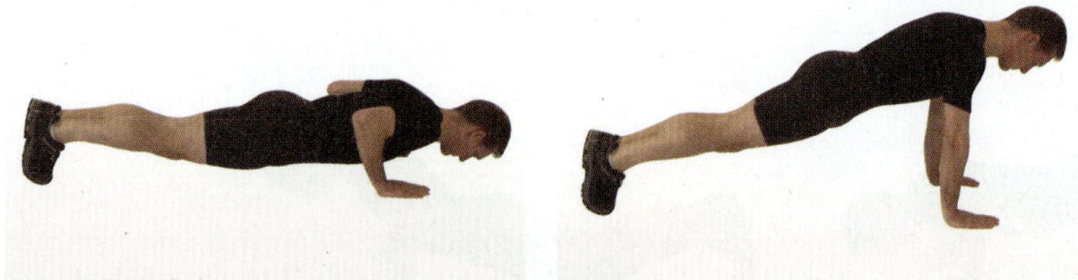

이 동작을 반복한다.

몸통과 하체 조절 영역 통합 (Integrating the Trunk with Lower Control Zone)

○ 스키 시프트 (Ski Shifts)

이 운동은 효과적인 체중이동과 골반 조절을 위해 스쿼트 동작을 응용한 것이다. 여기서 가장 중요한 것은 상체와 하체간의 정렬을 유지하는 것이다. 만약 정렬이 깨졌다면, 이는 큰볼기근과 중간볼기근의 약화에 의해 골반이 중립 자세를 유지하지 못한 것일 수 있다.

발은 어깨 너비로 벌리고 양팔을 구부려 앞에서 서로 교차시킨다. 발로 바닥을 누르며 스쿼트 자세를 한다. 어깨와 엉덩이가 수직선상에 오게 유지한다.

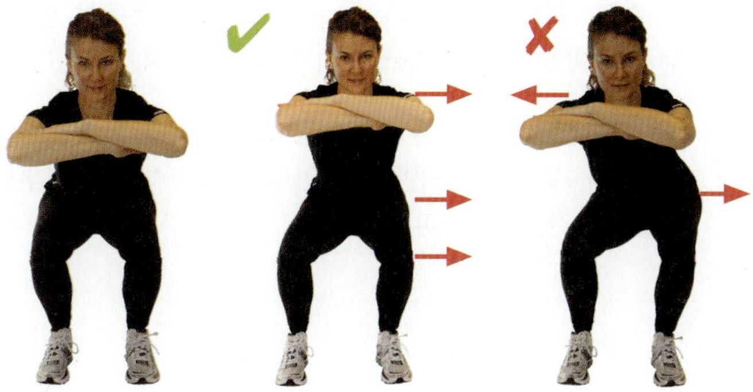

몸의 중립 자세를 유지하면서 체중을 오른쪽으로 이동 시킨다. 5~6초 유지했다가 중앙으로 돌아온다. 반대쪽으로도 실시한다.

○ 버티컬 레그 드라이브 (Vertical Leg Drive)

이 동작은 스키 시프트의 난이도를 향상시킨 것이다.

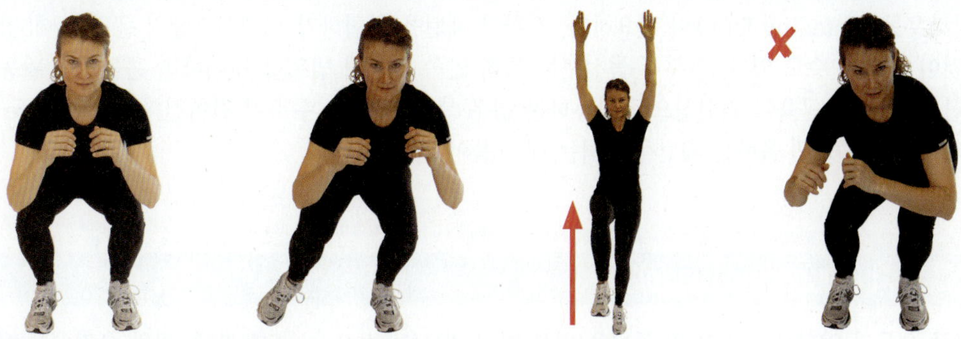

스쿼트 자세를 한다. 한 발로 체중을 지지한다. 이때 어깨와 엉덩이가 일직선상에 오게 한다. 양팔을 펴서 위로 들어 올리면서 체중부하를 한 무릎을 펴면서 일어선다.

임상 정보

운동을 하는 동안 엉덩이 근육이 강하게 수축되는 것을 느끼지 못했다면, 발쪽으로 무게중심이 너무 쏠려 있거나, 골반-엉덩관절 정렬이 깨져 있을 수도 있다.

기억 노트

무릎, 발, 아킬레스건 전문 크리닉의 맞춤 트레이너들은 스쿼트(squat) 시 습관적으로 한쪽 다리에만 체중부하를 주어 발생되는 불균형을 찾기 위해 노력한다. 이러한 불균형은 장기간 동안 발의 기능적 경직, 발의 고유 기능 상실, 무릎의 내반 등에 의해 발생된다.

수직 레그 드라이브(Vertical Leg Drive) 운동을 할 때 그는 허리와 다리를 통해 고정하여 안정화 될 수 있는 마무리 자세에 도달하려고 서두르는 경향이 있다. 무릎은 안쪽으로 무너지고 발은 계속 시달린다.

패턴 잠금 해제의 열쇠는 진행 속도를 늦추고, 움직임의 바닥에서 멈추고 계속하기 전에 발을 뗀다는 것입니다. 발이 이완되면, 움직임 패턴이 완벽해지고 부드러워진다. 스쿼트 자세를 완벽하게 수행하기 위해서는 긴장을 풀어야 한다.

런지 (Lunges)

런지는 하체와 몸통 간의 상호작용을 향상시키기 위한 동작이다. 런지는 누구나 쉽게 할 수 있는 동작으로 트레이닝 프로그램으로 자주 사용되고 있는데, 근력뿐만 아니라, 협응력 향상에도 도움이 된다. 런지를 실시할 때, 자세가 완벽하지 않을 경우 세트와 반복횟수는 중요하지 않다.

런지를 실시할 때 정확한 평가를 통해 선수들의 근본적인 문제점을 파악할 수 있다. 이러한 문제점들은 스포츠 활동 시 런닝 중 잘못된 발의 위치, 부상, 비대칭, 동적 균형의 문제 등에 따른 잘못된 힘 발생과 연관이 있다.

런지를 효과적으로 수행하기 위해서는 단계 1에서 언급한 중심축 조절, 큰볼기근-중간볼기근 활동과 같은 리스닝 발(발감각운동, listening foot)이 필요하다. 정확한 패턴을 확립하기 위해서 5장의 윤곽을 제5장에서 간략히 설명하는 것이 필요할 수도 있다. 일부 운동선수는 특히 안쪽 근육이 범위를 벗어나면 큰볼기근 활동을 생성하기 위해 노력합니다. 특히 근육이 원심성으로 작동하는 경우 특히 그렇다. 수축이 길어진다. 아래의 pre-lunge 옵션으로 다리의 하중을 줄이면 올바른 패턴을 익히는 데 도움이 된다.

◎ 서포트 런지 (Supported Lunge)

골반 가쪽 운동과 엉덩관절 지지 및 굽힘을 위한 벽 스쿼트(Wall Squat)를 통해, 골반 움직임을 어느 쪽으로든 할 수 있게 됐다.

런지를 할 때 체중부하는 불가피하다. 하지만 체중부하를 감소시키면 운동 효과가 떨어진다.

서포트 런지는 도구를 사용하여 한쪽 또는 양쪽 다리에 체중 부하를 하고 런지를 실시하는 것이다.

양발을 앞, 뒤로 벌려 벽 스쿼트 자세를 하는데, 앞쪽 발은 발바닥을 바닥에 다 붙이고 뒤쪽 발은 발가락만 바닥에 닿도록 발뒤꿈치를 들어준다. 앞쪽 다리가 운동을 하는 다리이다. 좌 · 우측 골반 높이를 같게 하고 발목, 무릎, 엉덩이가 일직선상에 오게 한다. 그리고 양손은 골반에 얹고, 앞쪽 다리의 무릎과 관절을 구부려 주는데, 무릎의 각도가 90° 가 될 때까지 구부려준다. 무릎이 발목보다 앞으로 나가지 않도록 주의한다.

한 손을 앞 다리의 앉아있는 뼈 아래에 놓고 다른 한 손을 엉덩이의 주름 속에 넣습니다. 이렇게 하면 바닥을 향해 똑바로 앉고 엉덩이를 깨끗하게 구부릴 수 있다. 이것은 큰볼기근이 활성화되도록 자극합니다. 넓고 편안한 발로 바닥을 눌러 다시 위로 슬라이드 한다. 엉덩이는 운동 전반에 걸쳐 똑바로 수평을 유지해야 한다.

런지는 세 면 모두에서 문제를 일으킬 수 있다. 위의 지시사항은 시상면을 다뤄고, 이것이 성취되면 관상면 및 가로면을 지시할 수 있다.

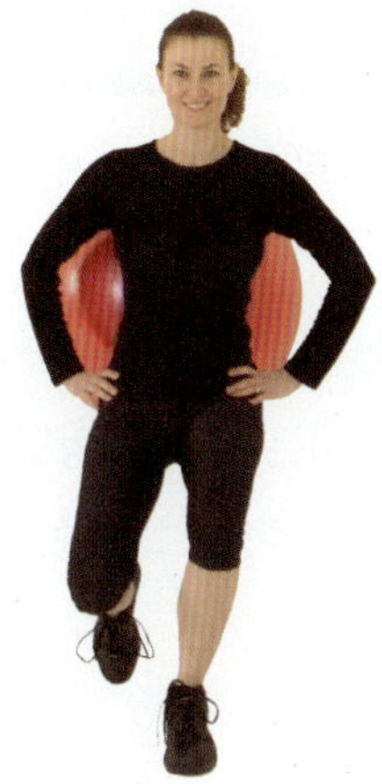

훈련 정보

골반에 얹은 양손으로 스쿼트를 하는 동안 양쪽 골반이 정면을 향하고 있는지, 좌 · 우측의 높이가 같은지를 체크하고, 중립 상태가 유지되지 않고 있을 경우 이를 바로 잡도록 한다.

골반이 바닥을 향해 아래쪽으로 기울어져 있을 경우: 이는 시상면상의 중립상태가 유지되지 않고 있다는 것을 의미한다. 이럴 때에는 허리근육을 늘려 골반을 뒤쪽으로 당겨준다.

골반이 한쪽으로 돌아가 있을 경우: 이는 가로면상의 중립상태가 유지되지 않고 있다는 것을 의미한다. 이럴 때에는 골반이 정면을 향할 수 있도록 바로 잡는다.

골반이 한쪽으로 기울어져 있을 경우: 이는 관상면상의 중립상태가 유지되지 않고 있다는 것을 의미한다.

정면 엉덩이 바깥쪽에 손을 댄다. 그 손의 역할은 엉덩이가 옆으로 움직이지 않고 바닥쪽으로 똑바로 내려가는 것을 보장하는 것이다. 다른 팔을 천장까지 늘린다. 이것은 골반 위에 똑바로 위치되도록 몸통에 수직 방향을 부여한다. 이 자세로 손을 잡고 서포트 런지로 부드럽게 움직인다.

완전히 체중부하를 하고 정적 런지를 실시할 때, 바른 자세 유지를 위해 정면을 향한 골반과 손을 지침으로 사용할 수 있다.

○ 서포트 싱글 레그 스쿼트 (Supported Single Leg Squat)

이 동작은 정적 런지 보다 난이도를 향상 시킨 동작이다.

다리를 앞뒤로 벌리고 서는데, 뒤쪽 다리의 무릎을 뒤로 구부려 발등이 의자에 닿게 한다. 앞쪽 다리는 발목과 엉덩관절의 정렬을 유지하면서 무릎을 구부려 준다.

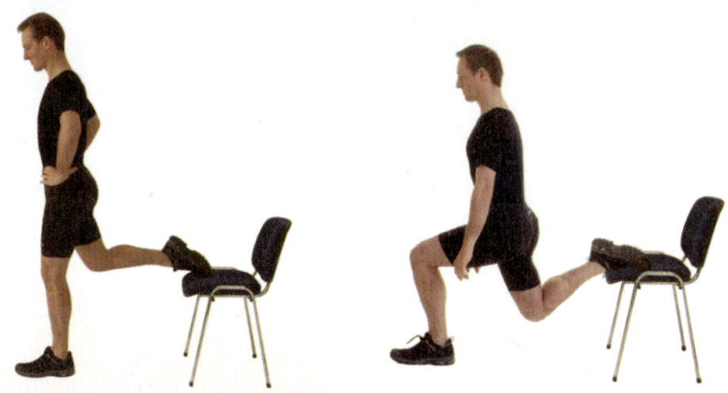

◎ 정적 런지 (Static Lunge)

두 다리를 앞뒤로 넓게 벌리고 선다. 뒤쪽 다리의 발뒤꿈치를 들어준다. 양팔은 옆으로 쭉 펴준다. 몸통은 바닥과 수직이 되도록 쭉 펴준다.

주의: 앞쪽 다리의 무릎을 구부리면서 체중을 무릎 앞쪽으로 이동시킬 때, 무릎이 발목보다 앞으로 나가지 않도록 주의한다.

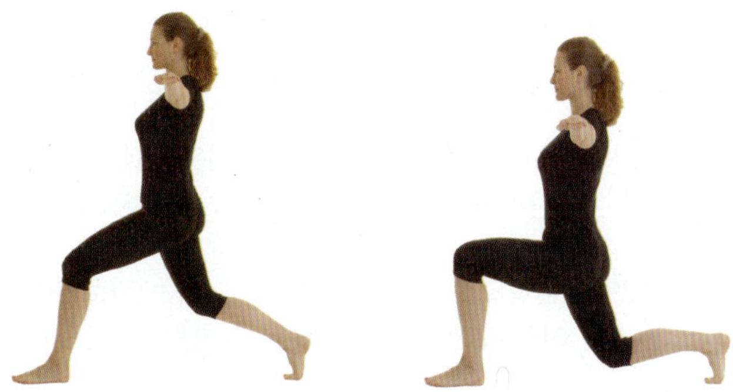

운동강도 증가 (Progression)

다양한 자극을 더하는 것은 단순히 같은 동작을 반복하는 것보다 조절 능력을 더욱 향상 시킬 수 있다. 눈, 귀, 감각 시스템의 영향력을 강화하고 신체의 다른 부분을 조절하는 것은 균형감각과 안정화 향상에 도움이 된다.

운동형태 변형

- 눈을 감고 런지를 함으로써 감각적 피드백 기능을 향상시킨다.
- 런지를 한 상태에서 가로면 상에서 회전을 실시해준다.

○ 정적 런지 - 가로면 회전 (Rotational Transverse Plane)

양손으로 가벼운 메디신 볼을 들고 왼쪽 다리가 앞으로 가게 정적 런지 자세를 한다. 어깨를 돌려 볼을 옆으로 이동시켜 준다. 이때 시선과 골반은 정면을 향하도록 한다. 무릎 정렬을 유지한다. 런지상태에서 회전을 추가해 실시함으로써 밸런스 유지 능력을 향상시킬 수 있다.

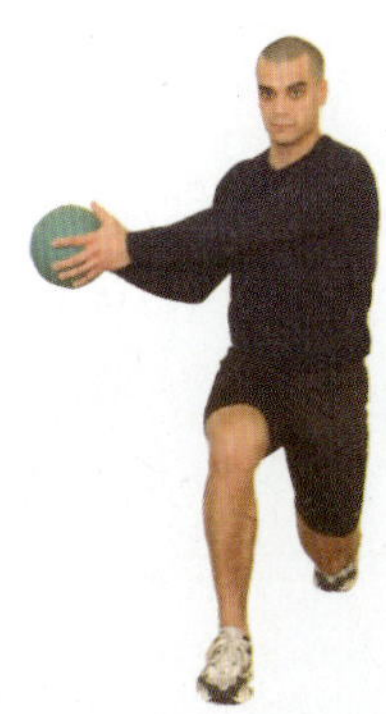

○ 정적 런지 – 관상면 (Coronal Plane)

양손으로 가벼운 메디신 볼을 들고 왼쪽 다리가 앞으로 가게 정적 런지 자세를 한다.

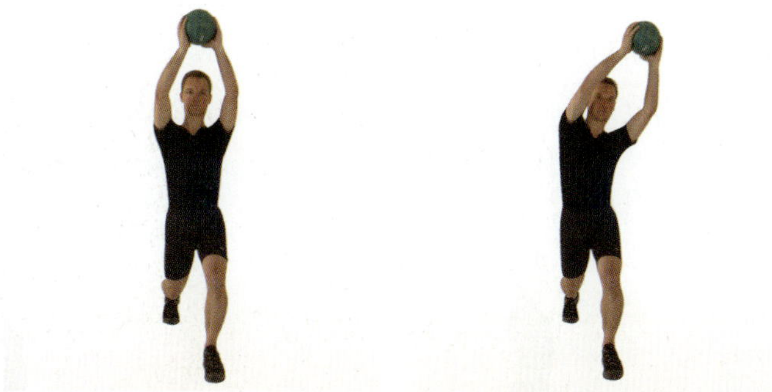

메디신 볼을 머리 위로 들어올린다. 무릎과 골반이 정면을 향하도록 하고, 볼을 들고 있는 두 팔을 옆으로 움직여 볼이 머리 옆에 오도록 이동시켜 준다. 이때 몸통이 움직이지 않고 쭉 편 상태를 유지하도록 하고 볼만 이동시켜 주도록 한다.

○ 스트레칭 밴드 런지 (Stretch Band Lunge)

밴드를 이용해 저항을 증가시킨다.

두 팔을 위로 들고 정적 런지 자세를 한다. 이때, 파트너는 옆에 서서 운동하는 사람의 가슴에 밴드를 둘러 잡아준다. 런지를 할 때 파트너는 밴드를 가볍게 잡아 당겨 준다. 저항에 대항해 몸통은 위로 쭉 편 상태를 유지하도록 한다. 파트너는 서있는 위치를 바꿔 여러 방향에서 저항을 주도록 한다.

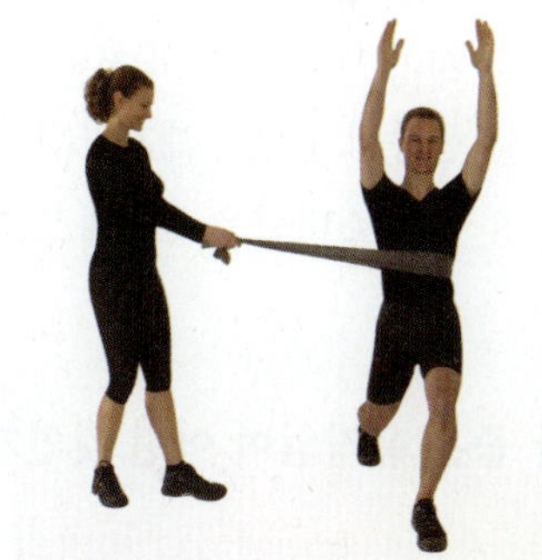

이와 같이 저항이 가해지는 방향을 변화시켜 줌으로써 몸통과 골반의 근신경계 반응을 개선시킬 수 있다. 파트너와 함께 런지를 반복하고, 파트너는 임의적인 간격으로 밴드의 저항을 증가 또는 감소시켜 준다.

○ 정적 런지 – 불안정한 면 (Unstable Surface)

에어쿠션 위에 서서 밸런스 유지하기와 같이 지면을 불안정하게 함으로써 밸런스와 안정성 조절능력을 향상시킬 수 있다.

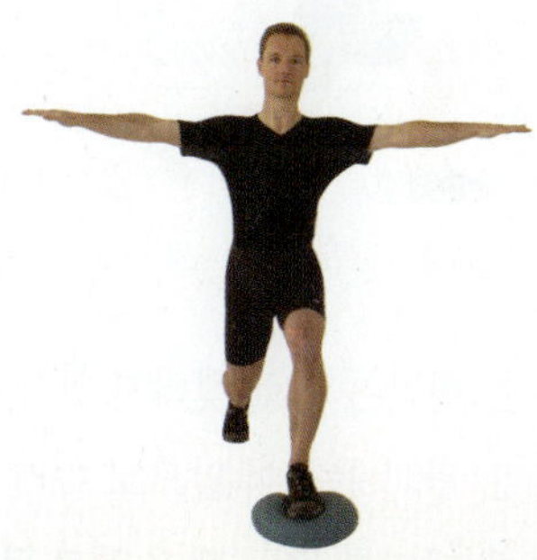

앞쪽 다리로 에어쿠션을 밟고 런지 자세를 한다. 체중을 발 앞쪽으로 이동시켜 정적 런지를 실시한다.

에어쿠션을 밟고 정적 런지를 잘 할 수 있다면, 동적 런지를 하도록 한다.

○ 동적 런지 (Dynamic Lunge)

동적 런지를 실시함으로써 고유수용성 감각과 근신경계 기능을 향상시킬 수 있다. 5장에서 언급한 정적 런지 시 근육 활동 패턴을 완벽히 숙지해야 동적 런지를 잘 할 수 있다. 동적 런지는 그라운드에서 신체 활동 능력을 향상시켜 준다.

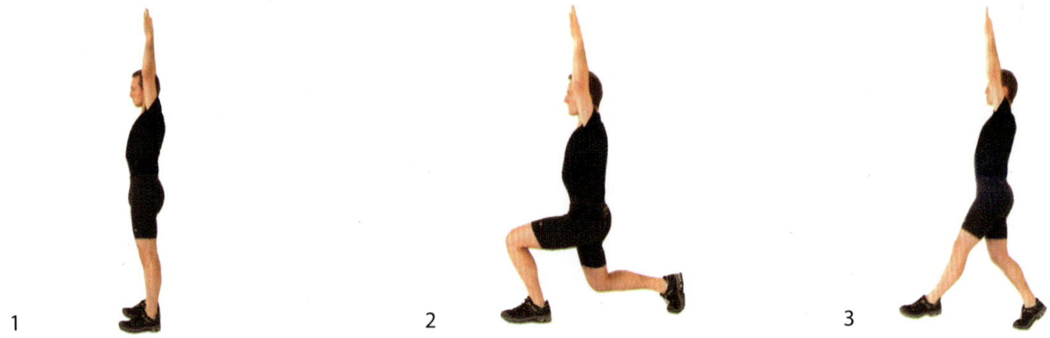

1. 양팔을 쭉 펴 머리 위로 들어 올리고, 두 발을 붙이고 선다. 봉을 가볍게 잡고 실시하면 몸의 정렬을 유지하는데 도움이 된다.
2. 허리, 골반 무릎의 정렬을 유지하면서, 한 발을 앞으로 내딛어 런지를 한다. 골반이 앞 또는 뒤로 움직여 몸통의 정렬이 깨지지 않도록 주의한다.
3. 앞발로 바닥을 강하게 밀면서 시작 자세로 돌아온다.

안 좋은 움직임이 어떤 것인가?

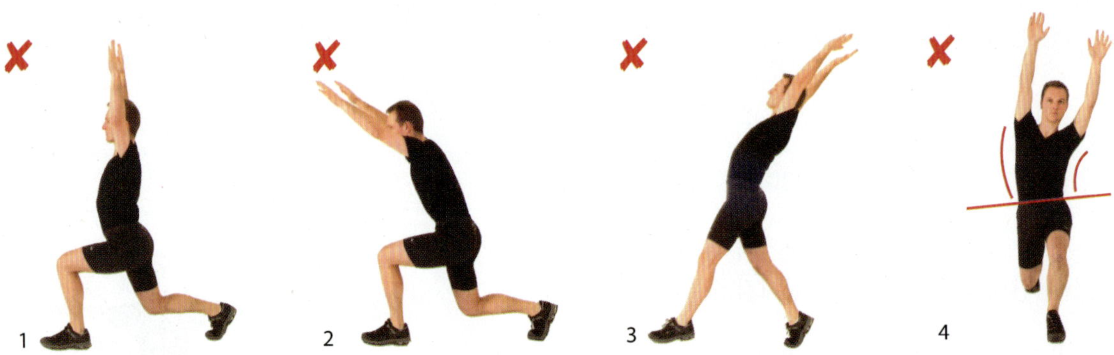

1. 허리가 뒤로 젖혀져 있다.
2. 팔과 몸통이 앞으로 쏠려 있다.
3. 다리를 뒤로 뻗지 않고 팔과 몸통을 뒤로 젖힌다. 런지를 하는 동안 어깨와 엉덩이는 지면과 수직선상에 오도록 해야 한다.
4. 앞쪽으로 발을 내딛을 때 몸통이 옆으로 기울어져 있다. 이는 몸통과 골반의 안정성에 문제가 있다는 것을 의미한다. 두 손으로 가벼운 봉을 잡고 팔을 머리 위로 올려 몸통을 위로 곧게 세우고 런지를 실시하면 운동을 하는 동안 몸통의 정렬을 유지하는데 도움이 된다.

운동형태 변형 1

눈을 감고 중심을 잡으면서 동적 런지를 실시한다.

운동형태 변형 2

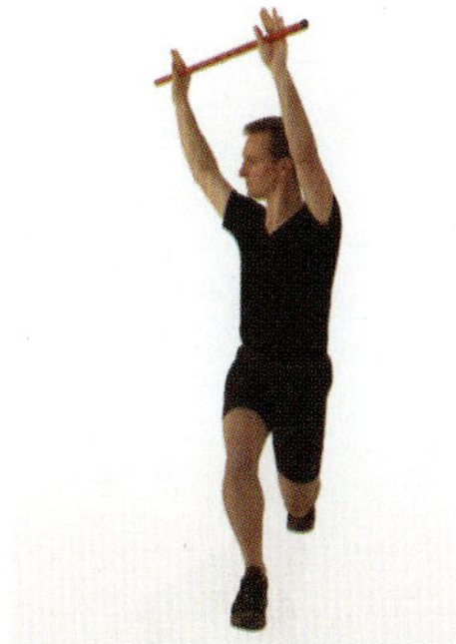

면의 움직임을 추가한다. 두 방향으로 회전할 수 있다.

방법 1: 두 손으로 가벼운 봉을 잡고 머리 위로 팔을 올린다. 왼발이 앞으로 오도록 런지 자세를 한다. 봉과 머리를 왼쪽으로 돌려준다. 시작 자세로 돌아왔다가 반대쪽으로도 실시한다.

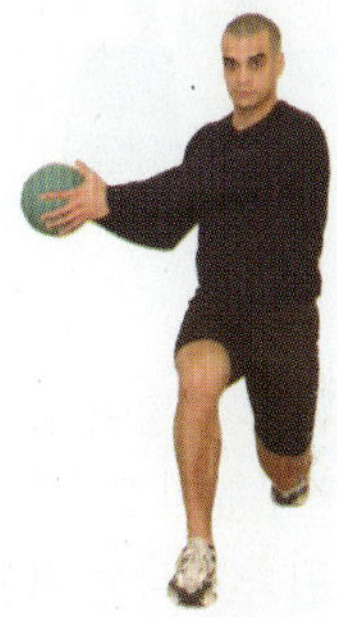

방법 2: 무게가 가벼운 메디신 볼을 두 손으로 들고 오른쪽 발이 앞으로 오게 런지 자세를 하면서 볼을 오른쪽으로 이동시킨다. 이때 시선과 머리, 골반은 정면을 향하도록 한다. 무릎이 바깥쪽으로 돌아가지 않도록 한다.

운동형태 변형 3

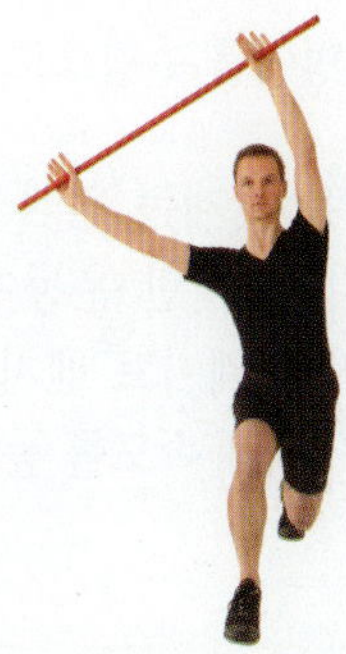

봉이나 메디신 볼을 들고 머리위로 팔을 들어 올린다. 발을 앞으로 내딛어 런지 자세를 하면서 두 팔을 오른쪽으로 기울여 준다. 이때 골반이 왼쪽으로 밀리지 않도록 주의한다. 중앙으로 돌아와 반대쪽으로도 실시한다.

운동형태 변형 4

동적 런지를 한다.

운동형태 변형 5

다리를 넓게 벌리고 선다. 런지를 하는 동안 파트너는 밴드를 운동하는 사람 가슴에 둘러 옆에 서서 잡고 임의적으로 저항을 가해준다.

운동형태 변형 6

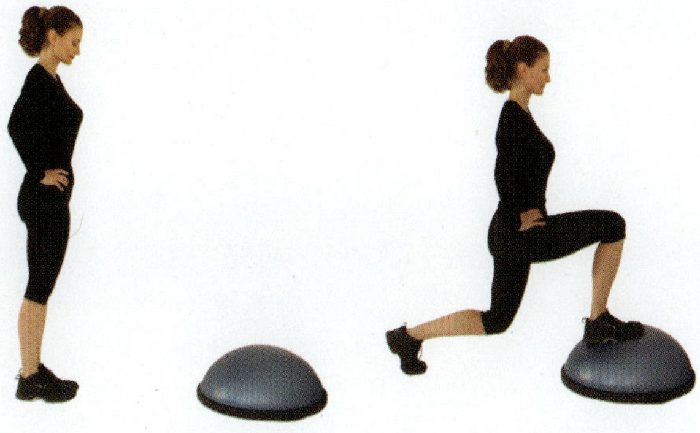

지면을 불안정하게 한 상태에서 런지를 한다. 바닥에서 잘 밀리지 않는 워블 쿠션(wobble cushion)을 이용하거나, 쿠션이 밀리지 않도록 벽이 붙이고 런지를 한다. 런지를 하는 동안 몸 정렬이 깨지지 않도록 주의한다.

○ 계단 오르기 (Step-ups)

계단 오르기는 추진력을 향상시켜 주고 발과 엉덩관절 간의 힘 조절 능력을 개선시켜 준다. 그리고 러닝, 점핑, 노르딕 스키, 싸이클과 같은 종목의 운동수행능력 향상에 도움이 된다.

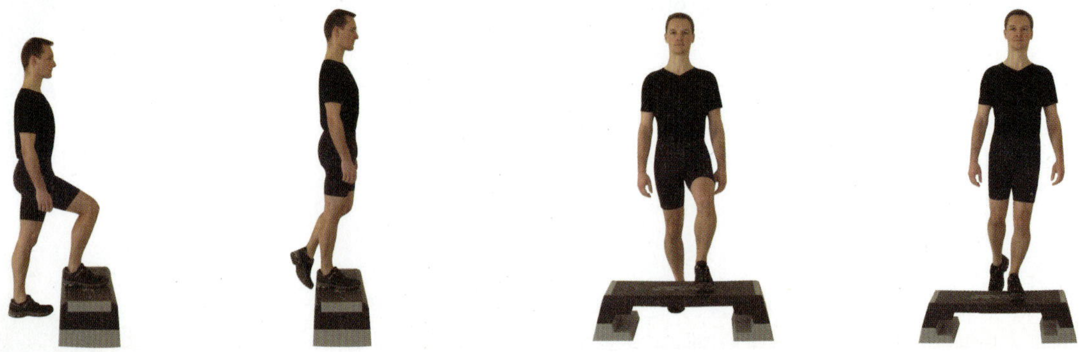

양손이 엉덩이 높이에 오게 팔을 아래로 내리고 한 발을 스텝박스 위에 올리고 선다. 스텝박스 위에 발을 올린 다리의 무릎이 90°가 되게 한다. 몸은 지면과 수직이 되게 하고 가슴은 위로, 무릎은 발목과 일직선상에 위치하게 한다. 뒤쪽 다리는 펴고 스텝박스 위에 올린 발로 스텝박스를 누르면서 무릎과 엉덩관절을 동시에 펴준다.

엉덩이를 수평으로 유지하면서 움직임을 완전히 뒤로 조절하라.

다운 단계는 원심성 조절을 훈련할 때 상향 페이즈만큼 중요하다. 당신은 넙다리네갈래근 수축을 쉽게 느낄 것이다. 하지만 운동에 기여하는지 확인하기 위해 손으로 큰볼기근을 느낄 수도 있다. 이 운동을 마스터할 때, 정상적인 웨이트 벤치의 높이가 될 때까지 스텝 높이를 증가시킬 수 있다. 그런 다음 움직임을 보다 폭발적으로 만들기 위해 속도를 높인다.

훈련 정보

당신의 엉덩이가 당신의 발에 위, 아래로 움직이고 있다는 것을 인식한다. 큰볼기근은 이 운동이 효과적 이도록 적극적으로 엉덩관절을 교정해야 한다. 몸통을 앞으로 기울이면 큰볼기근이 작동할 필요가 없으므로 몸통을 똑바로 세워야 한다.

안 좋은 움직임이 어떤 것인가?

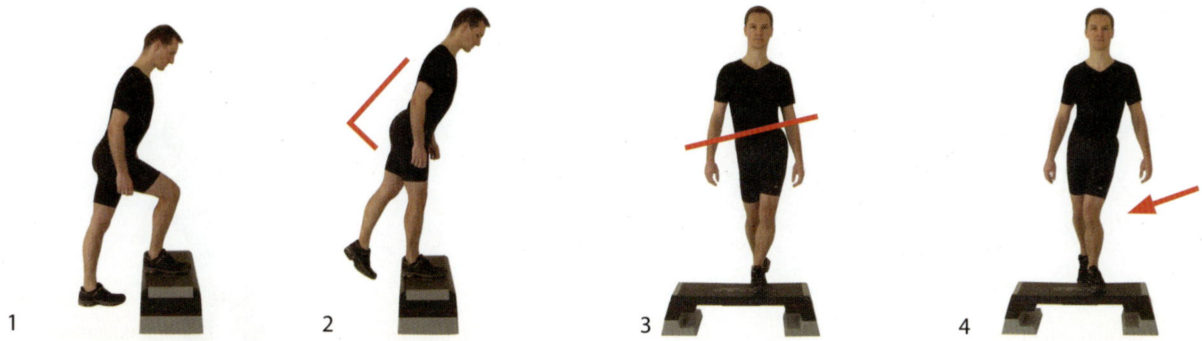

1. 몸통이 앞으로 기울어져 있다.
2. 엉덩관절을 펴기 전에 무릎을 먼저 편다. 이는 뒤넙다리근의 과도한 수축을 의미한다.
3. 운동을 하는 동안 좌 · 우측 골반 높이가 서로 다르다. 이는 엉덩이 근육 약화를 의미한다.
4. 무릎이 안쪽으로 돌아가 있다. 이는 엉덩이 근육 약화를 의미한다.

엉덩관절과 발의 자세를 완벽하게 취할 수 있을 때 팔 동작을 추가할 수 있다. 스텝 시 왼쪽 발로 시작하면 오른쪽 팔이 앞으로 오게 하고 왼쪽 팔은 뒤로 가게 한다. 팔을 교차하여 실시하도록 한다.

○ 스페이스 인베이더 (Space Invaders)

이 운동은 엉덩관절 벌림근의 근력과 지구력을 향상시켜 준다.

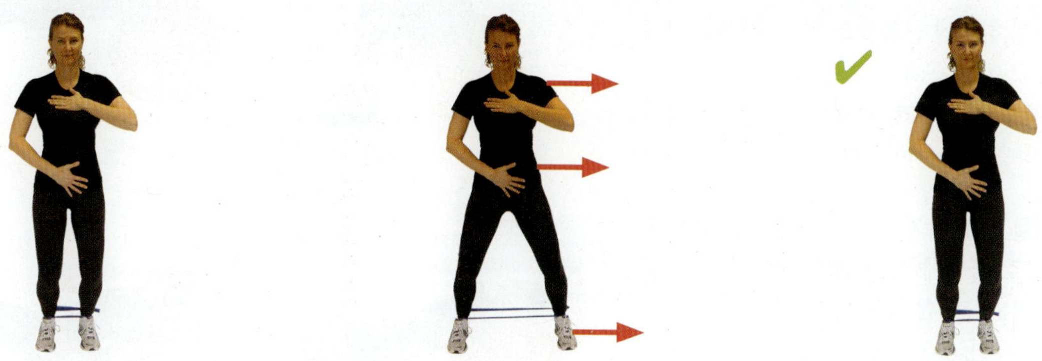

밴드로 묶어 작은 고리를 만들어 양쪽 다리에 끼운다. 운동 시작 초기에는 이 고리를 무릎 위에 끼우고 운동을 한다. 운동부하는 고리의 위치로 조절할 수 있는데, 고리를 발목에 끼우고 하면 무릎위에 끼우고 할 때보다 운동부하를 증가시킬 수 있다.

허리를 펴 상체는 곧게 세우고 엉덩관절과 무릎은 살짝 구부리고 선다. 몸의 중심축은 수직선상에 있게 한 상태에서 왼쪽 다리만 바깥쪽으로 벌렸다가 천천히 중앙으로 돌아온다. 이때 오른쪽 다리는 중심선을 벗어나 움직이지 않도록 주의해야 한다. 반대쪽도 실시한다.

좌 · 우측 각각 10회씩 반복
각각 3세트

안 좋은 움직임이 어떤 것인가?

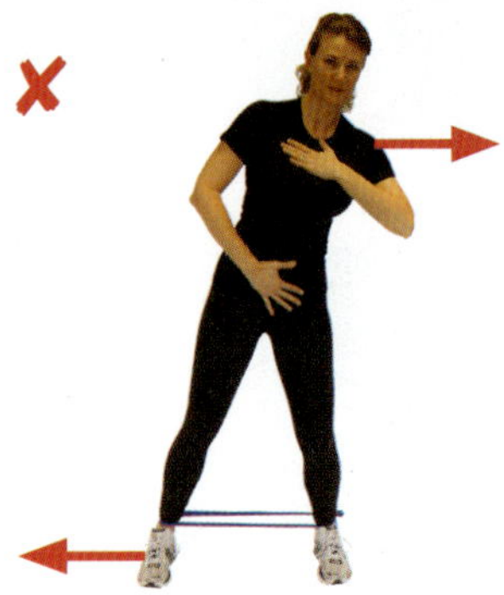

- 몸통이 움직임의 방향에서 벗어나 기울어져 있다. 이는 중간볼기근을 과도하게 수축시킬 수 있다.
- 엉덩이가 뒤로 빠져 있다.
- 무릎이 안쪽으로 돌아가 있다.

○ 서스펜션 브릿지 (Suspension Bridge)

이 운동은 큰볼기근과 등 펌근 사이의 밸런스를 향상시켜 준다. 서스펜션 브릿지 자세를 완벽하게 수행하기 위해서는 등과 골반 근육간의 협응이 가장 중요한다.

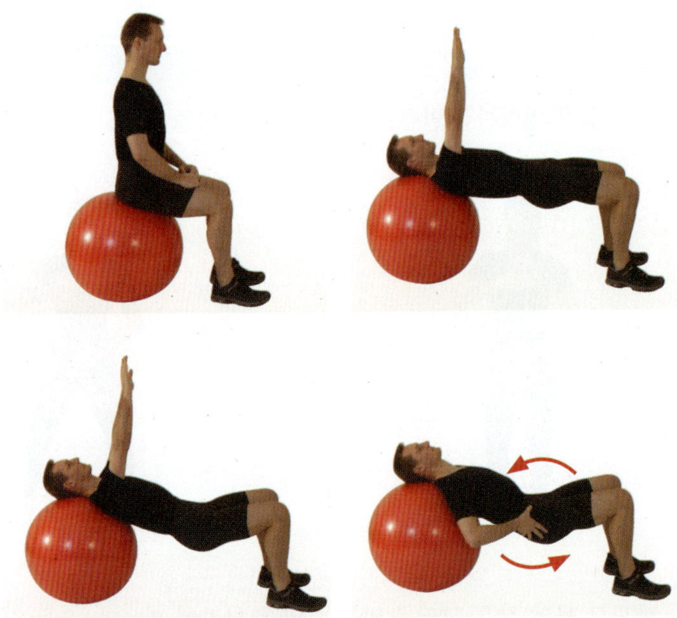

방법: 스위스 볼 위에 앉는다. 상체를 쭉 펴주고 양발의 발끝을 바깥쪽으로 살짝 벌려준다. 무릎과 발목이 같은 선상에 오게 무릎을 구부려준다.

이제 허리에 근육을 느낀다. 척추의 양쪽에 꽉 조이는 근육이 있는 경우, 등 근육을 과도하게 사용하고, 큰볼기근을 과소 평가하고 있을 가능성이 높다.

이를 바로 잡기 위해 손가락으로 엄지 손가락으로 골반에 손을 댄다. 허리를 약간 떨어 뜨리고 큰 휠처럼 골반을 뒤로 돌린다. 긴장을 풀고 운동을 반복 할 때까지 이 동작을 반복한다. 당신의 등 근육을 다시 느낀다: 산등성이가 덜 두드러져야 한다.

등 근육을 완전히 없애지 않고 두 근육군 간의 균형을 유지해야 한다. 그러나 큰볼기근이 대부분의 운동을 수행해야 한다. 등 근육 활동을 줄이기 위해 골반을 뒤로 기울여야 하는 경우 걱정하지 말자. 일단 당신의 두뇌가 중력에 대항하여 골반을 보다 효과적으로 지지하는 방법을 찾으면, 당신은 보다 중립 자세로 이동할 수 있다. 일단 이 기본 자세를 잡으면, 약간 다른 행동으로 각기 다른 변형을 연습할 수 있다. 다음 페이지는 각기 다른 도전 과제를 소개하는 방법을 설명한다.

○ 골반 안정화와 발의 움직임 협응(Coordinating Foot Movement with Pelvic Stability)

방법: 서스펜션 브릿지 자세를 한다. 큰볼기근의 수축을 최소화하여 골반과 등 근육을 체크한다. 오른쪽 발은 발뒤꿈치를 들어 올리고, 왼쪽 발은 앞발을 위로 들어 올린다. 천천히 양쪽 발의 자세를 서로 바꿔준다. 운동을 하는 동안 큰볼기근을 안쪽으로 모으듯이 수축시켜 엉덩이가 아래로 쳐지지 않게 한다.

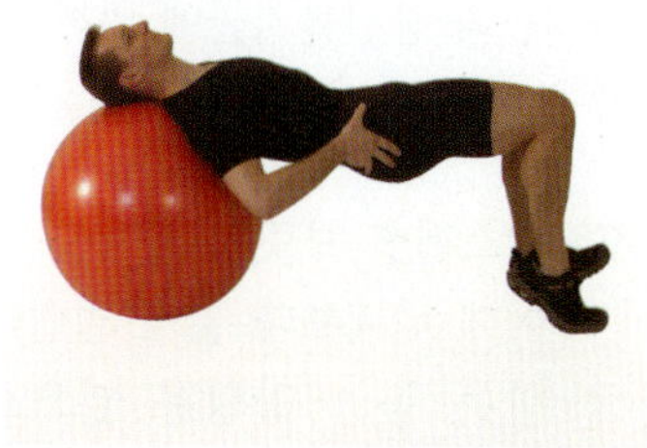

6회를 반복해서 실시하고 뒷걸음으로 앉는 자세로 돌아온다. 그런 다음 서스펜션 브리지 위치로 다시 걸어 가서 다른 변형을 시도하기 전에 세트를 반복한다.

○ 풀오버 (Pullover) — 시상면 조절, 팔, 몸통, 골반 통합

가벼운 무게의 덤벨을 양손으로 잡고 서스펜션 브릿지 자세를 한다. 복부에 힘을 주어 몸통을 쭉 펴면서 덤벨을 머리위로 천천히 넘겨준다. 운동을 하는 동안 몸통은 중립 상태를 유지하도록 한다.

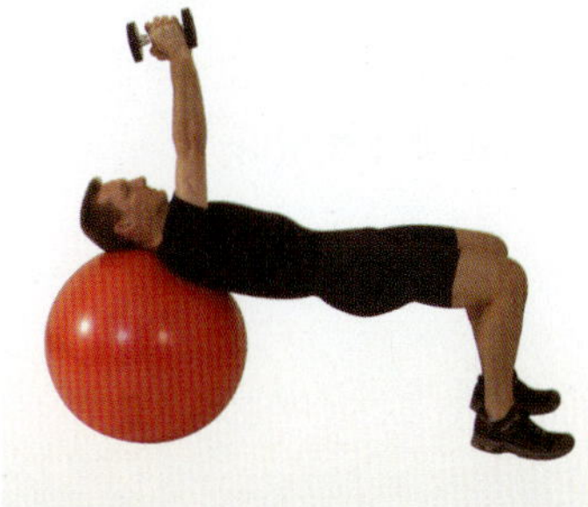

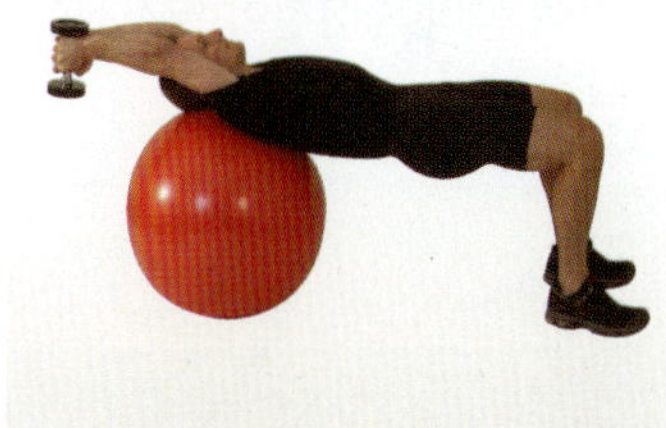

운동형태 변형:

덤벨을 머리 위로 천천히 넘겨 줄 때 직선 방향이 아닌 대각선 방향으로 넘겨준다.

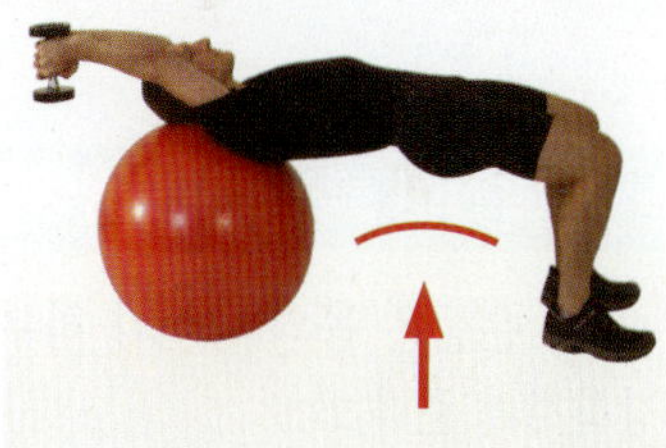

안 좋은 움직임이 어떤 것인가?

덤벨을 머리 위로 넘겨 줄 때 골반이 앞으로 기울면서 허리가 전만된다. (시상면의 정렬이 무너짐)

○ 가로면 조절 (Transverse Plane Control)

서스펜션 브릿지 자세를 한 후, 양팔을 쭉 펴 위로 들어 손끝이 천장을 향하도록 한다. 한쪽 팔을 옆으로 뻗었다가 중앙으로 다시 돌아온다. 반대쪽도 실시한다.

이 동작이 익숙해 졌을 경우, 가벼운 무게의 덤벨을 들고 실시한다.

안 좋은 움직임이 어떤 것인가?

가로면 상에서 몸통이 안정화되어 있어야 하는데, 골반이 한쪽으로 돌아가거나, 흉부가 위로 들려 있다.

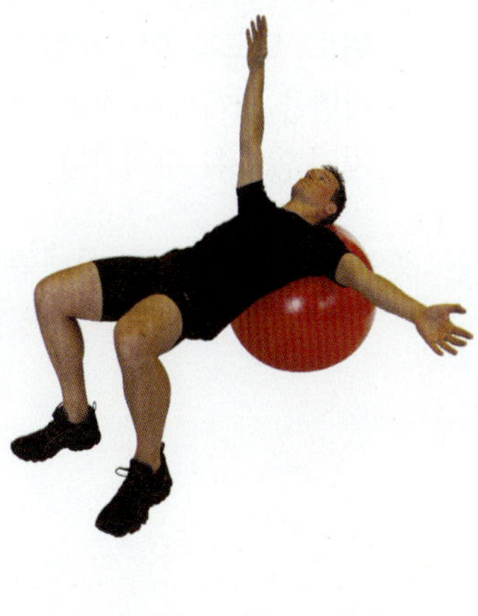

○ 흔들기 (Sway) - 체중을 이동시켜 관상면 조절

이 운동은 관상면에서의 몸통 정렬 유지 능력을 향상시키기 위해 주로 사용되는데, 큰볼기근과 중간볼기근에 의해 골반으로의 체중을 이동을 조절한다.

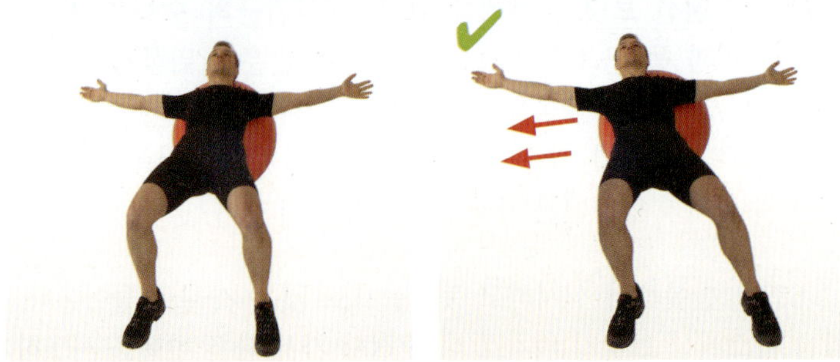

방법: 서스펜션 브릿지 자세를 한다. 발은 어깨 너비보다 넓게 벌린다. 운동을 하는 동안 양팔은 옆으로 쭉 펴, 일직선이 되게 유지한다.

몸의 무게중심을 왼쪽으로 이동시켜 3초간 유지하고 중앙으로 돌아온다. 반대쪽도 실시한다.

안 좋은 움직임이 어떤 것인가?

몸의 무게중심을 이동시킬 때, 골반과 가슴을 서로 반대 방향으로 움직여 몸의 중심선이 일직선이 되지 않고 굴곡져 있다.

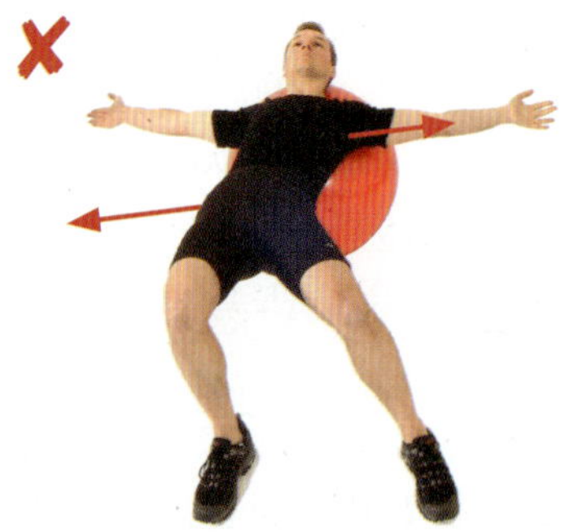

○ 메디신 볼 사이드 커넥터 (Medicine Ball Connector)

이 운동은 몸의 중심과 하부 조절 영역을 강화시켜 준다.

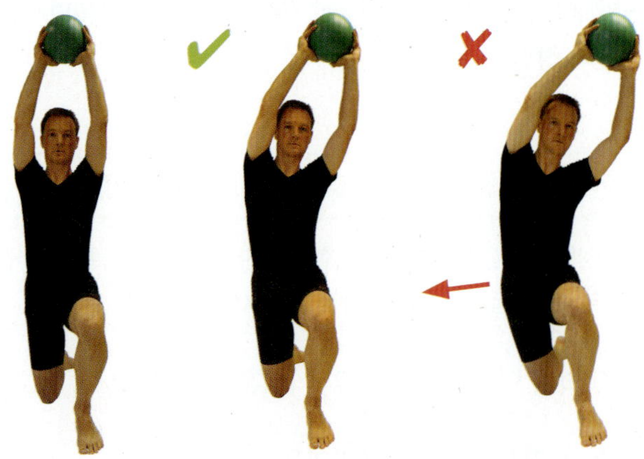

방법: 한쪽 무릎을 앞으로 구부려 반 무릎 자세를 하는데, 앞에서 봤을 때 발목, 무릎, 골반이 일직선이 되도록 한다. 몸통과 양팔을 쭉 펴주면서 메디신 볼을 머리 위로 들어 올린다. 메디신 볼이 왼쪽 어깨 위로 오도록 이동시킨다. 이때 골반은 정면을 향하도록 하고, 몸 정렬이 무너지지 않도록 주의한다.

중앙으로 돌아왔다가 반대쪽으로도 실시한다.

○ 메디신 볼 스퀘어 로테이션 (Medicine Ball Square Rotation)

선수들은 운동 시 "갑옷을 입은 것"처럼 몸통을 안정화시킬 수 있어야 부상을 예방하고 운동수행력을 향상 시킬 수 있다. 이는 특히, 상체를 회전할 때 엉덩관절, 무릎, 발목에 가해지는 스트레스를 최소화하는데 아주 중요하다.

메디신 볼 사이드 커넥터 운동은 연결된 동작이라면, 메디신 볼 스퀘어 로테이션은 한 부위에 대한 독립된 동작이다. 따라서 이러한 동작은 나선형 탄성력에 기초한다.

임상 정보

기능적 가동성 운동을 실시하기 전에 먼저 5장에서 언급한 흉부 가동성 테스트를 통해 가동성을 검사하고, 운동전 준비운동을 실시한다.

방법: 두 팔의 팔꿈치를 구부리고 양손으로 메디신 볼을 잡는다. 양발은 어깨 너비로 벌리고, 무릎을 약간 구부려 엉덩이가 수직선상에 선다. 어깨만 천천히 좌·우측 방향으로 돌려준다. 이때 골반과 양측 무릎은 정면을 향해 있어야 한다.

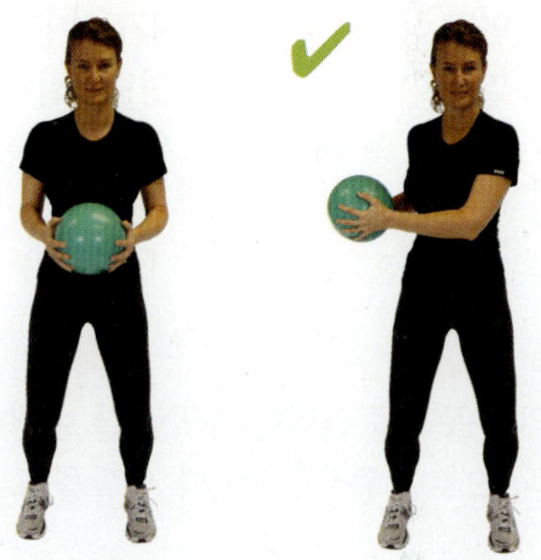

안 좋은 움직임이 어떤 것인가?

- 회전하는 쪽으로 무릎이 돌아간다.
- 상체를 따라 골반이 돌아간다. 이는 무릎에 회전에 의한 스트레스를 증가시킨다.
- 허리를 쭉 펴지 않고 구부정하게 한다.

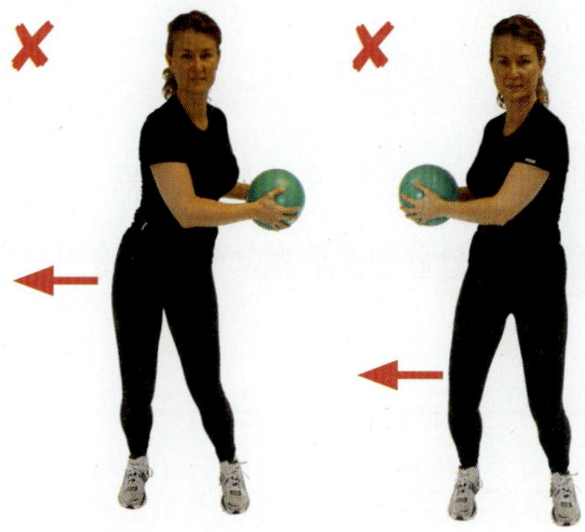

○ 스키 점퍼 (Ski Jumper)

이 운동은 보통 타이타닉이라고 알려진 운동으로, 점프 직전의 스키 점퍼와 같이 몸을 구부렸다가 길게 쭉 펴면서 실시하는 운동이다.

이 운동은 척추를 중립 상태에 놓고 엉덩관절을 굽힘, 폄시키면서 실시하는데, 이는 등 폄 근육과 큰볼기근 사이의 협응력, 허리와 골반 부위의 조절 능력을 향상시켜 중심세로축(CLA)을 조절 능력을 향상시켜 준다.

방법: 양발은 벽에 대고, 볼에 골반이 닿게 엎드린다. 엉덩관절과 무릎을 구부려 볼 위에 상체가 밀착되게 한다. 팔꿈치를 쭉 펴 손끝으로 어깨와 가슴을 위로 들어올린다. 머리와 목은 중립상태를 유지하고 얼굴은 바닥을 향하게 한다. 발뒤꿈치로 벽을 밀고, 목은 쭉 늘려 머리 정수리와 발뒤꿈치가 최대한 멀어지게 한다. 이때 엉덩관절과 무릎은 쭉 편 상태를 유지하도록 한다.

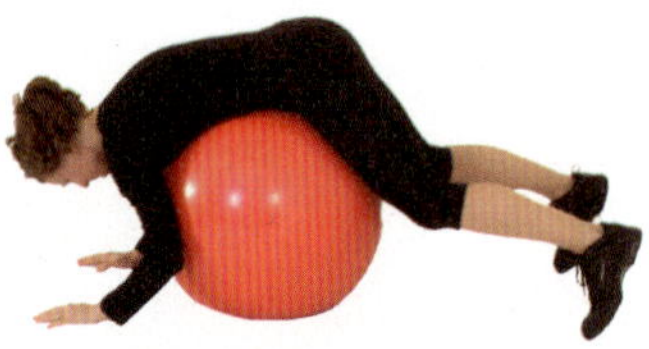

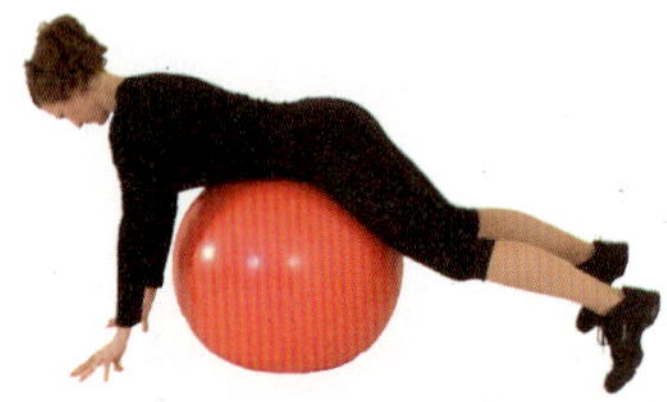

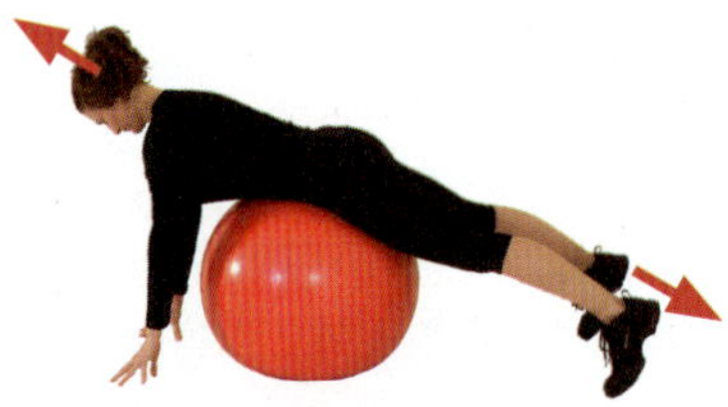

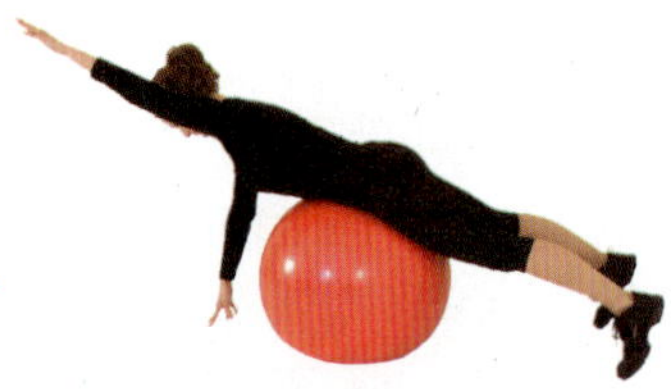

위의 동작을 완벽한 자세로 잘 수행했을 경우, 한 팔을 앞으로 쭉 뻗어 한 손끝으로만 중심을 잡는다. 양팔을 교대로 실시한다.

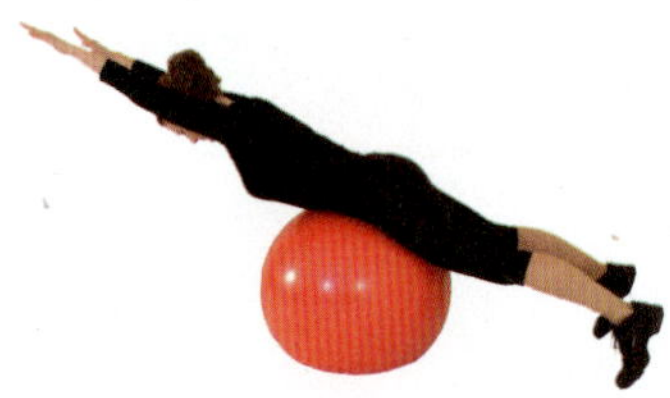

좌, 우 각각 5회 반복 / 2세트
두 팔을 앞으로 뻗고 10초간 유지

기억 노트 : Ski Jumper Transference

다수의 웨이트 트레이닝 코치들은 메디신 볼 클린 운동을 가르치기 전에 스키 점퍼를 실시하도록 한다. 이는 운동선수들이 엉덩관절과 허리를 어떻게 협응시키는지 그리고 활동 시 안전하게 지지하는 법을 익히게 하기 위해서 이다.

○ 플로어 브릿지 (Floor Bridge)

플로어 브릿지는 큰볼기근과 등 폄근육 사이의 협응력과 몸통 조절 능력을 향상시켜 준다.

스위스 볼 위에 두 다리를 올리고 바닥에 눕는다. 양팔을 바닥에 대고 볼을 몸쪽으로 가까이 끌어당긴다. 넙다리뼈 부위로 볼을 아래쪽으로 누르면서 앞으로 밀어 바닥에서 엉덩이를 들어올린다. 무릎과 엉덩관절을 쭉 펴주고 발끝은 몸쪽으로 당겨준다. 10초간 유지하고 엉덩이를 내려준다.

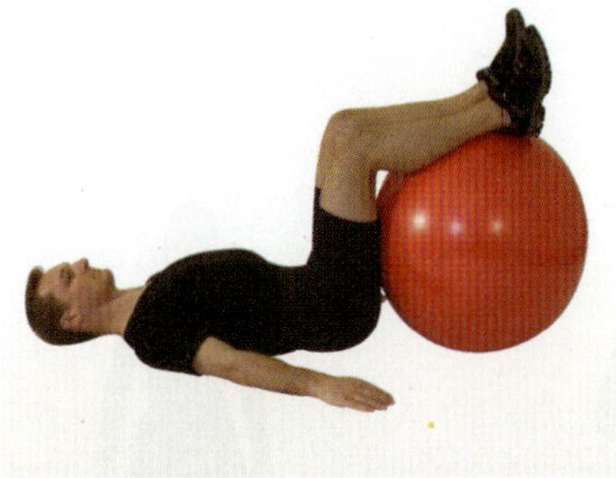

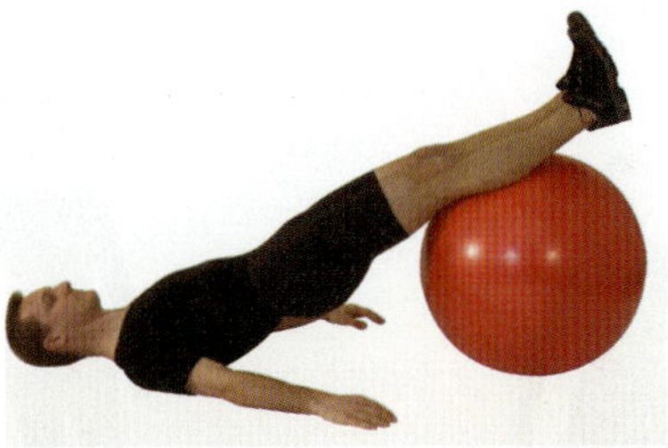

위와 같은 플로어 브릿지는 일반적인 브릿지 자세와 차이가 있다. 일반적인 브릿지는 골반을 위로 들어 올리는데, 골반을 위로 들어 올리는 경우, 뒤넙다리근과 등 근육이 강하게 수축한다. 하지만 플로어 브릿지를 실시하는 목적은 큰볼기근과 등 근육 사이의 밸런스와 협응력을 향상시키는 것이므로, 운동 시 골반을 위로 쭉 들어 올리지 않도록 주의해야 한다.

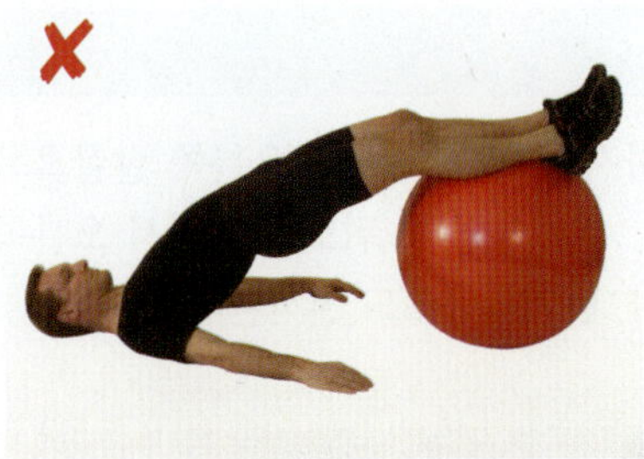

그 차이를 느끼기 위해서는 먼저 운동을 롤링 동작으로 수행한다. 등 근육과 큰볼기근, 그리고 동작이 다리 전체를 어떻게 흘러 나가는지 느껴본다. 시작 위치로 돌아간다. 이제 바닥에서 골반을 강하게 들어 올린다. 다시 근육과 큰볼기근을 느껴본다. 당신은 대부분 리프팅 테크닉이 롤링 테크닉보다 많은 등 근육을 사용한다는 것을 알게 될 것이다. 이것은 당신이 도달하고자 하는 패턴이 아니다.

플로워 브릿지 운동을 진행하려면 팔을 최고치로 시작한다. 한쪽 팔을 옆으로 움직일 때 다리 위치로 이동하고 몸통을 똑바로 유지한다. 다시 가져와 다른 팔을 움직인다. 팔 운동의 방향이 다르면 균형과 안정성에 어려움이 있다. 한 팔을 머리 위로 옮기고 다시 가져 온다. 반대쪽 엉덩이에서 시작하여 머리 위로 넘어서 몸을 가로 질러 팔을 움직인다. 한 손에 작은 무게를 추가하여 균형이 맞지 않는 컨트롤에 도전해 본다.

균형 (Balance)

○ 쿠션 스텝 (Wobble Cushion Steps)

왼쪽 다리로 쿠션을 밟고 선다. 오른쪽 다리를 앞으로 벌려 런지 자세를 했다가 왼쪽 발에 힘을 주면서 시작 자세로 돌아온다. 이 동작에서는 무게 중심을 앞 · 뒤로 빠르게 이동시키면서 중심을 잘 잡는 것 중요하다. 반대쪽도 같은 방법으로 실시하고, 동작이 익숙해지면 보폭을 조금 넓히거나, 뒤쪽 또는 대각선 방향 등과 같이 다른 각도로 다리를 벌려 운동을 반복해 준다.

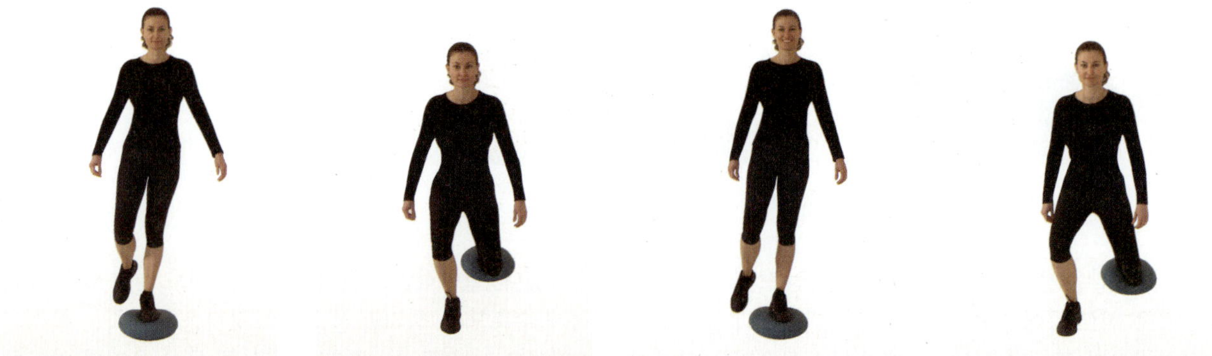

○ 스탠딩 레그 스윙 밸런스 (Standing Leg Swing Balance)

단원 1에서 기능적 가동성 운동으로 스탠딩 레그 스윙에 대해 언급했다. 하지만 이 장에서는 오른쪽 발끝으로 중심을 잡고, 왼쪽 무릎을 구부려 다리를 앞으로 들어 올린다. 2초간 유지한다. 왼쪽 다리를 뒤로 보내면서 오른쪽 발뒤꿈치가 바닥에 닿게 한다. 이때 허리를 쭉 펴 뒤로 구부러지지 않게 주의한다. 반대쪽으로도 실시한다.

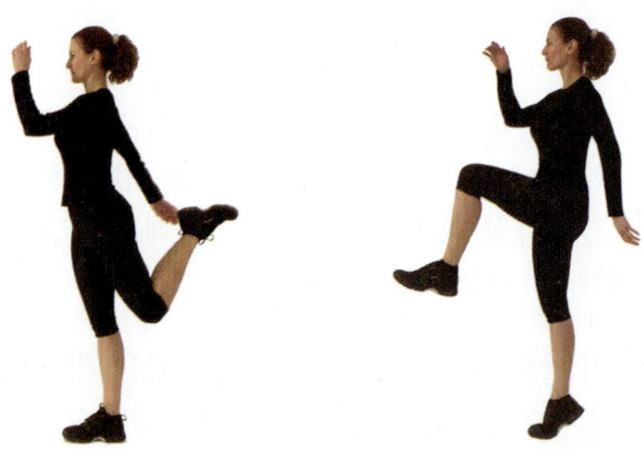

○ 컴퍼스 밸런스 (Compass Balance)

한쪽 다리로 선다. 나침반 위에 서있다고 생각하고, 앞을 북쪽, 뒤를 남쪽이라고 한다. 발목과 무릎, 엉덩관절이 같은 선상에 오게 엉덩관절과 무릎을 구부려 준다. 가슴은 들고 허리만 숙여 손으로 북쪽 바닥을 터치한다. 발에 힘을 주어 다시 허리를 펴고 일어선다. 같은 방법으로 동쪽, 서쪽, 남쪽 방향으로 바닥을 터치한다.

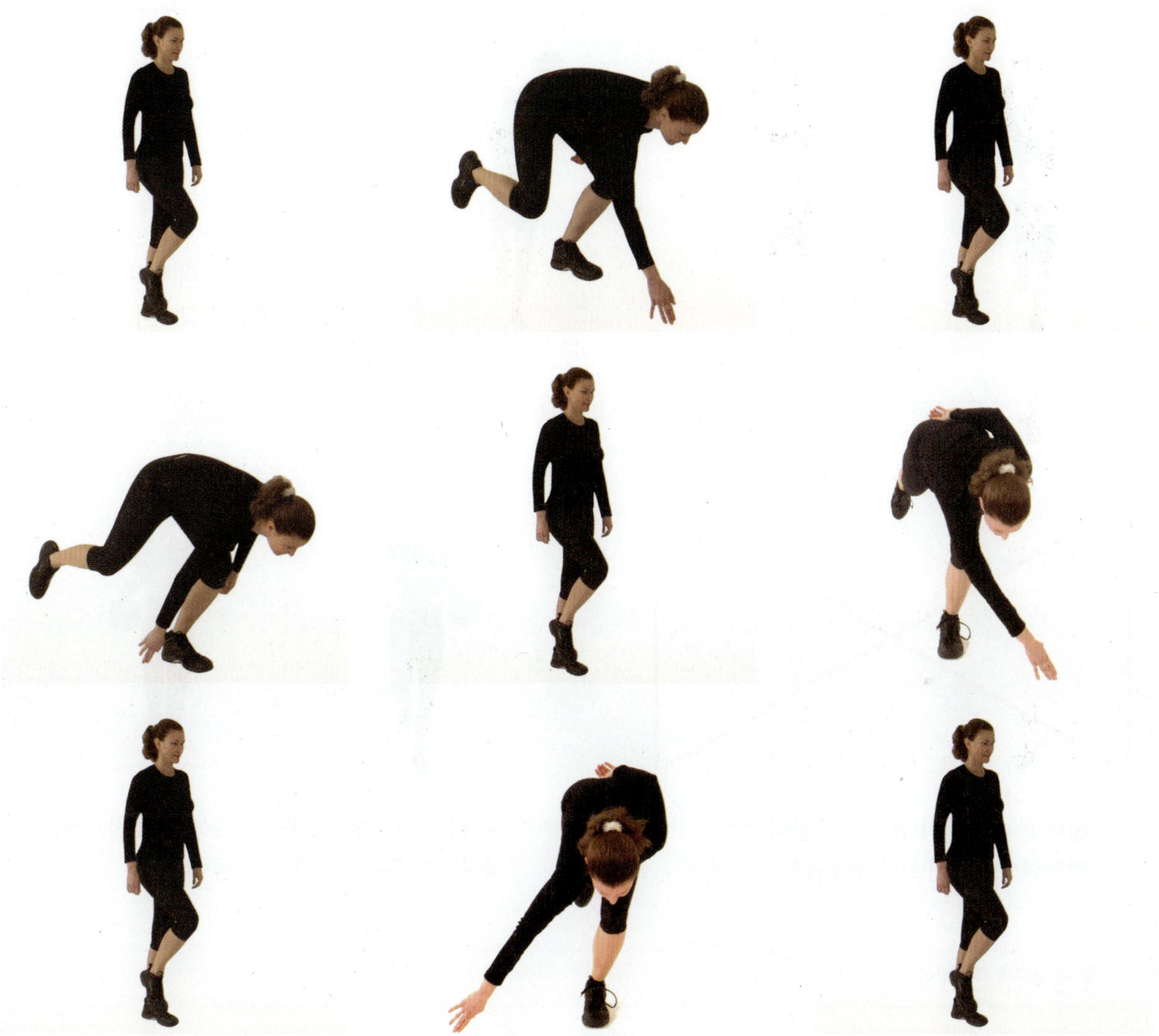

임상 정보

운동을 하는 동안 발이 정중앙을 향하게 해야 무릎도 중앙에 오도록 할 수 있다.

○ 메디신 볼을 이용한 싱글 레그 밸런스(Single Leg Balance with Medicine Ball Movements)

양손으로 메디신 볼을 잡고 무릎과 엉덩관절을 약간 구부려 한 다리로 선다. 각각의 변형 동작에 따라 메디신 볼을 움직여 준다.

○ 운동형태 변형 1

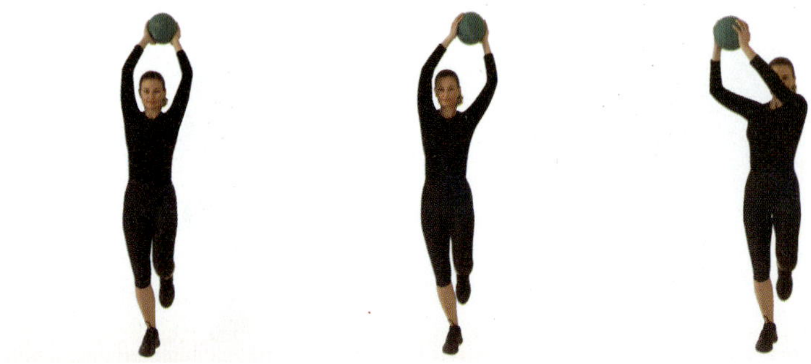

메디신 볼을 머리 위로 들어 올려 부드럽게 원을 그린다.

○ 운동형태 변형 2

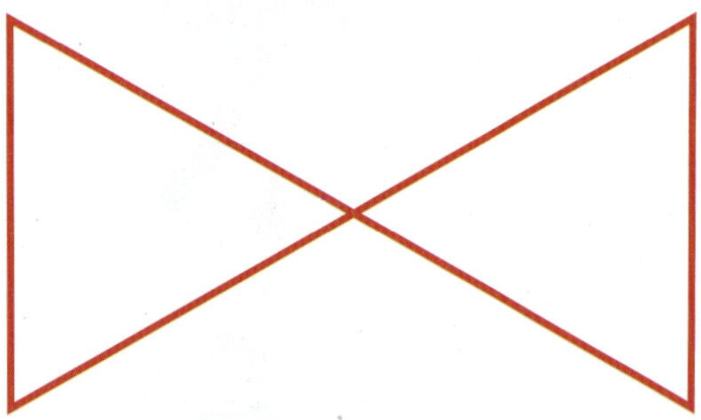

메디신 볼을 머리 위로 들어 올려 위에 빨강색으로 그린 모양처럼 움직여 준다.

○ 운동형태 변형 3

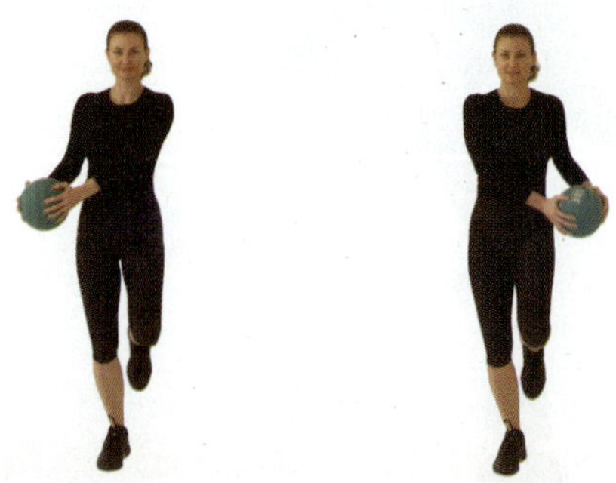

메디신 볼이 골만 앞쪽으로 오게 들고 상체를 회전시켜 볼을 측면으로 오게 해준다.

○ 운동형태 변형 4

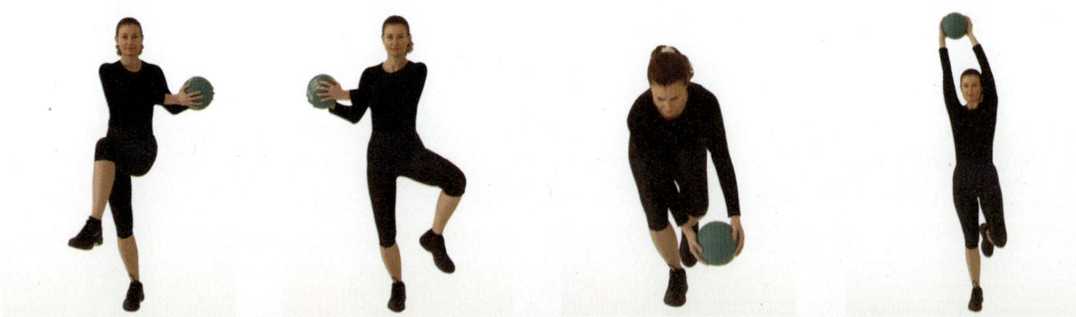

무릎을 약간 높이 들어 올려 몸과 교차되게 한다. 가슴과 골반은 반대쪽으로 돌려준다. 엉덩관절과 무릎을 천천히 바깥쪽으로 벌려주면서 볼은 반대쪽으로 이동시켜 준다. 왼쪽 발이 바닥에 닿지 않게 다리를 약간 들고 오른쪽 엉덩관절과 무릎을 깊게 구부려 볼을 아래로 내려준다. 이때 아랫배에 힘을 주어 허리가 구부러지지 않게 한다. 오른쪽 무릎을 쭉 펴면서 볼을 오른쪽 천장을 향해 들어 올려주는데, 몸이 오른쪽으로 기울어지지 않게 주의한다.

○ 밸런스 보드 스쿼트 (Balance Board Squats)

밸런스 보드 위에 발을 넓게 벌리고 선다. 허리를 쭉 펴고 엉덩관절을 구부려 앉아, 자세를 유지한다. 자세를 유지하는 동안 큰볼기근에 긴장이 느껴질 것이다. 큰볼기근을 사용해 시작 자세로 다시 돌아온다.

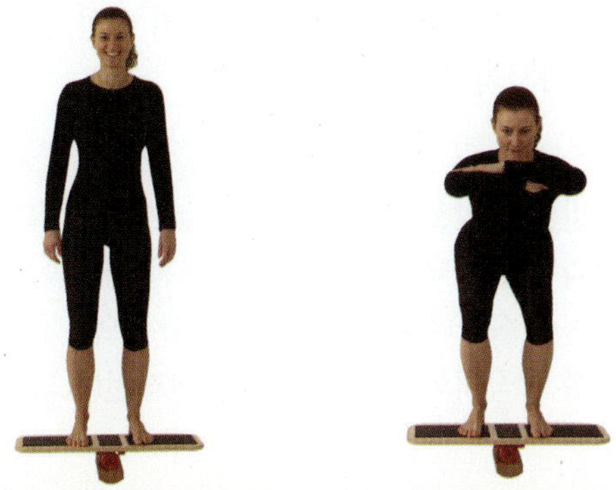

가동성 (Mobility)

각각의 신체 부위 간 안정성을 향상시킬 수 있는 것처럼 가동성 또한 향상 시킬 수 있다. 다음의 신장성 동작들은 가동성뿐만 아니라, 각 관절의 안정화와 균형성 향상에도 좋다.

○ 삼각 자세 (Triangle Pose)

이 동작은 몸통 측면과 허벅지 안쪽, 아래다리 앞쪽 근육을 이완시켜 준다.

Step 1: 발끝이 앞을 향하게 다리를 넓게 벌리고 선다. 목을 쭉 늘려준 다음 손바닥이 바닥을 향하도록 양팔을 평행하게 어깨 높이로 들어 올린다. 어깨를 아래로 당겨준 후, 몸통을 바깥쪽으로 90° 돌린다. 그 다음 오른쪽 발꿈치와 왼쪽 발의 아치가 일직선이 되게 왼쪽 발끝을 안쪽으로 돌려준다. 동작 시 얼굴과 가슴, 골반은 앞을 향해 있어야 한다.

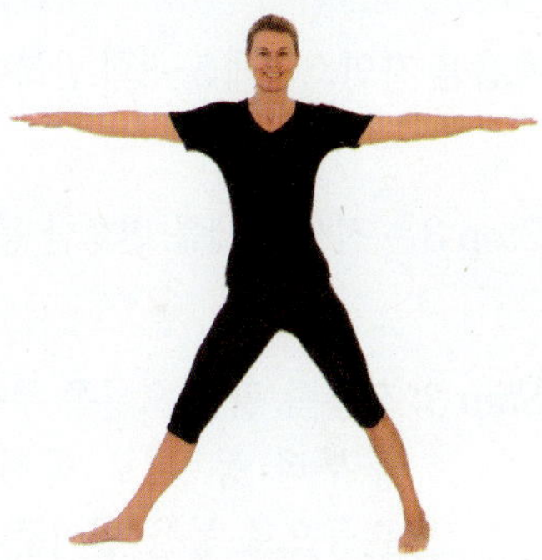

Step 2: 숨을 내쉬면서 최대한 상체를 오른쪽으로 기울인다. 오른손으로 발등이나 정강이 부분을 짚고, 왼손 끝은 천장을 향하도록 쭉 편다.

호흡을 자연스럽게 5~8회 반복하고, 시작 자세로 돌아온다.

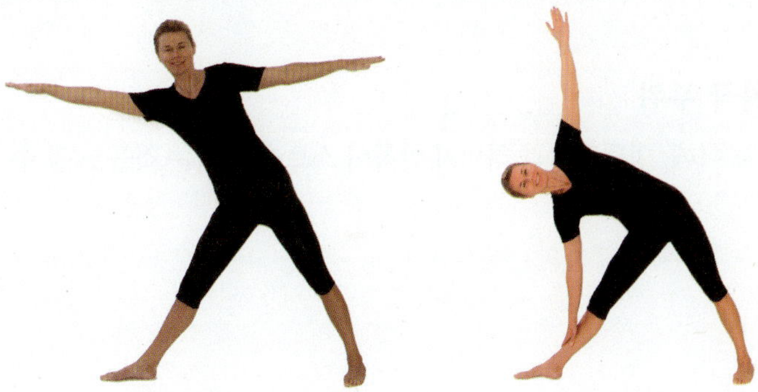

자극 부위

상체를 아래로 기우렸을 때 몸통 측면과 허벅지 안쪽, 다리 앞쪽 근육이 스트레칭되는 것을 느낄 수 있다.

이 자세를 처음 실시할 경우, 골반을 뒤로 기울려 몸통이 정면을 향하도록 해야 한다. 골반은 뒤로 기울였을 때 가슴이 바닥을 향하지 않도록 주의한다.

○ 전사 자세 (Extended Warrior Pose)

이 동작은 어깨에서부터 엉덩이까지 이완시켜 준다. 그리고 허벅지 안쪽을 강화시켜 준다.

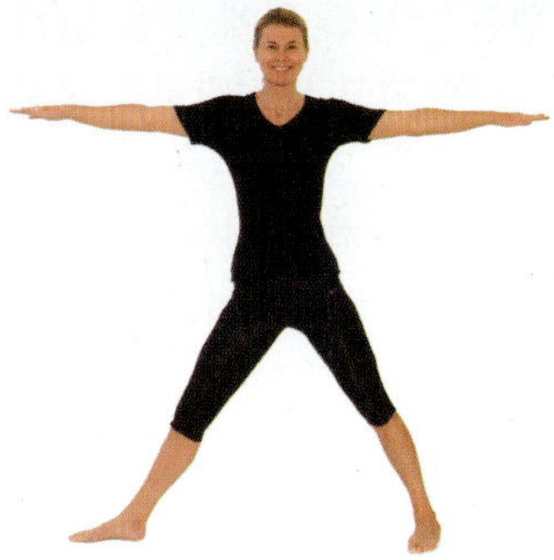

Step 1: 발끝이 앞을 향하게 다리를 넓게 벌리고 선다. 목을 쭉 늘려준 다음 손바닥이 바닥을 향하도록 양팔을 평행하게 어깨 높이로 들어 올린다. 오른쪽 발을 바깥쪽으로 90° 돌린다. 이때, 오른쪽 발꿈치와 왼쪽 발아치가 일직선이 되어야 한다.

Step 2: 숨을 내쉬면서 오른쪽 무릎을 90° 구부려준다. 이때, 무릎이 안쪽으로 돌아가지 않게 한다. 오른쪽 팔꿈치는 무릎에 데고 왼쪽 팔을 머리 위로 쭉펴 상체를 오른쪽으로 기울여 늘려준다. 복부에 힘을 주어 골반이 앞을 향하도록 하고, 몸통이 흔들리지 않게 한다.

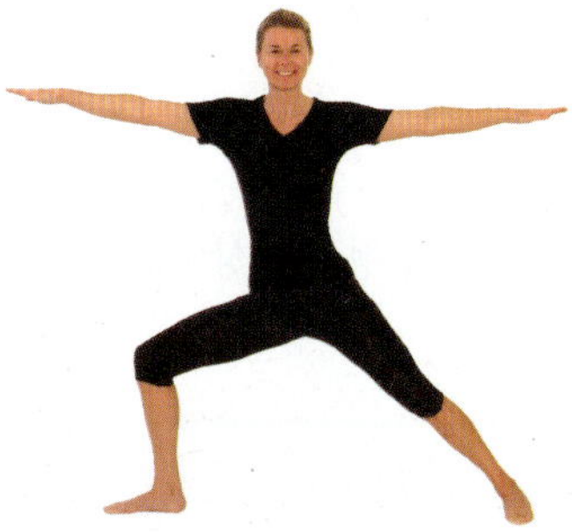

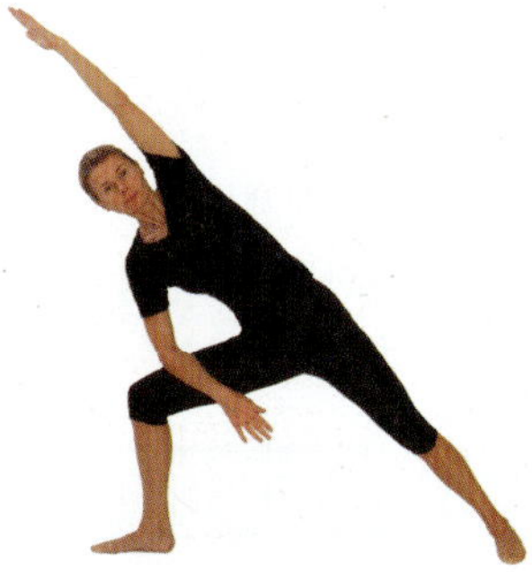

호흡을 자연스럽게 5~8회 반복한다.

Step 3은 전사 자세를 변형한 동작이다.

Step 3: 오른쪽 팔을 오른쪽 무릎 안쪽으로 펴주고, 왼쪽 팔은 팔꿈치를 구부려 등 뒤로 돌려준다. 이때, 가슴이 쭉 펴지게 왼쪽 손등으로 등을 밀어준다. 호흡을 자연스럽게 5~8회 반복하며 자세를 유지한 후, 숨을 들이 마시면서 step 1 자세로 돌아온다.

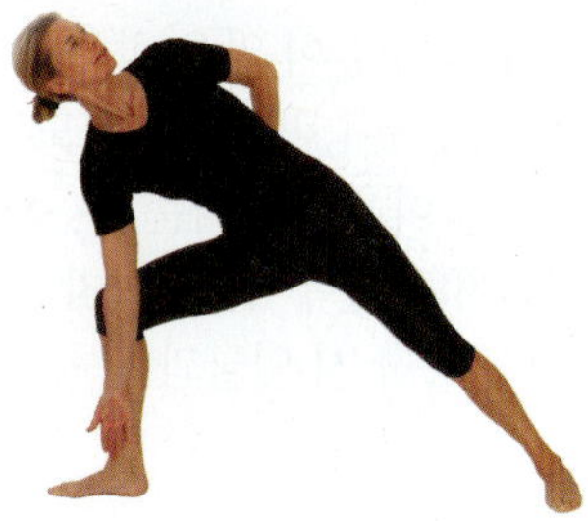

자극 부위

어깨, 엉덩관절과 허벅지 안쪽이 스트레칭 되는 것을 느낄 수 있다.

○ 리볼빙 런지 (Revolving Lunge)

Step 1: 다리를 넓게 앞뒤로 벌리고 서서, 런지 동작을 할 때처럼 앞쪽 다리 무릎을 90°로 구부려준다. 이때, 양발 끝은 앞을 향해 있어야 한다. 허리와 뒤쪽 다리 무릎은 쭉 펴주고, 양팔은 위로 들어 올려 쭉 펴준다.

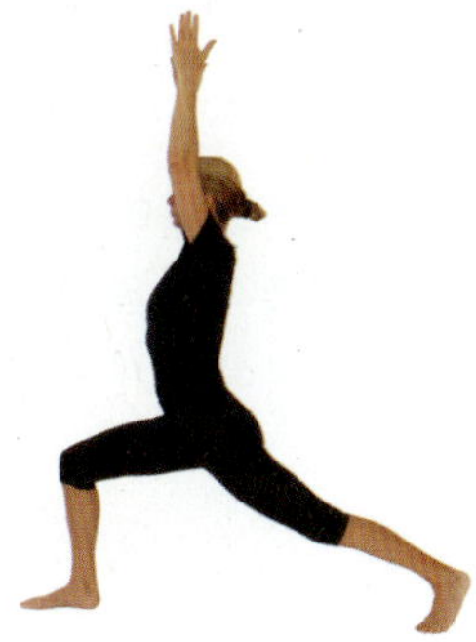

Step 2: 몸통을 오른쪽으로 돌린다. 오른손 끝이 천장을 향하도록 하고, 왼손 끝은 바닥을 향하게 한다. 머리에서부터 발뒤꿈치까지 일직선이 되도록 쭉 펴준다. 호흡을 자연스럽게 5~8회 반복한다. 숨을 들이마시며, step 1 자세로 돌아온다.

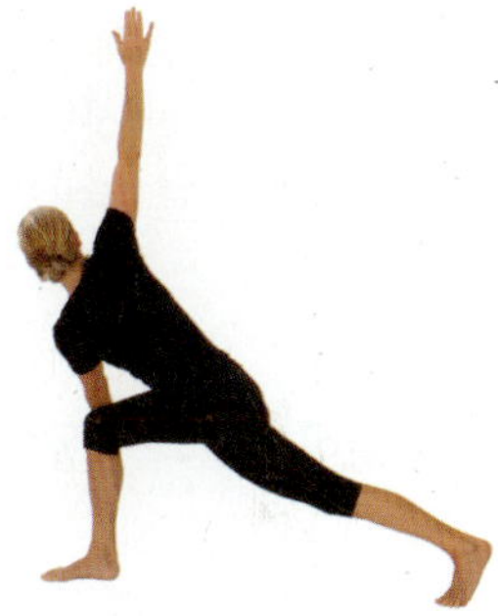

자극 부위

뒤쪽으로 뻗은 다리의 허벅지 앞쪽과 몸통이 스트레칭 되는 것을 느낄 수 있다.

○ 엉덩관절과 허리 회전 (Hip and Spine Twist)

이 운동은 제한사항에 따라 두 가지로 나눌 수 있다. 그리고 나서 가슴부위와 골반 사이를 동시에 스트레칭할 수 있다.

○ 엉덩이 가동성 (Mobilising the Hip)

엉덩이 뒤쪽을 이완시켜 주는 스트레칭이다.

Step 1: 무릎을 구부려 양반다리를 하고 앉는다. 왼쪽 다리를 들어 오른쪽으로 다리 옆으로 넘겨 왼쪽 발목이 오른쪽 무릎에 닿도록 한다.

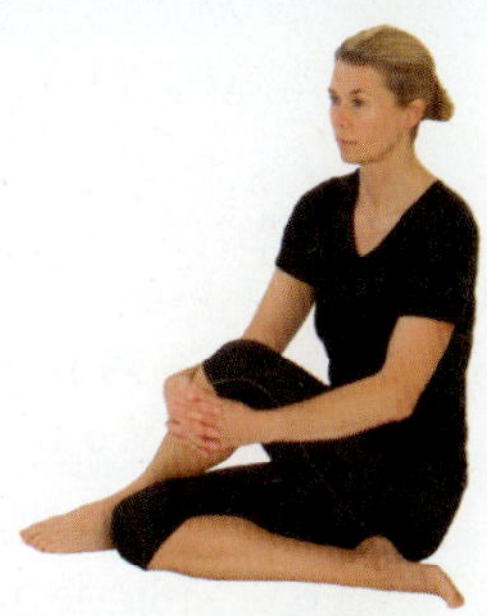

Step 2: 허리를 쭉 펴고 양손으로 왼쪽 무릎을 감싸서 몸쪽으로 끌어당긴다. 호흡을 몇 회하고 나서 이완한다.

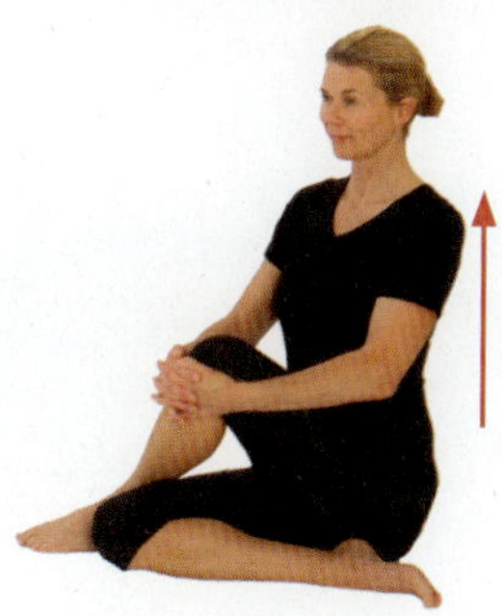

자극 부위

엉덩이 근육이 스트레칭 되는 것을 느낄 수 있다.

○ 척추 가동성 (Mobilising the Spine)

몸통 가동성과 엉덩이 근육을 완전하게 이완 시킬 수 있는 동작이다.

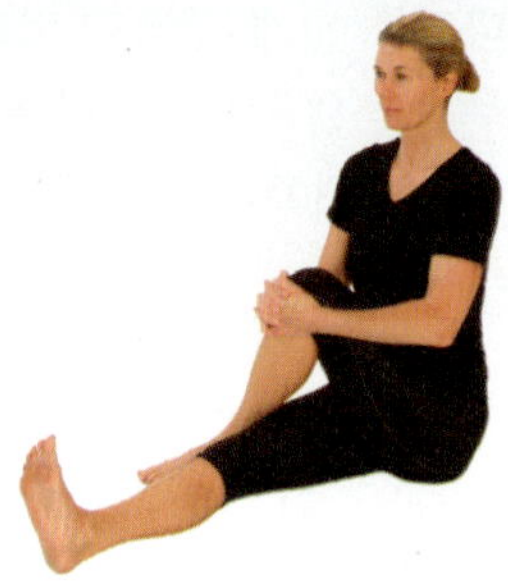

Step 1: 오른쪽 다리는 쭉 펴고 왼쪽 무릎은 굽혀 세우고 앉는다. 왼쪽 무릎을 양손으로 감싸 잡고 오른쪽 허벅지 바깥쪽에 왼쪽 발목이 닿게 넘긴다.

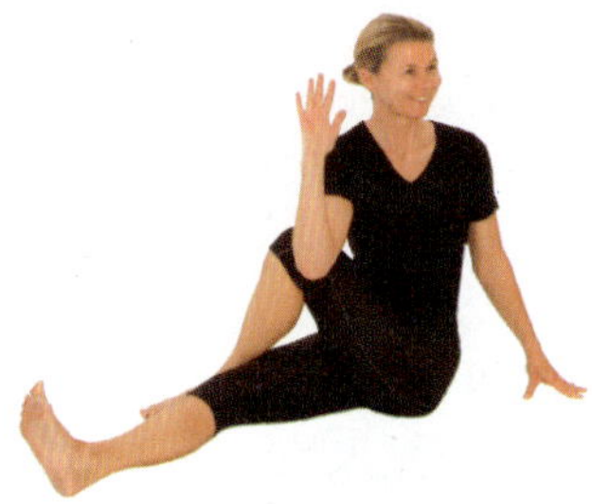

Step 2: 허리는 곧게 세우고, 오른쪽 팔꿈치를 구부려 손끝이 천장을 향하게 한 상태에서 왼쪽 허벅지 바깥쪽에 대고 가슴을 왼쪽으로 돌려준다.

자극 부위

엉덩이 근육과 몸통이 스트레칭 되는 것을 느낄 수 있다.

○ 엉덩이와 척추 연결부위 스트레칭 (Lengthening the Hip and Spinal Connection)

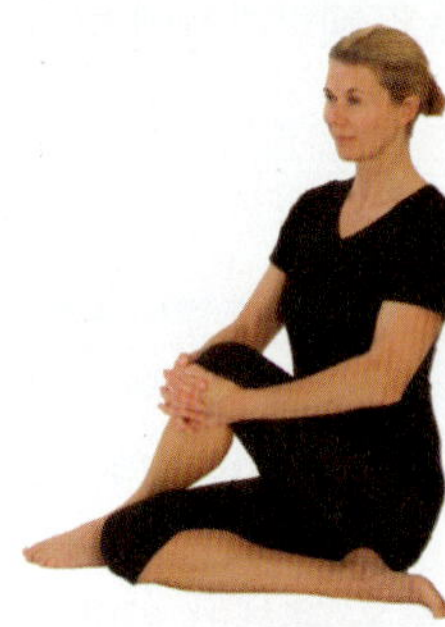

Step 1: 무릎을 구부려 양반다리를 하고 앉는다. 왼쪽 다리를 들어 오른쪽으로 다리 옆으로 넘겨 왼쪽 발목이 오른쪽 무릎에 닿도록 한다.

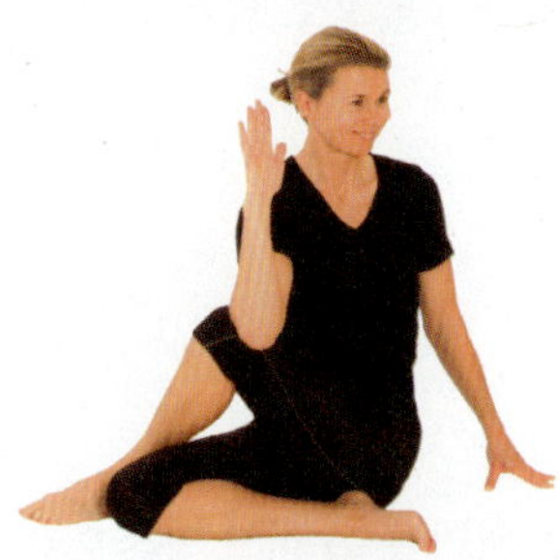

Step 2: 허리를 쭉 펴고 오른쪽 팔을 왼쪽 허벅지 바깥쪽에 대고 가슴을 왼쪽으로 돌린다. 오른쪽 팔꿈치를 구부려 손끝이 천장을 향하도록 한다. 이 팔을 가슴을 돌려 몸통과 허리 근육의 이완 시키는 것을 돕는다.

8장 3 단계 – 전신 협응력

/ Phase 3 – Global Coordination

전신 협응력

상체 부하

안정화, 가동성, 균형

균형과 조절 메커니즘을 활성화 시키고, 활동 시 상체, 하체 및 몸통을 통합적으로 조절함으로써 전신 움직임을 개선시킬 수 있다.

3단계의 주요사항:

1. 전신 움직임
2. 동적 회전 조절
3. 다방향 움직임
4. 부하 증가
5. 높거나 낮은 자세 간의 움직임
6. 밀고 당기기

운동 시 주의사항:

- 정확한 볼의 위치
- 하복부 운동 시 몸통은 중립자세 유지
- 골반과 무릎 정렬은 큰볼기근 부위를 이용해 조절
- 자연스러운 호흡 유지
- 얼굴과 턱 이완 시키기
- 모든 동작 시 몸의 긴장을 풀 것

엉덩관절 및 무릎을 구부릴 때 스프링처럼 부드럽고 탄력적으로 구부리도록 해야 한다. 그리고 운동 시 부하가 증가되더라도 얼굴을 이완시키는 것이 중요하다.

전신 협응력 (Global Coordination)

○ 메디신 볼 클린 (Medicine Ball Clean)

메디신 볼 클린은 엉덩관절 신전력과 상지와 하지 및 몸통의 협응력 향상에 도움이 되는 연결고리 사슬 운동이다. 이 패턴에서는 힘을 앞쪽 또는 위쪽으로 이동시키는 것이 중요하다. 이는 완벽한 파워 클린(power cleans)을 위한 트레이닝 프로그램으로 이상적인 동작이다.

방법: 메디신 볼을 들고 양발은 평행하게 어깨 너비로 벌리고 선다. 머리와 가슴을 곧게 펴고, 스쿼트를 할 때처럼 앉는다. 팔을 쭉 펴 메디신 볼을 머리 위로 들어 올리면서 천천히 일어선다. 이때 하복부와 큰볼기근에 힘을 주어 허리가 안정화 되고 상체가 흔들리지 않도록 한다.

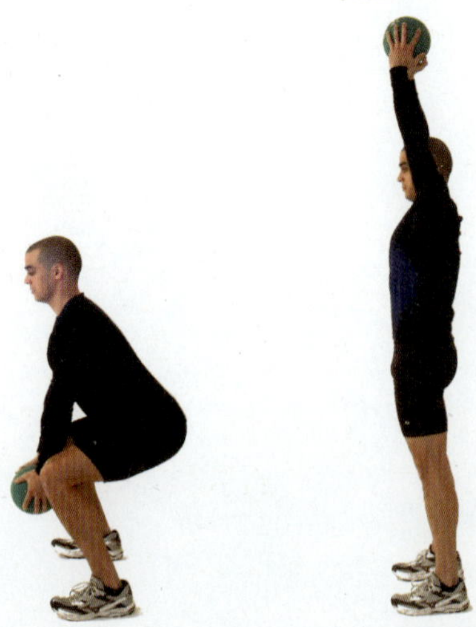

팔을 쭉 펴 들어 올릴 때, 하복부가 쑥 안으로 들어가고, 엉덩관절을 쭉 폈을 때 큰볼기근이 강하게 수축되는 것을 느낄 수 있다.

안 좋은 움직임이 어떤 것인가?

- 팔을 쭉 뻗어 메디신 볼을 들어 올릴 때, 허리가 뒤로 젖혀지지 않도록 주의한다.
- 일어설 때 큰볼기근 수축을 이용하지 않고 엉덩관절을 앞으로 내밀며 반동을 이용해 일어서지 않도록 주의한다.

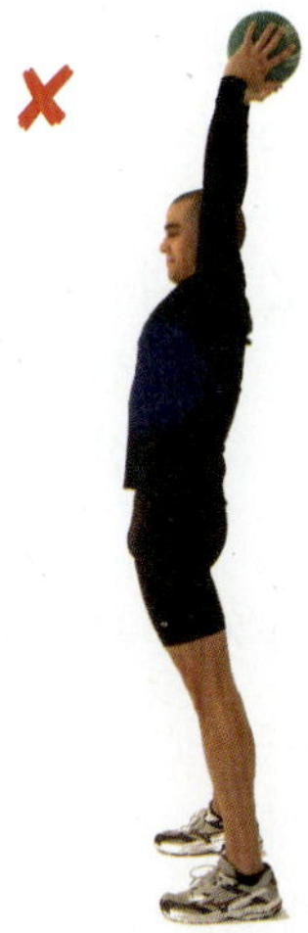

척추 조절 능력 부족으로 인한 CLA 실패

운동형태 변형(싱글 레그 클린; single leg clean)

방법: 메디신 볼을 들고 양발은 평행하게 어깨 너비로 벌리고 선다. 머리와 가슴을 곧게 펴고, 스쿼트(Squat)를 할 때처럼 앉는다. 팔을 쭉 펴 메디신 볼을 머리 위로 들어 올리고, 한쪽 무릎을 구부려 들어 올리면서 천천히 일어선다. 좌 · 우측을 교대로 실시한다.

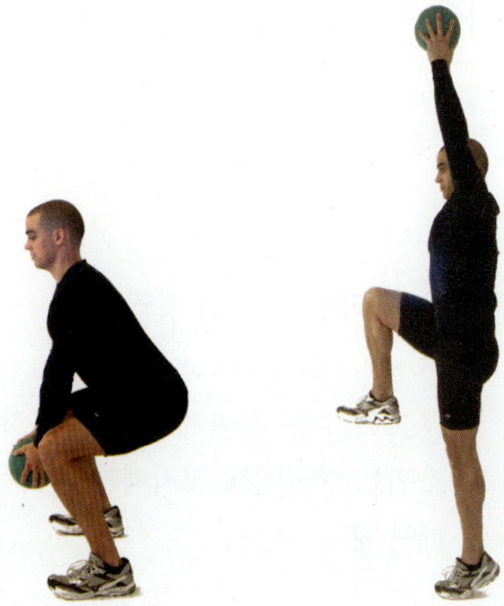

운동강도 증가(Progression)

메디신 볼 클린을 한쪽 발을 올리면서 실시할 수도 있다. 싱글 레그 드라이브(Single Leg Drive) 시 중심을 잡는 발이 균형을 잃지 않도록 주의해야 하며, 그림과 같이 발끝으로 중심을 잡도록 하는 것이 중요하다.

반복 횟수: 더블 레그 클린 – 왼쪽 레그 클린 –오른쪽 레그 클린/ 1동작
10회 반복

○ 메디신 볼 스위프 (Medicine Ball Sweep)

이 운동은 메디신 볼 클린(Medicine Ball Clean)과 같은 기전이지만, 골반 측면 조절이 필요하다.

방법: 메디신 볼을 들고 두 발을 모은 채 선다. 다리를 왼쪽 발을 옆으로 벌려 왼쪽으로 스쿼트 하듯 앉는다. 이때, 메디신 볼은 왼쪽 발 앞으로 오도록 아래로 내리고, 머리와 허리는 곧게 편다. 그 다음, 팔을 쭉 펴 머리 위로 메디신 볼을 들어 올리면서 오른쪽 다리로 중심을 잡고 선다.

운동강도 증가 (Progression)

균형 및 측면 골반 조절 능력을 향상시키기 위해서 스윕(sweep)을 실시해야 하는데, 후방 및 측면으로 밀 때 바닥에 닿지 않도록 한다. 한쪽 다리로 설 때에는 균형 유지 및 신체 정렬을 유지하도록 해야 한다.

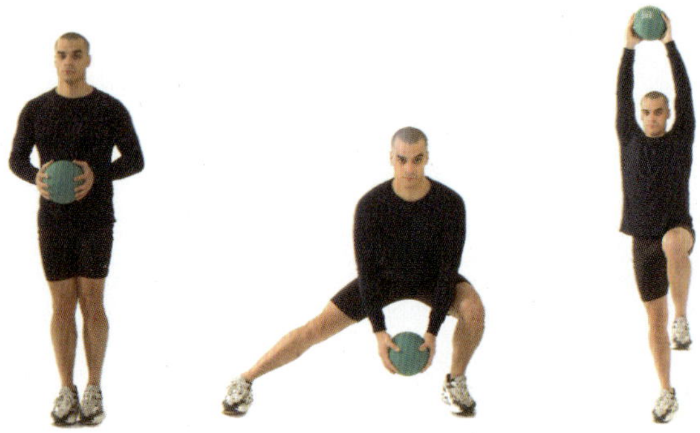

안 좋은 움직임이 어떤 것인가?

- 가슴과 머리를 쭉 펴지 않고 앞으로 숙인다. 큰볼기근을 전반적으로 활성화 시키려면 스쿼트 단계에서 꼬리뼈가 바닥을 향하도록 해야 한다.
- 한 발을 들고 메디신 볼을 머리 위로 들어 올릴 때, 팔꿈치가 구부러지거나, 몸이 중심을 잃고 한쪽으로 기울어진다. 이런 경우, 거울을 보면서 운동하는 것이 몸 정렬을 바르게 하는데 도움이 된다.

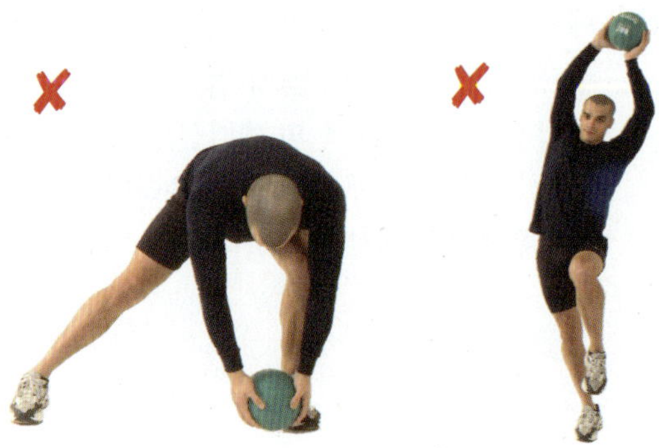

○ 메디신 볼 스피럴 (Medicine Ball Spiral)

이 운동을 하기 전에, 1장에서 언급한 전신 회전 운동을 준비운동으로 실시하는 것이 좋다.

방법: 양손으로 메디신 볼을 들고 발을 어깨 너비로 벌리고 선다. 허리, 엉덩관절 및 무릎을 쭉 편다. 오른쪽 발을 회전시켜 몸을 왼쪽으로 돌린다. 반대쪽도 교대로 실시한다.

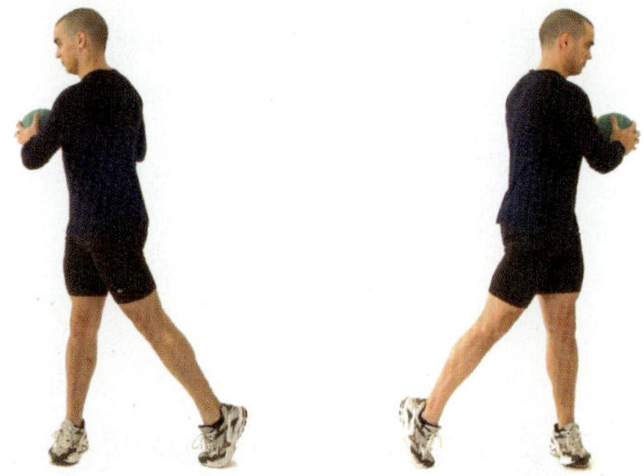

깊게 앉듯이 엉덩관절과 무릎을 구부리면서 왼쪽으로 몸을 돌린 다음 오른쪽으로 돌면서 엉덩관절과 무릎을 쭉 편다. 동작 시 허리는 쭉 펴도록 한다.

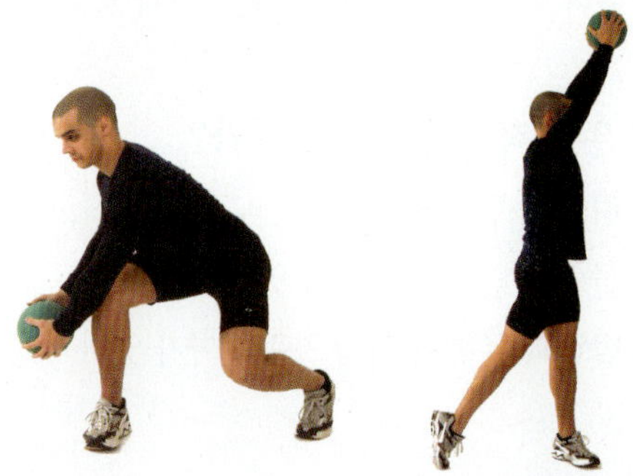

안 좋은 움직임이 어떤 것인가?

- 가슴과 머리를 앞으로 숙인다. 큰볼기근을 전반적으로 활성화 시키기 위해서는 아래로 몸을 숙일 때 꼬리뼈가 바닥을 향하도록 해야 한다.
- 뒷발의 발뒤꿈치가 바닥에 고정되어 있다. 몸을 회전시킬 때 발뒤꿈치는 고정시키지 않아야 한다.
- 팔을 위로 들어 올릴 때 허리가 뒤로 젖혀진다.

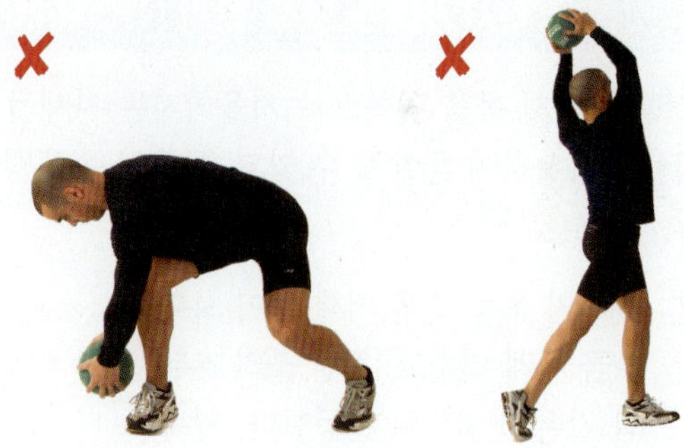

풀리 (Pulleys)

풀리는 몸통과 골반의 안정성과 어깨관절 움직임 및 전신 운동이며, 위-아래, 좌-우, 밀고-당기기, 회전 등 여러 방향으로 운동할 수 있다. 풀리를 할 때 가장 좋은 방법은 탄력 있는 도구를 사용하여, 일상생활 및 운동 동작을 접목하여 실시하는 것이다.

만약 풀리 머신이 없다면, 탄력 밴드를 이용해서 운동을 실시할 수 있다. 그런데 풀리 머신의 경우, 운동하는 동안 일정한 저항을 주지만, 탄력 밴드는 동작이 끝나는 지점에서 가장 강한 저항이 작용된다. 높은 강도로 운동을 시작하지 말아야 한다. 과도한 힘을 사용하여 운동을 할 경우 긴장을 유발할 수 있기 때문이다. 운동 강도 조절은 자신의 상태에 따라 유동적으로 조절할 수 있다.

○ 직선으로 도르래 밀기 (Straight Pulley Push)

방법: 풀리의 운동 축을 어깨 높이로 맞추고 오른손으로 손잡이를 잡고 풀리를 등지고 선다. 이때 두 발은 모으고 엉덩관절과 무릎을 약간 구부려준다. 왼팔을 앞으로 쭉 뻗어준다.

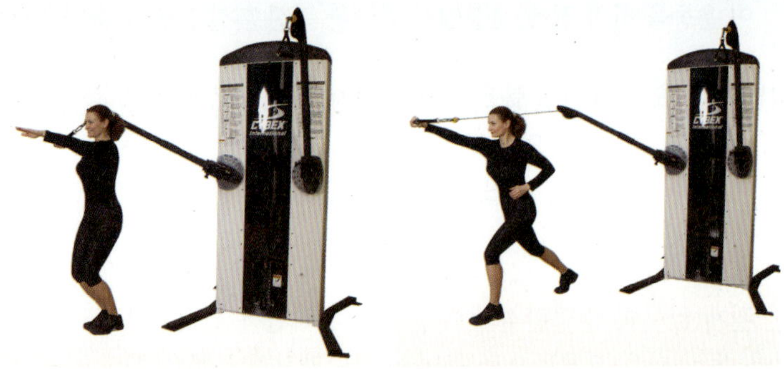

몸통은 중립상태를 유지하고 왼발을 앞으로 내딛으면서 오른쪽 팔을 앞으로 쭉 뻗어주는 동시에 왼팔은 팔꿈치를 구부려 뒤로 당겨준다. 이때 골반과 무릎은 정면을 향해 있어야 한다.

안 좋은 움직임이 어떤 것인가?

- 허리가 구부러져 있다.
- 골반이 옆으로 돌아가 있다.
- 발끝과 무릎이 안쪽으로 돌아가 있다.

○ 윗몸 경사시키며 도르래 밀기 (Trunk Incline Pulley Push)

스포츠에서 몸을 앞쪽으로 기울어지는 자세를 취할 때 몸통의 중립 상태가 요구된다. 풀리 푸쉬는 이와 같은 동작들을 응용하여 훈련 할 수 있고, 몸통의 중립 상태를 잘 유지할 수 있도록 해준다.

방법: 풀리의 운동 축을 어깨 높이 보다 조금 아래 맞추고, 직선 풀리 푸쉬와 같은 방법으로 운동한다. 앞쪽으로 당길 때, 손- 몸통- 뒤로 뻗은 발이 일직선이 되도록 한다.

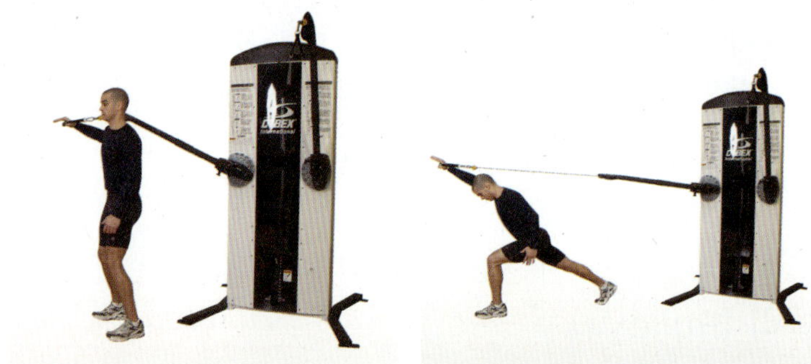

○ 도르래를 이용한 몸통 회전 (Trunk Rotation Pulley Push)

방법: 풀리의 기둥과 발 사이의 각도가 45°가 되게 선다. 풀리의 운동 축을 어깨 높이로 맞춘다. 왼쪽 팔꿈치를 바닥과 수평하게 들고 송이 가슴에 오게 풀리 손잡이를 잡는다.

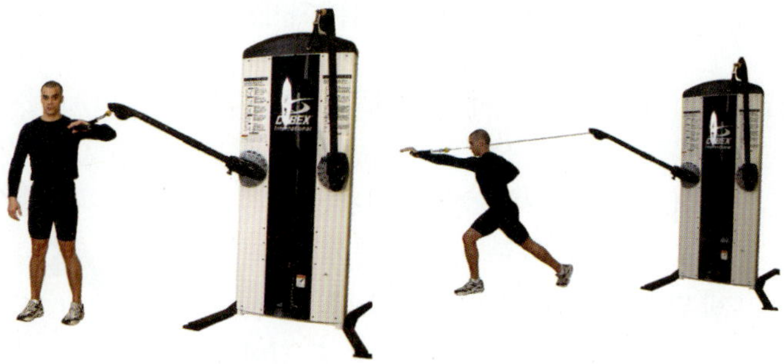

왼쪽 엉덩관절과 무릎을 구부리고 몸을 오른쪽으로 돌리면서 왼팔을 쭉 뻗어 풀리를 앞쪽으로 잡아 당긴다. 반대쪽도 같은 방법으로 실시한다.

○ 도르래 잡아당기기 (Pulley Pull)

방법: 풀리의 운동 축을 엉덩관절과 어깨 높이 중간 지점에 맞춘다. 풀리를 바라보고 왼쪽 다리와 오른쪽 팔을 앞으로 하여 런지 자세를 한다. 왼쪽 팔을 팔꿈치를 구부려 뒤로 오게 한다. 엉덩관절, 골반, 무릎이 움직이지 않도록 고정하고, 풀리를 잡고 있는 오른손을 뒤로 당기면서 왼팔은 앞으로 뻗어준다. 반대쪽도 같은 방법으로 실시한다.

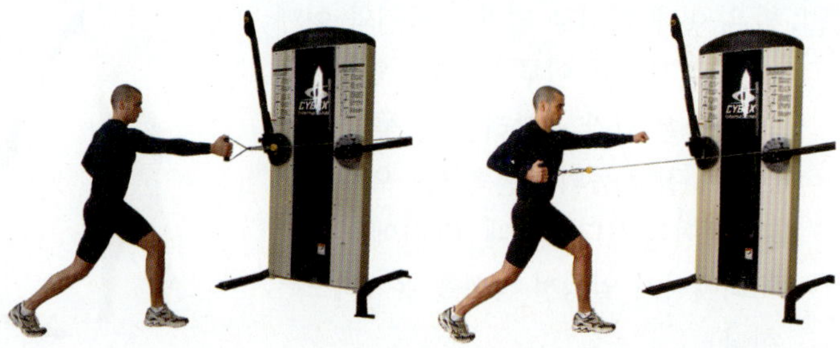

운동강도 증가 (Progression)

왼쪽 엉덩관절과 무릎을 약간 구부려 서서 같은 방법으로 운동을 실시한다.

○ 도르래 잡아당기기 운동 (Pully Pull Drive)

이 운동은 엉덩관절 폄과 어깨관절 회전 및 협응력 향상에 좋다.

방법: 풀리의 운동 축을 엉덩관절과 어깨 높이 중간 지점에 맞춘다. 풀리를 바라보고 왼쪽 다리와 오른쪽 팔을 앞으로 하여 런지 자세를 한다. 풀리를 뒤로 쭉 잡아 당기면서 왼쪽 무릎과 엉덩관절을 쭉 펴고, 오른쪽 다리는 무릎을 구부려 위로 당겨주면서 선다.

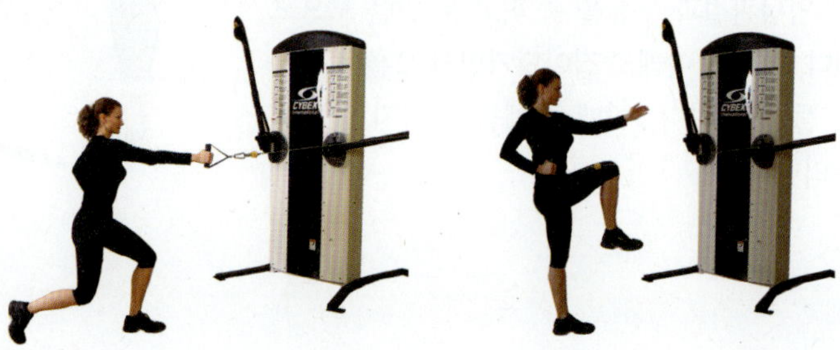

○ 몸통 경사시키며 도르래 잡아당기기 (Trunk Incline Pulley Pull)

이 운동은 상지를 길게 잡아 당기는 자세로 통합하는 데 사용된다.

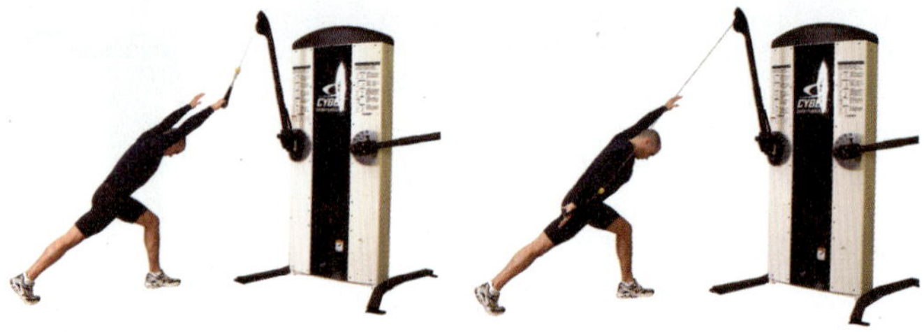

방법: 풀리의 운동 축을 머리 높이로 맞춘다. 허리를 곧게 편 상태로 몸통을 앞으로 숙이고 런지 자세를 한다. 양팔은 머리 위로 쭉 뻗어준다. 이때 손끝에서부터 발뒤꿈치까지 일직선이 되게 한다. 한 손으로 풀리를 잡고 아래로 쭉 잡아 당긴다.

○ 크로스 바디 풀 (Cross Body Pull)

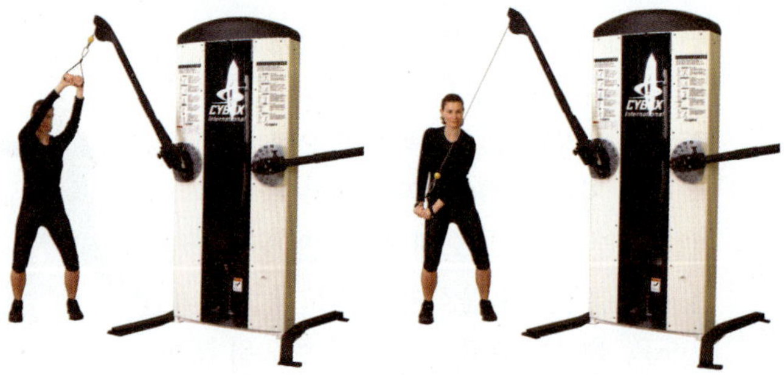

방법: 발은 어깨 너비로 벌리고 풀리와 어깨가 90° 각도를 이루게 선다. 엉덩관절과 무릎은 약간 구부려준다. 풀리를 양손으로 잡고 몸의 오른쪽으로 오게 아래로 잡아당긴다. 이때 머리에서부터 꼬리뼈까지 일직선 상태를 유지하도록 한다.

몸의 오른쪽 측면으로 가로질러 아래로 잡아당긴다. 운동을 하는 동안 발은 바닥에 붙이고 몸통에 힘이 들어간 상태를 유지했다가 시작자세로 돌아 간다.

주의: 아래로 잡아당길 때 몸을 압박하지 않도록 주의한다.

변형

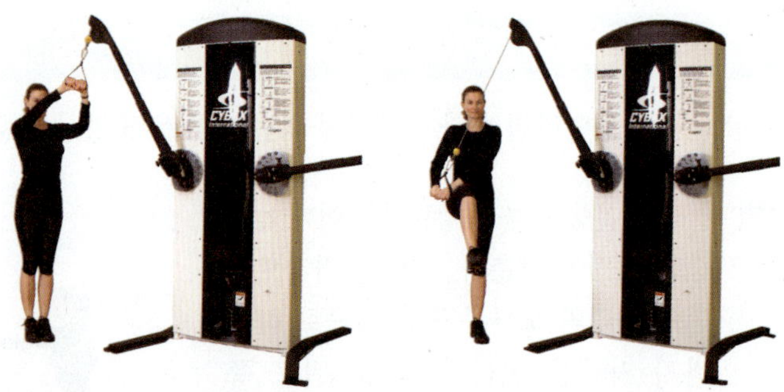

엉덩관절과 무릎을 쭉 펴고 두 발을 모으고 선다. 풀리를 아래로 잡아당기면서 오른쪽 무릎을 들어 올린다. 이때 상체를 숙이지 않도록 주의한다.

변형된 런지 (Lunge-Based Variations)

○ 선 자세에서 다리 스트레칭 (Standing Stretch Band Leg Drive)

이 운동은 추진력을 향상시키는데 좋다.

방법: 허리는 곧게 펴고 왼쪽 팔과 오른쪽 다리를 앞으로 하여 런지 자세를 한다. 파트너는 뒤에 서서 밴드 저항을 알맞게 조절하여 잡아준다. 이 운동 시 주동근은 큰볼기근이다.

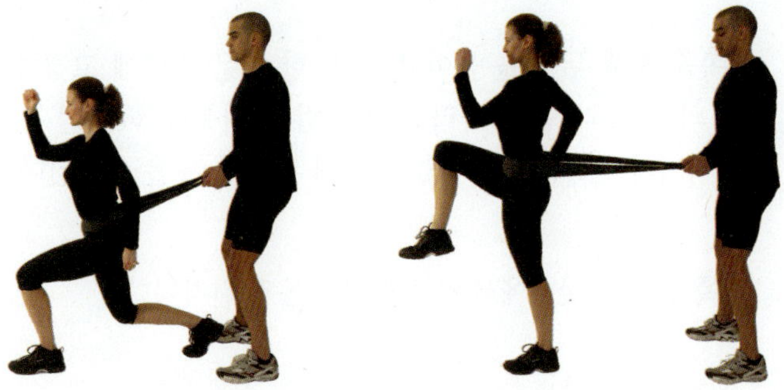

몸을 앞으로 위로 이동시키면서 왼쪽 무릎을 구부려 들어 올려준다. 자세를 잠시 유지했다가 처음 자세로 돌아가 운동을 반복한다. 운동을 하는 동안 몸통과 목은 쭉 편 상태를 유지한다. 그리고 만약 몸통 또는 다리에 밴드를 걸어 운동을 할 때, 뒤넙다리근과 넙다리네갈래근보다 복부 심부근육과 큰볼기근을 이용하여 균형을 잡는 것이 보다 더 효과적이다.

○ 선 자세에서 무릎 높이 올리기 (Standing Knee Lift Drive)

이 운동은 안정적으로 골반을 지지해주는 강한 엉덩관절 굽힘을 조정해준다.

파트너는 발목에 밴드를 걸어 약간의 저항이 작용할 수 있도록 밴드의 길이를 조절하여 잡아준다. 밴드를 걸은 다리를 뒤로 하고 런지 자세를 한다.

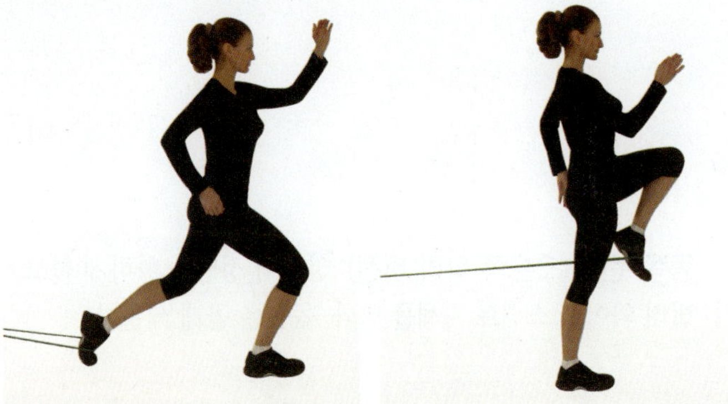

앞쪽 다리를 쭉 펴주면서 밴드를 걸은 뒤쪽 다리를 무릎을 구부려 엉덩이 높이까지 들어 올려준다. 엉덩관절과 무릎을 쭉 펴고 일어설 때, 몸통을 곧게 세워준다. 처음 이 운동을 시작했을 때는 무릎을 들어 올린 자세에서 잠시 정지했다가 천천히 다리를 내린다. 이 운동이 익숙해졌을 때는 정지하는 것 없이 속도를 빠르게 하여 동작을 반복해준다.

○ 컴패스 런지 (Compass Lunge)

정적 런지의 이 버전은 몸통에 대한 동적 밸런스와 골반에서부터 발까지 다관절을 조절하는 능력을 향상시켜 준다.

북쪽을 향해 두 발을 붙이고 선다. 한 발은 지면에 고정하고 다른 한 다리로만 운동을 한다. 이때, 고정된 발은 움직임의 각도와 면에 따라 자연스럽게 피봇(pivot)할 수 있도록 한다. 팔은 자연스럽게 내리는데, 몸통을 안정화시키기 어려운 경우 양팔을 머리 위로 들어 올려도 된다.

북쪽 런지: 2단계에서 언급한 정면 동적 런지이다.

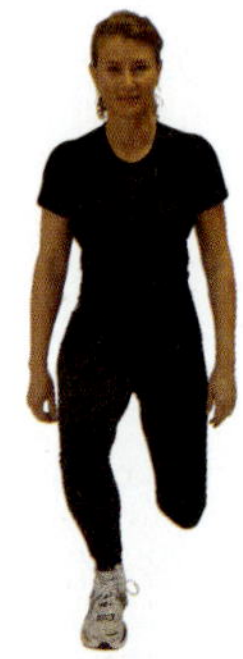

남쪽 런지: 뒤로 다리를 더 넓게 벌리고 뒤쪽 무릎이 바닥을 향하게 한다. 몸통은 수직 상태를 유지한다.

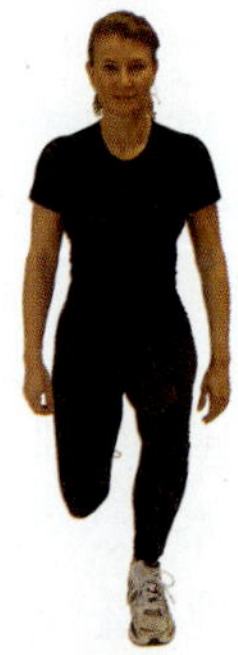

동쪽 런지(오른쪽 다리 버전): 양발이 정면을 향하게 하고 다리를 넓게 벌려 와이드 스쿼트 자세를 한다. 몸통은 곧게 세운다.

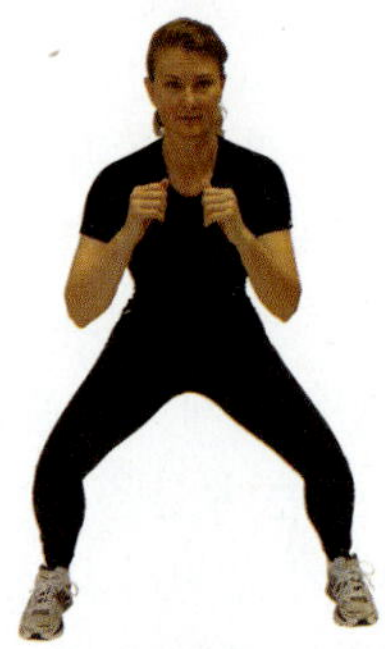

서쪽 런지(오른쪽 다리 버전): 왼발은 피봇하고 오른쪽 다리는 앞으로 가로질러 내밀어 런지 자세를 한다.

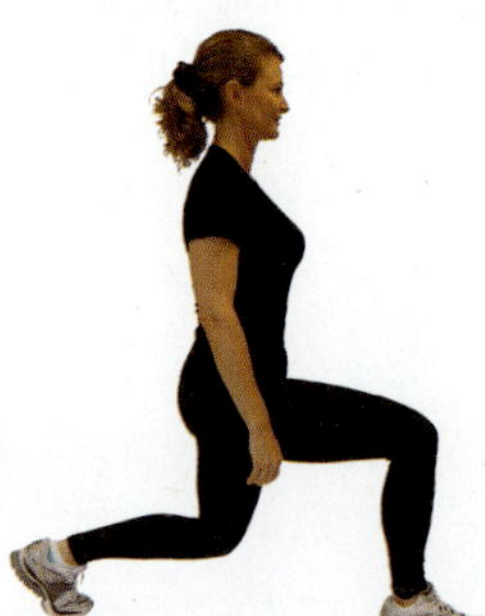

북서쪽 런지(오른쪽 다리 버전): 뒷발을 피봇하여 몸이 왼쪽 대각선 방향을 향하도록 한다. 하체와 골반만 돌리고, 어깨는 정면을 향하도록 한다.

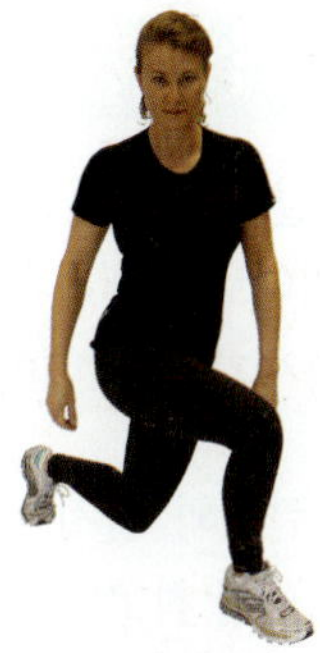

북동쪽 런지(오른쪽 다리 버전): 왼쪽 발뒤꿈치를 들어 돌리면서 오른쪽 다리는 앞으로 굽힌 무릎이 대각선 방향을 향하 도록한다. 골반은 정면을 향하도록 한다.

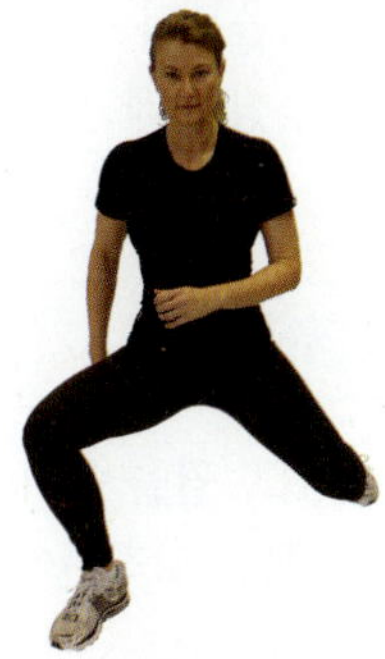

남동쪽 런지(오른쪽 다리 버전): 다리를 앞뒤로 넓게 벌리고, 오른쪽 무릎을 굽혀 뒤 대각선 방향으로 향하게 한다.

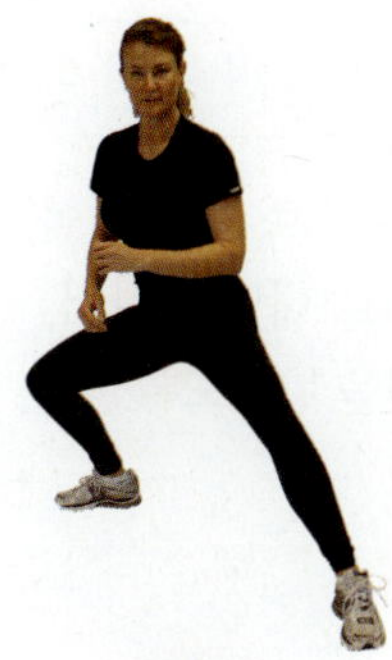

남서쪽 런지(오른쪽 다리 버전): 다리를 앞뒤로 벌려 런지 자세를 한다. 오른쪽 다리를 왼쪽 뒤로 뻗어준다. 이때 어깨와 몸통은 움직이지 않고 정면을 향해야 한다.

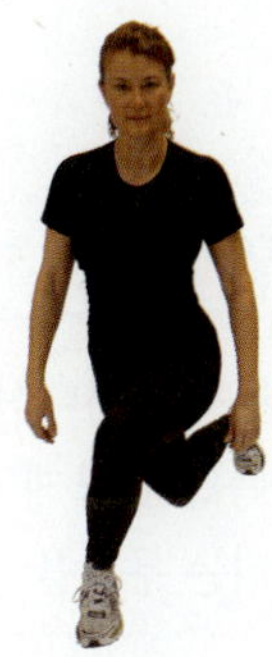

변형 1:

런지 자세에서 두 다리를 교대로 뒤로 뻗을 때 발끝이 바닥에 닿지 않고 뒤로 뻗었다 바로 앞으로 끌어당기는 식으로 리드미컬하게 실시한다.

변형 2:

눈을 감고 실시한다.

○ 점진적 단계 런지 (Progressive Lunge)

이와 같은 동작들은 아주 쉽게 할 수 있는 것들은 아니지만, 준비운동으로 자주 사용된다. 동적 런지를 완벽한 자세로 제대로 수행하지 못한다면, 프로그레시브 런지를 할 수 없다. 자세를 완벽하게 익히지 않고 동적 런지를 하면 잘못된 자세가 몸에 배여 고치기 힘들게 된다.

동적 런지와 런지 훈련이 결합되어 있는 점진적 단계 런지를 할 때에는 하체 조절 영역의 지지 및 순발력이 필요하다 (3장 참고).

팔은 처음부터 구부리고 시작해도 된다. 만약 오른쪽 다리를 앞으로 하고 런지 자세를 했다면, 왼쪽 팔을 앞으로 해야 한다. 싱글 레그 스탠스에서 양팔을 교차해 준다.

운동형태 변형 1: 몸통 조절 (Long – Lever Trunk Control)

머리 위로 팔을 올리고 연속적으로 런지를 실시한다. 몸통은 곧게 세우고, 골반은 항상 수평을 유지하다. 무릎과 발목은 일직선에 위치한다.

운동형태 변형 2: 회전 (Rotations)

손으로 메디신 볼을 들과 양발을 붙이고 시작한다. 오른쪽 다리를 앞으로 내딛고 나서, 공을 오른쪽으로 향하게 하는데, 머리와 어깨는 정면을 향하도록 한다. 반대쪽으로도 실시한다.

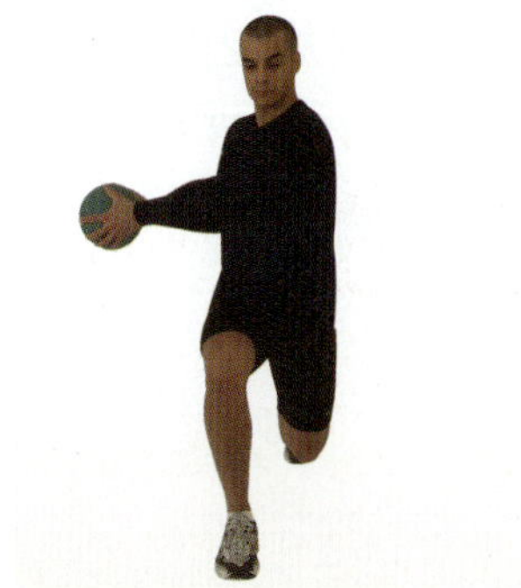

운동형태 변형 3: 8자 그리기 (Figure 8s)

두 손으로 메디신 볼을 들고 양발을 붙이고 선다. 오른쪽 다리를 앞으로 내딛으면서 메디신 볼은 오른쪽 다리 바깥쪽 측면에 오게 한다. 메디신 볼을 머리 위로 들어올리면서 오른쪽 무릎과 엉덩관절을 쭉 펴 일어나는데, 이때 왼쪽 다리는 무릎을 구부려 위로 들어준다. 반대쪽으로도 실시한다.

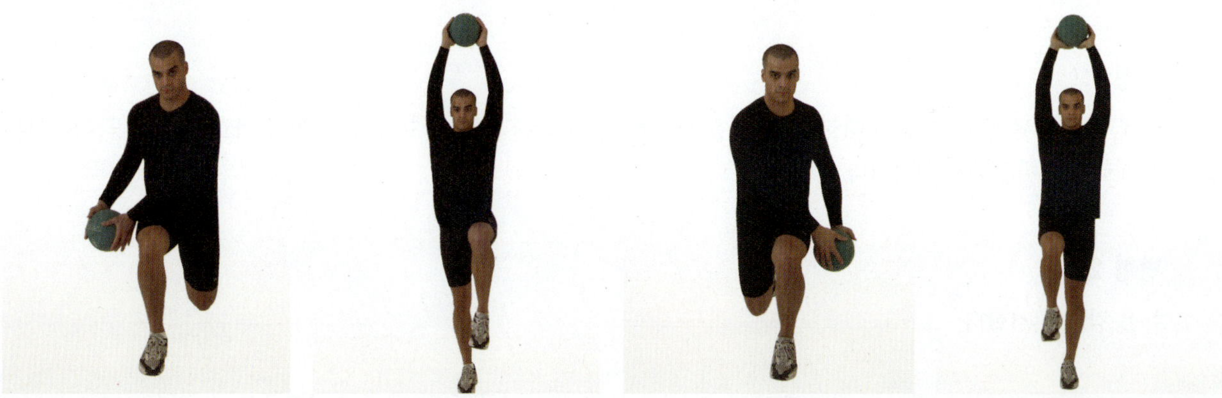

변형 4: 몸통 인클라인 (Trunk inclines)

두 팔을 쭉 펴 머리위로 올리고 몸통을 앞으로 기울여 주면서, 왼발을 앞으로 내딛어 런지를 한다. 오른쪽 발 뒤꿈치는 바닥에 닿지 않게 하고 무릎을 쭉 펴준다.

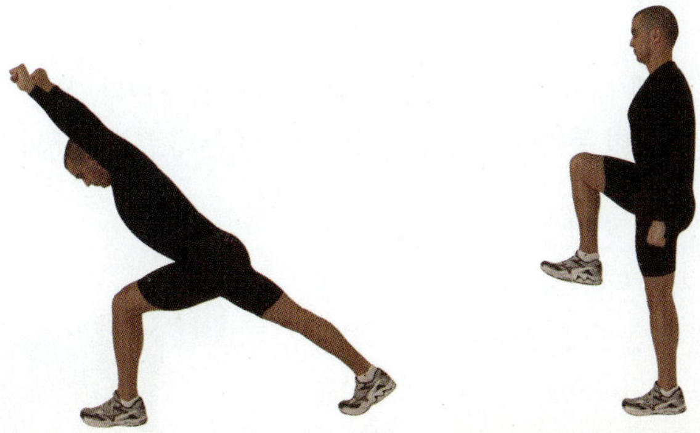

머리와 몸통, 오른쪽 다리가 일직선이 되게 한다. 두 손이 엉덩이 높이에 오게 팔을 아래로 내려 주면서 오른쪽 고관절과 무릎을 쭉 펴고 몸통을 세워 일어선다. 왼쪽 다리는 무릎을 구부려 위로 들어 준다. 반대쪽으로도 실시한다.

스위스 볼 운동 (Swiss Ball Exercises)

3장의 운동은 전신 협응력을 향상시켜 준다. 운동을 하는 동안 신체 정렬을 유지하면서 최대한 긴장을 풀고 정상적으로 호흡하도록 한다.

○ 스위스 볼 진자운동 (Swiss Ball Pendulum)

이 운동은 골반을 안정화 시킨 상태에서 몸통 회전 훈련을 하는 것이다.

어깨와 머리를 볼에 대고, 무릎의 각도는 90° 가 되게 구부리고, 양발은 골반 너비 보다 약간 넓게 벌려 서스펜션 브릿지 자세를 한다.

양손을 모아 가슴 위로 팔을 쭉 뻗어준다. 팔꿈치와 어깨를 고정하고, 볼을 반대 방향으로 밀면서, 어깨와 팔을 오른쪽으로 돌려준다. 이때 오른쪽 골반이 위로 올라가야 하며, 엉덩이가 아래로 처지지 않게 주의해야 한다.

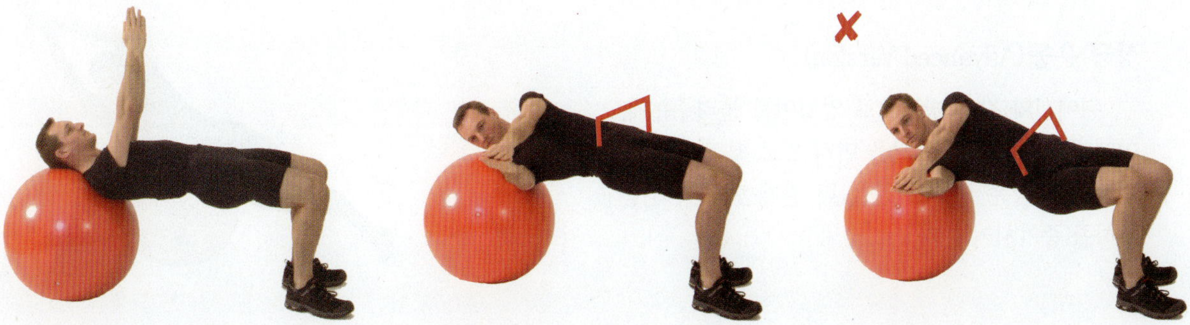

처음 자세로 돌아와 반대쪽으로도 실시한다. 이때, 엉덩이가 아래로 처지지 않게 주의해야 한다.

○ 스위스 볼 바디 스핀 (Swiss Ball Body Spin)

이 운동은 중립자세에서 몸통 조절과 부드러운 골반 회전을 훈련시켜 준다.

양발을 벽에 대고 볼을 하복부에 오게 하여 엎드린다. 팔꿈치를 쭉 펴고 어깨를 들어 올리면서 하복부를 약간 들어 올려준다. 이 동작에서 몸통 자세를 유지하는데 큰볼기근과 등 근육 간의 밸런스가 중요하다.

기본 운동: 왼발을 바깥쪽으로 약간 돌린다. 오른손으로 바닥을 짚고, 왼손은 왼쪽 골반에 댄다. 오른쪽 엉덩이로 볼을 왼쪽으로 밀면서 엉덩이를 왼쪽으로 돌려준다. 전신이 왼쪽을 향해야 한다. 시작자세로 돌아왔다가 같은 방법으로 반대쪽으로도 실시한다. 운동을 하는 동안 엉덩이와 몸통이 일직선이 되도록 주의한다.

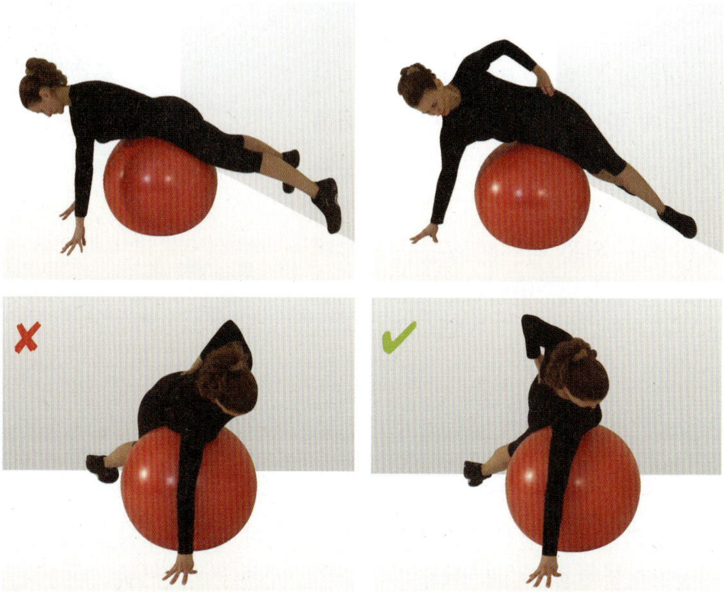

바디 스핀(Body spin): 왼발을 바깥쪽으로 약간 돌린 후 고정시킨다. 왼손은 왼쪽 골반위에 오른손은 머리 뒤에 가져다 댄다. 오른쪽 엉덩이로 볼을 왼쪽으로 밀면서 엉덩이를 왼쪽으로 돌려준다. 몸통은 구부러지지 않고 쭉 편 상태를 유지하도록 한다.

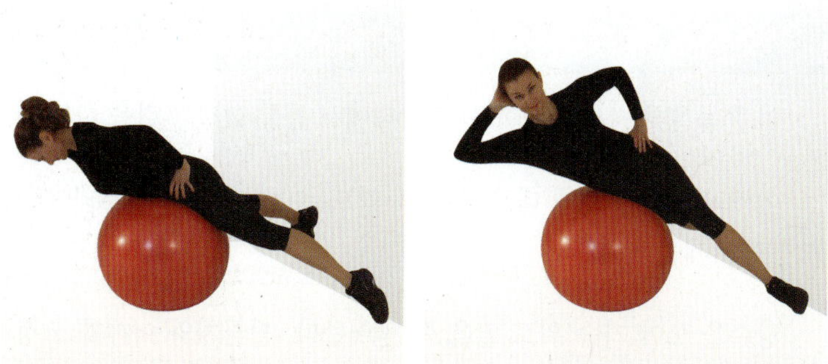

상급 운동(Advanced Version)

위에서와 같은 방법으로 엉덩이를 돌려주는데, 이때 두 손을 모아 두 팔을 머리 위로 쭉 뻗어준다. 이러한 동작은 모멘트 암을 더 길게 만들어 운동부하를 증가시켜 준다.

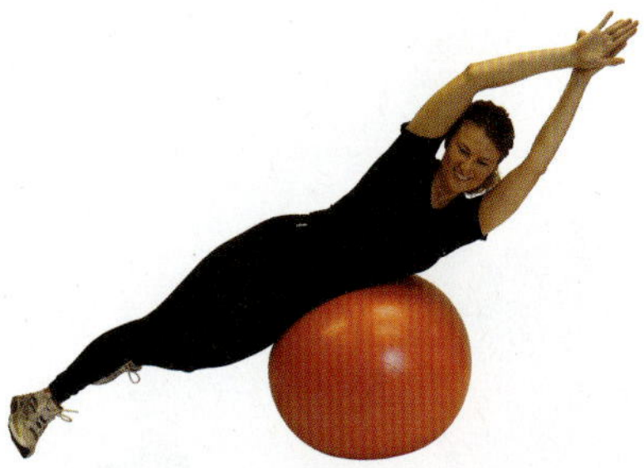

○ 스위스 볼 프레스-업 (Swiss Ball Press-ups)

이 운동은 어깨뼈 부위와 몸통을 통합적으로 발달시킬 수 있는 운동이다.

방법: 손바닥을 볼에 대고 무릎을 구부려 앉는다. 몸통의 정렬이 흐트러지지 않도록 주의한다.

푸쉬-업을 할 때처럼 팔꿈치를 구부려 가슴까지 오게 한 다음 천천히 팔꿈치를 펴준다. 이때 머리에서부터 엉덩이까지 일직선이 되도록 주의 한다.

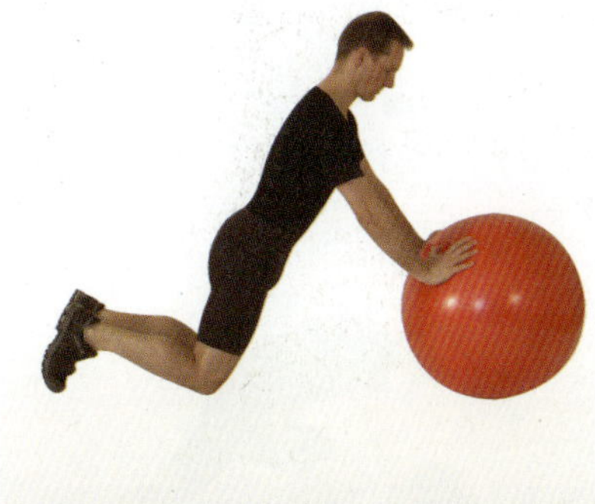

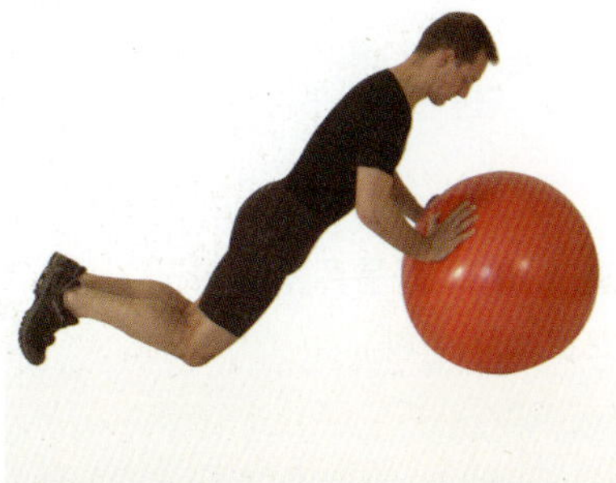

안 좋은 움직임이 어떤 것인가?

- 고개를 숙인다.
- 엉덩관절을 구부린다.
- 허리가 볼 쪽으로 처진다.
- 어깨가 귀 쪽으로 올라와 있다.

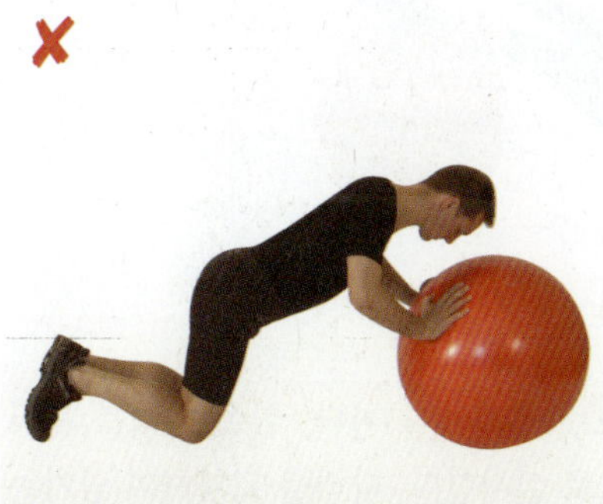

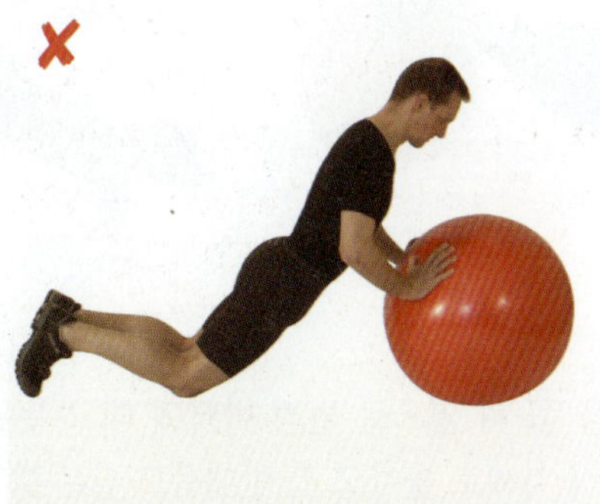

위의 잘못된 자세들처럼 운동 시 몸을 움츠리지 말고 머리부터 꼬리뼈까지 일직선이 되도록 해야 한다.

○ 인클라인 플랭크 자세에서 무릎운동 (Incline Plank Knee Drive)

이 동작은 부드럽게 엉덩관절을 굽힘시키면서 실시하는 전방 사슬 패턴 운동이다.

발은 바닥에 딛고, 손을 벤치에 짚어 체중을 지지한다. 머리에서부터 발뒤꿈치까지 일직선이 되도록 복부와 엉덩이에 힘을 주어 허리를 펴고 무릎도 쭉 편다.

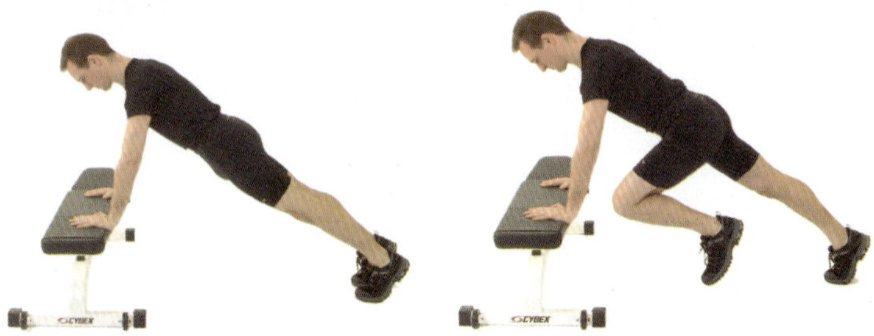

한쪽 무릎을 앞쪽으로 끌어 당겼다 편다. 이때 몸통은 움직이지 않도록 고정시킨다. 반대쪽도 같은 방법으로 실시한다.

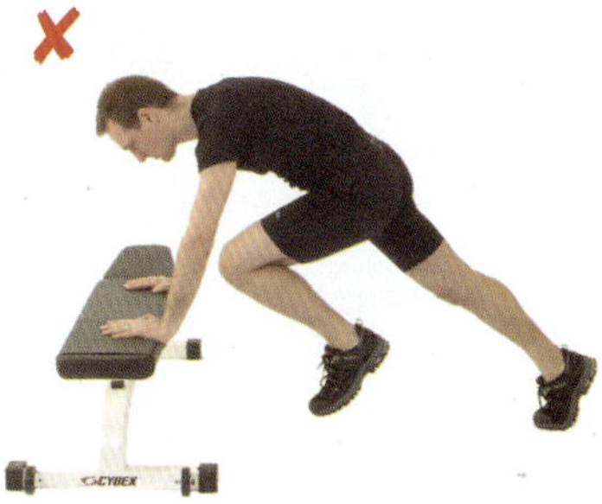

안 좋은 움직임이 어떤 것인가?

다리를 뒤로 쭉 뻗었다가 앞으로 무릎을 끌어당길 때 허리가 구부러진다.

○ 트위스트 플로어 브릿지 (Twisted Floor Bridge)

이 운동은 골반 회전을 위한 중심 축 근관절을 강화시켜 준다.

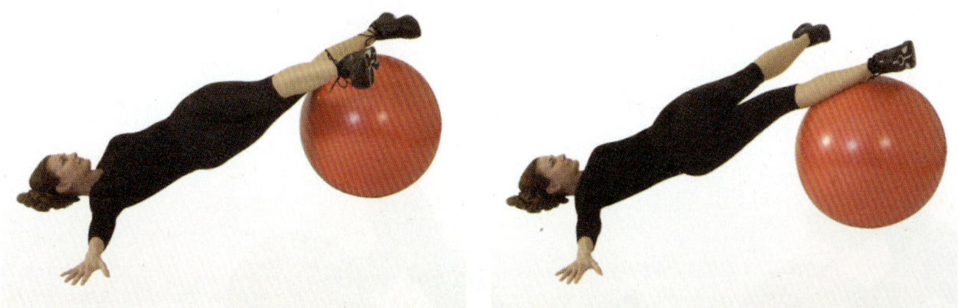

방법: 양발을 볼 위에 올리고, 양팔을 쭉 펴 옆으로 벌려 바닥에 대고 누워 브릿지 자세를 한다. 한쪽 다리를 들어 반대쪽으로 넘긴다. 천천히 시작 자세로 돌아오고, 반대쪽도 같은 방법으로 실시한다. 다리를 교차하여 넘기는 동안 몸통을 쭉 펴도록 한다.

안 좋은 움직임이 어떤 것인가?

- CLA가 조절되지 않을 경우, 축구에서 킥 동작과 같은 강력한 회전을 필요로 하는 동작 시 척추를 보호해 주는 근육을 훈련시킬 수 없다.
- 다리를 교차하여 회전 시킬 때 엉덩이가 아래로 처진다.

○ 걷기 훈련 (Walking Drills)

걷기는 주로 준비운동으로 실시되고 있지만, 다리 강화를 통해 선수들의 좌 · 우 대칭과 균형, 안정화에 도움이 되는 운동이다. 접지 발이 완벽하게 균형을 잡도록 해야 한다.

방법: 양발을 평행하게 벌리고 서서 양팔을 쭉 펴 머리 위로 올린다. 왼쪽 다리를 앞쪽으로 뻗어 발뒤꿈치가 바닥에 닿게 한다. 오른쪽 발뒤꿈치를 들어 몸을 위로 올리면서 왼쪽 무릎은 구부려 가슴 높이까지 위로 들어 올린다. 이때 중심을 잘 잡도록 하고, 양측을 교대로 실시한다.

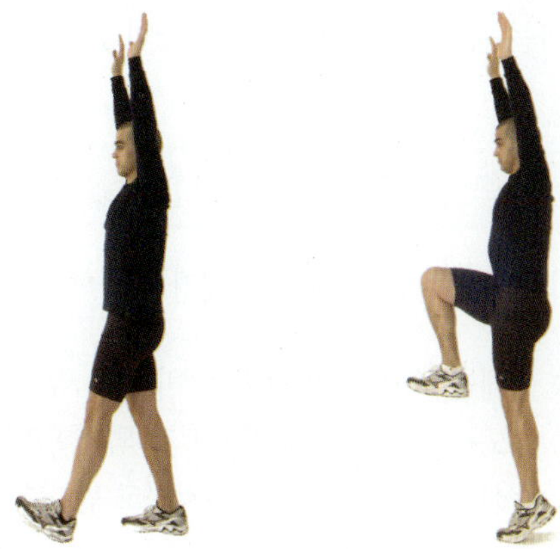

안 좋은 움직임이 어떤 것인가?

- 손이 한쪽으로 기울어진 것은 안정성과 관련된 신체 정렬의 문제를 나타낸다. 몸이 한쪽으로 기울어지는 것은 엉덩관절을 안정화시키기 위해 나타나는 보상 작용이다. 따라서 이처럼 팔과 몸이 한쪽으로 기울러 중심을 잡기 힘든 경우 막대를 가볍게 잡고 훈련을 하는 것이 좋다. 운동을 하는 동안 막대의 수평을 유지해야 한다.

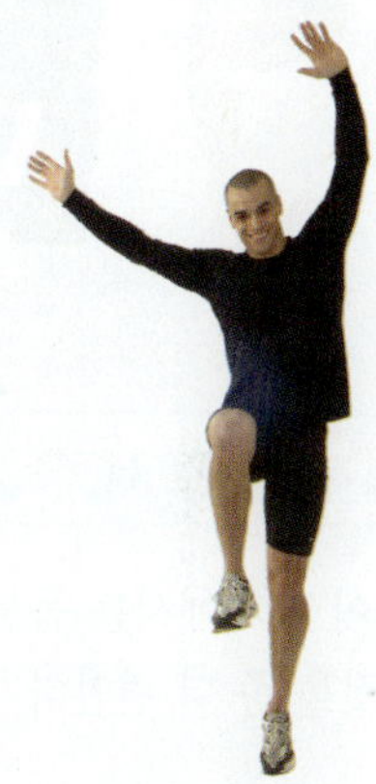

- 발가락으로 중심을 잘 못 잡는다.

- 엉덩관절과 중심을 잡고 선 다리의 무릎을 구부린다. 엉덩이, 무릎, 발목에 이어 발에서 관절을 펴기 위해 균육을 강화해야 한다.

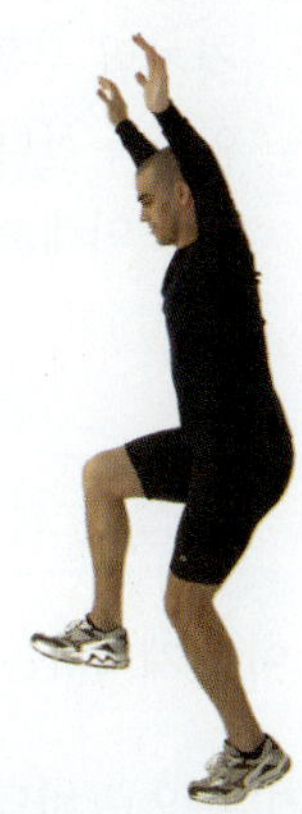

상체 부하 운동 (Progressive Upper Body Loading)

○ 손 짚고 서기 (Handstand)

프레스 업은 체중을 이용한 근력 운동으로 주로 사용된다. 손 짚고 서기는 팔의 근력으로 몸을 위로 올려 실시하는 운동으로, 하부 등세모근이 앞톱니근을 발달시킬 수 있다.

○ 손 짚고 서기: 예비단계 (Handstand: Preliminary Level)

이 단계는 거꾸로 서는 자세가 익숙해지도록 도와주는 운동이다.

방법: 상체를 숙여 손바닥으로 바닥을 짚고 벤치 위에 무릎을 구부리고 앉는다. 이때 엉덩이가 발뒤꿈치에 닿지 않도록 무릎의 각도가 90° 가 되게 엉덩이를 위로 들어준다. 자세가 안정이 되면 왼팔을 구부려 오른쪽 팔로만 중심을 잡는다. 5초간 유지하고 반대쪽도 같은 방법으로 실시한다.

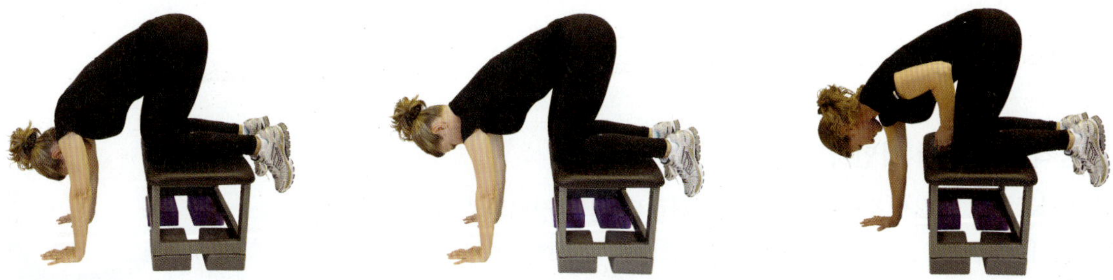

○ 손 짚고 서기: 기초 단계 (Handstand: Basic Level)

이 단계에서는 몸통의 조절 능력이 요구되는데, 이는 팔이 체중을 지지하는 것을 좀 더 편안하게 해주기 때문이다.

방법: 그림과 같이 손으로 바닥을 짚고 발가락을 벽에 타고 걸어 올라가는 것처럼 무릎을 쭉 펴 위로 올라선다. 몸을 쭉 펴고 몸통이 흔들리지 않도록 한다. 편안함을 느낄 때 까지 오랫동안 자세를 유지하다가 벽을 타고 아래로 걸어 내려가는 것처럼 무릎을 구부리면서 내려온다.

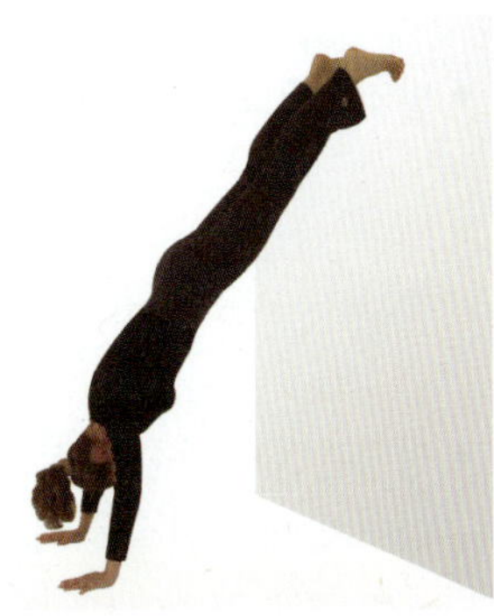

○ 손 짚고 서기 : 기본 단계 (Handstand: Standard Level)

이 단계에서는 어깨관절의 최대 관절 가동범위와 근력이 요구된다.

방법: 손으로 바닥을 짚고 다리를 위로 들어 올려 발뒤꿈치를 벽에 대고 선다. 몸을 쭉 펴고 몸통이 흔들리지 않도록 한다. 편안함을 느낄 때까지 자세를 오랫동안 유지 하다가 시작 자세로 돌아온다.

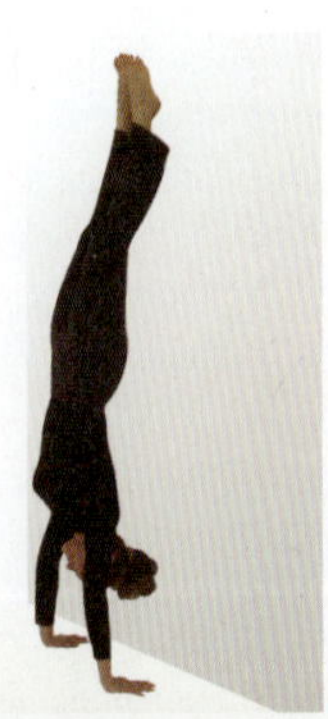

○ 손 짚고 서기: 고급단계 (Handstand: Advanced Level)

방법: 손 짚고 서기는 프레스 업을 거꾸로 하는 동작이라고 할 수 있다. 손 짚고 서기 시 몸통이 흔들리지 않게 하려면 처음 운동을 시작할 때는 팔꿈치를 약간 구려서 하고 차츰 팔꿈치를 펴서 실시하도록 한다. 운동 횟수를 늘리면 근력을 향상 시킬 수 있다.

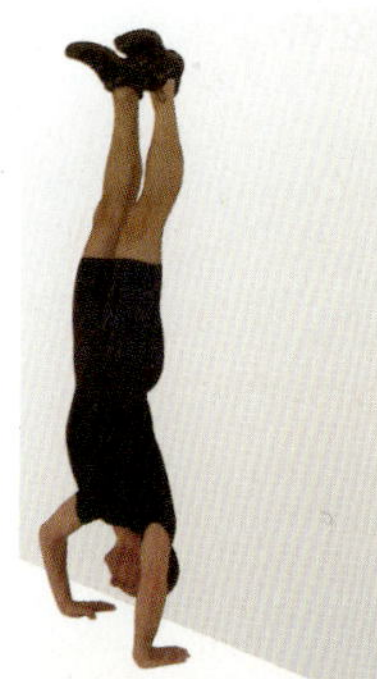

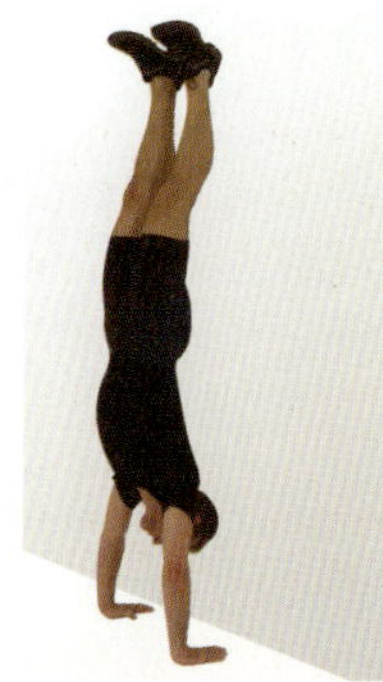

안정성, 가동성 및 밸런스의 통합적 향상을 위한 운동
(Combination Stability, Mobility and Balance Sequences)

○ 비행기 자세 (Aeroplane Sequence)

방법: 왼발이 앞으로 가게 런지 자세를 한다.

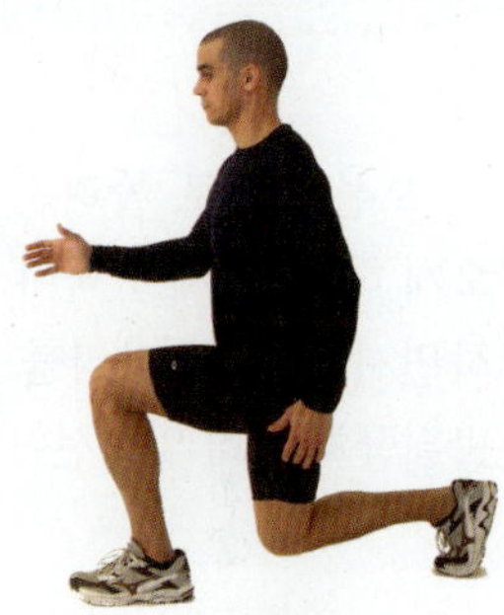

오른쪽 무릎을 구부려 끌어당기면서
왼쪽 다리 앞쪽으로 체중을 이동시켜 고관절과 무릎을 쭉 펴고 선다.

이때 균형을 잘 잡도록 한다.

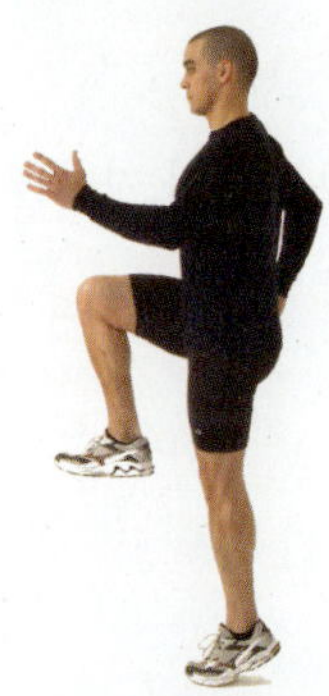

양손은 머리 뒤로 깍지 끼고 상체를 좌, 우로 돌려준다. 이때 골반은 움직이지 않도록 고정시킨다.

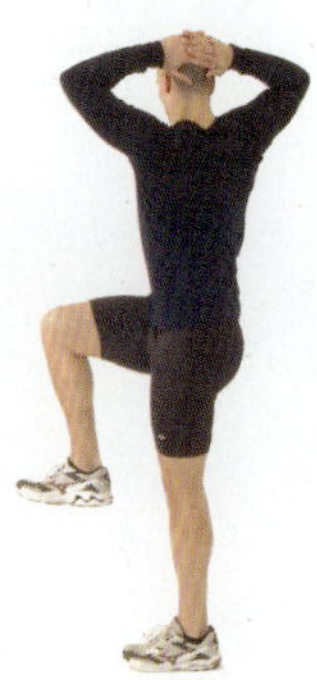

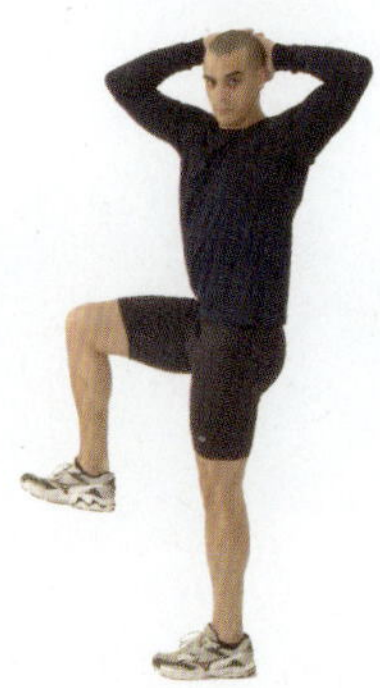

머리 뒤로 깍지 낀 손을 풀어 양팔을 옆으로 뻗어주고, 오른쪽 무릎을 바깥쪽으로 돌려준다. 이때 골반은 정면을 향하도록 주의한다.

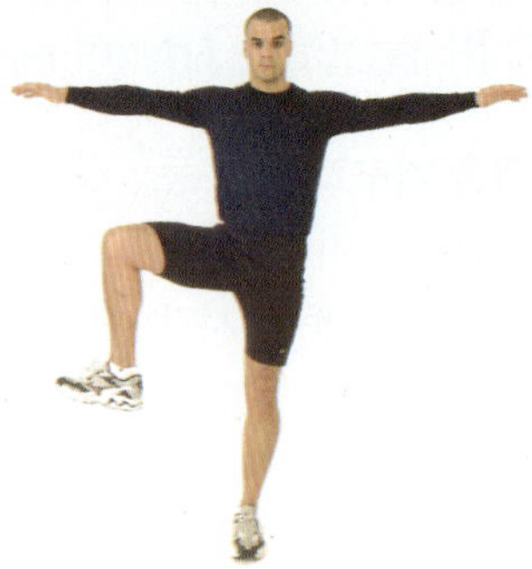

가슴은 정면을 향하도록 고정시킨 후 들고 있는 오른쪽 다리를 왼쪽으로 돌려준다.

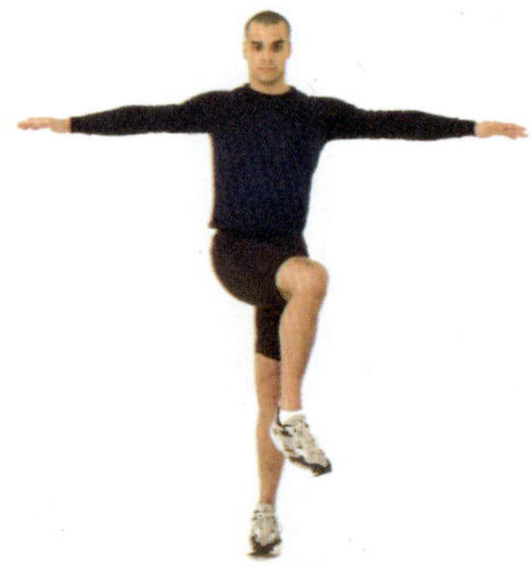

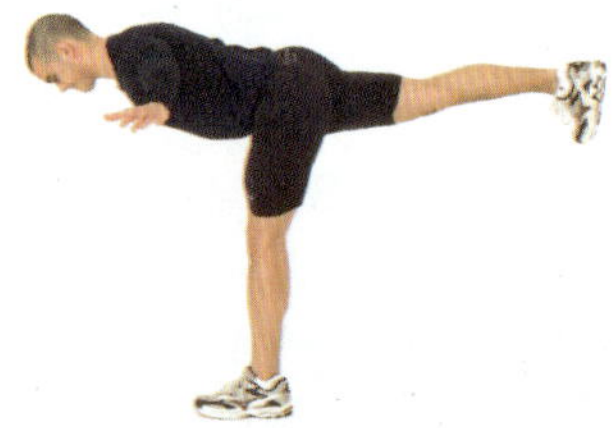

오른쪽으로 돌려준 다리를 다시 정면으로 오게 하고, 상체를 숙여 정수리가 정면을 향하게 하면서 오른쪽 다리를 뒤로 쭉 뻗어 머리부터 발뒤꿈치 까지 일직선이 되게 한다.

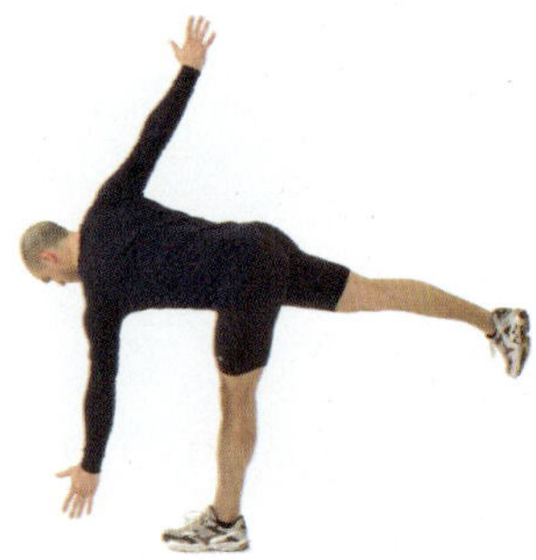

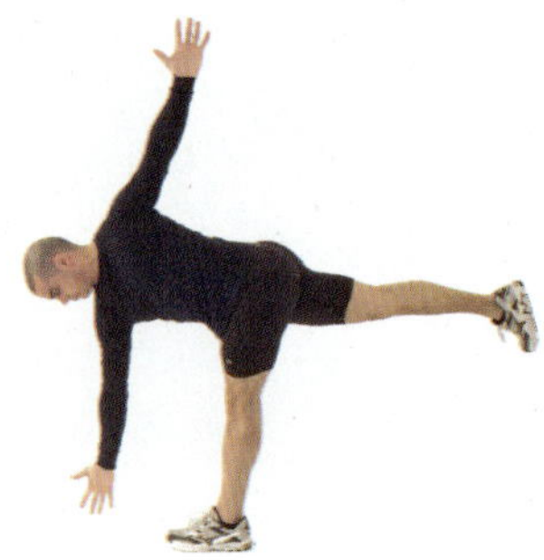

왼쪽 팔과 가슴을 오른쪽으로 돌려 왼손 끝이 바닥을 오른손 끝은 천장을 향하게 한다. 반대쪽으로도 실시한다.

○ 별 자세 (Star Sequence)

방법: 얼굴은 바닥을 향하게 하고, 양손과 양발을 어깨 너비보다 약간 넓게 벌려 바닥을 짚고 엎드린다.

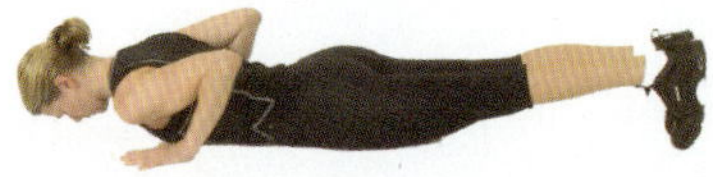

하복부에 힘을 주어 척추쪽으로 끌어당기고, 무릎은 쭉 펴 바닥에서 떨어지게 들어 올린다.

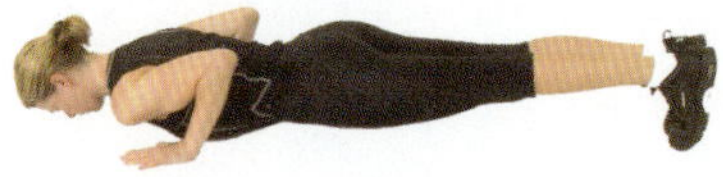

팔꿈치를 쭉 펴 상체를 들어 올린다. 이때 몸이 일직선이 되도록 주의하고, 5초간 유지한다.

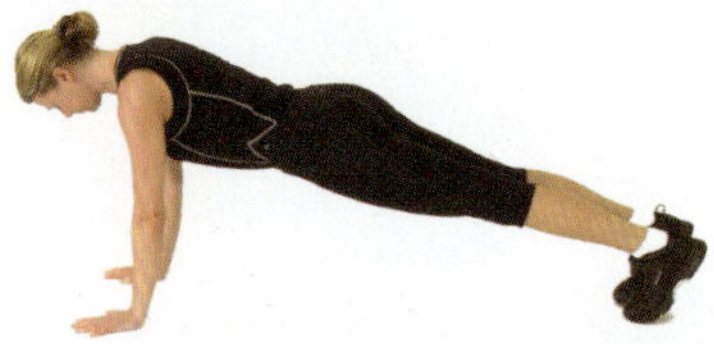

오른팔로 체중을 지지하고 몸을 측면으로 돌려 왼손 끝이 천정을 향하도록 왼팔을 쭉 뻗어준다. 이 동작이 별 자세이다. 이때 엉덩이와 하복부에 힘을 주어 골반이 뒤로 또는 바닥 쪽으로 쳐지지 않도록 한다. 5초간 유지한다.

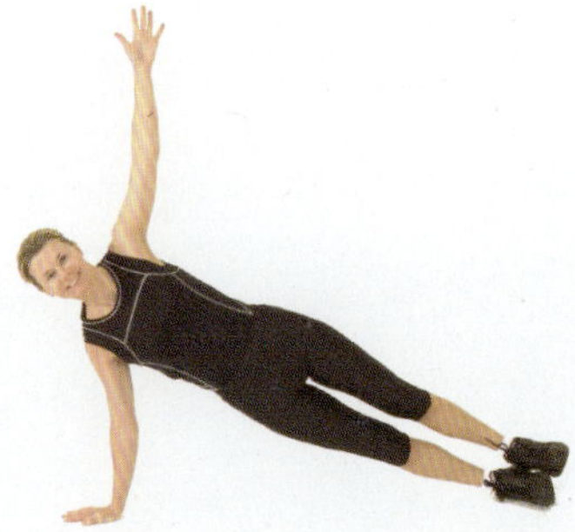

왼쪽 다리를 들어올리고 5초간 유지한다.

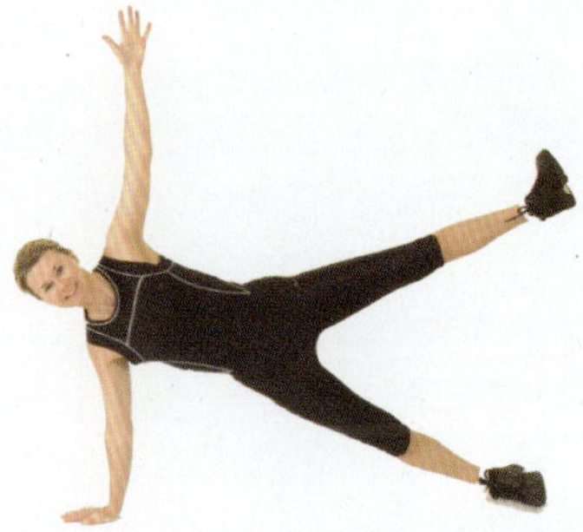

균형을 잘 잡고 왼쪽 무릎을 구부려 오른쪽 다리 뒤로 가져간다. 이때 왼쪽 발끝으로 중심을 잡도록 한다. 왼쪽 팔과 몸통을 쭉 편 상태로 5초간 유지한다.

반대쪽도 같은 방법으로 실시한다.

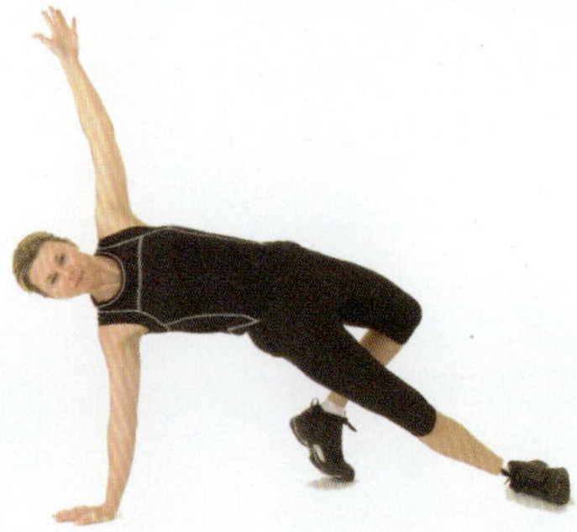

9장 4 단계 – 동적 조절

/ Phase 4 – Dynamic Control

메디신 볼 운동
상체 로딩
동적 조절
스위스 볼 운동
전체 굽힘 패턴 개발
안정성 반응
가동성

지금까지 당신은 움직임에 따라 몸통부터 상체와 하체를 연결하는 통합 시스템을 활성화시키는 것을 배웠다. 이러한 기술은 훈련을 통해 자동적 반응으로 발전시켜야 한다. 이렇게 자동적으로 몸이 반응할 수 있도록, 어떤 동작을 하는데 있어 의도적으로 속도나 미션을 추가함으로서 의식을 딴 곳으로 분산시킬 수 있다. 당신은 각 움직임에 대한 준비를 할 시간을 가질 수 없으며, 당신 스스로 수행해야 하는 일에 집중력을 가져야 할 것이다. 지금은 움직임과 습관적 자세를 만들기 위한 기초 설계의 작업 시간이다.

또한 몸통이 중립적인 위치에서 벗어날 때의 전반적인 안정성과 제어를 위한 일반적인 컨디셔닝 운동을 소개할 차례이다. 이러한 고부하 운동은 신체 일부분과 전반적인 안정화 활동을 모두 필요로 한다.

4단계 운동의 특징:

1. 속도 증가에 따른 움직임 조절
2. 집중이 안 된 상태에서의 움직임의 조절
3. 일반적인 안정화 훈련

메디신 볼 운동 (Medicine Ball Exercises)

앞서 메디신 볼 기술에 대해 다루었으며, 당신이 원하는 강도만큼 자유롭게 사용할 수 있다. 메디신 볼 운동은 중량 운동과 달리 낮은 부하의 운동이기 때문에 많은 반복 세트를 할 수 있다. 이 운동의 목적은 다리와 몸통, 팔에 집중이다. 당신은 유동적이며, 유기적인 움직임에 대한 목표를 가질 수 있다. 많은 선수들은 그들의 몸통에서 팔과 다리로의 힘이 전달되지 못하기 때문에 어깨에 과부하를 주게 된다. 또는 역동적인 움직임이 일어나야 할 때 그들의 엉덩관절의 움직임이 자유롭지 못하기 때문에 허리와 허벅지에 과도한 스트레스를 주게 된다. 다음 운동은 일반적 패턴을 개선할 수 있다. 이 연습은 공통된 다양한 패턴을 향상시키는데 사용된다.

○ 스쿼트 자세에서 메디슨볼 던지기 (Side Squat Tosses)

사이드 스쿼트 토스는 하체의 탄성과 폭발성, 다관절 운동, 중심축 조절 및 수축과 신장 단계 모두에서 일관된 큰볼기근 활성화를 유도한다. 양손에 메디신 볼을 들고 시작 포지션 잡는다. 공을 위로 옆으로 던진다. 그리고, 사이드 스쿼트 자세로 옆으로 발을 옮긴다. 이때 스쿼트는 깊고 넓게 한다. 당신의 몸통을 곧게 세우고, 엉덩관절을 유지하는 자세에 집중해야 한다.

다른 방향으로 공을 던질 때 탄성을 잃을 수 있다. 반복적으로 사이드 스쿼트 운동을 할 때, 안정된 리듬으로 10-15회 한다.

당신은 작은 메디신 볼을 이용한 토스부터 시작하여, 크고, 넓은 메디신 볼로 도전하도록 한다.

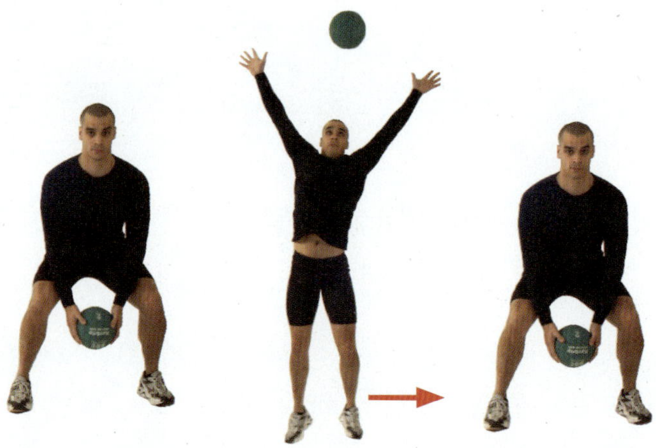

무엇이 잘못된 자세인가?

많은 선수들은 그들의 큰볼기근을 효과적으로 사용하지 못한다. 그들의 몸 중심을 낮출 때, 몸이 앞으로 기울거나, 그들의 엉덩관절이 특정한 지점에서 굽혀진다. 만약에 이와 같은 잘못된 자세를 할 경우, 뒤넙다리근과 모음근에 과부하게 걸리고, 이 근육들은 엉덩관절을 충분히 지지하지 못하게 된다. 이것을 피하려면 부드럽게 구부리도록 허리에 탄력 중점을 두어야 한다. 이렇게 하면 허리를 곧게 유지하고, 큰볼기근을 보다 효과적으로 움직일 수 있는 위치에 놓을 수 있게 된다.

○ 토스와 스트레칭 (Toss and Stretch)

사이드 스쿼트 토스의 적응은 허리(몸통) 조절에 대한 요구를 증가시킨다. 또한 자연스러운 동작 조절을 유도하기 위해서 골반과 발의 협응성이 요구된다.

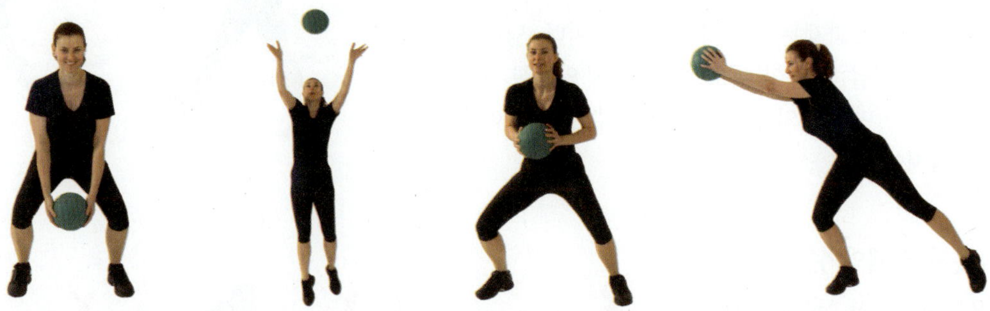

양손에 메디신 볼을 든다. 공을 위로, 옆으로 던진다. 공을 잡기 위해 사이드 스쿼트로 발을 옮기고, 바깥쪽 다리를 안쪽으로 당겨서 넣고, 다음 스텝을 진행한다. 발뒤꿈치를 들어 올려 골반이 빠르게 회전할 수 있도록 하고, 공을 잡아 당긴 후 운동 방향으로 밀어낸다. 허리는 중립위치에 있어야 하며, 몸통과 손발이 연결됨을 느낄 수 있어야 한다.

공을 당신의 중심으로 다시 가지고 오고, 반대쪽 공중으로 공을 다시 던진다. 발을 옆으로 옮기면서 공을 다시 잡고 다시 반대쪽으로 자세를 옮긴다.

이 움직임에 대한 요소를 이해되었다면, 가능한 연속적으로 자연스럽게 동작을 시작해 보자. 움직임을 통해 연속적으로 자연스러운 척추의 움직임을 만들고, 처음부터 너무 무거운 메디신 볼로는 시작하지 말자.

무엇이 잘못된 자세인가?

- 이것은 손과 발에서 오는 유동적이고, 통합적 움직임이다. 잘못된 수행은 일반적으로 이동 방향으로 골반이 틀어지거나, 뒷발이 이동하는 결과를 보인다. 이것은 효과적인 움직임을 차단하고 척추가 굽혀지고, 팔의 나머지 동작과 연결되지 못하는 원인이 된다.
- 하체가 자연스럽게 돌아가도록 하고 골반에서 팔과 몸통을 곧게 뻗는 것에 집중하자.

훈련 정보

그레이하운드(6장)와 스키 점프(7장)의 결합은 이 장의 운동에 대한 기초를 만들어 주었다. 6장과 7장에서는 전방과 후방 사슬을 통합하여 몸통이 장시간 강하게 자세를 유지할 수 있는 방법을 알려준다.

어깨 위로 공 던지기 (Overhead Tosses)

오버 헤드 토스는 안정된 몸통과 골반에서 전략적 상체 움직임과 몸통 조절을 증가시킨다. 오버 암(over arm) 동작을 해야 하는 선수들 즉, 축구선수 중 공을 던지는 동작(throw in)이나, 배구선수의 서브동작과 관련 있다. 이것은 그레이하운드 운동의 토대 위에 만들어져야 하는 선형 탄성 발달 운동이다.

당신의 손에 메디신 공을 잡고 벽 앞에 선다. 엉덩관절과 무릎을 풀어준다. 한 발을 앞으로 내딛고 볼을 벽에 던진다. 이때 서 있는 자세에 집중한다. 공을 던지면, 당신의 앞쪽 엉덩관절이 앞으로 기울어 질 수 있고, 몸통이 움직일 수 있다.

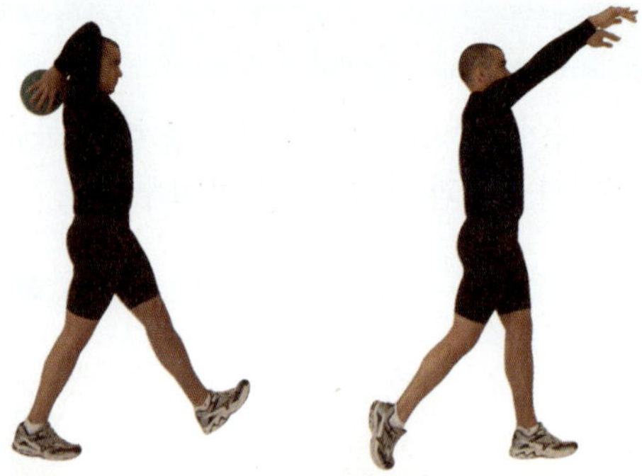

이 운동의 가장 큰 과제는 몸통의 자세 유지이다. 당신의 머리 위로 공을 가져갈 때 등이 뒤로 기울어지지 않도록 해야 한다. 공을 들어 올리면 당신의 척추를 지탱할 수 있도록 아래쪽 복부는 당겨져야 한다.

무엇이 잘못된 자세인가?

많은 운동선수들이 몸통이 앞으로 나아갈 때 엉덩관절이 뒤로 움직이게 되면서, 운동의 이점을 잃게 된다. 그러한 동작은 몸통의 무게 중심이 무너지고, 고정점을 잃어버리고 힘이 감소하게 된다. 당신이 공을 던질 때, 몸통을 세울 수 있도록 몸 전체에 신경을 집중해야 한다.

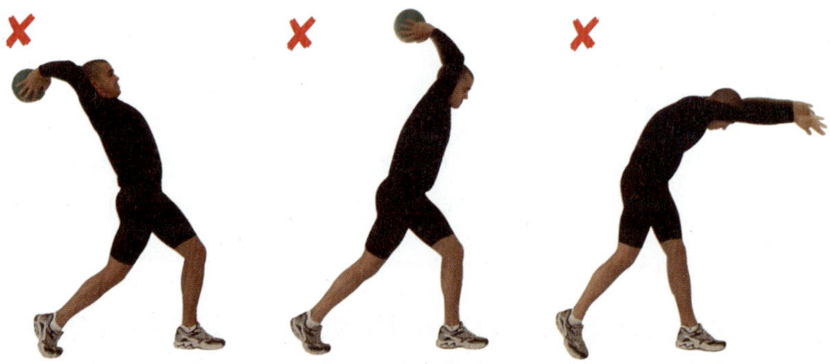

변형 (Variation)

대각선 운동을 추가하려면, 메디신 볼을 이용하여 시작하고, 왼쪽 어깨 위로 들어 올리고, 오른쪽 발을 앞으로 내 딛이며 벽에 힘껏 던진다. 반대쪽 대각선으로 전환하여 반복한다.

빠른 회전 (Quick Rotations)

빠른 회전에는 강한 중심축, 안정된 골반 및 정확한 회전 동작이 필요하다. 당신의 도전은 배바깥빗근의 힘을 생성하는 동안 곧은 몸통의 위치를 유지하기 위해 국소 안정화 근육을 사용하게 된다. 이것은 나선형 탄성 발달 운동이다.

메디신 볼을 들고 발을 벌리고 허리와 무릎을 부드럽게 구부린 채로 벽에 서자. 당신의 몸통 위치는 편안하고 똑바로 세워야 한다. 골반의 위치를 계속 유지하면서, 어깨를 머리 위로 들어올리고, 메디신 볼을 벽으로 힘껏 던진다. 몸통을 벽 쪽으로 최대한 빨리 돌려 공을 놓는다.

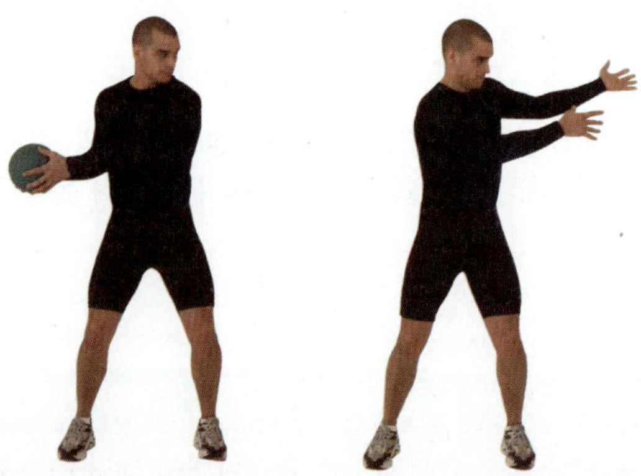

리바운드 시 공을 잡아당기고 벽 반대방향으로 공을 돌아오게 한다. 몸통이 앞으로 기울어지지 않도록 한다. 골반의 위치는 유지하고, 빠른 회전은 정적 런지(static lunge) 동작에서도 수행할 수 있어야 한다.

잘못된 기술로는 무엇이 있을까요?

잘못된 기술로는 회전으로 인해 척추가 앞으로 또는 뒤로 구부러지게 되는 경향이 있다. 몸통을 바로 세우고 메디신 볼의 움직임을 바닥과 평행하게 유지한다.

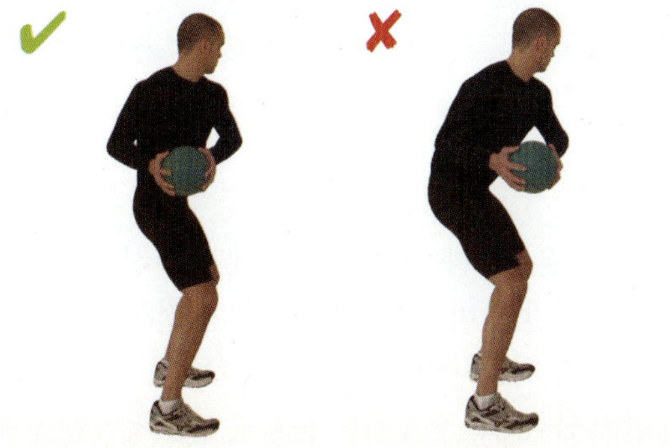

훈련 정보

이 운동에서 가장 흔한 오류는 너무 무거운 메디신 볼을 사용하는 것이다. 메디신 볼이 너무 무거울 경우, 무거운 갑옷을 입은 것처럼 동작이 부자연스럽게 되는 경향이 있다. 척추 지지대 발달은 가슴부위에서 골반까지이며, 상체의 부드럽고 신속한 회전을 허용하는 적당한 무게를 선택한다.

○ 회전을 통한 던지기 (Follow Through Rotations)

이 운동은 회전 운동으로 골반 회전과 체중 전이를 통합한다.

메디신 볼을 들고 발을 벌리고 허리와 무릎을 부드럽게 구부린 채로 벽에 선다. 당신의 몸통 위치는 편안하고 바로 세워야 한다.

메디신 볼을 벽에서 멀리 던지면 체중이 뒤쪽 다리와 골반으로 옮겨져 벽에서 약간 벗어나게 된다.

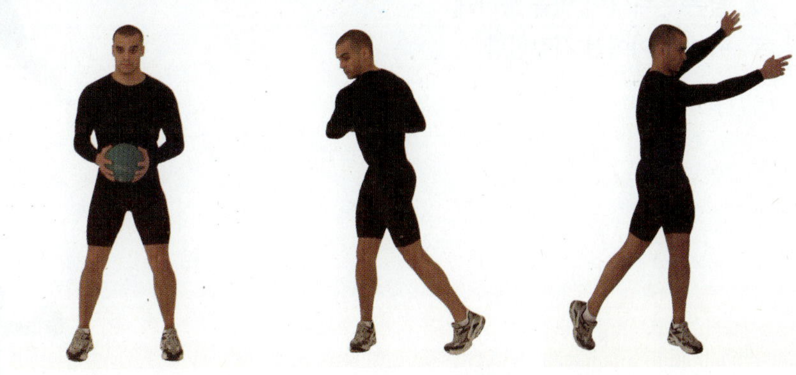

강하게 공을 던지면서 체중이 앞쪽 발과 골반으로 옮겨져 벽 쪽으로 향하게 된다. 발 뒤꿈치를 놓으면 발이 회전축이 되어 돌아온다. 공을 잡을 때 벽 반대쪽으로 돌아오게 된다.

무엇이 잘못된 자세인가?

잘못된 기술로는 엉덩이 굽힘이 부적절하고, 회전으로 인해 척추가 앞으로 또는 뒤로 구부러지는 경향이 있다. 몸통을 똑바로 세우고 메디신 볼의 움직임을 바닥과 평행하게 유지해야 한다.

○ 스테핑 로테이션 (Stepping Rotations)

몸통 회전 조절과 골반의 통합 움직임을 분리하여 수행할 수 있다면 하체는 완벽한 움직임 체인을 완성할 수 있다.

이전 운동보다 조금 더 벽에서 멀리 선다. 발을 모아서 시작한다. 던지기 동작을 시작하기 위해 벽을 향해 강하게 옆으로 한발짝 비켜 뛴다. 공을 놓기 전까지 앞쪽 발에서 골반, 몸통을 계속 회전시킨다. 골반이 자유롭게 회전할 수 있도록 발 뒤꿈치를 놓아야 한다. 한쪽은 자연스럽고 다른 쪽은 그렇지 않을 것이다. 메디신 볼을 넣지 않은 상태에서 약간의 움직임을 연습하여 운동 순서를 확인한 후에 시작한다.

팔 위치를 바꿀 수 있다.
팔 옵션은 다음과 같습니다.

1. 당신은 회전하여 메디신 볼을 던지기 전까지 팔은 아래로 낮추고, 허리 높이까지 올린 상태에서 시작한다.

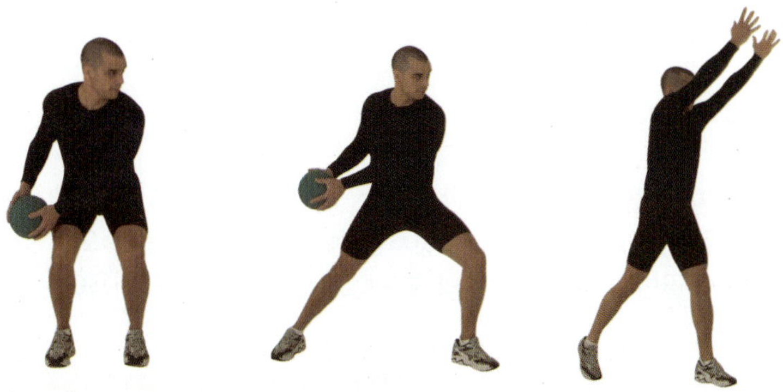

2. 팔은 손바닥이 벽을 향하게 어깨 높이에서 시작한다.

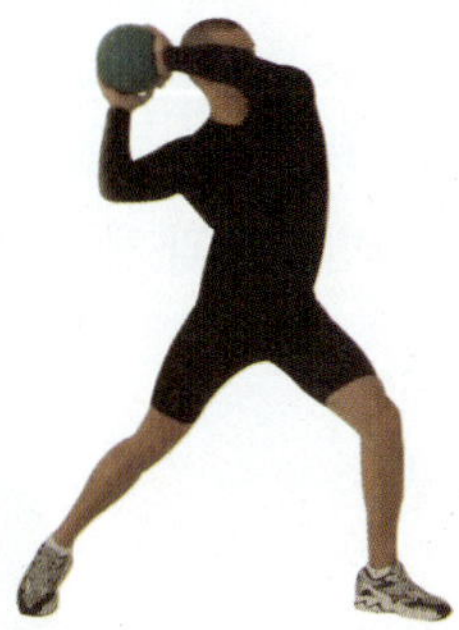

3. 팔은 허리 높이에서 움직임을 유지한다.

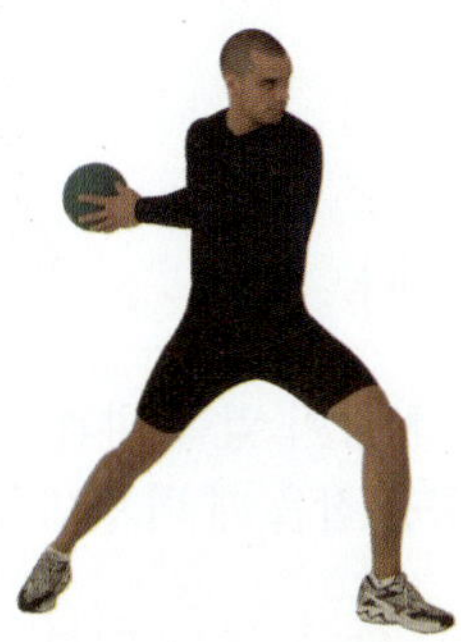

무엇이 잘못된 자세인가?

뒷발의 뒤꿈치가 움직일 때 동작이 막히고, 하체와 몸통에서 생성된 힘을 사용하는 대신 팔을 사용하여 공을 던지려고 하는 것이다. 공을 놓으면 매를 치는 느낌이 들게 된다. 어깨의 힘을 많이 사용하는 것처럼 느껴서는 안 된다.

○ 런지 바운스 (Lunge Bounces)

이 운동은 힘을 키우기 위한 팔과 몸통, 하체의 통합 동작이다. 메디신 볼을 손에 들고 당신의 발을 모아 시작한다. 당신의 몸통을 중립으로 유지하면서 머리 위로 공을 들어 올린다. 앞쪽 발이 바닥에 닿으면 바닥으로 힘껏 던진다.

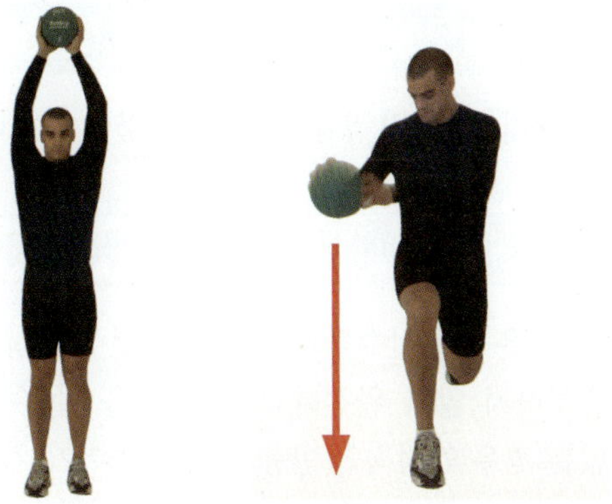

무엇이 잘못된 자세인가?

머리 위로 공을 가져갔다는 의미는 당신의 팔이 당신의 몸통과 하체가 분리되고, 몸통 컨트롤을 잃었다는 뜻이다.

○ 스탠딩 퀵 스로우 (Standing Quick Throws)

이 운동은 몸통과 팔다리를 가벼운 플라이오 메트릭 훈련으로 단련한다.

무릎과 엉덩이를 부드럽게 구부리고, 척추는 중립으로 유지하고, 다리는 편안하게 바닥에 접지한다. .

가슴 높이에 가볍게 메디신 볼을 가져와 양손으로 벽에 던진다. 빠르게 잡아서 반복한다. 복부와 엉덩이가 안전한 골반과 척추를 만드는 방법을 느껴야 한다.

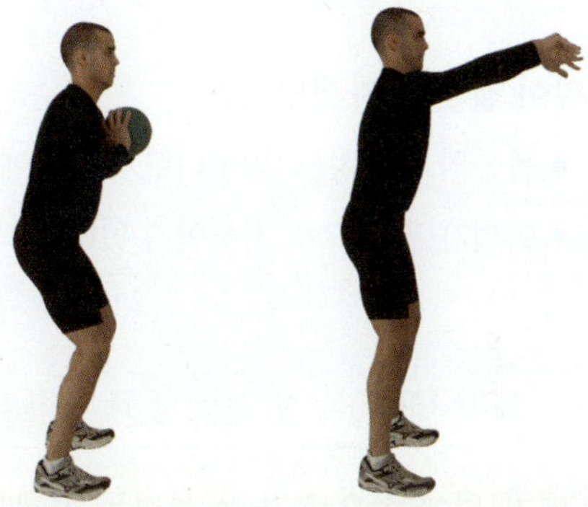

운동 강도 증가(Progression)

골반과 몸통을 단단히 유지하면서 한쪽 다리에 동일한 운동을 한다. 골반 높이와 무릎을 항상 신경쓴다.

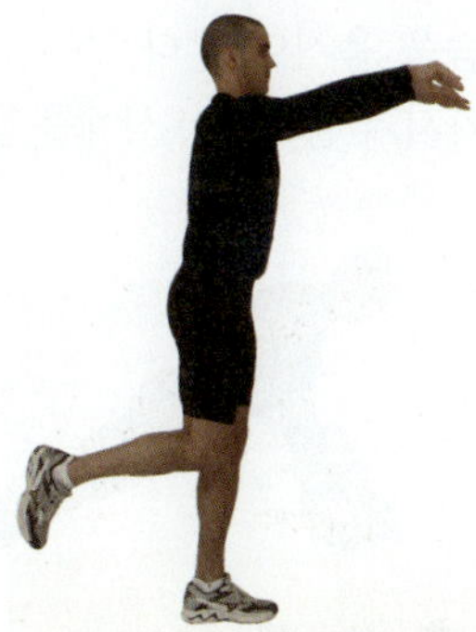

무엇이 잘못된 자세인가?

몸통은 이 운동 중에 똑바로 세워야 한다. 일부 운동선수는 복부 대신 등 근육을 안정화해야 한다. 엉덩이를 뒤로 밀고 척추의 곡선을 깊게 한다.

상체 로딩 (Upper Body Loading)

○ 플라오메트릭 팔굽혀 펴기 (Plyometric Press-ups)

플라오메트릭 팔굽혀 펴기는 다양한 저항 레벨에서 도입될 수 있다. 이 모든 변형은 훈련 단계 향상을 유도할 수 있다.

○ 기립자세에서 플라오메트릭 팔굽혀 펴기: 레벨 1 (Standing Plyometric Press-ups: Level 1)

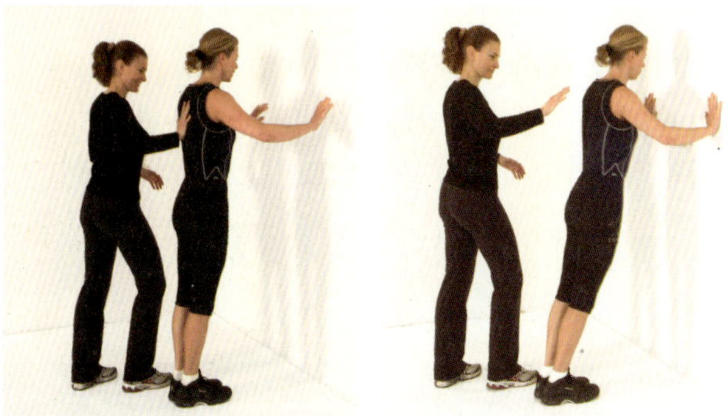

젊은 운동선수들과 어깨뼈 안정성과 상체 힘이 충분하지 않아 완전한 프레스 업을 잘 수행할 수 없는 경우 안정적인 반응 속도를 높이기 위해 기립자세에서 플라오메트릭 팔굽혀 펴기를 수행할 수 있다.

먼저 좋은 벽 밀기를 수행할 수 있어야 한다. 그런 다음 파트너에게 어깨뼈 사이 등에 손을 대도록 한다. 벽 밀기를 시작한다. 출발 위치로 돌아가면 파트너가 움직임에 장애물을 제공하여 매번 다시 벽으로 당신을 밀어 넣는다. 속도에 관계없이 자세를 유지해야 한다. 몸통은 중립을 유지해야 하며, 머리와 목을 편안하게 하고 가슴을 열어 어깨를 아래로 내려야 한다.

무엇이 잘못된 자세인가?

- 몸통의 안정성을 잃어 버렸기 때문에 골반이 가슴 쪽으로 따로 움직인다.
- 어깨가 귀 쪽으로 기울어져 있다.

○ 플라오메트릭 팔굽혀펴기 : 레벨 2 (Plyometric Press-ups : Level 2)

벤치 위에 손으로 눌러 올리는 자세를 취한다. 목 뒤쪽을 길게 하여 엉덩이를 곧게 펴고 복부에 힘을 주어 긴장감을 준다. 양팔을 벤치에 고정하고 가슴을 조금 들어 올린다. 플라이오메트릭 버전을 시도하기 전에 좋은 형태의 경사 기압을 수행할 수 있어야 한다. 이렇게 하려면 팔꿈치를 구부린 다음 몸통 정렬을 잃지 않고 벤치를 향해 가슴을 움직여 본다. 목 뒤를 몸의 나머지 부분과 길고 가깝게 유지한다. 이것을 할 수 있게 되면 속도와 힘을 증가시켜 벤치에서 상체를 들어 올리도록 한다. 몸통은 운동을 하면서 중립을 유지해야 한다.

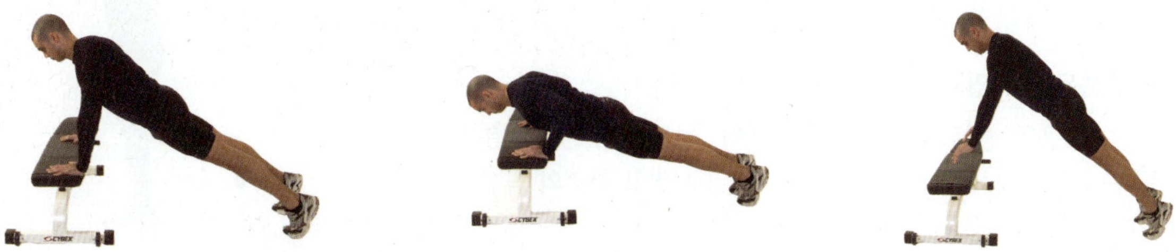

잘못된 동작에는 무엇이 있을까?

- 구부리는 동작을 엉덩이가 가슴보다 높습니다.
- 복부에 힘을 주어 긴장하지 않으면 엉덩이가 몸 아래로 처진다.
- 어깨가 귀쪽으로 기울어 질 수 있다.

플라오메트릭: 레벨 3 (Plyometric Press-ups: Level 3)

이 운동은 동작 중 어깨와 몸통의 안정성 확보를 목표로 한다. 이 동작은 머리가 척추와 일직선으로 유지되고, 코가 바닥 방향을 향하며, 목을 빼고 가슴을 열고 엉덩이를 펴고 복부를 긴장시킨다. 이렇게 할 수 있으면 손을 펴 바닥에서 상체를 들어 올린다.

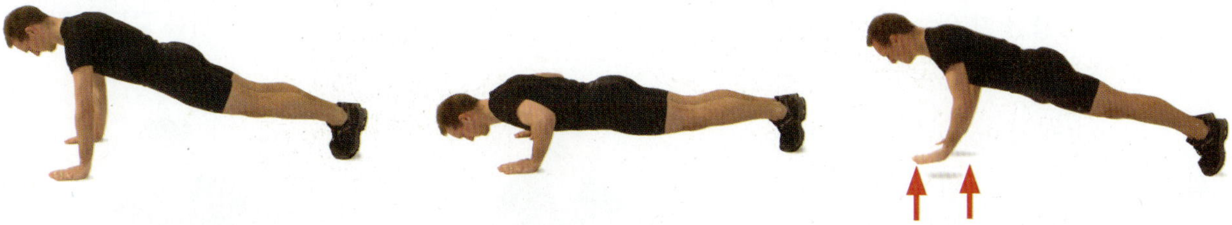

○ 스파이더 (Spiders)

이 운동은 어깨와 몸통의 안정성을 목표로 한다.

당신은 바닥에 팔굽혀 펴기 자세를 만든다. 그런 다음 오른손을 바닥에 붙이고, 팔굽혀 펴기 동작을 한다. 바닥에서 오른손을 뗀다. 그리고 팔굽혀 펴기를 한다. 이때 모든 움직임에 따른 당신의 몸통과 머리, 목을 유지한다. 운동 전반에 걸쳐 항상 몸통과 머리와 목의 높이를 유지하는 데 집중한다. 정렬 위치를 유지한다.

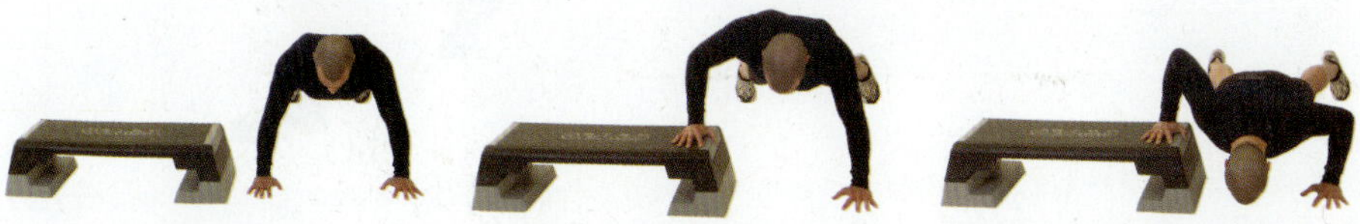

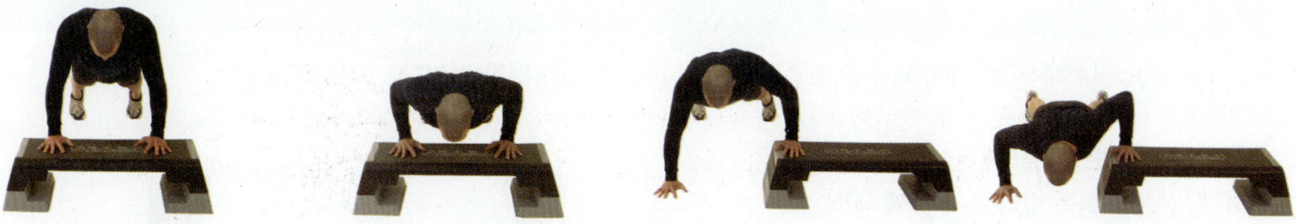

동적 조절 (Dynamic Control)

○ 다방향 런지 (Multidirectional Catching Lunges)

이 운동에서는 자세가 흐트러질 수 있음으로, 단계 1에서 3까지 반듯이 자연스럽게 연결해야 한다.

두 발로 선다. 당신은 어떤 다리로 런지동작을 할지 결정한다. 런지 동작을 하면서 볼을 잡아야 하며, 파트너가 던진 테니스공을 잡기 위해 뛰어야 하며 다른 쪽 다리를 위로 올려서 균형을 잡아야 한다. 다른 각도와 깊이로 투구되는 공을 반복하여 잡는다.

공이 던져진 위치와 상관없이 몸통 위치를 유지한다. 당신의 몸통이 낮아지기 쉽지만, 당신의 엉덩관절과 무릎 굽힘을 깊게 유지하는 것을 목표로 해야 한다. 당신은 근육의 길이가 차이가 나거나, 더 큰 동작에 저항해야 한다.

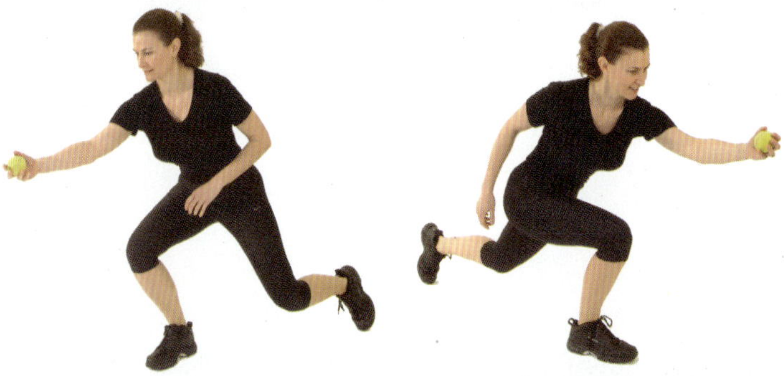

무엇이 잘못된 자세인가?

엉덩이와 무릎을 구부리지 않는 경우.

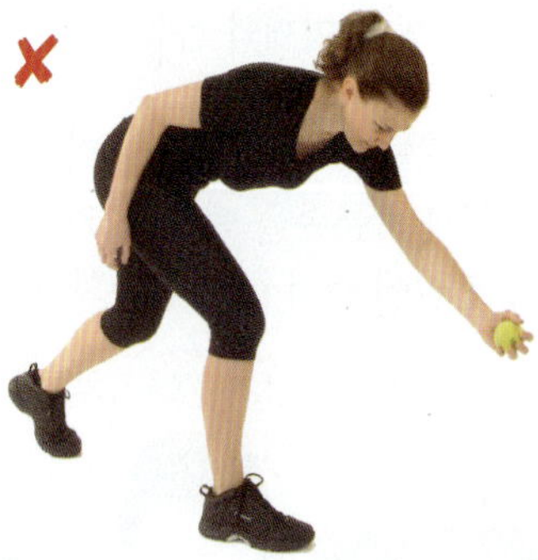

운동 강도 증가(Progression)

균형 능력을 강화시키기 위해 밸런스 패드나 쿠션 위에 올라서서 운동을 한다.

○ 진자 런지 (Pendulum Lunges)

이 운동은 선회하는 발 위에 체중을 조절하는 새로운 기술을 도입한 것이다.

파트너와 발을 마주하여 서서 시작한다. 당신은 오른쪽 다리로 첫 번째 세트(set)의 런지를 하게 될 것이다. 당신의 파트너는 왼쪽으로 공을 던질 것이며, 왼발 앞발로 지지를 하고 골반을 돌리면서 그것을 잡아야 한다. 당신은 런지된 오른쪽 손으로 볼을 잡고, 왼쪽 발로 지지를 한다. 공을 다시 던진다. 좌 · 우로 연속적으로 스윙 동작을 한다.

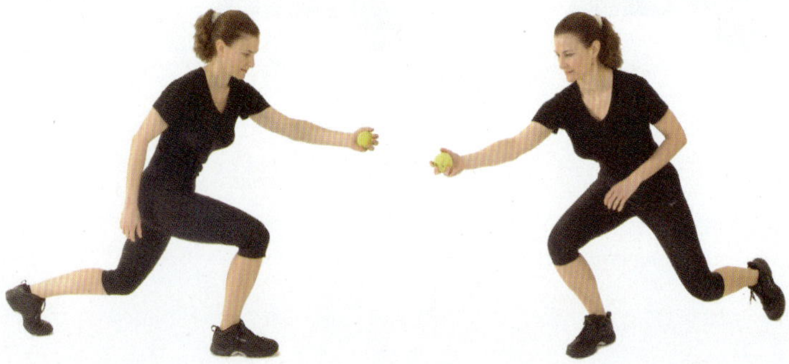

○ 다방향 점프 및 착지 (Multidirectional Jumps and Landings)

착지 동작에는 균형과 골반의 안정성 및 몸통 조절이 필요하다. 착지할 때마다 몸통이 움직이거나, 하지 관절들에 저항이 증가된다. 따라서 착지 동작을 위해 골반 위쪽을 편안하게 직립 자세로 몸통을 유지하는 것을 목표로 해야 한다.

이 연습을 하기 전에 두 발에 탄력적이고, 통제된 착지가 필요하다. 엉덩이와 무릎이 충격을 흡수할 수 있도록 착지 시 발 소리를 최소화해야 한다.

다리를 약간 벌린다. 당신의 목표는 조용한 착지로 탄력 있는 점프를 만드는 것이다. 위쪽으로 뛰어 올라 한쪽 다리로 착지하여 엉덩이와 무릎을 통해 하중을 부드럽게 흡수해야 한다. 몸통이 중앙에 있고 똑바로 있고 무릎과 골반 정렬이 잘되어 있는지 확인한다. 균형을 잡고 멈춘다.

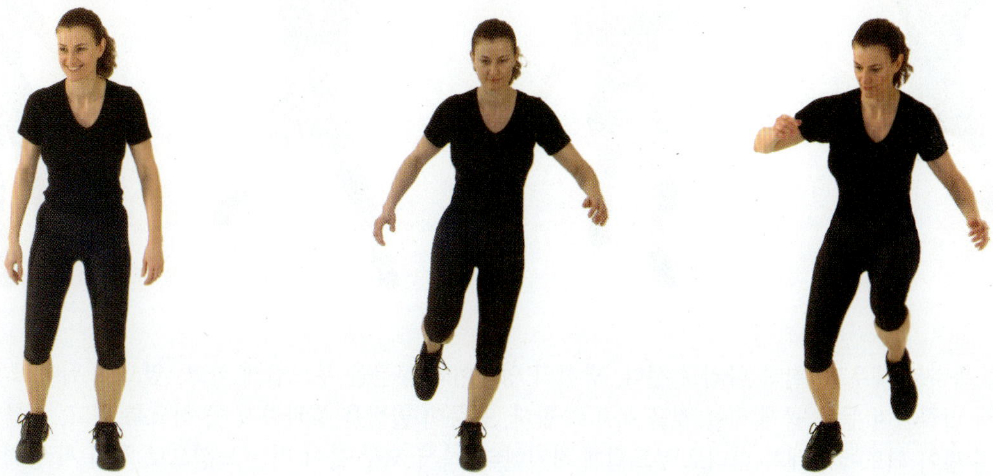

부드럽고 가볍게 탄력적인 다리 착지를 조절할 수 있게 되면, 점프의 방향을 변경하여 안정성과 정렬 및 균형을 갖춘 전진과 옆, 그리고 각 운동량을 조절해야 한다. 각각의 착지 후 3초간 멈춘 후 다음 동작을 실시한다.

운동형태 변형 (Variations)

일단 이것을 마스터하면 두 가지 방법으로 변형할 수 있다. 연구에 따르면 착륙 동작은 중요한 역할을 하지만 (102), 선수들은 착지 동작에서 종종 집중을 하지 않는 경우가 있다. 따라서

(1) 당신은 눈을 감고 점프를 수행하여 균형 감각을 키워야 한다.

(2) 그 다음 파트너의 도움을 받아 착륙 직전에 공을 던져주어 집중력을 잃게 만드는 훈련할 수도 있다.

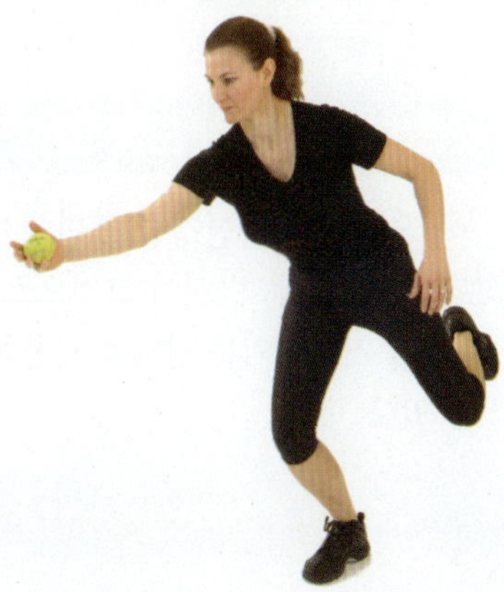

○ 사이드 뛰기 (Side Leaps)

골반의 안정성과 몸통 위치는 방향전환 속도에 영향을 받습니다. 3장에서 배웠듯이, 운동선수는 몸통 옆으로 운동량을 조절하려고 할 때 몸통으로 오버 슈트(overshoot) 할 수 있다. 바깥쪽 발은 바닥에 지지하고 있을 때 골반 뒤로 어깨가 흔들릴 수 있다. 이러한 동작은 엉덩관절의 위치 때문에 방향을 빨리 바꾸는 것을 어렵게 만든다. 방향을 바꾸어야 하는 운동선수들은 바깥 발이 지면에 닿기도 전에 몸통을 빠르게 반대로 움직이기 시작한다.

중간볼기근과 큰볼기근은 효과적인 방향 전환을 위한 몸통 위치를 배치하는데 필수적이다. 초기 단계에서 이 근육들의 기능을 키워야 하고, 다음으로 옆으로 움직이는 측면 운동 조절과 같은 훈련이 필요하다.

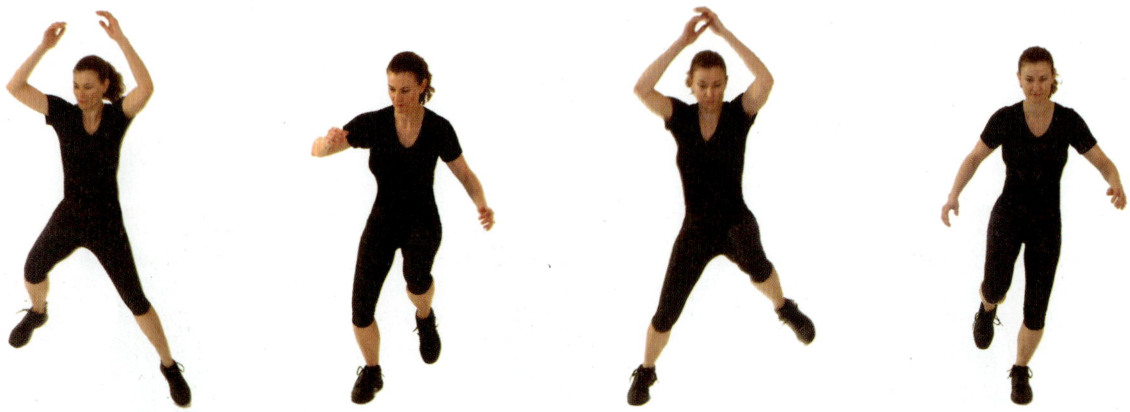

몸을 똑바로 세우고, 한쪽 다리로 선다. 당신의 엉덩이와 무릎을 부드럽게 하고, 옆으로 뛰어 오르며, 당신의 몸통에서 발끝까지 몸을 곧게 하는 것을 목표로 한다. 몸통이 골반을 통과하지 못 하도록 하고, 무릎이 정렬되고, 골반이 수평이 되도록 반대쪽 다리로 부드럽게 착지한다. 즉시 고무 볼이 튀는 느낌으로 착지 시 충격을 흡수하고, 다시 반대 발로 반복한다.

당신이 동작을 할 수 있을 때, 신장 높이에 따라 두 줄을 표시한다. 운동은 뒤로 향하게 반복적으로 움직인다.

당신은 점프 높이 요소를 더할 수 있다. 또한, 선 사이에 장애물을 배치하여 점프 높이 요소를 추가할 수 있다.

○ 미니 트램폴린 도약 (Mini Trampoline Leaps)

이 운동에서 불안정한 표면에서 점프하면 안정성이 더 높게 평가된다. 미니 트램폴린이 안전하고 미끄러지지 않도록 설치한다. 당신이 그것으로 발을 내딛기보다는 뛰어 넘을 필요가 있을 만큼 멀리 떨어져 선다. 운동에 대한 집중력을 저하시키는 방법을 사용하기 전에 기본 동작을 잘 수행할 수 있는지 확인한다. 당신은 세 방향에서 점프를 할 수 있다.

❶ 미니 트램폴린 뒤에서 곧바로 도약하여 트램폴린 위로 뛰어 오른다. 착지할 때 무릎에서 부드럽게 힘을 흡수하고, 골반 높이를 유지하고 무릎을 정렬하고 몸통 중심을 잃지 말아야 한다. 동작이 완벽할 때, 당신이 착륙하기 바로 전에 누군가에게 당신에게 공을 던지라고 부탁한다. 공은 약간 옆으로 던지거나, 높게 또는 낮게 던지게 하고, 당신은 공을 점프와 함께 공을 잡을 수 있도록 한다.

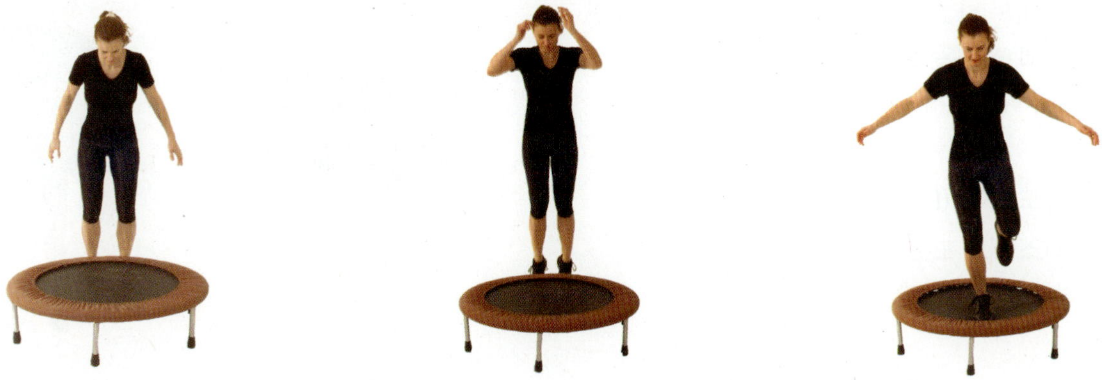

❷ 미니 트램폴린의 측면에 서서 트램폴린 위로 뛰어 오른다. 착륙은 부드럽게 하고, 몸통의 착지점을 벗어나는 일은 없어야 한다. 이 작업을 수행할 수 있다면 잡기 작업을 추가한다.

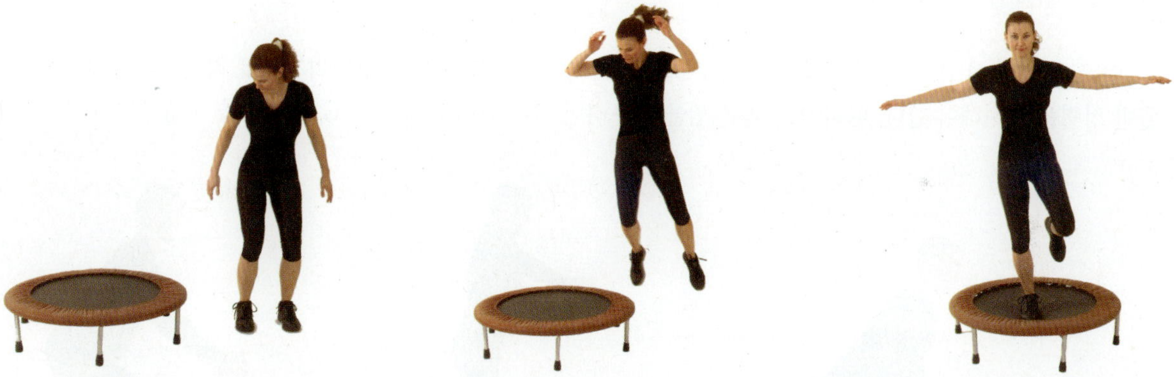

❸ 미니 트램폴린의 뒤쪽 측면에 서서 트램폴린 위로 오른다. 몸통이 앞으로 쏠리면 안 된다. 착륙을 부드럽게 하고 엉덩이와 무릎에서 부드럽게 힘을 흡수하고, 이 작업을 수행할 수 있다면 잡기 작업을 추가한다.

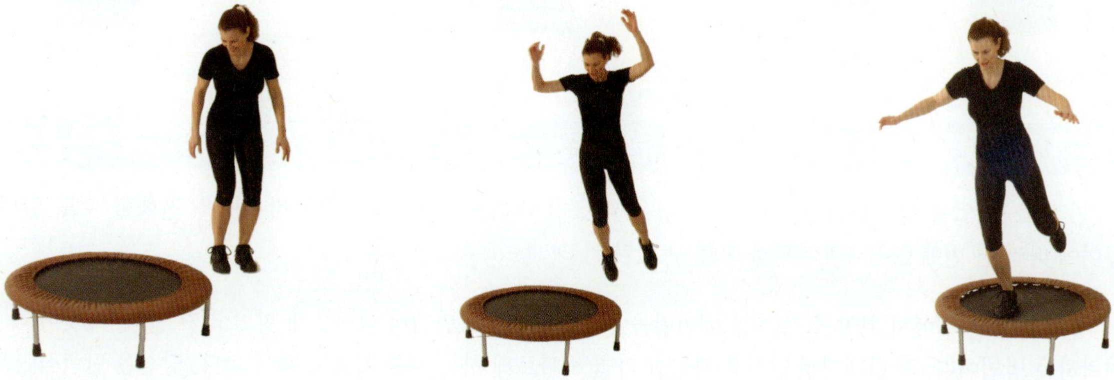

○ 낮은 자세와 높은 자세에서 균형 (Low and High Balance)

이 운동은 몸통 조절과 이동성을 가진 다리와 골반 조절과 밸런스 그리고 안정성의 결합이다.

한쪽 다리로 선다. 파트너가 높은 쪽으로 그리고 옆으로, 또는 낮고 옆으로 잡을 수 있게 공을 던진다. 무릎과 골반을 잘 정렬하고 허리와 무릎을 부드럽게 구부리면 낮게 오는 공을 잡을 수 있도록 한다.

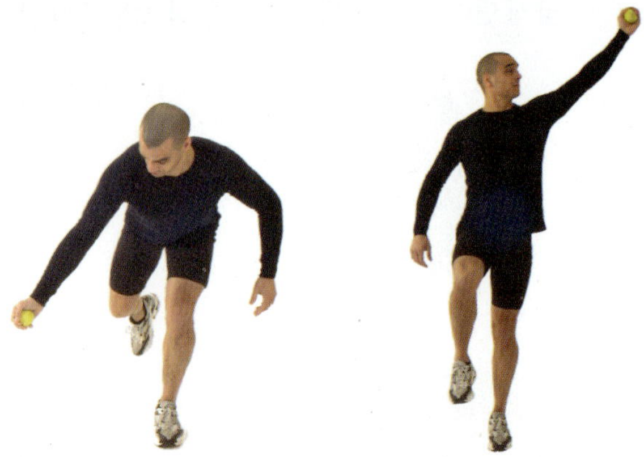

운동 강도 증가 (Progression)

밸런스 패드 또는 미니 트램펄린을 이용하여 불안정한 지지 표면에서도 도전한다.

○ 한쪽 다리를 이용한 박스 점프 (Box Jump Onto a Single Leg)

이 운동은 안정성, 균형 및 운동량 조절과 함께 폭발적인 점프를 결합할 수 있다. 한쪽 다리 버전을 수행하기 전에 상자에서 2피트로 점프 착륙을 수행할 수 있는지 확인한다. 부드럽고 탄력 있는 엉덩관절과 무릎으로 가볍게 착륙하여 충격을 흡수해야 한다.

양쪽 발로 뛰어 내리고, 상자에 한쪽 발로 착지하여 엉덩관절과 무릎에서 탄력적으로 착지하여, 몸통과 무릎 및 골반 정렬을 유지해야 한다. 다리에 더 많은 힘을 키우려면 머리 뒤에 손을 올리고, 움직임을 수행해야 한다.

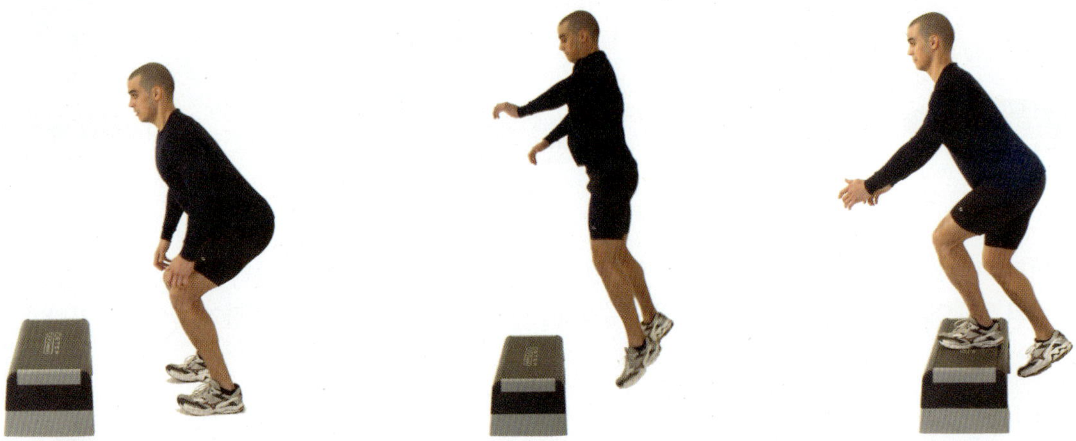

○ 계단 바운딩 (Stair Bounding)

기본 스텝 업을 마스터하면, 계단 바운딩을 빠르게 다리를 교차하며 계단 바운딩을 진행할 수도 있다. 신장 높이에 따라 한 번에 2~3개의 계단을 오를 수 있다.

유리조각 판 위에서 튀어 오르는 볼 베어링을 상상해 보자. 표면에서 날카롭게 핑 소리가 난다. 이것이 각 단계에 연락하는 방법이다. 각 단계에서 당신은 가능한 가볍고 빠르게 하는 것을 목표로 해야 한다. 당신은 탄력적이고, 힘이 있어야 한다.

몸통을 똑바로 세우고 다리를 강하게 밀어서 계단 위로 올라간다.

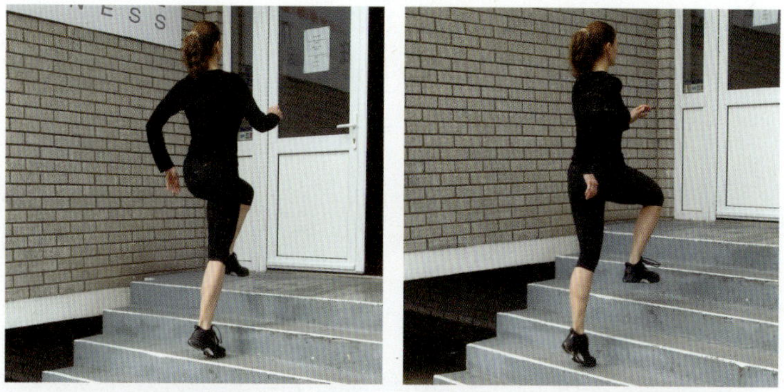

앞으로 굽히면 운동 효율성이 떨어진다.

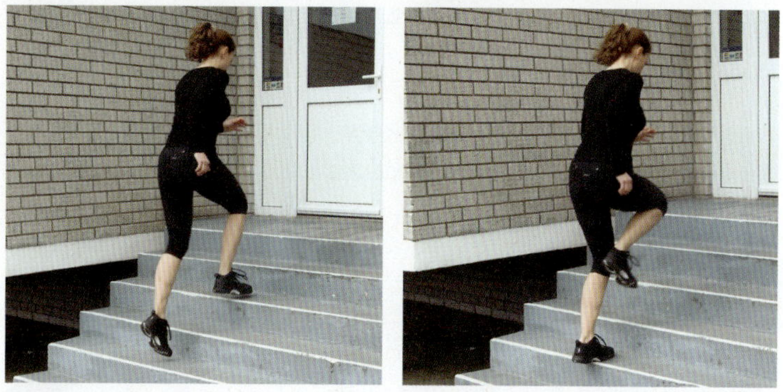

스위스 볼 운동 (Swiss Ball Exercises)

4 단계 연습은 전신의 협응과 통제력을 지속적으로 증가시킬 수 있다. 성과 목표는 어렵지 않게 달성할 수 있다. 당신의 몸통 정렬을 유지하면서 가능한 긴장을 풀고, 정상적으로 호흡을 계속한다.

○ 스위스 볼 몸통 옆으로 올리기 (Swiss Ball Side Raises)

이 운동은 몸통의 측면 굽힘근을 강화하고, 엉덩이 안정성을 조정하는 것을 목표로 한다.

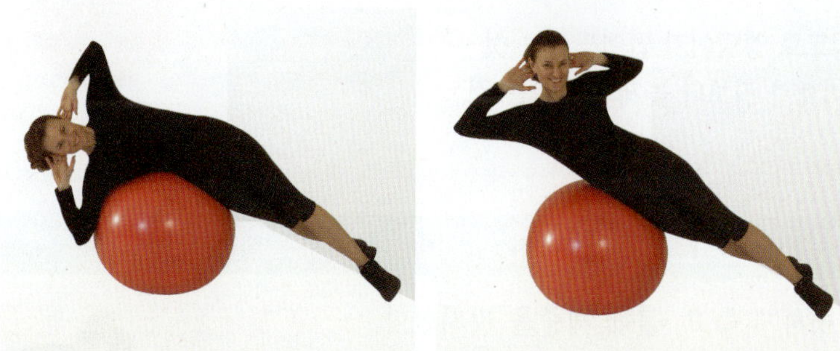

발은 벽을 고정시키고, 스위스 볼 위에 옆으로 눕는다. 위쪽 발을 앞쪽으로, 아래 발을 벽에 다시 놓는다. 당신의 엉덩이가 다시 볼 위로 가는 것을 막아 줍니다. 옆으로 누워, 몸통을 볼 위에서 들어 올린다. 한 손으로 머리를 지탱하고, 다른 한 손은 허벅지에 놓는다.

볼에 몸을 지탱하면서, 손을 벽쪽으로 들어 올린다.

무엇이 잘못된 자세인가?

엉덩이가 구부러져 어깨 라인 뒤로 빠질 수 있다. 몸의 라인을 곧게 유지한다.

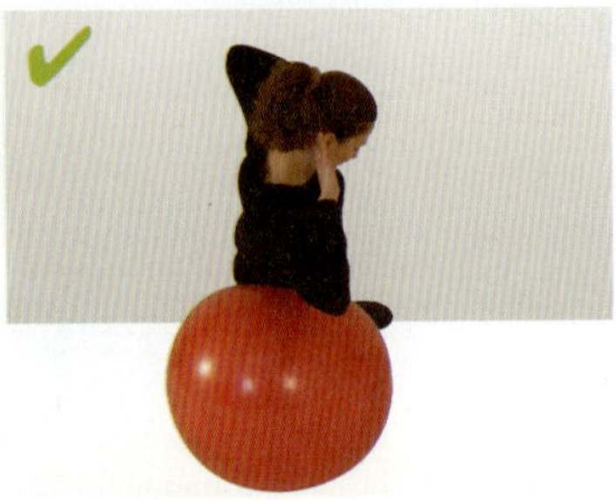

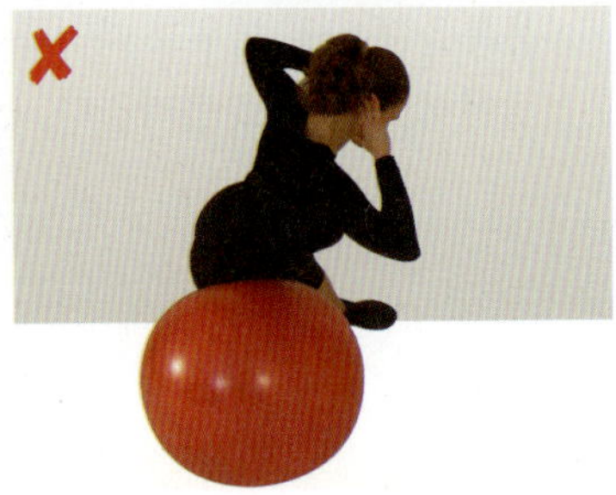

상급 운동 (Advanced Version)

이 운동은 끌어 당기는 길이를 늘려 하중을 증가시키는데 도움이 된다. 다음 단계에서는 머리 뒤로 양손을 올리고, 운동을 할 수 있다. 더 높은 레벨의 경우, 두 팔을 머리 위로 스트레칭하며 진행한다.

○ 스위스 볼에서 팔굽혀 펴기 (Swiss Ball Full Press-ups)

전 단계 운동을 시도하지 않았다면, 공을 벽에 올려 놓는다. 일단 익숙해지면 공을 벽에서 멀리 떨어뜨릴 수 있다.

손을 공 위에 편안한 위치에 놓고 체중을 지지한다. 당신의 머리 위치는 중립을 유지해야 하고, 엉덩이를 곧게 펴고 팔꿈치를 구부려 팔굽혀펴기 동작을 한다.

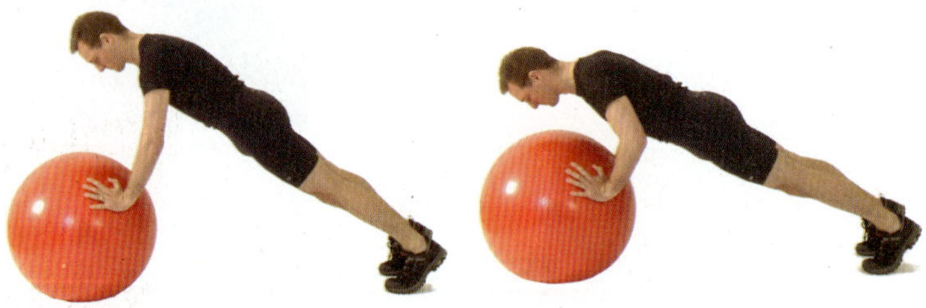

운동 강도 증가(Progression)

뒷부분에서 한쪽 다리를 들어 올리며, 같은 동작을 수행한다.

잘못된 기술은 무엇이 있을까?

- 고개를 숙이는 것
- 엉덩이가 구부러지는 것
- 허리가 구부러질 정도로 엉덩이가 떨어뜨리는 것
- 머리가 떨어지고, 어깨가 귀보다 높게 올라가는 것

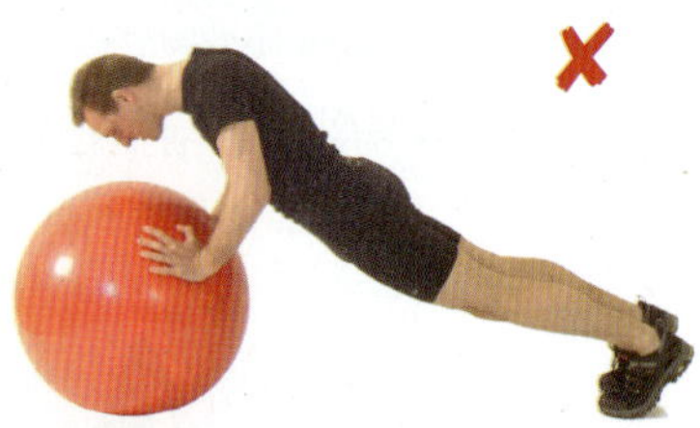

○ 스위스 볼에서 팔꿈치 돌림운동 (Swiss Ball Elbow Circles)

팔꿈치와 팔뚝을 평행하게 놓고, 볼에 체중을 지지한다. 중립자세의 머리와 몸통을 유지하고 아래쪽 복부를 위쪽으로 당기면 팔만 사용하여 원을 그린다.

수평 팔로 동일한 운동을 수행할 수 있다. 이를 **램프**(Ramp)라고 한다. 램프가 너무 쉬운 경우, 한쪽 다리를 바닥에서 들어 올려서 수행한다.

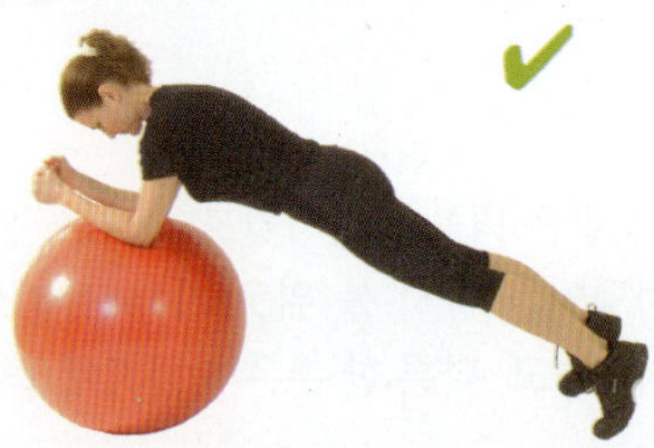

잘못된 기술은 무엇이 있을까?

- 머리를 떨어뜨리는 것
- 엉덩이를 구부리는 것
- 허리가 젖히도록 엉덩이를 떨어뜨리는 것.
- 머리가 떨어지고, 어깨가 귀 높이 보다 올라가는 것

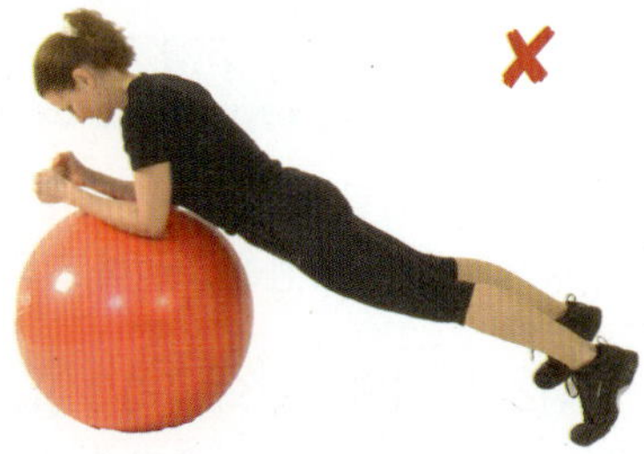

○ 팔꿈치 자세로 무릎 킥운동 (Elbow Support Knee Drive)

3 단계 경사보드에서 몸통 자세에서 무릎운동을 어려움 없이 수행할 수 있다면 스위스 볼을 도입하여 전신 안정성을 높일 수 있다. 어깨 바로 아래에 볼을 놓고 팔꿈치와 팔뚝을 위로 올려 서로 평행하게 놓는다. 엉덩이와 골반과 하체를 일직선으로 곧게 세운다. 목부터 척추와 다리까지 곧고 길게 하체를 만듭니다. 어깨를 고정하여 흔들리지 않도록 한다. 몸통이나 공을 움직이지 않고 무릎을 엉덩관절 높이까지 들어 올린다. 무릎이 움직일 때 엉덩이를 들어 올리지 않도록 한다.

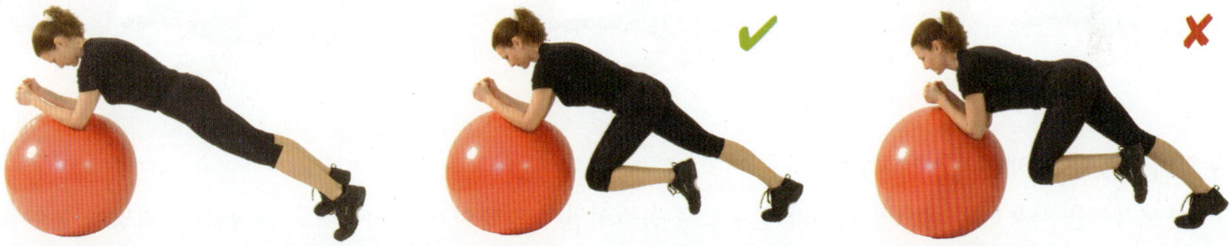

○ 한 발 스쿼트 (Single Leg Squat)

기본적인 벽 스쿼트(Wall Squat) 자세에서 당신의 허리를 벽에 고정시킨 볼에 밀착시키고 운동한다. 발을 약간 앞에 놓고, 골반 너비보다 좁게 놓았는지 확인한다. 무릎과 엉덩관절을 약간 굽힌다.

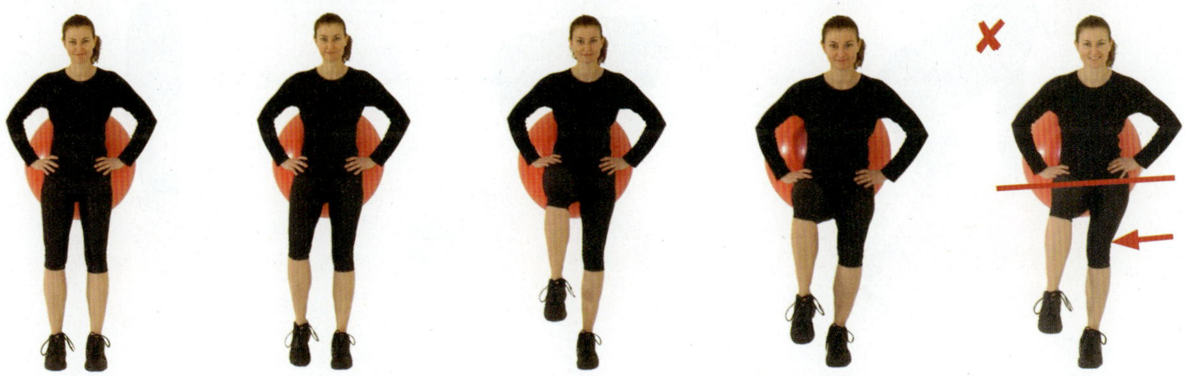

한쪽 큰볼기근에 집중하여 자세를 잡는다. 반대쪽 발의 뒤꿈치를 들어 올려 발가락으로 가볍게 바닥에 지지한다. 발목과 평행하게 무릎과 엉덩이의 위치를 고정할 수 있도록 한다. 자세를 유지하기 위해 발가락으로 자세를 유지하는데 도움을 받을 필요가 있다. 잘못된 자세의 완전한 한 발 스쿼트(Single Squat)를 수행하는 것보다 이 방법을 사용하는 것이 좋습니다. 당신이 정렬을 유지할 수 있다면, 바닥에 지지하고 있던 발의 무릎을 굽혀 한 발 스쿼트를 계속한다. 웅크리는 동작을 계속한다. 이때 무릎을 90° 이상 굽히지 않는다.

○ 스위스 볼 햄스트링 컬 (Swiss Ball Hamstring Curl)

이 운동은 뒤넙다리근의 수축성과 신장성 강화와 몸통 조절과 같은 후방 근막사슬(posterior chain bias)과 함께, 당신의 몸 중심선을 조절하고 좌 · 우 대칭 훈련하는 것이다.

스위스 볼 위에 당신의 다리를 올려 놓는다. 당신의 팔은 바닥에 지지한다. 스위스 볼 위에 올려 놓은 발로 하체를 지지하고, 엉덩이를 들어 올린다. 당신의 큰볼기근은 계속 활성화 될 것이다. 원래 자세로 돌아올 때까지 볼을 잘 잡고 있어야 한다. 자세가 흔들리지 않는 직선 운동을 목표로 한다. 엉덩이를 위로 올리고 볼을 엉덩이 쪽으로 당긴다.

어려움 없이 10회를 달성할 수 있게 된다면, 팔을 가슴 위에 올리고, 반복한다. 당신의 몸 라인이 일찍선이 되도록 곧게 이동하는데 집중해야 한다.

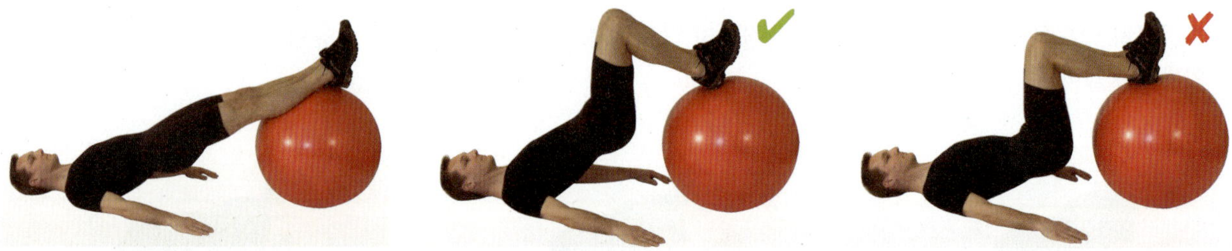

무엇이 잘못된 자세인가?

큰볼기근을 사용하지 않으면 다리가 안팎으로 움직이면서 엉덩이가 위 · 아래로 움직인다. 엉덩이 높이를 일정하게 유지해야 한다.

○ 볼에서 무릎 꿇고 균형잡기 (Kneeling Ball Balance)

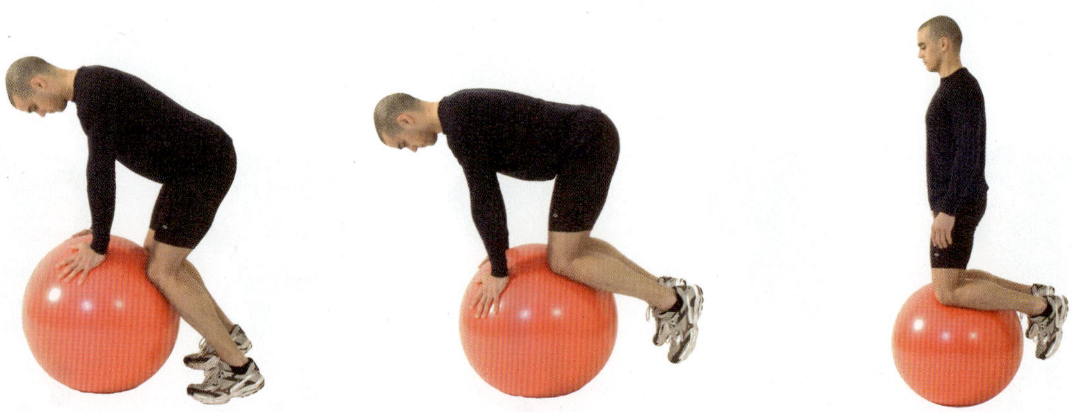

이 운동은 몸통과 둔부의 안정성을 목표로 한다.

발과 발이 바닥에서 떨어질 때까지 손과 발을 아래쪽 다리 앞에 공을 올려 놓는다. 몸통이 똑바로 되도록 무릎을 굽히고, 엉덩이를 곧게 편다. 엉덩관절의 위치와 풍선 자세를 유지하려면 큰볼기근을 사용해야 한다. 도움 자세를 위해 발을 볼 위에 올려놓지 않도록 한다.

운동형태 변형(Variations)

1. 두 팔을 머리 위로 가져간다. 한쪽 팔을 옆으로 움직여서 다시 처음 자세로 온 다음 다른 쪽을 반복한다.
2. 두 팔을 정면으로 양팔을 뻗다. 한쪽을 옆으로 옮기고 뒤쪽으로 움직여 다른 쪽도 반복한다.
3. 양팔을 옆으로 내리고 어깨를 한 방향으로 돌린 다음, 다른 방향으로 돌린다.

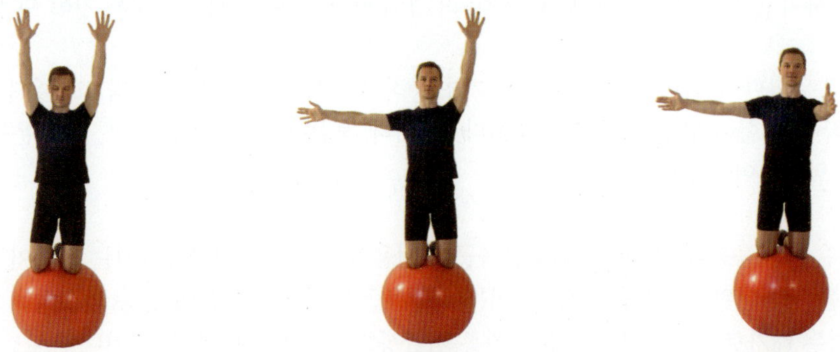

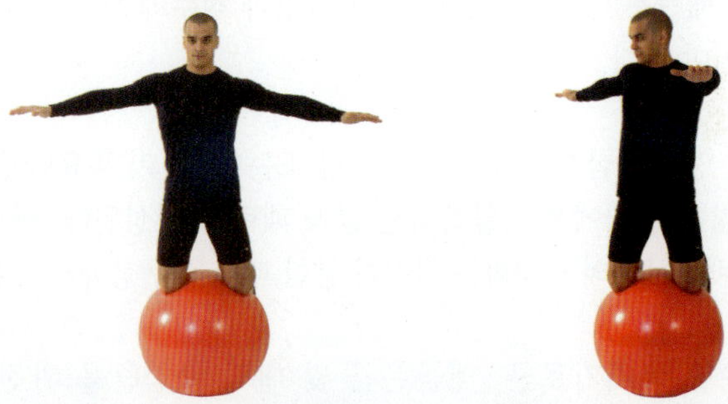

- 벽이나 다른 사람과 공을 던지고 잡는다.

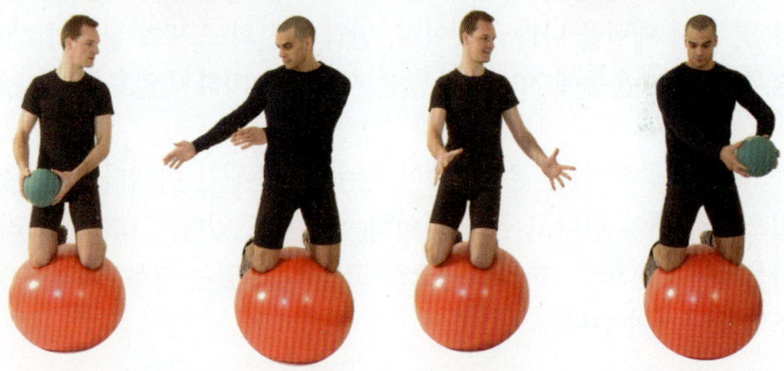

파트너와 함께 하는 운동. 볼 위에 무릎 꿇고 올라가 파트너와 양팔을 서로 잡고 균형을 잡는다. 둘 다 몸과 엉덩이를 곧게 하여 균형을 잡는다. 양팔을 똑바로 유지하고, 파트너의 팔 중 하나를 앞으로 당겨 다른 팔을 밀어낸다. 그러면 파트너의 몸통에 회전 압력이 생긴다. 파트너는 이 압력에 저항하고 반대쪽 압력을 만들게 된 것이다.

한쪽 팔을 아래로 누르고 다른 팔을 위로 밀어서 올린다. 당신의 파트너는 이 압력에 저항하고 반대 압력을 만들게 된다.

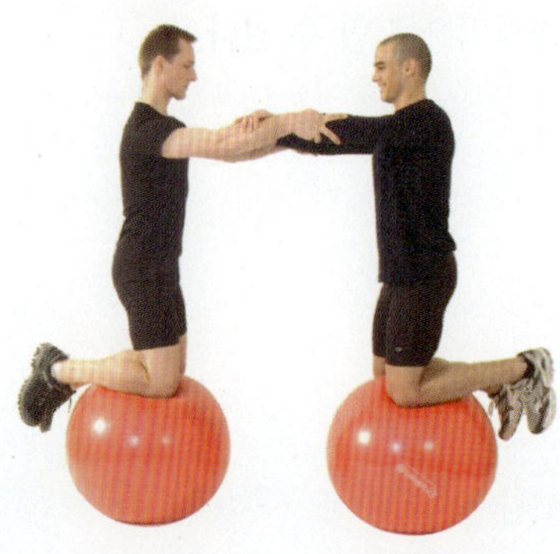

이 연습에서는 어깨부터 무릎까지 연결되어 있다고 느껴야 한다. 몸 전체보다는 팔에 압력을 저항하려고 하면 볼에서 다리를 조절할 수 없게 된다.

전체 굽힘 패턴 발달(Full Flexion Pattern Development)

몸통 굽힘 운동은 논란의 여지가 있으며, 일부는 이 운동의 위험성을 제시하기도 하였다. 그러나 몇몇 전문가들은 등 부상을 두려워해서는 안 된다고 제안하고 있다. 실제로 일부 운동선수는 몸통을 강력하게 굽힐 수 있어야 한다. 무용수는 안무가의 다양한 운동 요구를 충족시킬 수 있어야 함으로 작업을 수행할 수 있어야 한다. 제대로 준비하지 않으면 부상을 당할 가능성이 더 크기 때문에, 이 문제를 피하는 것이 해결책이 아니다.

유용하고 위험한 것 사이의 선은 몇 가지 기초 동작으로 확인할 수 있다. 만약 그들은 몸통이 잘 단련되어 있다면, 이러한 동작에 위험이 발생하지 않을 것이다. 그러나 적절한 준비 없이 이와 같은 운동을 하는 사람들을 위해, 주의사항을 알려주어야 한다.

이러한 운동은 몸통과 엉덩관절 굽힘근육군의 협응이 필요하다. 4단계까지는 엉덩이 굽힘 동작을 지원할 수 있는 중립적 몸통의 단련에 중점을 두었다. 이는 배곧은근과 같은 굽힘근이 종종 과민성을 가지며, 중립적 활동의 몸통을 유지하는 배가로근과 같이 속근육이 종종 비활성화 되기 때문이다. 달리기나 크로스 컨트리 스키와 같은 활동의 경우 이 패턴은 엉덩이 굽힘에 대한 골반과 척추에 대한 부적절한 지원을 제공함으로 보다 효과적인 전략 수립이 우선되어야 한다.

몸통 및 엉덩이 굽힘 운동 (예: 다이빙 또는 체조)이 필요한 활동의 경우, 배가로근 활동이 부족하면 운동 근육이 안정되지 않은 상태에서 비활성화된 굴곡 패턴이 생성된다. 굽힘 패턴은 구성 요소가 부족하면, 동작이 완료되지 못함으로, 배가로근의 활성화는 완전한 굽힘 패턴을 구성하기 위한 최우선 순위이다.

다음 운동은 배가로근, 배곧은근 및 대퇴 굽힘근을 완전한 굽힘 패턴으로 통합한다. 그들은 수년 동안 "코어(core)" 운동을 해 왔지만, 1-3 단계를 수행한 후에는 이러한 움직임이 평형 안정성 프로그램에서 다루어져야 할 몇 가지 패턴을 나타낼 것이다. 만약 당신의 스포츠 활동이 강력한 몸통 굽힘이 주요 스포츠의 구성 요소가 아닌 경우, 안정성 운동에 지나치게 많은 시간을 소비하지 않도록 한다.

허리 통증이 있는 운동선수에게는 우선순위가 아니다. 허리 통증을 가진 사람들은 종종 복부 강화를 위해 윗몸 일으키기 해야 한다고 잘못 인식하는 경우도 있다. 그러나, 이러한 굽힘 패턴 연습은 몸통 조절을 위해 속근육이 사용되어야만 한다. 허리 통증으로 고통 받고 있는 경우, 이러한 운동을 프로그램에 추가하기 전에 숙련된 전문자의 조언을 구해야 한다.

운동 시 위와 아래 단계에 동등한 초점을 두고, 운동 시 하복부를 유지하는데 초점을 둔다면 운동을 훨씬 효과적으로 할 수 있다.

○ 컬 업 (Curl-up)

등을 바닥에 대고 눕는다. 무릎을 굽히고 발을 바닥에 세워준다. 손은 엉덩이 쪽에 편안하게 놓는다. 당신의 턱은 살짝 당기고 척추쪽으로 당신의 아래 복부를 가볍게 밀어 내린다. 척추를 바닥에 붙이고, 복부를 바닥쪽으로 끌어내린다.

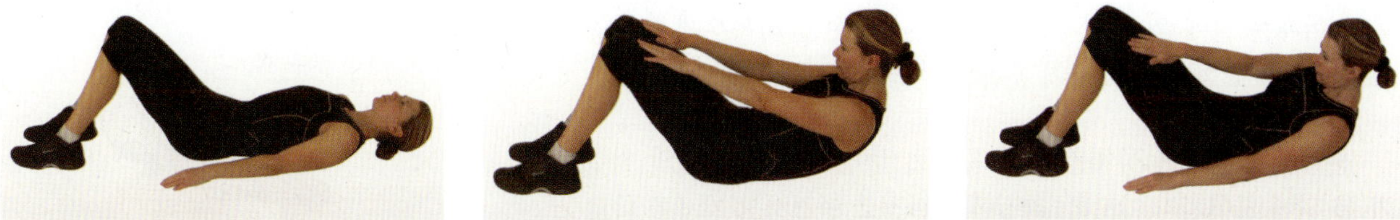

배가로근 요소를 추가하려면, 당신의 몸통을 말아 올리며, 손을 반대쪽 허벅지로 뻗어 민다. 운동 부하를 높이려면 당신의 손을 반대쪽 허벅지에 댄 상태로 버틴다. 팔꿈치를 앞쪽으로 향하게 하고, 옆으로 향하게 하는 것이 더 쉽다.

○ 윗몸일으키며 발가락 당기 (Toe Touch Sit-ups)

위의 컬업 운동을 시작한다. 몸을 말아 올릴 때, 한쪽 다리를 들어 올리고, 반대쪽 손으로 다리를 터치한다. 당신의 복부를 안쪽으로 당기며 조절한다. 시작 자세로 당신의 허리와 다리를 바닥으로 되돌려 놓는다.

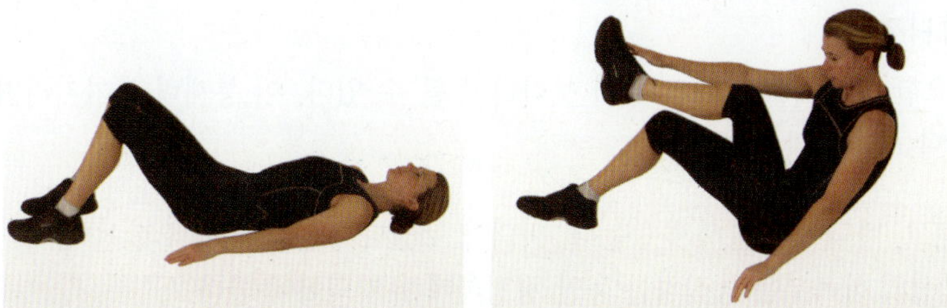

○ 볼 바운스 싯업 (Ball Bounce Sit-ups)

양쪽 손에 스위스 볼을 들고, 무릎을 굽힌 채로 벽에 마주 데고 눕는다. 머리 위로 공을 가져 오고, 척추를 바닥에 곧게 펴서 눕는다.

복부는 척주 쪽을 향하게 아래로 당긴다. 하복부를 유지한다. 신속하게 볼을 앞으로 당겨 벽에 강하게 던진다. 볼이 리바운드 되어 다시 바닥으로 돌아오게 된다. 이때에도 하복부의 움직임을 조절해야 한다.

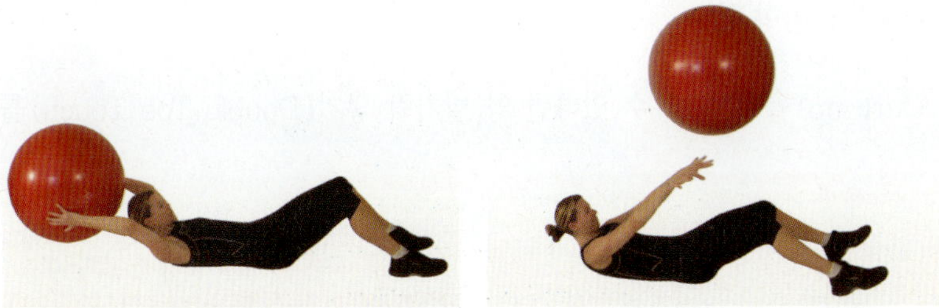

○ 스위스 볼 위에서 윗몸 일으키기 (Extended Lever Swiss Ball Sit-ups)

윗몸 일으키기 동작은 종종 바닥에 중립자세에서 몸통 말아올리는 자세만으로도 가능하다. 크리켓 및 체조와 같은 스포츠는 더 큰 범위의 운동을 통해 운동선수에게 복부를 사용하도록 요구한다.

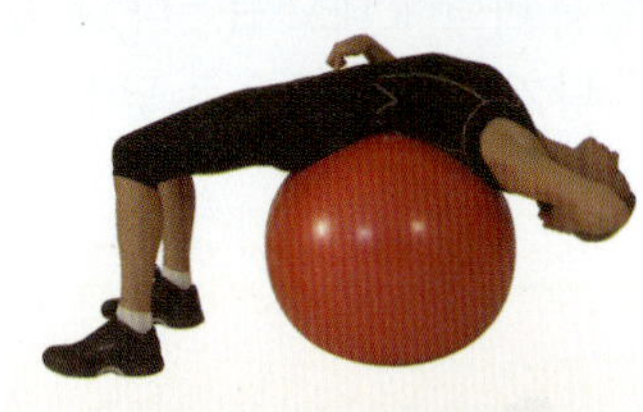

스위스 볼에 앉아서 척추가 볼 위에 구부러질 때까지 몸을 눕힌다. 목과 어깨는 팔에 의해 지지될 것이다. 다른 손을 하복부에 올려놓고 척추쪽으로 계속 끌어 당겨 운동을 위한 안정된 자세를 만든다.

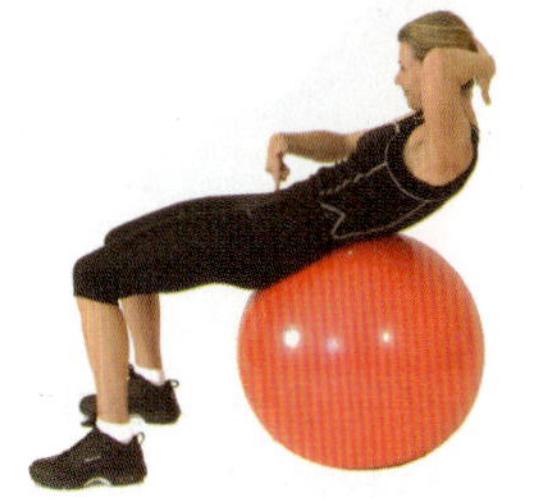

운동을 만들려면 상체를 하체 쪽으로 말아 올린다. 당신의 척추가 볼 위에 떨어지지 않도록, 관절에서 관절로 연결하고 자세를 바로 잡는다.

○ 스트레이트 레그 컬업 (Straight Leg Curl-ups)

스트레이트 레그 컬업(Straight Leg Curl-up)은 기본적인 컬업(Curl-up)보다 더 고강도의 복근 강화 운동이다. 스트레이트 레그 컬업은 수년간 허리 부하를 많이 준다고 알려져 왔다. 이 운동을 할 때 당신의 배가로근이 당신의 동작 수행 속도에 맞춰 활성화 된다면 문제 없이 수행 가능하다. 그러나 현재까지 운동을 잘 진행했다면, 이 운동을 하는데 필요한 척추 조절 능력이 있다고 볼 수 있다.

허리에 문제가 있으면 이 운동을 해야 합니까?

현재 허리 통증을 경험하고 있다면, 필요한 통제력을 가지고 있지 못하다고 볼 수 있다. 이 통제력을 가지려면 1-3 단계의 운동을 우선적으로 진행해야 한다.

한 손을 배꼽 아래의 하복부에 가볍게 대고, 바닥에 평평하게 눕는다. 바닥에 누웠다가 앉는 자세로 만든다. 한 번에 머리부터 척추까지 말아 올린다. 당신의 하복부는 동작하는 동안 평평하게 유지되어야 한다.

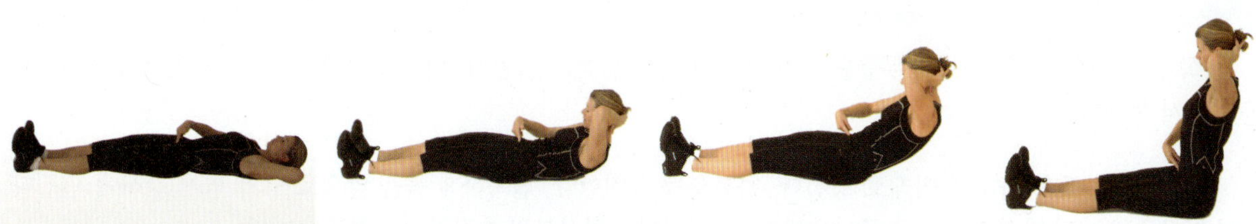

반복하기 위해서, 하복부 움직임을 조절하는데 초점을 맞춘다. 다시 한 번 바닥에 눕는다. 운동은 매우 매끄러워야 하며, 굽히거나 구부릴 때 어떤 부분도 놓치지 않아야 한다.

스트레이트 레그 컬업(Straight Leg Curl-up)을 수행할 수 있다면 양 발가락 닿기(Double Toe Touch)를 시도한다.

○ 더블 토우 터치 (Double Toe Touch)

무릎을 구부린 채로 바닥에 눕는다. 당신의 손은 엉덩이 쪽에 가볍게 놓는다. 하복부를 고정하고, 머리와 목을 편안하게, 바닥에서 두 발을 들어 올리면서 복부를 굽힌다. 당신의 발을 터치하고 바닥에 다시 발을 내려놓으며, 복부를 신장시킨다.

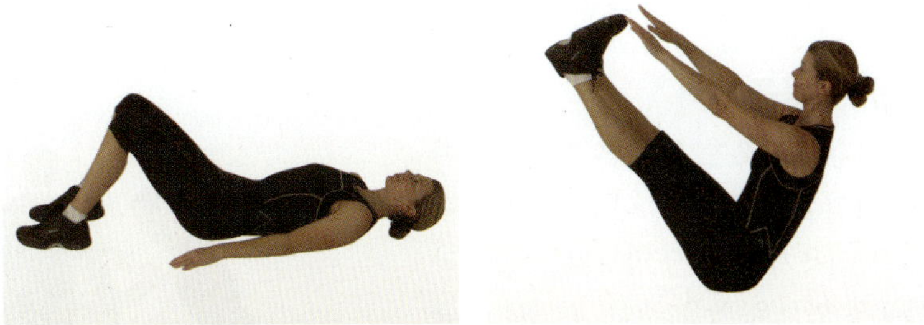

다이빙 선수 또는 체조 선수는 운동 수행 시 다리와 팔을 곧게 뻗거나, V자로 앉아서 이 운동을 수행할 수도 있다.

이러한 동작은 초보자를 위한 운동은 아니다. 이 운동을 시작하기 전에 이전 3 단계에서 배가로근을 단련한 후에 안전하게 수행할 수 있다.

허리에 문제가 있으면 이 운동을 해야 합니까?

현재 허리 통증을 경험하고 있다면, 필요한 통제력을 소유하고 있지 못하기 때문에 이 동작을 수행하려면 1-3 단계의 운동을 먼저 시행해야 한다.

안정성 반응 (Stability Reactions)

○ 볼 따라가기 (Ball Follow)

3 장에서 이미 볼 따라가기는 전신 운동을 평가하는 방법에서 소개가 되었다. 이 운동은 이동성과 전신의 안정성을 자극하는데 필요하다. 그것은 두 선수 사이의 압력을 증가시킴으로써 다양해질 수 있다.

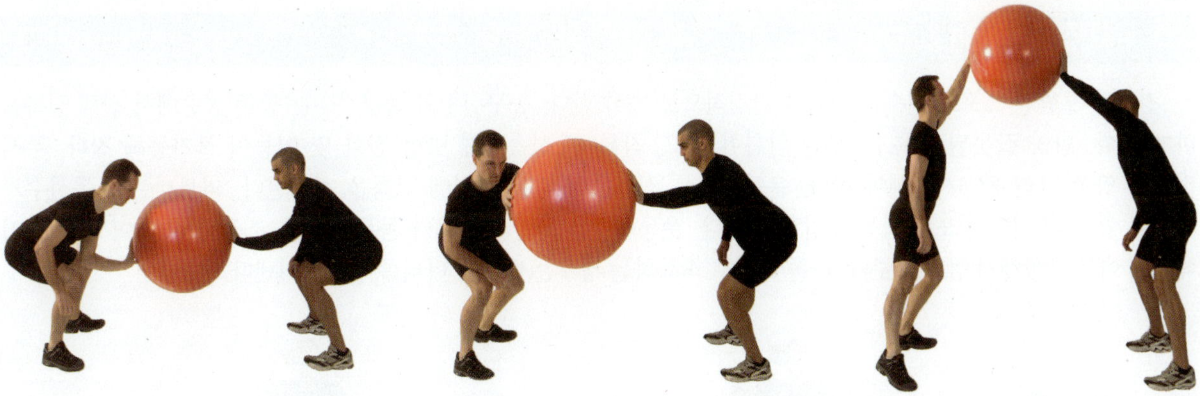

각자 한 손으로 스위스 볼을 잡는다. 발은 약간 벌리고 볼에 대한 압력을 높인다. 파트너 중 한 명은 운동을 이끌 것이며, 한 명은 따라 갈 것이다. 리더는 다른 한 명의 균형을 잃게, 볼을 이동시키며, 계속 볼에 따라오게 한다. 가능한 가장 넓은 범위와 가장 창의적인 동작 조합을 사용할 수 있다. 증가된 속도와 증가된 압력으로 진행해야 한다.

○ 레슬링 워킹 (Wrestle Walking)

레슬링 워킹은 몸통과 골반에서 신경근 지지력을 자극한다.

변형 1 : 몸통 압력

선수의 몸통 압은 곧은 직선을 걷거나, 달릴수 있게 한다. 이것은 운동선수에게 적용가능하다. 파트너는 골반과 몸통을 옆으로 압을 주어, 임의로 자극을 가한다. 자극은 강하지 않아도 된다. 이 운동선수는 직선 걷기 운동을 유지하려고 해야 한다.

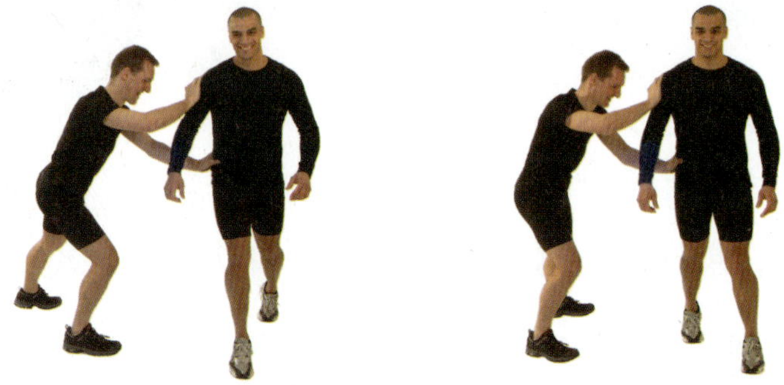

변형 2 : 팔 압력

이 변형은 플레이어가 움직일 때 다른 플레이어에 의해 방해를 받게 되는 운동 종목에서 필요할 수 있다. 즉, 축구, 럭비와 같은 스포츠를 위한 것이다. 운동선수는 팔꿈치를 구부리고 팔을 어깨 높이 바로 아래로 들어 올린다. 그의 팔꿈치를 계속 그의 몸 밖으로 밀어내는 것에 초점을 둔다. 파트너는 팔에 압력을 넣어 팔꿈치를 선수의 몸 안쪽으로 밀어 넣으려고 한다. 그러면서 선수가 쉽게 균형을 잃게 만든다.

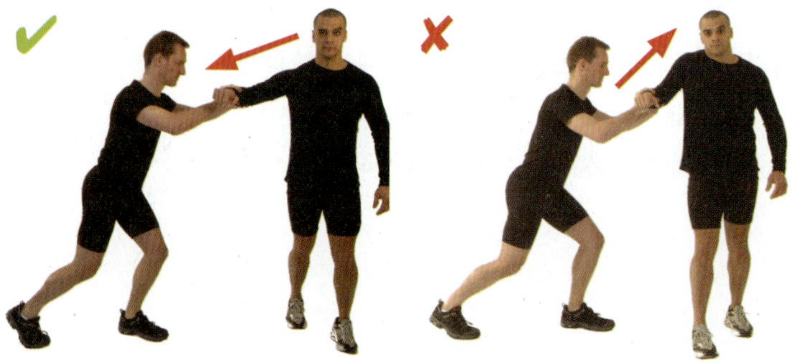

○ 푸시 점프 (Push Jumps)

점프가 포함된 스포츠 선수는 착륙을 안정적으로 해야 한다. 농구선수와 축구선수는 종종 공중에서 신체 접촉을 하게 된다. 만약 잘못된 착륙 시 부상 위험이 높고, 착륙 후 신속하게 방향 전환 및 이동이 불가능해 진다. 푸시 점프는 양쪽 다리에서 시작해야 한다. 운동선수는 점프하여 같은 지점에 착륙을 시도한다. 파트너는 운동선수가 공중에 있을 때 엉덩이 또는 몸통에 압력을 준다. 운동선수는 골반 푸시보다 몸통 푸시를 조절하는 것이 더 힘들기 때문에 이를 혼합해서 압력을 준다. 한쪽 다리로 착륙하는 경우는 반대쪽 다리쪽에서 밀어낸다.

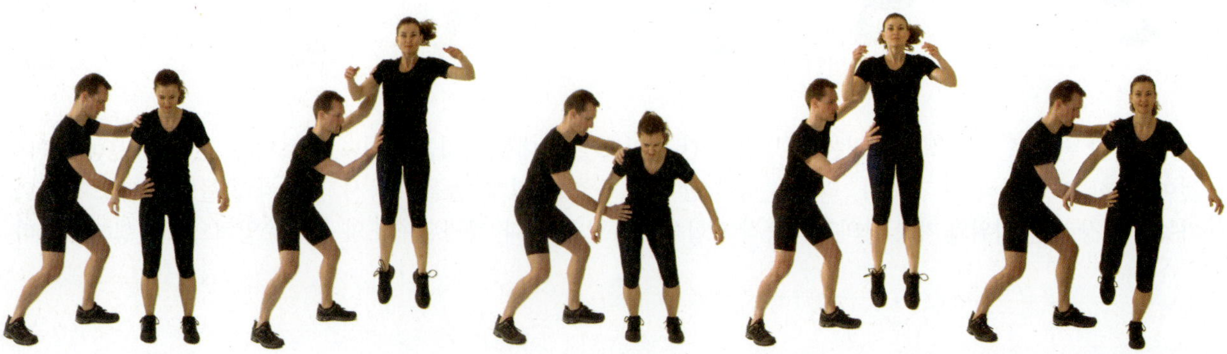

변형 1 : 점프 앤 고 (Jump and Go)

점프 선수가 푸시 점프 직후 마커로 빠르게 이동하도록 요구함으로써 운동 단계를 올릴 수 있다. 운동선수의 착륙을 통제하고, 즉시 목표 또는 새로운 작업으로 이동해야 하므로 다음 작업에 대해 생각할 때 착륙 작업에 방해가 되는 요소를 주게 된다. 정석은 가속화된 푸시 점프, 방향 전환, 잡기 또는 걷기와 관련된 시퀀스를 포함시켜야 하는 것이 정석이다.

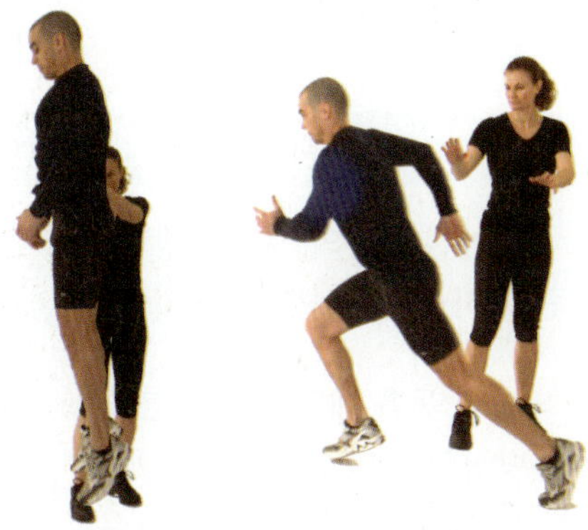

변형 2 : 잡기 및 이동 (Catch and Go)

핸드볼 선수나 농구선수는 공을 잡으면서 밀어내기 점프를 수행하여 더 멀리 밀 수 있다. 방해가 커지면 더 큰 착지 조절이 필요하다. 작업 방향을 변경하려면 던지기는 방향을 변경해야 한다.

○ 방향 전환 (Change of Direction)

이 운동은 양쪽 다리로 방향을 똑같이 전환하는 것이 가능하다. 만약 당신이 강도 높은 방향전환 조정력이 생긴다면, 잘못된 방향 전환에 의해 생길 수 있는 무릎 비틀림에 의한 스트레스를 최소화할 수 있다. 3 단계에서는 발의 움직임과 몸의 움직임 사이의 관계를 소개한 바 있다. 이 동작은 그 관계를 더욱 발전시킨다.

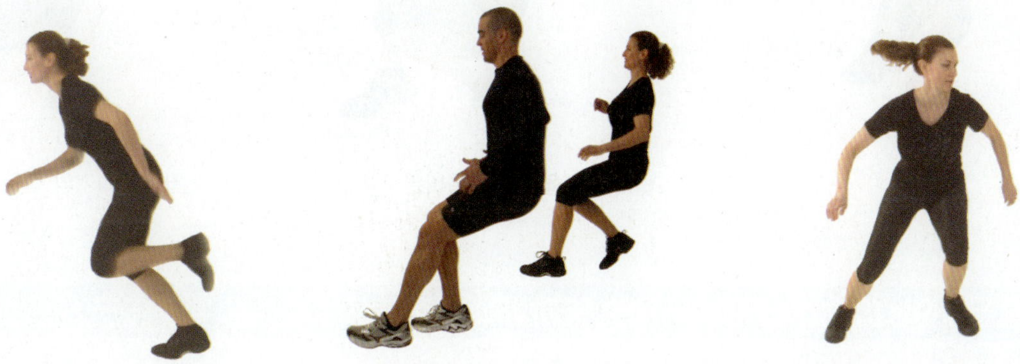

스프린트는 가능한 빠르게 멈추고 달리는 것이 가능하다. 잘 멈추기 위해서는 무릎의 탄력이 유지되어야 하고, 엉덩이의 무게 중심을 빠르고 부드럽게 낮춰야 한다. 강한 전진력에 맞서려 한다면, 가장 빠른 길은 속도를 낮추는 것이다. 당신의 전진 속도와 싸우는 것은 속도 면에서 효과적이지 않다.

당신이 멈추려고 할 때, 당신은 어떤 동작을 해야 하는지 고민하게 된다. 다음 실행에서는 좌회전하여 목표물 쪽으로 달리게 된다.

왼쪽과 오른쪽의 차이를 느껴 보려면 먼저 천천히 움직여야 한다. 발놀림이나 골반 돌리기에 차이가 있는지 확인한다. 최대한 유사하게 만들고 속도를 높인다.

가동성(Mobility)

○ 두 다리 돌리기(Corkscrew) -가슴 열고 척추 트위스트

4 단계는 몸통의 전신 안정화 활동과 높은 수준의 팔 부하 운동을 소개했다. 이 운동은 어깨에서 엉덩관절까지의 근육 사슬 길이를 늘리는 것이다.

바닥에 등을 대고 누워 무릎을 굽히고 바닥에 발을 댄다. 당신의 팔은 당신의 어깨 높이 바닥에 평평하게 놓는다. 왼쪽 무릎을 오른쪽 무릎 위로 꼬아 겹친다. 왼쪽 무릎을 오른쪽으로 넘긴다. 당신의 오른쪽 어깨를 바닥에 고정시키고 무릎을 천천히 왼쪽으로 넘긴다.

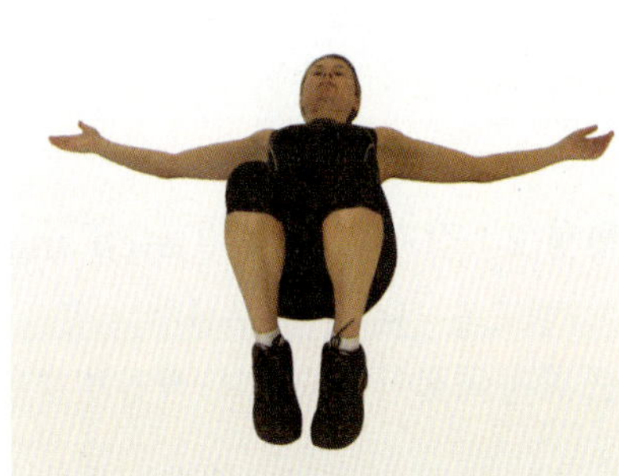

당신은 갈비뼈 아래쪽으로 호흡하는 것에 초점을 맞춰야 한다. 최대한 길게 다시 한번 수행한다. 만약 당신이 오른쪽 어깨를 바닥에 고정시키지 못했다면, 스트레칭의 효과가 떨어지게 될 것이다.

당신이 이 동작으로 긴장을 풀고 여러번 호흡을 지속한다면, 당신의 오른쪽 팔을 머리 뒤로 들어 올려 바닥에 놓고 쉰다. 계속 반복하여 숨을 쉬고, 스트레칭을 이어간다.

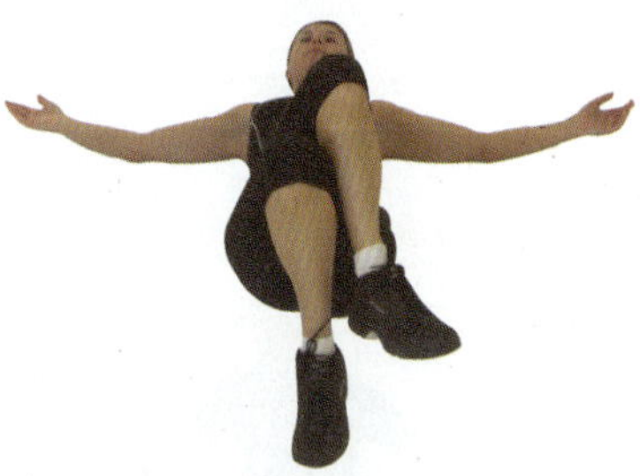

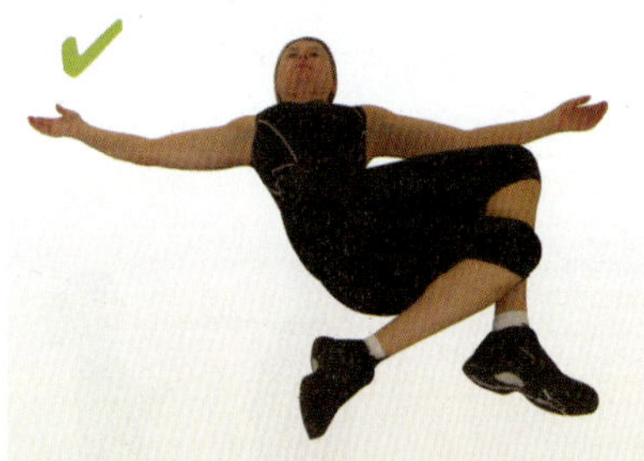

허리골반 돌리기의 올바른 자세.

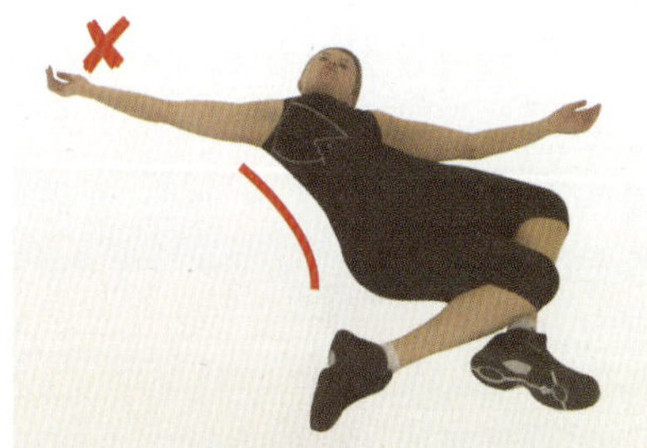

허리골반 돌리기의 잘못된 자세.

○ 닭 날개운동(Chicken Wings) - 가슴 열고 어깨 회전

가슴을 앞으로 내밀고, 양팔을 가슴 뒤로 넘겨 허리 뒤에 둔다. 하복부를 조금 당겨서 허리뼈의 중립을 유지하면서 가슴을 열고 팔꿈치를 뒤로 젖힌다. 이것이 쉬운 경우, 팔꿈치를 잡는다. 척추를 중립으로 유지하고 가슴을 연다. 몇 번의 호흡주기 동안이 자세를 유지하고 다른 팔이 위에 오도록 팔 위치를 뒤집는다.

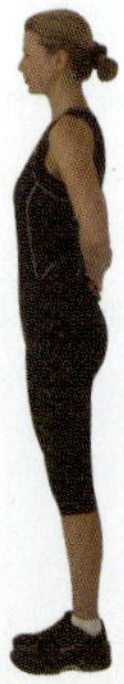

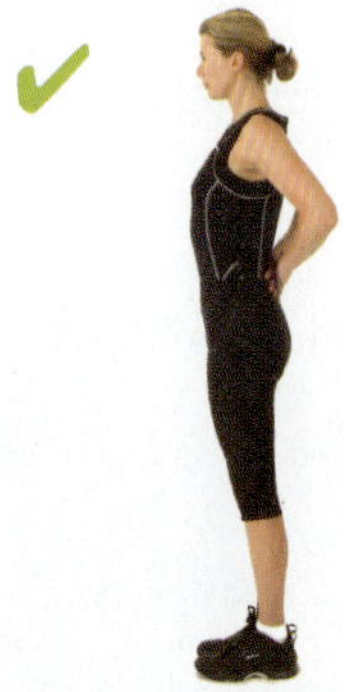

허리와 머리 자세를 자연스럽게 유지한다.

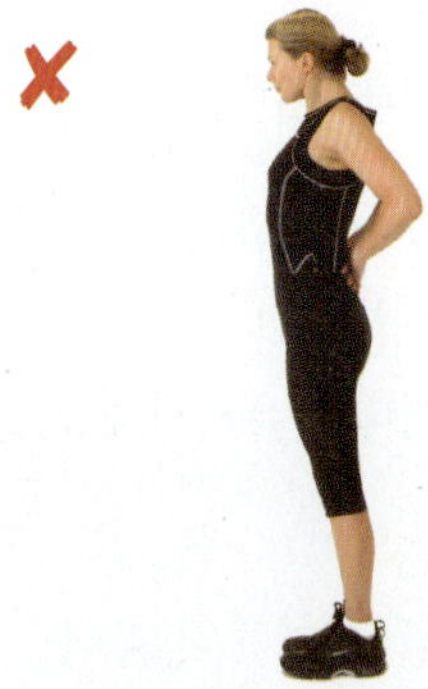

허리의 잘못된 자세.

○ 테일-업 (Tail-up)

이 운동은 의자 앞에서 골반 너비만큼 다리를 벌리고 선다.

양손으로 의자를 잡는다. 골반의 이동성과 협응하여 허벅지를 곧게 세우고 시작한다. 양손을 의자에 지지한다. 꼬리뼈가 있는 곳을 향해 복부를 끌어당겼다가 내려 놓기를 반복한다. 이 동작을 여러 번 반복하고, 마지막 동작에서는 깊은 호흡을 한다.

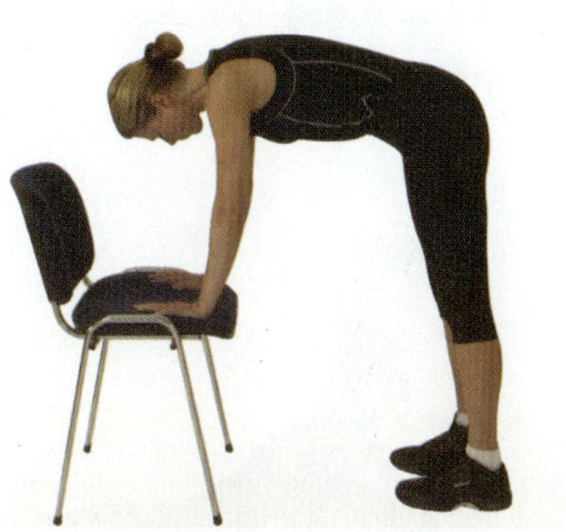

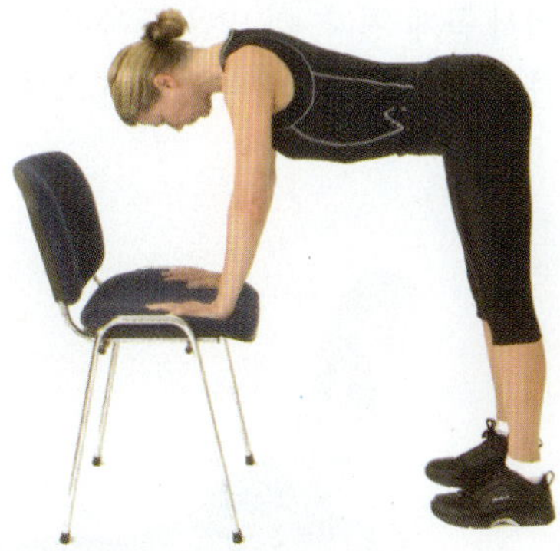

뒤넙다리근의 유연성이 좋으면 더 낮은 의자 위에 양손을 지지하고 이 동작을 하는 것도 좋은 방법이다.

변형 (Variation)

테일 업 스트레치에 골반 회전을 추가할 수 있다. 기본 테일 업(Tail-up) 위치에서 시작한다. 꼬리뼈가 천장에 기울어지도록 유지하면서 한쪽 무릎을 부드럽게 하면 골반이 아래로 떨어진다. 이것은 당신의 반대쪽 다리의 감각을 강화시킬 수 있다. 구부린 무릎을 곧게 펴고, 반대쪽 다리에서 반복한다.

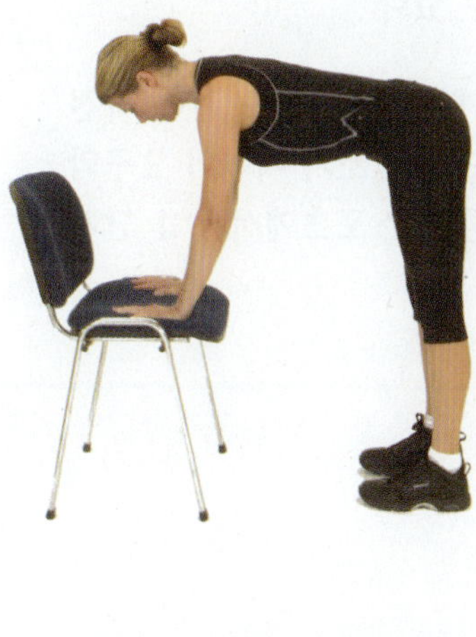

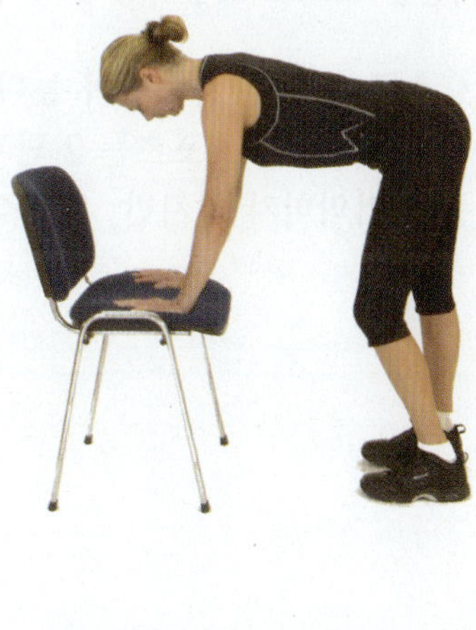

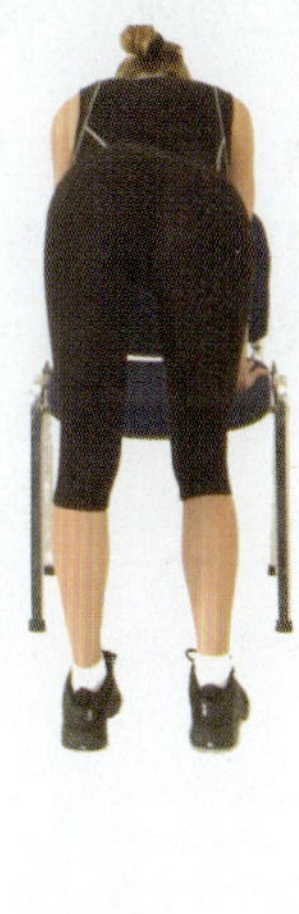

○ 엉덩관절 가동운동 (Hip Ranger)

이 운동은 허리를 굽힘과 폄으로 부드럽게 움직인다. 당신은 이 동작을 할 때 자신이 할 수 있는 정도로만 이완한다. 바닥에 무릎을 꿇은 자세에서 시작한다. 한쪽 다리를 뒤로 밀고 앞쪽에 있는 굽힌 무릎 위로 몸을 굽힌다. 호흡하고 자신이 엉덩이 관절이 가라앉도록 한다. 정면 엉덩이가 굽힘 운동으로 나아감에 따라 5번의 호흡 주기를 수행한다.

이제는 반대쪽 엉덩이로 확장시켜야 한다. 다리를 같은 자세로 유지하고 몸통을 곧게 세운다. 균형을 유지할 수 있다면, 양손을 앞쪽에 있는 무릎 위에 올려서 곧게 편다. 더 많은 도움이 필요하면 한 손을 무릎에, 다른 손을 바닥에 둔다. 더 많은 도움이 필요하면 책을 사용하여 자신을 지탱한다. 5번의 호흡 주기를 수행하고 다리를 교체한다.

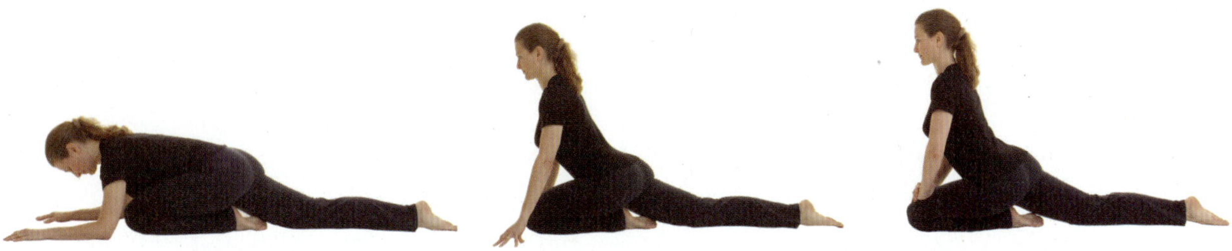

프로그램 요약 (Programme Summary)

4가지 단계는 좀 더 역동적인 조절을 위한 효율적인 진행방법을 제공하기 위한 것이다. 궁극적으로 프로그램에서 사용하는 각 단계의 비율은 스포츠 요구사항에 따라 다를 수 있다 .

균형 잡힌 프로그램은 각 단계의 요소를 포함할 가능성이 높다. 1 단계 요소는 교육 전에 사전 활성화 또는 재활단계 동안 훈련될 수 있다. 일부 스포츠는 2 단계와 3 단계 요소가 자신의 요구와 더 관련이 있기 때문에 4 단계 운동을 거의하지 않지만, 역동적인 다방향 스포츠에서는 4 단계 요소를 포함해야 한다.

10장 교육 프로그램 전반의 안정성

/ Phase 4 – Dynamic Control

워밍업 및 이동성을 위한 안정성 원칙

체중을 이용한 중량 운동

탄성 저항 운동

체육관의 환경의 안정성

정적 스트레칭

밸런스, 이동성, 고유 수용 및 대칭과 함께 안정화가 이상적인 관절 역학 및 동작 패턴을 조성하고 유지한다. 특정 안정화 운동은 안정화 근육의 활성화를 유발하고 강화하도록 설계되었다. 또한 전신 근육군의 과도한 활동과 과도한 긴장을 통해 발생하는 관절 역학의 이동성과 변경의 한계를 줄이는데도 도움이 된다.

이 운동은 효율적인 기능 이동으로 전환하는 경우에만 유용하다. 그러므로 특정 안정성 운동은 효과적인 운동 원칙이 적용되고 모든 훈련 분야에서 강화되는 경우에만 영향을 미칠 수 있다.

안정화 훈련에 대해 설명된 규칙은 교육 프로그램의 다른 측면에서도 동일하다.

- 서 있거나, 달리거나, 쪼그리고 앉거나 해도 당신의 머리와 목의 위치는 지속적으로 고정되어 있어야 한다. 목의 위치가 흐트러져 턱이 머리 뒤로 당겨지거나 턱이 위나 앞쪽으로 당겨지면 어깨가 손상되고 엉덩이 근육의 효율성이 떨어지며 심부 복부근육을 발달시키기가 어려워진다.
- 얼굴과 턱을 편안하게 한다.
- 정상적으로 호흡한다.
- 어깨를 귀쪽으로 당겨 올리지 않도록 턱을 아래로 당기고 목 뒤를 길게 늘린다.
- 어깨와 가슴 근육에 과도한 스트레스를 주지 않도록 가슴을 열어 둔다.
- 확고한 중심축을 유지한다 : 몸통이 무너지게 하지 않는다.
- 발의 위치를 유지한다. 딱딱해지면 발의 몸 방향이 좋지 않고 균형이 잘못된 것이다.
- 골반 높이와 무릎을 엉덩이와 발목이 일직선이 되도록 맞춘다.
- 필요 없는 긴장을 풀어준다.
- 움직임의 목표로 확인한다. 당신이 하는 모든 운동의 달성 목표를 파악하여 양질의 성과를 거둔다.

이 장에서는 교육 프로그램의 다른 영역에서 발생할 수 있는 일반적인 오류 및 오해 중 일부를 강조한다.

워밍업 및 가동성에 대한 안정성 원칙 (Stability Principles for Warm-ups and Mobility)

좋은 워밍업은 신체가 행동을 할 수 있도록 몇 가지 요소를 통합한다. 그 중 하나는 전체 범위의 관절과 근육을 통한 리드미컬하고 반복적인 움직임으로 하는 것이다. 이것은 단순한 근육 활동이 아니라, 스포츠 활동에 필요한 신경근 패턴을 준비하는 순서이기 때문에 운동 사슬에서의 근육과 관절을 강화하는데 도움을 준다.

만약 당신이 당신의 움직임에 집중하여 운동을 하지 않는다면, 당신은 나쁜 움직임을 반복적으로 학습하게 된다. 또한 워밍업의 일부를 놓칠 수 있다. 비록 주의를 기울이지 않더라도, 당신의 신경계는 당신이 움직이는 동작을 기억하게 된다. 당신이 만약 다른 부분의 트레이닝 기술을 향상시키기를 시도할 때에도 잘못된 움직임으로 신경계를 자극하지 말아야 한다.

반복적인 준비 운동과 정리 운동 시에도 잘못된 동작을 할 경우가 있다. 일단 이러한 움직임에 안정화 원칙을 적용하기 시작하면 워밍업에서 사용할 수 있는 다른 동작에서 오류를 인식하고 식별하는 것이 쉽게 한다.

○ 무릎 높이 들기 (High Knee lifts)

이 운동은 발목 가동성과 엉덩관절의 가동성을 결합하고, 운동 시 엉덩관절의 굽힘과 지지측 안정화를 위해 신경근 패턴을 자극할 수 있는 기회를 만들 수 있다. 또한 발 앞쪽에 균형과 정확한 체중 배치를 유도한다.

왼쪽 발의 뒤꿈치 쪽으로 내딛고, 발가락 위로 오른 무릎을 올린다. 풍선 자세가 몸통이 무릎 쪽으로 쏠리는 것 대신에 무릎을 몸통에서 가져올 것을 상기시켜 주기 때문에 이 동작에서는 풍선 자세가 가장 적합하다. 이것은 안정화된 몸통의 엉덩관절 굽힘 패턴을 강화시킨다.

이 동작은 당신의 무릎과 엉덩관절이 당신의 어깨부터 발끝까지 곧게 펴는 것을 목표로 한다. 이 균형 잡힌 자세에서 잠시 멈추고 계속한다.

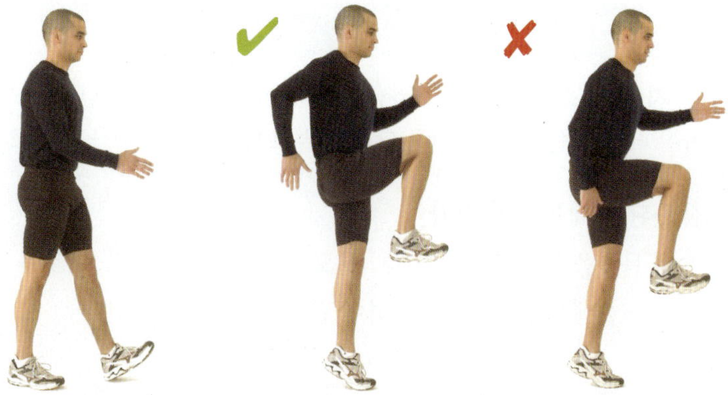

균형과 대칭을 더욱 강화하려면 두 팔을 머리 위로 벌린 상태에서 보행 훈련을 한다. 겨드랑이와 수직 중심축 사이에 직선 라인을 유지할 수 있어야 한다. 당신은 앞발과 완벽하게 조화를 이룬 것처럼 느껴야 한다.

변형 1

무릎 높이 들기(High Knee Lift)를 수행하고 지지 다리에서 균형을 잡을 때 다른 무릎을 곧게 펴서 앞으로 나간다. 골반으로 팔과 몸통을 잡아 당기는 것처럼 동작한다.

변형 2

몸통 비틀어 무릎 높이 들기를 수행한다. 머리 뒤로 손을 얹고, 가볍게 자세를 유지하면서, 상체는 들어 올리는 다리의 방향으로 돌린다. 즉, 왼쪽 무릎을 들어 올리면서 가슴과 머리를 왼쪽으로 돌린다.

안 좋은 움직임이 어떤 것인가?

- 몸통이 다리 쪽으로 쏠리는 경우.
- 몸통의 측면을 짧게 하거나 한쪽 손을 움직이며, 몸통이 약간 굽혀질 경우, 넓은등근(latissimus dorsi)과 몸통을 안정화시키는 것을 도우려고 할 것이다. 이 동작은 오히려 균형을 잃게 하고, 자세 유지를 위해 허벅지 근육을 과사용하게 만들 것이다. 이 문제는 상당히 흔히 발생하며 종종 서혜부 부상과 잘못된 볼기근의 활성화를 유도하게 된다.

○ 힐 플릭스 (Heel Flicks)

풍선 자세를 유지하면서 무릎을 뒤쪽으로 굽혀, 넙다리네갈래근을 스트레칭 한다. 이 운동을 수행할 때 몸통은 골반과 직선으로 곧게 자세를 유지해야 한다. 몸통이 곧게 펴지고, 아래 복부가 앞쪽을 향할 수 있도록 당신의 목 뒤을 곧게 세운다.

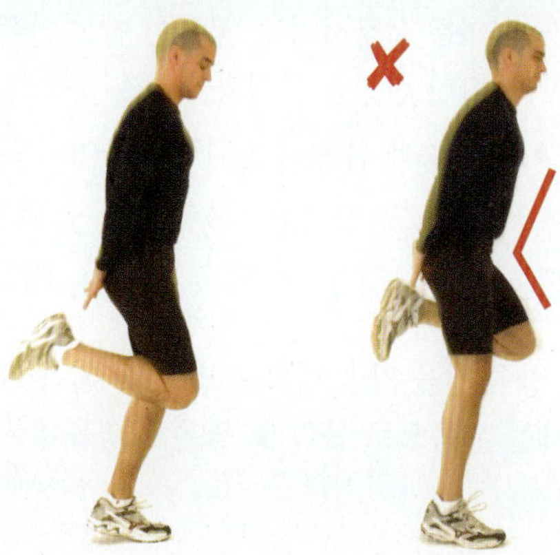

잘못된 자세는 무엇인가?

엉덩관절 굽힘.

이 운동에 대한 가장 일반적인 오류는 허리를 굽히는 것이다. 이렇게 하면 골반이 앞으로 기울어져 몸통의 중립 위치가 상실된다. 엉덩관절이 굽혀지면, 넙다리네갈래근이 스트레칭되지 않는다.

○ 사이드 스킵 (Side Skips)

사이드 스킵(Side Skips)는 엉덩이의 모음과 벌림 가동성을 처리하고 볼기근을 효과적으로 자극한다. 한쪽 다리를 뻗고, 다른 한쪽 다리로 밀어 넣으며 중심축을 똑바로 세운다.

잘못된 자세는 무엇인가?

- 몸통을 사용하여 몸통 좌 · 우로 움직임을 생성한다. 이것은 운동성과 활성화에 대한 운동 효과를 감소시킨다.
- 어깨에서 움직임을 시작하여 귀쪽 방향으로 올려간다.

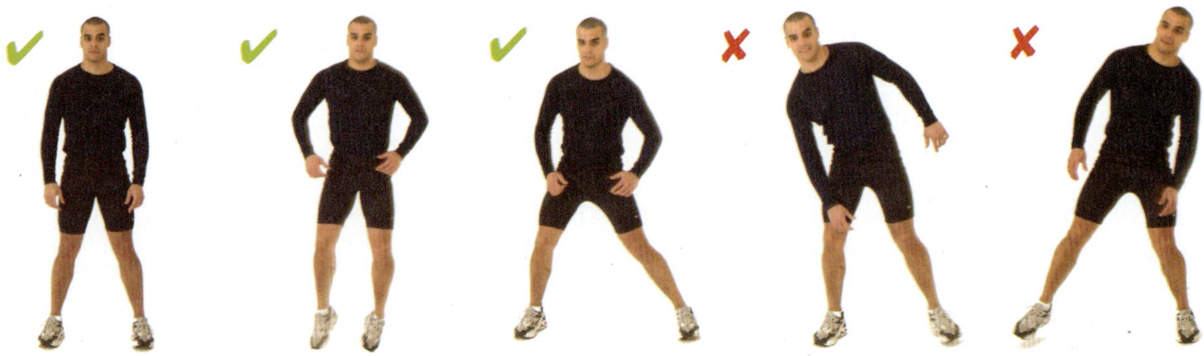

○ 점진적 단계 런지 (Progressive Lunges)

워밍업에 올바른 런지 동작이 적용된다. 운동 전반에 걸쳐 확고한 수직 중심축을 유지하고, 한쪽 다리를 앞으로 밀 때 볼기근에 집중한다.

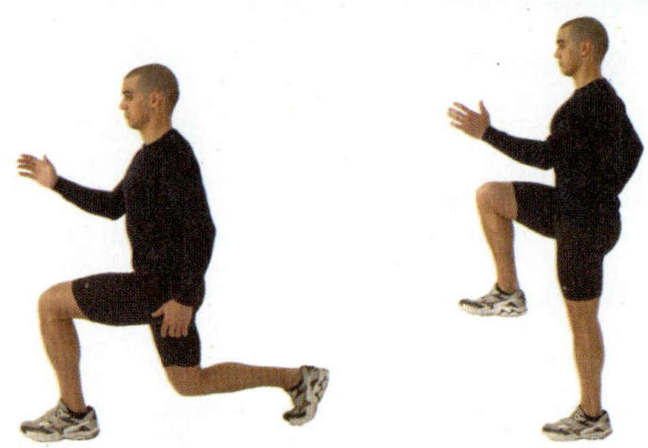

잘못된 자세는 무엇인가?

- 허리를 신장시키고, 무릎이 발목 안쪽으로 굽어 드러가게 된다면 (90° 이내로 굽힐 경우), 정확한 신경근 활성화를 하지 못하고, 허리 굽힘근이 완전히 스트레칭되지 않는다.
- 이동 중에 몸통이 앞뒤로 기울어지도록 허용된다면 볼기근을 적절히 사용하지 않고 있는 것이다.

변형 : 점진적 단계 몸통 비틀며 런지 (Progressive Lunges with a Twist)

양쪽 팔을 가슴 밖으로 벌린다. 왼쪽 다리를 앞으로 내딛으며, 상체를 왼쪽으로 돌린다. 팔은 평행을 유지해야 한다.

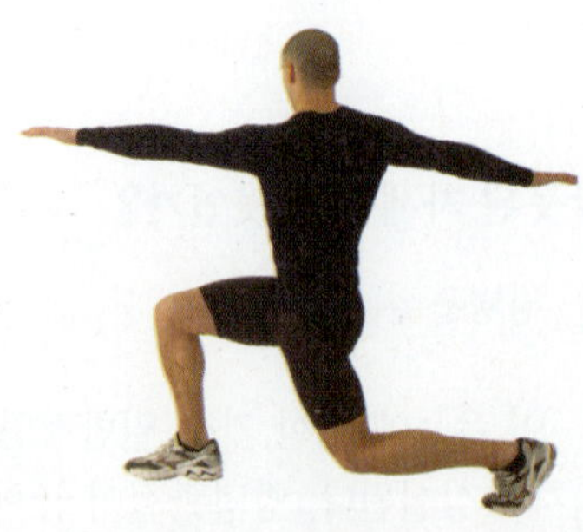

○ 스트라이드 오프너 (Stride Openers)

이 운동은 엉덩이의 전후방을 동원하고 허리 움직임에 길이 감각을 부여하는 것을 목표로 한다.

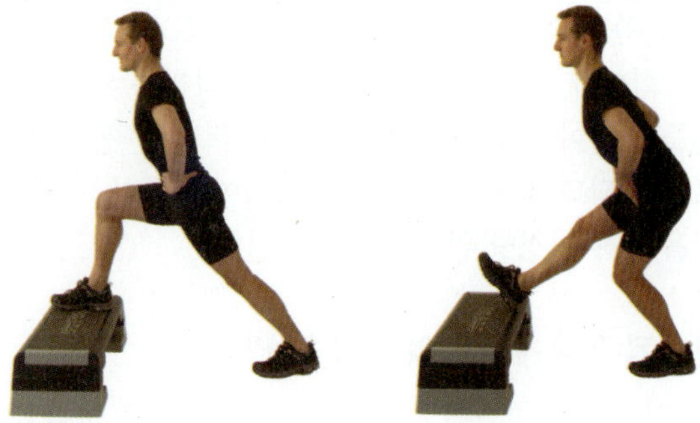

기본 동작을 위해 한 발을 벤치 위에 올려놓고 발바닥을 앞으로 향하게 하고 몸통을 중립으로 유지하면서 발을 디딘다. 그런 다음 엉덩이를 뒤로 밀고 가슴을 위로 향하게 하고 꼬리뼈 쪽을 뒤로 밀면 된다.

잘못된 자세에 무엇이 있을까?

- 앞으로 나아갈 때 몸통을 복부 쪽으로 말아 굽힌다.
- 몸통을 등 뒤쪽으로 굽힘 시킨다.

○ 몸통 틀기 (Wood Chops and Spiral Movements)

이 동작 움직임은 발에서 어깨로 이어지는 관절을 포함하며 회전 가동성과 조절을 활성화한다.

기본 동작은 간단하게 움직이되, 중심축을 중심으로 회전하는 감각뿐만 아니라, 고정된 발 위에 골반 회전을 하는 것이다. 또한 골반과 가슴 부위를 구별하는데 역동적인 역할을 한다. 골반이 한계에 도달하더라도, 가슴 부위는 계속해서 범위로 이동한다. 골반과 어깨가 약간의 시간차를 두고 움직인다는 것을 알고 있어야 한다.

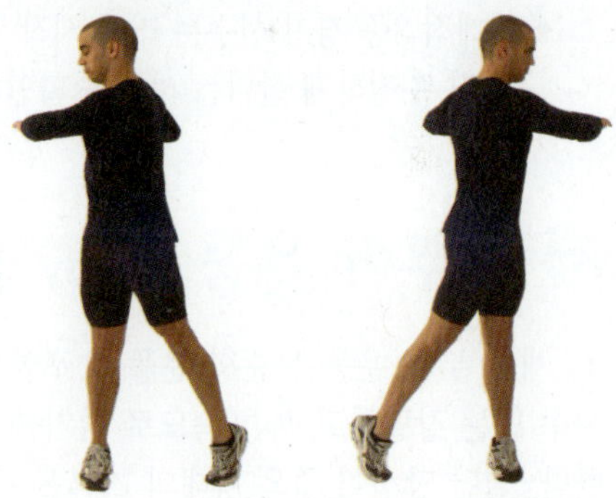

이 운동을 통한 효과를 얻으려면 풍선 자세로 시작하여 중심축을 설정하고 배꼽 아래쪽으로 굽힙니다. 몸을 한쪽으로 돌려 체중을 한 발에 옮깁니다. 다른 쪽 발을 운동 방향으로 돌리면 골반이 고정된 발 위에서 계속 움직일 수 있다. 어깨가 자유롭게 선회하고, 팔을 휘두르게 한다. 당신이 운동을 반복할 때, 회전을 위한 중심축을 유지하는 것이 복부 근육임을 기억해야 한다.

잘못된 자세에 무엇이 있을까?

- 허리 곡선이 심해졌다면 척추 통제력이 상실된 것을 나타낸다.
- 골반 회전이 불충분한 경우.

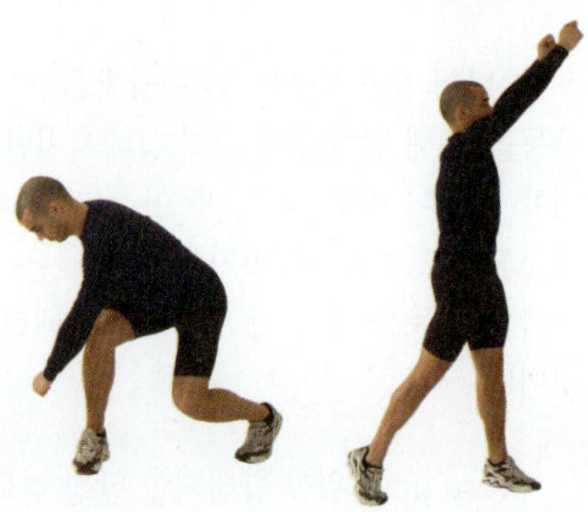

몸통 틀기 동작은 위와 아래 요소를 통합하여 또 다른 동작을 더 할 수 있다. 같은 요소가 나선형의 경우에도 적용되지만, 이번에는 몸통을 돌릴 때 엉덩이와 무릎을 구부리고, 몸통을 똑바로 세운다. 당신이 준비자세로 돌아올 때는, 당신의 다리를 똑바르게 하고 팔을 아래에서 위로 움직이게 될 것이다.

잘못된 동작에는 무엇이 있을까?

가장 흔히 하는 실수는 엉덩이와 무릎 대신 등을 구부리는 것이다.

○ 다리 흔들기 (Leg Swing)

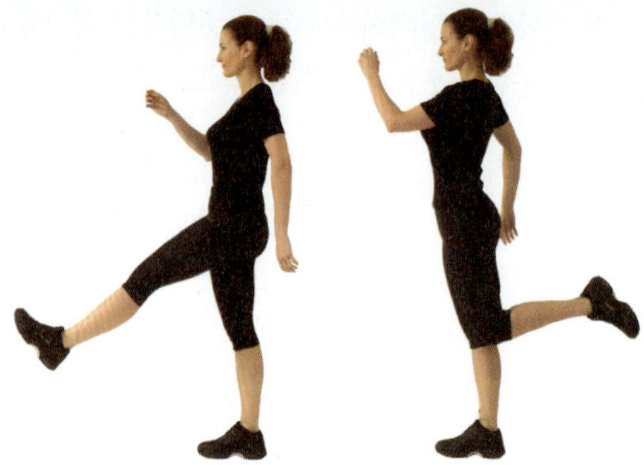

한쪽 다리로 서서 엉덩이 위로 몸을 올려서 볼기근을 활성화한다. 몸을 곧게 펴고, 반대쪽 다리를 완전히 앞뒤로 흔들면 팔이 정상적으로 움직여 질 수 있다. 몸통이 수직으로 유지되고, 다리가 직선으로 움직여야 한다. 골반은 움직임을 통해 일정한 위치에 있어야 한다.

잘못된 동작에는 무엇이 있을까?

이 운동과 관련된 일반적인 오류는 허리의 움직임이다. 운동 전반에 걸쳐 일정한 자세를 유지해야 한다.

워밍업에 포함된 운동은 스포츠가 요구하는 요소에 달려 있다. 워밍업은 일반적인 운동과 활성화 운동으로 시작하여 스포츠 관련 훈련으로 끝나야 하기 때문에, 더 구체적이 구성될 수 있을 것이다.

이것의 예로는:

- 균형보드 스쿼트를 수행하는 엘리트 올림픽 역도선수들이 체중 부하의 대칭성과 하체 영역 활성화를 최적화하기 위해 바를 사용하여 준비 운동을 하는 것과 같다.
- 워블 쿠션 균형(wobble cushion balance) 운동, 그레이하운드 및 슈퍼맨과 같은 국제적 스트린트 선수들은 워킹 훈련 및 역동적인 움직임을 통합하여 그의 움직임 정렬을 미세하게 조정한다.
- 주니어 스키 팀 코치는 스위스 볼에서 무릎 꿇기 훈련과 같은 신경근 교란 훈련이 추가되면서 선수들이 슬로프에서 조기 러닝을 더 잘 조절할 수 있게 되었음을 알게 되었다.
- 세계적 3종 경기 선수는 러닝 시작 전 준비 단계에서 골반 근육과 풍선 자세의 실행이 기술적으로 동작을 더 잘 수행하게 한다는 사실을 확인하였다.

체중 부하 운동 (Body Weight Training)

체중 부하 운동은 순환 운동에 포함되는 안전하고 간단한 효과적인 요소의 운동이다. 이런 이유로 젊은 운동선수 또는 강렬하고 빠른 속도로 경기를 하고자 하는 성인 선수에게 있어 순환 운동 프로그램의 일부로 구성되기도 한다. 일단 당신이 좋은 형태의 기본을 구성한다면, 당신이 원하는 기능적 패턴을 관찰하게 된다. 그들이 종종 기능적 패턴을 강화시키지 못하는, 또한 약화된 기능을 강화시키는 운동을 수행하지 못하는 것을 깨닫게 된다.

주니어 운동선수는 전신 압박을 가할 경우 어깨뼈 안정화 또는 몸통의 안정화를 거의 나타내지 못한다. 그들은 운동을 통해 압박감에 대해 강해지지만 이를 달성하기 위해 근육의 불균형과 빈약한 패터닝을 일으킬 수 있습니다. 전체 패턴이 약할 경우, 즉 안정화 및 이동 능력이 발달되지 못한 경우, 특정 스포츠 활동으로 향상된 힘의 전달이 감소되기도 한다. 벽 밀기와 같은 낮은 부하 운동을 시작하여 안정적인 패턴을 발달시키고, 강도를 높이기 위해 다른 동작의 운동을 해야 할 수도 있다. 패턴을 습득하면 점차적으로 움직임에 대한 패턴이 안전하고 효과적으로 강화될 것이다.

Press up을 위한 합리적인 진행 경로는 다음과 같습니다:

벽 밀기(Wall Press) ➡ 한 발 벽 밀기 ➡ OTT 프레스 업 ➡ 프레스 업 : 레벨 1, 2 및 3.

반복 횟수나 스피드는 체중 부하 트레이닝에 비해 부하가 적지만 부족한 부분을 강화시킬 수 있다.

초기 목표는 반복할 수 있는 횟수가 아니라 얼마나 잘 수행할 수 있는지 이다. 근육 외에, 패턴 조절이 중요하다. 이 운동을 통해 속도 또는 지구력을 높일 수 있다.

체중 부하 운동은 그들이 수행해야 하는 동작을 정확히 이해한다면 매우 효과적 일 수 있습니다. 당신이 의심하지 않는다면, 당신의 가동성 근육을 강화시킬 수 있으며, 당신의 일부 체중으로도 무거운 중량을 들어 올릴 수 있을 것이다. 그러나 만약 당신에게 불균형이 증가된다면 새로운 동작이 생기면서, 안정성의 패턴과 약간의 부하를 견딜 수 없게 된다는 것을 확인할 수 있다.

탄성 저항 운동 (Elastic Resistance Exercises)

탄력밴드 운동은 팔의 강화를 위한 어린 선수들에게 추천된다. 이 운동은 어깨 돌림근띠의 성능을 향상시키는 데 목적이 있다. 이 운동은 드물게 실행하는 가장 기본이 되는 운동이며, 특히 테니스와 같은 스포츠 선수에게는 각별히 요구되는 운동이다. 그러나 올바른 어깨 역학에 대해 제대로 이해하지 못하면 이러한 문제를 해결하는 것보다 문제를 일으킬 가능성이 크다.

3장에서 배웠듯이, 어깨 움직임 기전은 다양한 요인에 좌우된다. 어깨 관절은 안정된 축을 중심으로 회전할 수 있어야 한다. 즉, 위팔뼈의 머리(볼과 소켓 조인트)는 회전 운동에 따라 앞뒤로 움직여서는 안 된다. 안정된 축을 갖기 위해 어깨뼈(ball-and-socket 조인트의 소켓)는 운동 전체에 걸쳐 안전하게 위치해야 한다. 이것은 종종 독립적으로 안정적인 몸통과 골반을 갖고 있어도, 잘못된 신체 자세로, 자세 오류를 만들지 말아야 한다.

불행히도, 탄력밴드 운동은 종종 이러한 요소가 없는 어린 아이들에게 수행된다. 손끝에 가해지는 저항력이 안정화의 능력보다 크면, 움직임 수행에 대한 대체 근육이 작용하게 된다. 이들 중 가장 흔한 것은 어깨를 앞쪽으로 당기는 큰가슴근이다. 어깨 회전을 위한 축을 잃고 어깨 돌림근띠를 효과적으로 훈련하기 보다는 가슴 앞쪽만 표면적으로 안정화시키는 법을 배우게 된다. 이 패턴은 반복에 의해 잘못된 동작을 익히게 되고, 결국 가동성이 손실되고 비효율적인 어깨 돌림근띠(Rotator cuff)를 만들게 된다.

테니스 관점에서의 논쟁은 저항의 양이 테니스 공을 칠 때 적용되는 것보다 적다는 것이다. 이에 대한 대답은 테니스 운동 시 바닥에 공을 때릴 때는 발에서 발목을 통해 팔까지의 모든 움직임의 합에 의해 이루어지는 것입니다. 이것은 상체만의 힘의 기능이 아니다. 이 운동은 테니스 라켓에 탄력밴드를 묶고 팔 운동을 하는 것이나, 팔 움직임을 위한 특별 훈련을 하는 것은 상황을 더 악화시킨다. 어린 운동선수가 신체를 움직이기 전에 손에 저항을 가하는 것처럼, 운동 사슬을 통한 신체 전체의 협응 패턴을 무너뜨릴 가능성이 높다. 정상적인 운동 패턴을 만들지 못하게 될 수도 있다.

각 운동 종목별 이익에 대한 다양한 요구 체력적 요소와 관계없이, 탄력밴드 운동은 많은 스포츠에서 많은 코치들에 의한 어깨 운동에 계속적으로 사용될 것이다. 이 때문에 앞으로 생체 역학적 문제가 발생하지 않도록 일반적으로 사용되는 운동에 대한 간단한 과정을 아래와 같이 정리하였다.

1. 몸통 및 어깨뼈 주위의 기본적인 안정성을 얻으려면 벽 밀기, 슈퍼맨 및 다이아몬드와 같은 기본 검사를 수행해야 한다. 어깨 안쪽돌림도 테스트해야 한다.
2. 기본적인 골반 및 몸통의 안정성이 확보되어야 한다.
3. 견고한 어깨뼈 안정화와 어깨 돌림근띠가 기본으로 작동해야 한다. 다이아몬드, 슈퍼맨 및 OTT와 같은 운동은 어깨뼈 조절을 개선해 준다. 벽 밀기(Wall Press) 나 OTT와 같은 팔을 로드하는 운동은 또한 어깨 돌림근띠의 근육을 활성화하는 데 도움이 된다.
4. 어깨 안쪽돌림 (3장 참조)은 회전 축을 설정하는 데 도움이 된다.

이 기초가 확립되면, 손으로부터의 저항이 도입될 수 있다.

○ 중립자세에서 어깨 안쪽돌림 (Internal Shoulder Rotation in Neutral)

선수는 몸통 안정화를 유지하고, 어깨를 놓고 가슴을 펴고 시작해야 한다. 중립 위치에서 능동적으로 안쪽돌림 움직임을 만들려면, 팔꿈치를 90°로 굽히고 팔뚝은 수평, 손목은 직선이 되도록 해야 한다. 테니스 공을 팔꿈치와 몸 사이에서 가볍게 끼워 팔이 어긋나지 않도록 해도 된다. 팔은 외회전된 상태에서 손에 탄력밴드를 잡고 운동하고자 하는 팔 바깥쪽에 고정시킨다. 짧게 탄력밴드를 고정시키고 이 위치에서 운동을 시작한다.

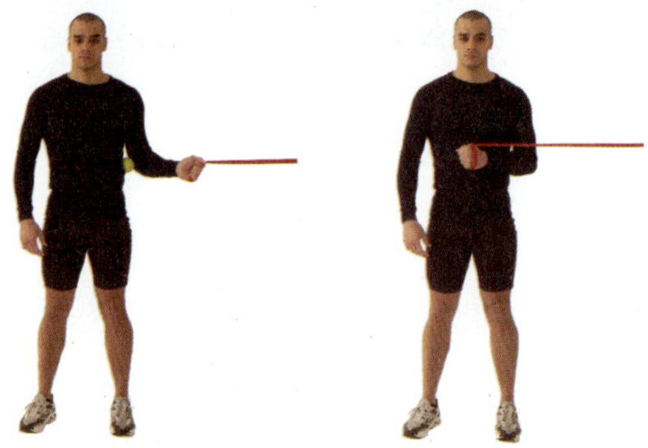

운동선수는 반대쪽 손을 어깨 앞쪽에 놓아서 운동 중에 움직이지 않도록 해야 한다. 손목을 똑바로 유지하면서 가장 가벼운 저항력을 사용하여 패턴 훈련을 시작한다. 선수의 패턴 유지능력 내에서만 진행한다.

○ 중립자세에서 어깨 바깥돌림 (External Shoulder Rotation in Neutral)

중립의 바깥쪽돌림의 경우, 처음 4 단계를 지킨다. 운동선수는 손 사이에 탄력밴드를 잡고 팔뚝을 수평으로, 손목을 똑바로, 손바닥을 바닥에 대고 가슴을 펴고 시작한다. 테니스 공을 팔꿈치와 몸 사이를 가볍게 끼워 팔이 어긋나지 않도록 해도 된다.

손목을 바닥과 평행하게 유지하면서 밴드를 잡은 손을 밖으로 바깥쪽돌림을 시킨다. 어깨 자체는 움직이지 않아야 하며 손목이 위로 기울어져서는 안 된다. 손목이 시작 위치로 돌아오면 어깨를 앞으로 끌지 말아야 한다.

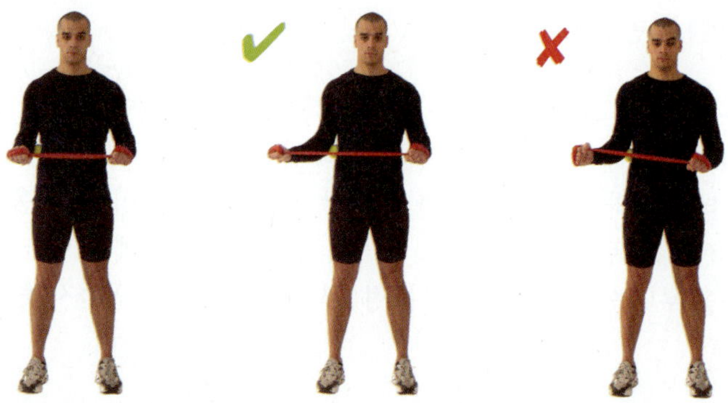

잘못된 자세: 손목이 내전되어 돌지 않도록 한다.

○ 벌림상태에서의 어깨 바깥쪽돌림 (External Shoulder Rotation in Abduction)

돌림 운동은 스포츠 운동과의 관련성을 높이기 위해 종종 중립에서 90°까지 벌림자세를 취한다. 이것은 통제하기가 훨씬 어려우며 어린 선수들은 감독하에만 수행해야 한다.

처음 4단계를 지킨다. 패턴은 저항 없이 먼저 실행되어야 한다. 선수는 팔꿈치로 굽힌 상태에서 어깨를 90°까지 벌림시킨다. 어깨 위로 손을 들어 올리고, 다른 한 손으로 운동하는 팔 아래쪽을 잡는다. 이렇게 하면 어깨와 팔을 고정시키는데 도움이 된다.

선수는 어깨를 고정한 상태에서 팔을 벌림 상태에서 모음상태로 완벽히 돌릴 수 있다. 어깨는 손이 앞으로 올 때 어깨가 딸려 오면 안 된다. 팔꿈치 위치를 유지하기 위해 팔을 테이블에 올려놓는 것이 일반적이지만 팔꿈치가 테이블 위로 당겨지면 넓은등근이 과사용될 수 있다. 이것은 운동선수의 흔한 잘못된 패턴이며, 자신의 팔 위치를 자기가 모니터링하는 것으로 피할 수 있다.

선수는 낮은 부하에서 조절이 잘 진행되지만, 테니스 공을 잡거나, 던지는 것과 같은 빠른 속도에서는 조절이 잘 안 될 수도 있다. 따라서 탄력 저항을 통해 낮은 속도와 높은 부하를 진행할 수도 있다.

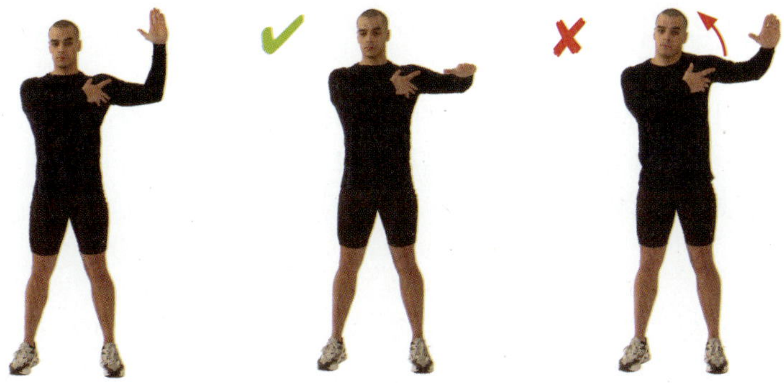

어깨 높이를 고정하지 못하고 흔들리는 것.

하체에 대한 탄성 저항 (Elastic Resistance for the Lower Limb)

같은 원칙이 하체 운동에도 적용된다. 선수가 그들의 발목 밴드 운동 시 다양한 방향으로 밴드를 최대로 당겨 달라고 해야 한다. 그러나 이러한 운동 유용성은 운동 전반에 걸친 골반과 몸통 안정화 설정 및 유지에 전적으로 달려 있다.

기본 원칙은 다음과 같다 :

1. 운동선수의 골반 안정성과 신체 정렬에 대한 향상을 얻기 위해, 서서 무릎 올림과 정적 런지 능력을 테스트 한다.
2. 수행하기 어려운 경우에는 펄 브릿지의 String과 같은 1 단계 운동을 다시 시작하여 기초 안정화를 확보한다.
3. 일단 운동선수가 기본적인 골반 조절을 하면, 저항력이 추가될 수 있다.

○ 중립자세에서의 하지의 벌림 (Lower Limb Abduction in Neutral)

몸통의 안정화 활성화를 위해 가슴을 펴고 두 발로 선다. 중심을 한쪽 다리로 옮기고 몸을 지탱할 수 있는지, 볼기근이 적절하게 작동하는지 확인한다. 탄력밴드 저항에 대항하여 다리를 움직여 본다. 몸을 발과 함께 곧게 유지한다.

몸통의 자세가 무너지는 것을 막기 위해 머리 위로 팔을 유지하는 것이 도움이 될 수 있다. 안전한 위치에 있어야 하며 앞으로, 뒤로 또는 옆으로 기울어져서는 안 된다.

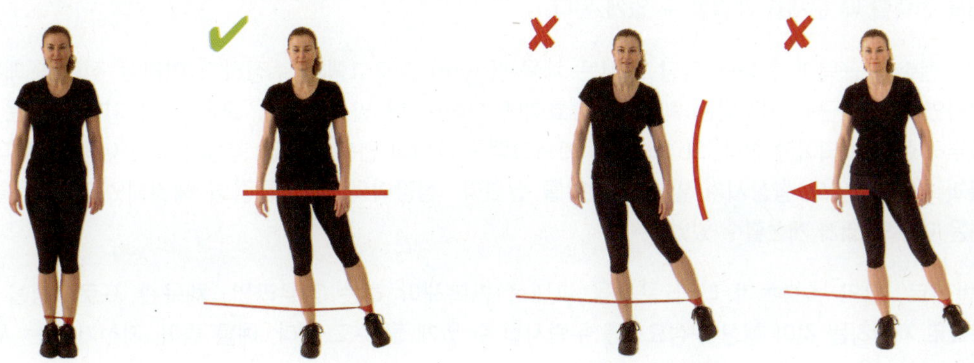

몸통의 흔들림　　골반의 흔들림

체육관 환경의 안정성 (Stability in the Gym Environment)

이 책은 안정화와 운동의 자율을 위한 효과적인 신경근 패턴을 확립하는데 초점을 맞추고 있다. 이러한 패턴은 힘과 파워의 훈련에 기초가 된다. 그러나 운동 선택과 수행의 근본적인 오류는 잘못된 힘의 전달과 불균형을 유도하게 된다.

웨이트 룸에서의 싱글 레그 Vs. 더블 레그 활동 (Single Leg VS Double Leg Activities in the Weights Room)

한 다리에서 수행되는 체중은 두 다리에서 같은 운동을 수행하는 것보다 더 안정적이라고 가정하는 경향이 있다. 그러나, 항상 그런 것은 아니다. 만약 선수가 과도한 발과 발목 및 하지 다리 근육을 활성화하여 오랫동안 한 발 서기 동작을 수행한다면, 체중을 지지하는 외발은 경직되거나 자유롭게 움직일 수 없는 발이 된다. 특성 운동은 향상된 것처럼 보일 수 있지만, 그 훈련을 통한 체력 향상이 기능적 변화를 가져오지 못할 수도 있다. 동적 안정화로 기능하는 대신 기능적으로 저하될 가능성이 높다.

만약 당신이 한발 서기 운동 프로그램을 추가할 계획이 있다면, 당신은 발과 발목을 편안하게 유지하고, 당신의 신체기능 향상시키기 위해 엉덩관절의 큰볼기근과 중간볼기근를 활성화시켜야 한다.

기억 노트

27세의 프로 골퍼가 골프 기술적인 문제 및 부상 문제를 가지고 있었다. 그녀는 허리에 통증이 있었고 여전히 해결하지 못하고 있었다. 그녀는 또한 파워가 부족하고 웨이트 룸에서 시간을 늘림으로써 이것을 해결하려고 노력했다.

이 선수에 대한 놀라운 점은 척추세움근과 배곧은근과 같은 대근육들의 긴장도가 높다. 하지 다리와 발에 있는 먼쪽에 있는 근육들도 마찬가지였다. 그녀는 배가로근, 큰볼기근과 같은 심부 근육들이 매우 약했다. 이것은 그녀의 골프 스윙에 대한 몸 전체의 긴장감에 의해 불안전성이 생긴 것이다. 이것은 그녀가 스윙 시 필요한 강력한 파워 즉, 발에서부터 골반과 몸통까지 연결되는 스윙 동작을 불가능하게 만들었다.

이 선수는 그녀의 트레이너에 의해서 안정화와 밸런스 향상을 목적으로 두갈래근과 세갈래근 운동을 하게 되었다. 그녀의 발과 하지의 근육 긴장도가 잘못된 안정화 동작을 수행하게 만들었다. 이런 경우, 자세를 선택할 때 문제를 해결할 수 없게 된다.

이 선수의 근력과 협응력 담당 코치는 체육관(gym) 프로그램을 수정하고 이러한 정보를 매우 잘 정리하였다. 심부근육 안정화는 체중 전달 효과에 더하여 더 발전되었다. 모든 것의 기본 운동은 양측 체중부하 운동이 되어야 한다. 그녀의 재활 프로그램은 그녀의 연속 움직임 향상과 회전 이동 능력 더불어 발목과 발의 분열도 향상시켜 발 운동감각을 살렸다. 정강이와 허리 통증이 해결되었으며, 기술적인 측면은 너무도 쉽게 개선할수 있었다.

반대로, 만약 스포츠가 다리 운동을 교대로 반복해야 하는 경우라면, 체육관 프로그램을 양자 활동으로 제한하는 것이 핵심 구성요소를 누락시킬 수 있게 될 수도 있다. 예를 들어, 자전거 타는 사람의 경우 페달을 통해 발휘할 수 있는 유효 힘의 양은 교대로 다리 근육을 지탱할 수 있는 골반의 안정성에 달려 있다. 강한 다리 근육을 지니고 있지만, 골반과 몸통의 안정성이 떨어지는 사이클 리스트는 근육의 고정 점을 잃어버려 일부가 소실될 때까지 힘의 일부만을 이용할 수 있다.

양측 스쿼트는 스포츠와 관련된 근육에 근력을 키울 수 있지만, 안정성에 문제가 있을 때에는 힘의 접근 가능성이 낮다. 스포츠 관련 패턴 훈련을 보장하기 위해 프로그램에 런지(Lunges), 계단 오르기(step-ups) 및 한 발 스쿼트(Single Leg Squats) 와 같은 일방적 활동을 포함시켜야 한다.

움직임의 목적 (Purity and Purpose of Movemen)

근본적인 운동이 잘 이해되지 않으면 운동 효과가 쉽게 상실된다. 이 원리에 반대하는 가장 흔한 범인 중에는 뒷꿈치 들어 올리기(calf raise)와 스쿼트(Squat)가 있다.

뒷꿈치 들어 올리기 (Calf raises)

이들은 안정되고 잘 정렬된 발목으로 수행해야 하지만, 패턴이 좋지 않은 선수는 발목이 위쪽으로 밀려 나오면서 발의 앞쪽과 발의 바깥쪽 관절에 힘을 주게 된다. 러너 또는 점퍼에서 이와 같은 패턴은 정강뼈의 내측에 고통스러운 느낌을 주게 될 수도 있다.

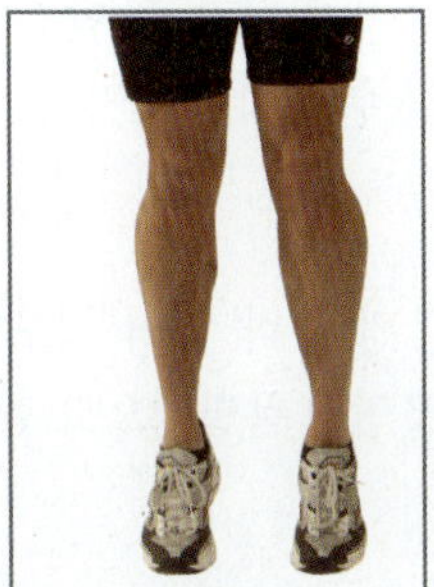

좋은 자세: 곧은 발목

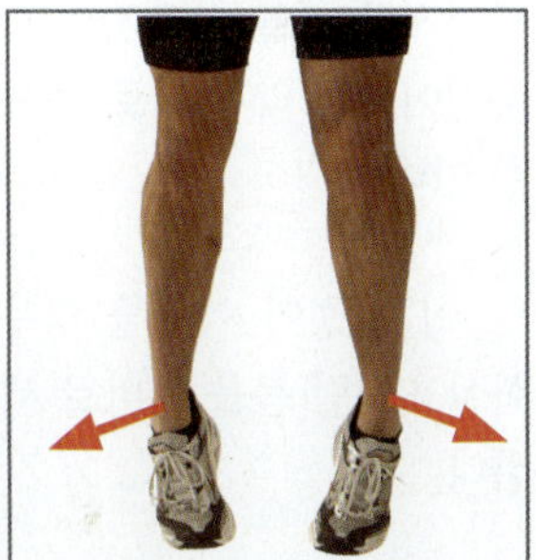

잘못된 자세: 발목이 발가락 바깥쪽으로 향하고 있는 경우

스쿼트 (Squats)

선수들은 때로 스쿼트 동작을 할 때 허리를 과도하게 강조하기도 한다. 이러한 허리 커브는 당신의 엉덩관절이 아래로 향해야 하는 대신 뒤로 움직인다. 그들의 몸통은 지속적으로 허리 굽히기를 멈추고 깊은 허리 커브를 만들고 아래쪽으로 계속 움직이게 된다. 이것은 척추세움근, 뒤넙다리근, 넙다리네갈래근에 부하를 올리는 효과가 생기며, 큰볼기근이 활성화과되지 못한다.

스쿼트는 무릎 및 엉덩이 신전력이 협응된 패턴이 되도록 해야 한다. 운동선수들이 무릎 폄과 등 폄 근력을 보는 것이 아니라, 잘못된 힘의 전달을 보이는 것이 일반적이다.

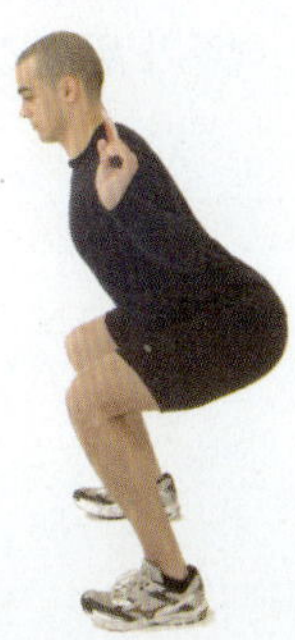

척추는 지속적으로 중립자세를 유지해야 한다.

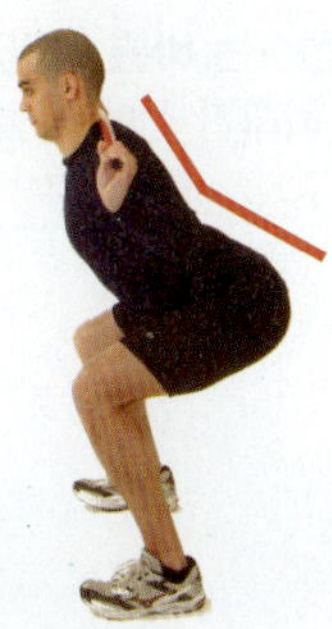

선수는 허리 커브를 과도하게 긴장시켰다

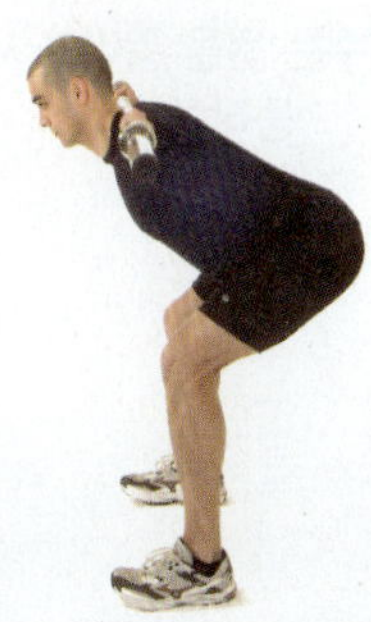

선수는 엉덩이를 고정하는 대신, 그의 척추 쪽으로 들어 올렸다.

○ 파워 클린 (Power Cleans)

파워 클린 운동은 부드럽고 협응된 다관절 운동이어야 한다. 그러나 두 가지 흔한 문제가 발생한다:

1. 첫 번째는 시퀀싱(sequencing) 문제이다. 운동선수들은 발가락 위로 막대를 위쪽으로 빨리 움직이는데 집중하며, 엉덩이가 완전히 펴지기 전에 이미 이 위치에 도달해 있다. 이 경우, 패턴의 중요한 요소인 엉덩이 폄 요소가 누락된다. 이 선수는 막대가 어깨 높이에 도달하기 전에 들어 올려 엉덩이가 약간 구부러진 것처럼 보인다.

2. 두 번째 일반적인 오류는 개념적 문제이다. 엉덩이와 무릎이 구부러지기 시작하기 때문에 엉덩이를 곧게 펴기 위해서 앞으로 움직여야 하고 머리가 뒤로 움직여야 하는 것 같다. 이것이 의미상으로는 사실이지만, 이 개념적 틀에서는 머리를 뒤로 젖혀 골반 전체를 앞으로 옮겨서 허리를 과하게 긴장시켜서는 안 된다. 이 작업을 하는 운동선수는 바를 올리면서 지나치게 척주를 뒤로 구부러진 것처럼 보인다.

파워 클린은 열면 인형이 튀어나오는 상자(Jack-in-the-box)에서 뚜껑을 해제하는 것과 같다. 시작 위치로 떨어질 때, 그것은 마치 뚜껑을 닫고 스프링을 압축하는 것과 같다. 운전을 하면 엉덩이와 무릎 및 발목이 모두 펼쳐지고 조율된 타이밍으로 곧게 펴질 수 있도록 "스프링"이 해제된다. 무거운 짐을 들어 올리면 어깨가 위쪽으로 움직이면서 약간 뒤로 움직일 수 있지만 갑자기 뒤로 과하게 젖힌 허리에 집중하지 않는다. 이러한 운동의 충격은 클 수 있다.

이 조정이 어려울 경우, 먼저 바 없이 시도한다. 엉덩이와 무릎 및 발목을 구부려 몸을 굽히는데 집중한다. 화살표처럼 몸을 똑바로 세우면서 폭발적으로 힘을 방출하여 몸통이 앞으로, 뒤로 또는 옆으로 균형을 잃지 않도록 한다.

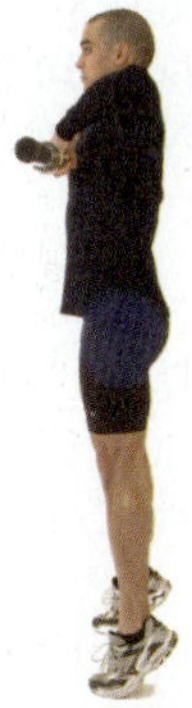

이 선수는 몸을 똑바로 세우며 동작하였다.

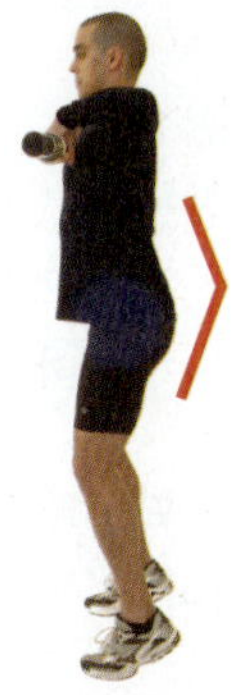

이 선수는 바른 다리가 곧게 펴지기 전에 당겼다.

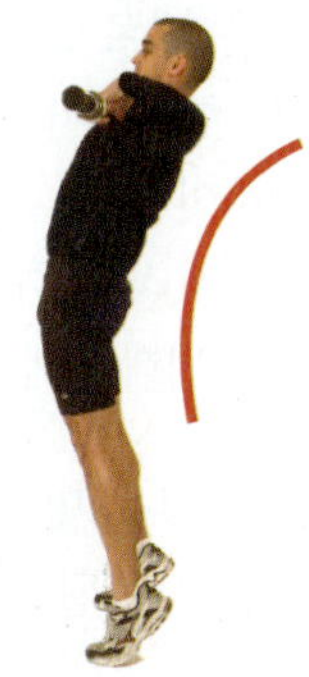

이 선수는 척주가 위로 젖혀졌다.

○ 체중판 들어 올리기 (Forward Plate Raises)

잘못된 패턴 운동과 운동량으로 이 운동을 하면, 몸통의 안정화에 문제가 발생할 수 있다. 잘못된 동작을 반복한다면, 선수는 너무 무거운 무게로 시작을 했거나, 다리와 몸통의 동작이 익숙하지 않기 때문이다. 이 운동을 수행하는 운동선수는 등을 뒤로 과하게 젖힌 상태에서는 완전한 동작이 달성되지 못한다.

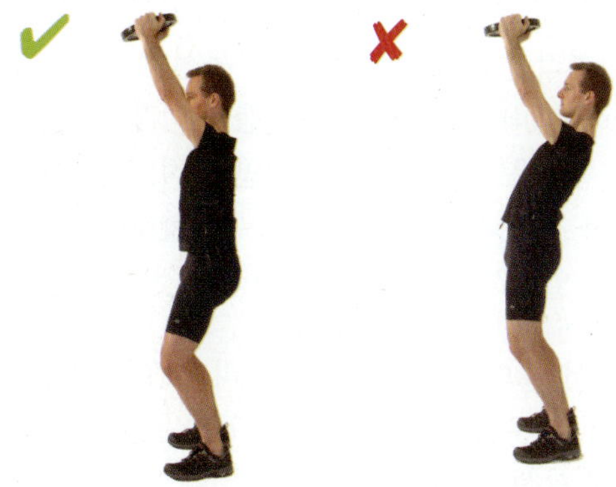

운동은 간단해야 한다. 선수는 두 손으로 체중판을 잡는다. 엉덩이와 무릎을 부드럽게 하고 몸통을 똑바로 세운다. 체중판을 머리 위로 들어 올리고 다시 내려 놓는다. 몸통은 움직임을 통해 일정한 위치에 있어야 한다.

○ 바이셉스 컬 (Bicep Curls)

이 운동은 힘 대신 운동량이 필요하다. 당신은 선수의 몸이 앞으로 뒤로 움직여 지는 것을 보게 될 것이며, 또는 어깨가 체중을 들어올 때마다 흔들리는 것을 볼 수 있을 것이다.

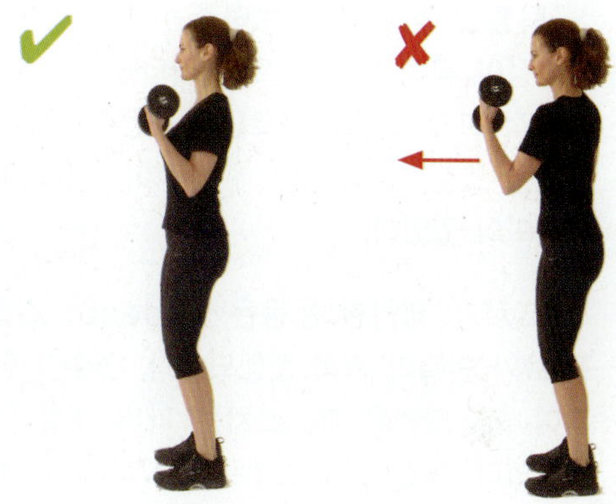

이 오류를 방지하려면, 직립 자세에서 시작해야 한다. 몸도 어깨도 움직이지 않아야 한다. 단 움직임은 팔꿈치를 굽힌 상태에서 어깨높이까지 중량을 들어 올려야 한다. 동일한 시스템이 다양한 저항 운동에 적용될 수 있다. 무엇이 먼저 움직여야 하는지 생각해본다. 다른 모든 신체 부위의 움직임을 제거해야 한다.

○ 업라이트 로우 (Upright Row)

이 운동의 목표 근육은 어깨의 측면 어깨세모근이지만, 잘못된 업라이트 로우 동작의 수행은 상부 어깨세모근을 긴장시키게 되고 당신의 어깨와 목이 올라가는 경향을 보이게 된다.

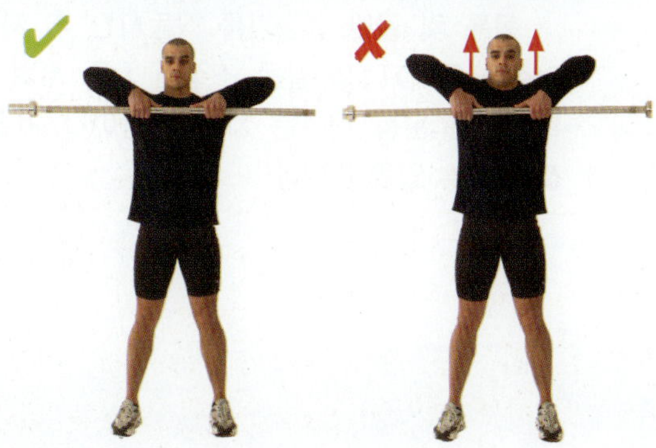

바이셉스 컬에서 했던 것과 같은 시스템을 사용하여 팔을 똑바로 세운다. 어깨 움직임을 고정하고, 유지되는지 확인한다. 유일한 운동은 당신의 팔꿈치가 어깨 높이까지 올리는 것이다. 당신의 어깨가 당신의 귀 높이까지 올라가지 않도록 해야 한다.

체육관 환경에서 제대로 수행되지 않는 많은 다른 운동의 예가 있다. 그러나 중립척추 자세와 중립 어깨 자세를 목표로 할 경우, 관절의 정확한 움직임을 고수한다면 발생할 수 있는 대부분의 문제를 피할 수 있다.

안정성 및 주기적 트레이닝 프로그램 (Stability and the Periodised Training Programme)

장기적인 훈련 프로그램은 운동선수가 경쟁에 대비할 수 있도록 강도와 힘, 그리고 스피드 개발 시기를 정확하게 고려해야 한다. 그러나 프로그램을 엄격히 준수하는 것은 오히려 해로운 영향을 미칠 수 있다. 파워 단계는 선수가 보상 능력을 초과하는 폭발적인 움직임을 수행하도록 요구받을 수 있기 때문에 가장 문제가 될 수 있다. 그들의 신체적 조절능력이 동작하는데 부적합하다면, 부상은 불가피할 것이다. 영역 내 훈련은 체중부하 운동으로 인식되기 때문에 일반적으로 해로울 것이라는 것을 인식하지 못하는 경우가 많다.

앞서 논의한 바와 같이, 느리게 조절되는 체중 운동은 속도가 빠르거나 반복횟수가 늘어날 때, 어떤 체중 운동만큼 문제가 될 수 있다. 그러나 융통성 있게 준비가 되어있는 경우에도 최적의 패턴을 향상시키면서 단기 목표를 달성할 수 있다.

기억 노트

탁월한 잠재력을 보여주는 15세의 육상선수가 검사를 위해 방문하였다. 그는 몸통과 골반 안정성이 극히 낮은 것으로 나타났다. 선수 나이 때문에, 코치는 근력운동을 프로그래밍하고 있었고, 장기적 프로그램에 따르면 이 선수는 근력강화 발달 단계를 시작할 예정이었다. 이 선수는 정적 런지를 조절하기에 골반 안정성이 충분하지 않았으며, 동적 런지에 자신의 잘못된 몸통 조절 동작이 증가되어 있었다.

코치가 제안한 운동은 딥(deep) 스플릿 점프 (왼쪽의 깊은 런지에서 오른쪽의 깊은 런지로 점프)가 번갈아 가며 진행되었다. 선수가 안정되게 가장 기본이 되는 버전의 동작을 수행할 수 없다는 것이 확인되었을 때, 코치는 파워 개발 단계를 시작할 수 없는 상태라고 해석했다. 이것은 사실이 아니었다. 핵심 설계 요소로 동작의 질을 갖춘 구조화된 방식으로 생각하면 된다.

수정된 프로그램은 경쟁 및 개발 요구를 충족하도록 설계되었다. 파워 운동은 양쪽 다리를 함께 사용하여 양측에서 이루어졌다. 광범위한 점핑, 박스 점핑 및 메디신 볼이 모든 것을 전략적으로 향상시켰다. 이 운동을 하고 있는 동안, 일방적인 활동에 대한 통제를 위해 안정성에 기반을 둔 힘을 보강하였고, 선수의 신체적 및 기술적 발전을 안전하고 효과적으로 지원할 수 있는 힘을 훈련시켰다.

몸통 및 골반 안정기를 작동시킨 후 지원되는 Single Leg Squat, Lunges, Step-ups, Wall Press 및 OTT와 같은 조절된 체중 부하 조절 활동을 통해 조절 패턴을 확립했다. 이러한 패턴이 확립되면 운동 선수는 차후 손상이나 기술적인 향상 대한 두려움없이 자신있게 역동적인 작업을 진행할 수 있을 것이다.

정적 스트레칭 (Static Stretches)

정적 스트레칭은 유연성 개발 및 유지 관리 프로그램의 일부로 사용될 수 있다. 일반적으로 장기간 지속되는 정적 스트레칭은 경쟁 또는 역동적인 훈련 직전에 수행되어서, 워밍업 운동으로 잘하지 않는 경우가 있다. 워밍업에서 사용되는 동적 유연성 연습과 마찬가지로 성능의 오류가 발생할 수 있다. 다음과 같이 일반적으로 수행되는 스트레칭은 잠재적인 손상 위험성이 있다.

○ 넙다리네갈래근 스트레칭 (Quadricep Stretch)

스트레칭의 핵심 개념은 근육의 한쪽 끝을 다른 쪽 끝으로 가져가는 것이다. 즉, 각 기시점과 정지점의 움직임이다. 흔히 수행하고 있는 이 스트레칭의 일반적인 오류는 골반을 앞쪽으로 기울이는 것과 같은 동작으로 근육의 기시점이 정지점을 향해 움직이게 하는 것이다. 이러한 허리뼈 폄은 엉덩이가 굽힘되면서, 근육의 스트레칭 효과가 줄어든다.

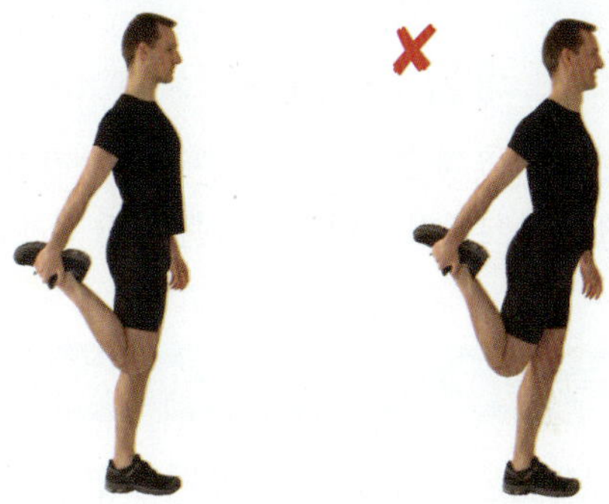

효과적인 스트레칭을 위해서는 아래쪽 배꼽을 펴고, 당신의 무릎과 함께 큰볼기근을 눌러주어야 한다.

○ 엉덩관절 굽힘근 스트레칭 (Hip flexor Stretch)

이 스트레칭은 종종 넙다리네갈래근 스트레칭과 유사한 상황이 생긴다: 골반은 전방으로 기울고 허리 척추가 둥글게 늘어나게 된다.

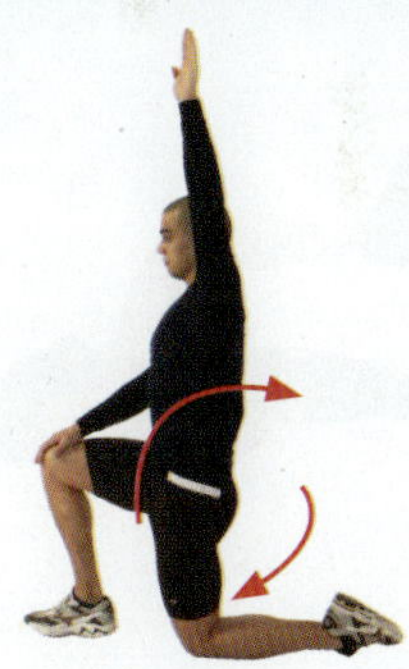

이것을 잘 수행하려면, 반 무릎 위치에서 시작하여 몸통을 열고, 꼬리뼈를 아래로 당기면서 골반을 뒤로 기울인다. 전체적인 측면에서 이 골반 위치를 유지하고, 팔을 위로 늘려, 갈비뼈가 지지면 위로 들어 올려 질 수 있게 해야 한다.

○ 뒤넙다리근 스트레칭 (Hamstring Stretch)

뒤넙다리근 연장하는 여러 가지 방법이 있지만 스트레칭의 효과는 부정확한 움직임을 통해 손실될 수 있다. 바닥에 누워서 한쪽 다리를 천장 쪽으로 곧게 뻗어 골반이 뒤로 기울어지면서 반대쪽 다리의 골반이 구부러지면 그 효과가는 줄어 들 수 있다.

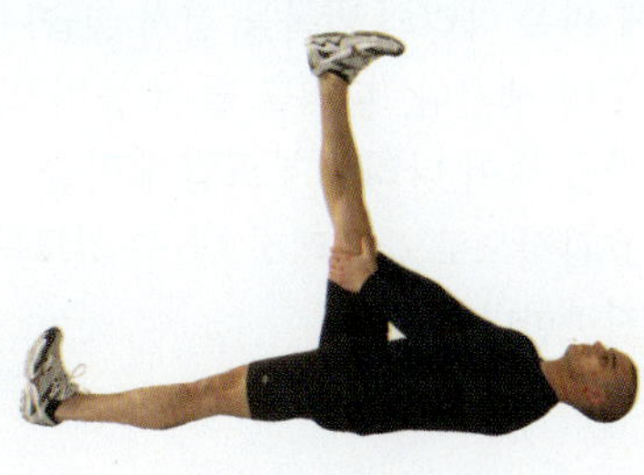

이 문제를 해결하려면 한 다리를 바닥쪽으로 똑바로 지탱하고, 다른 한 다리를 천장 (또는 매우 유연한 경우 뒤의 벽)으로 들어 올리면 된다.

벤치에 발을 댄 채 무릎을 펴서 뒤넙다리근을 스트레칭한다면, 발가락을 만지거나 무릎에 머리를 대지 않도록 한다. 이렇게 하면 뒤넙다리근보다 척추에 더 많은 스트레스가 가해진다. 대신 발과 골반이 앞으로 향하게 하고 머리와 가슴을 위로 향하게 하면서 꼬리뼈를 뒤로 움직인다. 이것은 골반을 기울여서, 뒤넙다리근 기시점인 골반 경사를 척추에 스트레스 없이 정지점까지 움직일 수 있게 된다.

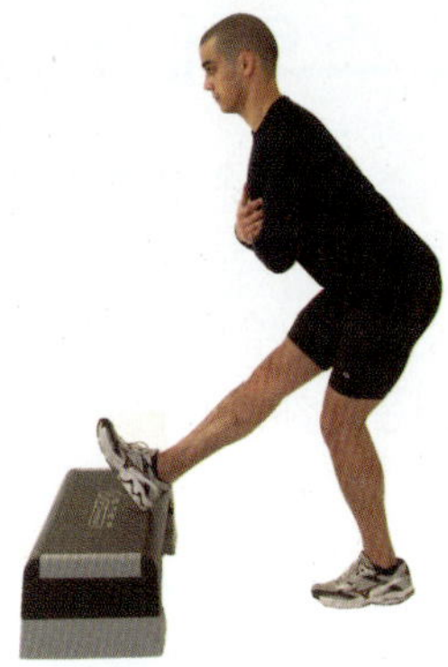

척추 스트레칭 (Supine Buttock Stretches)

운동선수는 종종 그들의 하지 근력을 늘리려고 반복적으로 그들의 등을 굽히는 것을 볼 수 있다. 하지 근육은 스트레칭을 하려고 하는 것과 관계없이, 척추가 아니라 엉덩이에만 집중해야 한다.

○ 궁둥구멍근 스트레칭 (Piriformis Stretch)

궁둥구멍근은 넙다리뼈와 척추뼈를 연결하는 속 근육으로, 엉치뼈에서 시작하여 넙다리뼈에 정지한다. 근육의 스트레칭은 엉덩관절에서 허리까지의 경직을 완화시킬 수 있다.

양쪽 다리를 똑바로 하여 바닥에 눕는다. 당신의 엉덩관절을 90°가 될 때까지 한쪽 무릎을 올린다. 이 무릎이 당신의 배꼽과 일치할 때까지 발목을 당긴다. 반대쪽 손으로 정강이를 잡고, 손으로 같은쪽 무릎 바깥쪽을 잡고 몸쪽으로 당긴다. 부드럽게 반대편 어깨 방향으로 다리를 당긴다. 이때 양쪽 골반은 바닥에 닿아 있어야 한다.

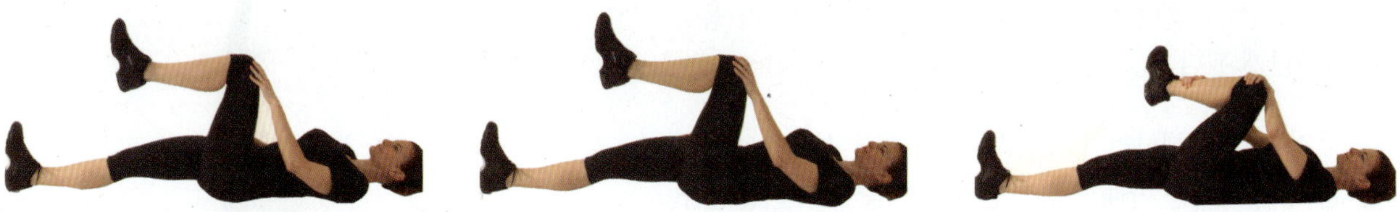

○ 일반적인 엉덩이 스트레칭 (General Buttock Stretch)

당신의 등을 바닥에 대고 무릎을 구부린 채 눕는다. 오른쪽 허벅지에 왼쪽 다리의 발목을 겹쳐 놓습니다. 이렇게 하면 다리 사이에 구멍 생긴다. 다리를 들어 올리고, 오른쪽 넓적다리 뒤로 손가락을 넣어 다리를 부드럽게 가슴 앞으로 당긴다. 엉덩이가보다 효과적으로 스트레칭 될 수 있도록 바닥에 골반을 유지하는데 집중한다.

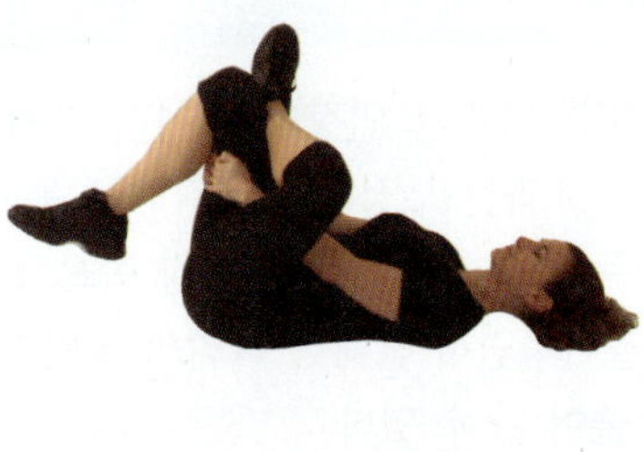

○ 어깨 스트레칭 (Shoulder Stretch)

어깨의 앞부분 스트레칭은 안전하고 효과적으로 수행하기가 어려울 수 있다. 일부의 수영선수가 출입구나 벽에 손을 올려놓고 몸을 돌리면서 위험한 자세로 이 스트레칭을 수행하는 것을 볼 수 있다. 이것은 어깨 관절을 조절하고 근육의 스트레치하는데 도움이 되는 동작임을 강조하면서 어깨에서 위팔뼈를 앞으로 밀어내는 경향이 있다. 이러한 동작은 스트레칭의 이점보다 위험이 더 클 수 있다.

몸통의 안정성과 함께 수행하는 경우 다음 3 단계 양측 스트레칭은 안전하고 효과적일 수 있다.

○ 단계 1: 작은가슴근 (소흉근, pectoralis minor)

어깨 높이로 손을 들고 출입구에서 한 발만 앞으로 내서 선다. 팔꿈치를 옆구리 정도에 위치시키고, 뒤쪽으로 움직이지 않게 한다. 당신의 아랫배를 끌어 당기고, 몸통을 중립으로 유지하고 체중을 앞 발쪽으로 기울인다. 팔꿈치를 앞으로 유지하고 가슴이 열리도록 한다. 팔꿈치가 뒤로 젖혀지지 않도록 한다.

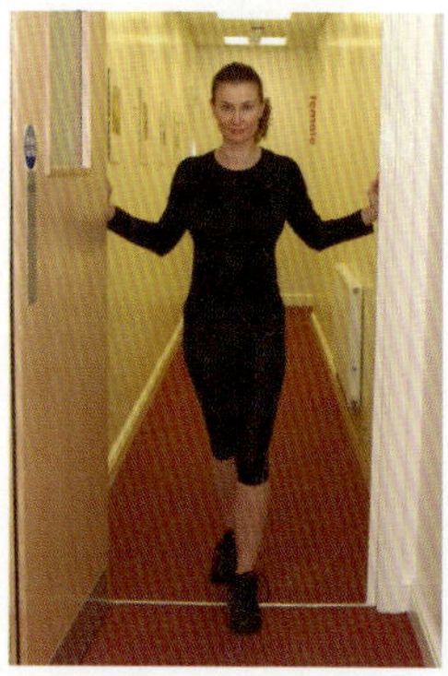

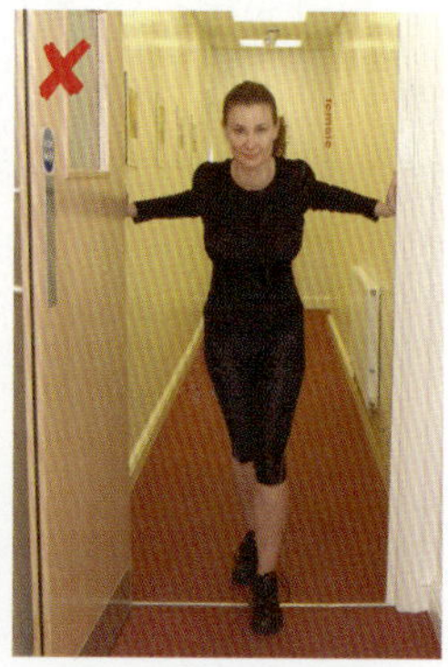

○ 단계 2: 큰가슴근 (대흉근, pectoralis major)

팔꿈치가 어깨와 수평이 되도록 들어 올려 팔을 문 쪽으로 움직인다. 당신의 척추가 늘어지는 것을 막고, 체중을 앞 발로 옮기려면 배꼽 아래쪽 하복부의 긴장을 유지해야 한다. 긴장을 유지한다.

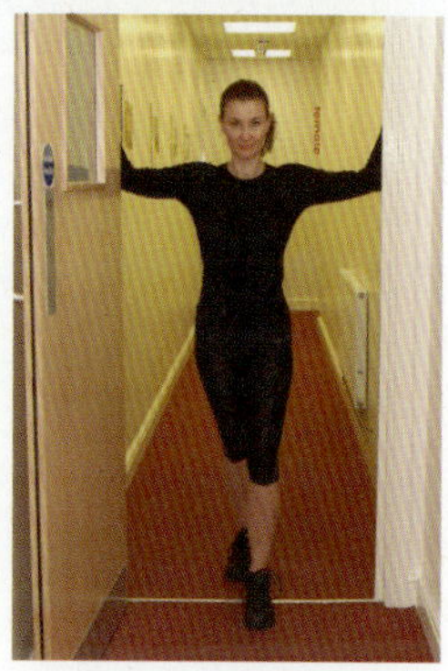

○ 단계 3: 큰가슴근 (pectoralis major)

팔꿈치를 문 쪽으로 올리면 팔꿈치가 머리 위로 올라간다. 같은 동작을 반복한다.

출입구가 없는 경우, 이 스트레치를 다음과 같이 수정하여 수행할 수 있다.

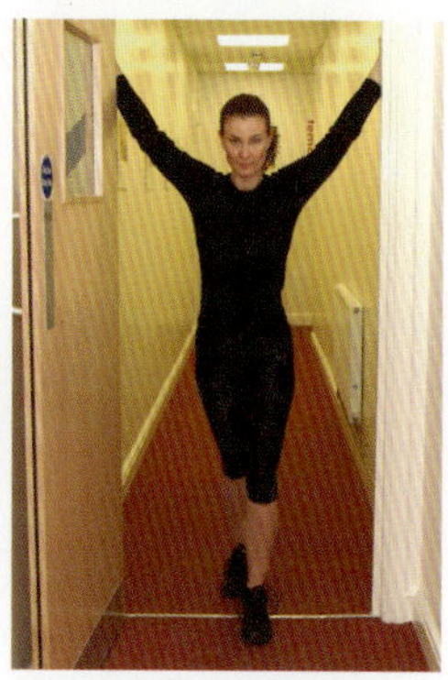

1 단계

두 팔을 머리 위로 들어 올리고 손바닥을 몸의 반대방향을 향하게 한다. 당신의 척추 자세를 유지하기 위해 배꼽 아래쪽 하복부를 계속 긴장하면서 양쪽 팔꿈치를 아래로 당기고, 가슴은 열어둔다.

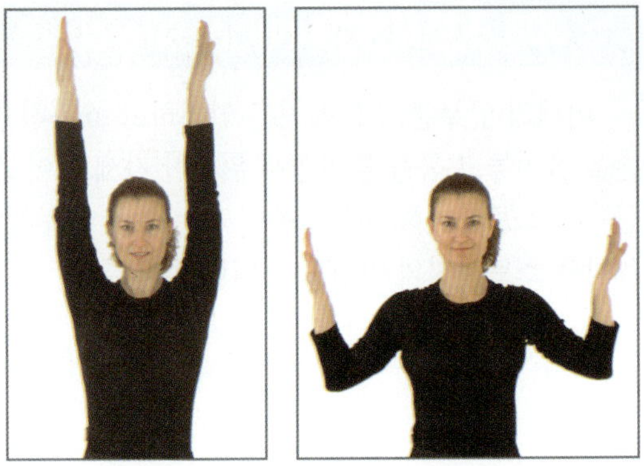

2 단계

전체 팔뚝을 벽이나 다른 가용 면에 댄다. 몸이 팔과 수평을 유지하는지 확인한 다음 머리와 몸통을 앞으로 밀면서 팔이 아래로 기울어지지 않는지 확인한다. 스트레칭은 팔을 약간 높게 하여 반복할 수 있다.

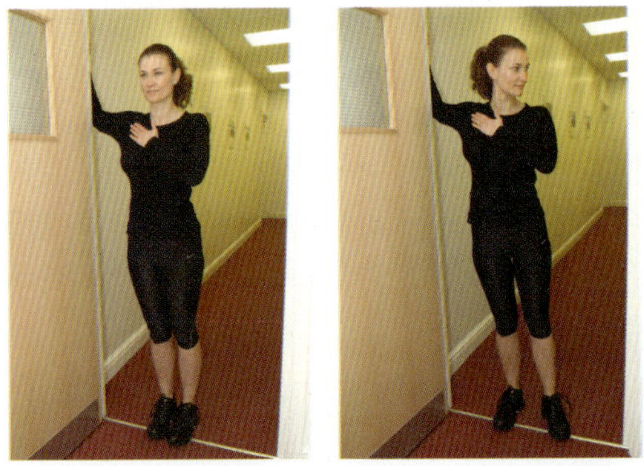

○ 넓은등근 스트레칭 (Latissimus Dorsi Stretch)

이 스트레칭의 일반적인 오류는 몸통을 반대방향으로 구부릴 때 골반이 옆으로 미끄러지도록 허용하는 것이다. 이것은 기시점과 정지점을 스트레칭하는 방법으로, 기시점을 고정하지 못하고, 움직이게 될 경우 제대로 된 스트레칭하지 못하게 될 수 있다.

이것을 피하려면 두 팔을 중립 척추 위를 지나, 머리 위로 올린다. 손목 중 하나를 잡고 그 팔을 천장 위쪽으로 당긴다. 이 자세를 유지하면서, 팔을 머리쪽으로 움직여서, 그 쪽의 갈비뼈가 스트레치되는 것을 느껴야 한다.

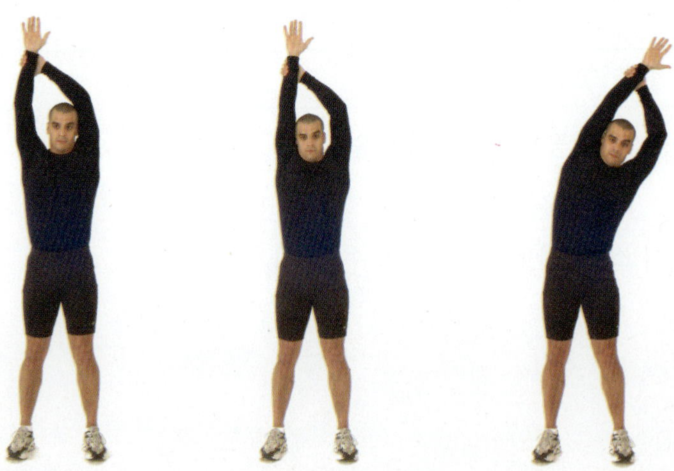

○ 스위스 볼과 함께 하는 넓은등근 스트레칭 (Latissimus Dorsi Stretch with the Swiss Ball)

1 단계

스위스 볼에 양손을 올리고 바닥에 무릎을 꿇는다. 엉덩이를 발 뒤꿈치에 올려 놓고, 가능한 한 공을 멀리 밀어준다. 가슴은 바닥쪽으로 향하게 내려 놓는다.

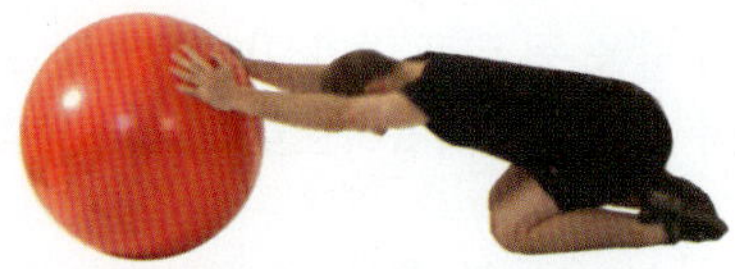

2 단계

스위스 볼에 손을 대고 바닥에 무릎을 꿇는다. 오른손이 왼손을 넘어가도록 어깨를 움직인다. 발 뒤꿈치에 엉덩이가 오도록 앉는다. 발뒤꿈치 사이에 오도록 한다. 공을 밀어서 왼쪽으로 굴려 오른쪽이 스트레칭되는지 느껴본다. 골반을 고정 점으로 유지하고 엉덩이가 오른쪽으로 움직이도록 하여 골반이 옆으로 움직이지 않도록 해야 한다.

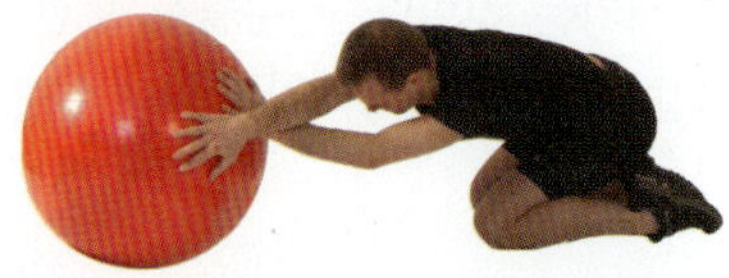

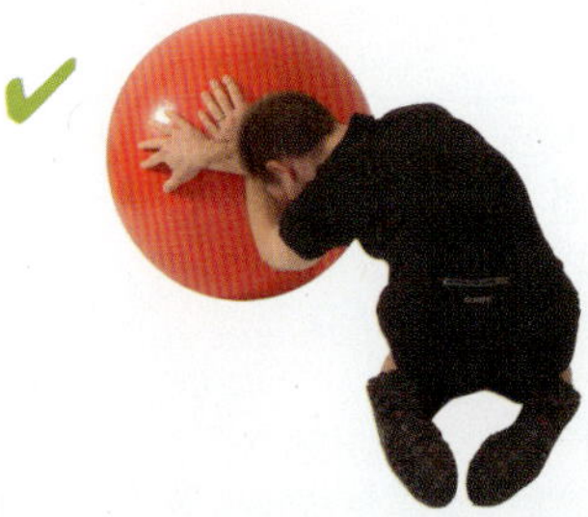

올바른 골반 자세.

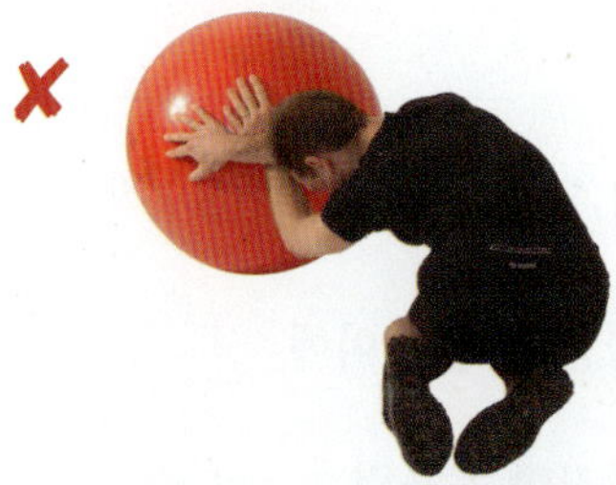

골반이 고정되지 못하고
옆으로 빠진 자세.

○ 어깨 후방 스트레칭 (Posterior Shoulder Stretch)

가슴을 연 자세로 시작하고, 팔꿈치를 굽힌 상태로 한 손을 얼굴 앞으로 들고 손끝이 천장을 가리키게 한다. 어깨를 편안하게 유지하면서 다른 손으로 팔을 움직인다. 운동을 반복하지만 이번에는 팔뚝을 바닥에 수평으로 두고 시작한다. 어깨를 아래로 유지하는 데 집중한다.

운동선수는 팔을 귀 뒤로 넘겨 어깨 스트레칭을 수행하는 것을 자주 볼 수 있다. 이것은 어깨가 더 이상 고정 점으로 기능할 수 없음을 의미한다. 이런 일이 생기면 어깨의 뒤쪽 근육이 짧아지고, 어깨뼈 주변의 근육을 대신하여 당겨지게 된다.

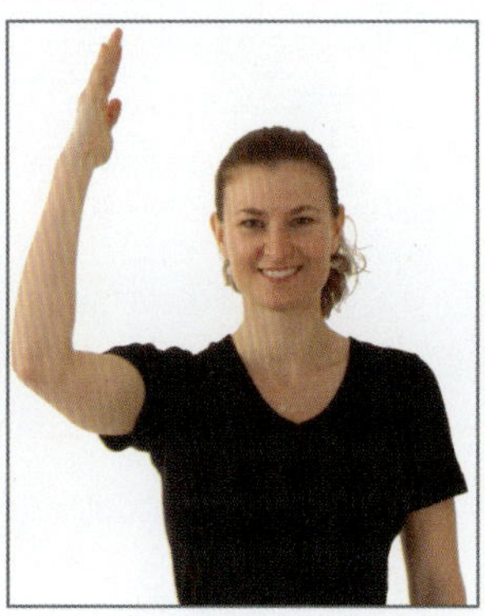

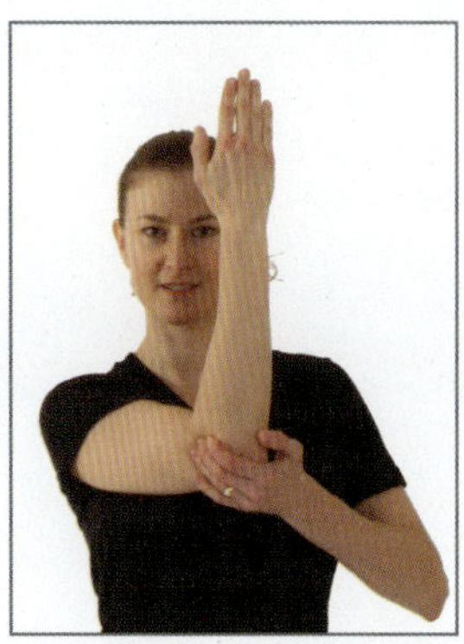

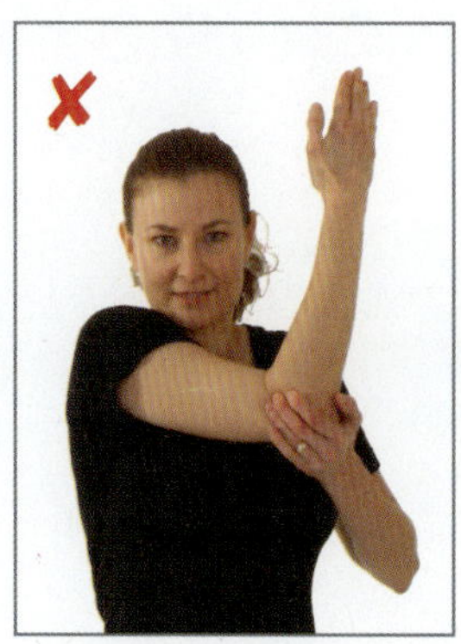

○ 위팔세갈래근 스트레칭 (Tricep Stretch)

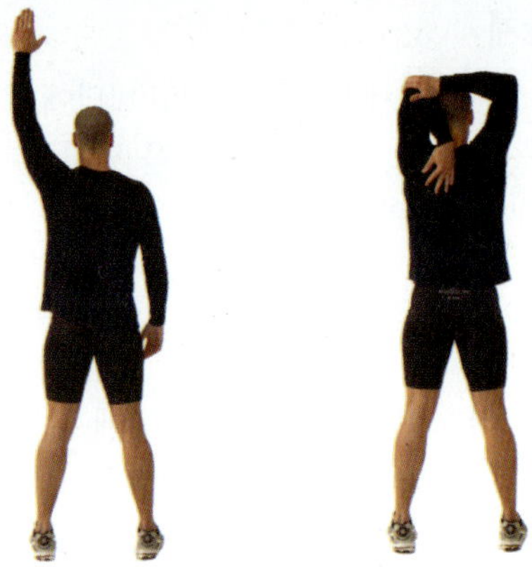

가슴을 열고 상체를 세운 자세로 운동을 시작한다. 당신의 팔을 등 뒤로 넘겨 어깨뼈에 닿게 한다. 다른 손을 사용하여 팔꿈치가 직접적으로 위에서 등 뒤쪽으로 당겨지게 한다.

이 운동의 좋은 성과를 얻는 열쇠는 척추의 위치이다. 일반적인 오류는 팔꿈치를 더 뒤로 잡아당기기 위해 몸통을 펌 시키는 것이다. 선수들은 또한 머리 뒤로 팔을 당기며, 세갈래근 스트레칭까지 하려는 실수를 하게 된다.

10장 요약 (Chapter Summary)

안정화 개념은 운동 프로그램 전체에서 유지되어야 한다. 이 작업을 수행하려면 다음이 필요하다:

1. **운동에 대한 올바른 근육 패턴과 행동에 대한 이해.**
2. **운동 장애 또는 잘못된 움직임을 감지하는 능력.**
3. **안정성 원칙이 모든 유형의 훈련에 적용되며 운동의 올바른 수행에 필수적이라는 이해.**
4. **안정성 프로그램이 다방면(다양한 운동, 움직임 및 장비 사용)이어야 한다는 인식. 다중 평면(다양한 이동 방향 사용); 고유 수용성(다양한 수준의 낮은 레벨 운동을 통해 인지력과 통제력을 자극), 다양화 (익숙하지 않은 움직임과 세로운 목표로 몸 만들기에 도전해 본다).**

11장 샘플 프로그램들

/ Sample Programmes

11장은 2단원의 4단계에서 제시한 동작을 적용할 수 있는 운동 프로그램들을 모아 직접 제시하였다. 편의상, 다양한 스포츠 종목과 관련된 운동 프로그램을 선택해서 간략하게 정리하여 제시하였다. 제시된 운동 프로그램들은 스포츠와 관련해서 유일한 운동 프로그램이 아니며, 중요한 운동 프로그램만 간략하게 제시하였다.

이 프로그램은 훈련 및 검사와 함께 서로 보완하는 방법으로 수행할 수 있도록 하기 위한 것이다. 각 스포츠들의 경우, 추가로 특정 근육의 신장 검사들과 관절 움직임 검사들을 스포츠 의학 전문가들이 적용할 수 있다.

달리기 (Running)

육상선수는 운동의 효율성과 스피드 증가를 위해서 체간을 과도하게 옆으로, 위, 아래로 불필요하게 움직이는 것을 억제해야 한다. 선수들의 신체는 중심세로축(central longitudinal axis; CLA)을 중심으로 대칭적이며, 안정적으로 회전할 수 있어야 한다. 이러한 균형과 움직임뿐만 아니라, 몸통과 골반의 안정성이 필요하다. 육상 선수들은 자신의 호흡패턴과 척추 회전 가동을 방해하지 않고, 적은 노력으로 척추의 중립자세를 유지하는 훈련이 필요하다.

육상선수는 지면과 접촉 시간을 줄이는 것을 목표로 하고, 엉덩관절의 관상면이나 옆면이 흔들리는 증상을 예방하기 위해 골반 안정성이 필요하다. 비효율적인 볼기근 작용은 시상면에서 불안정성의 원인이 될 수 있으며, 엉덩관절과 무릎관절 굽힘에 많은 충격이 가해지면, 하지 근육의 부하 증가와 발을 내딛을 때 선수의 신체가 뒤로 쳐지는 현상이 나타난다. 단거리 선수들에게 이런 문제는 발이 신체를 앞으로 나가게 하는 추진력을 제공하는 것보다는 마치 신체가 언제나 발 뒤에 있는 것처럼 보인다. 어떤 선수는 이런 현상에 의해 무릎, 아킬레스건, 엉덩관절 굽힘근과 허리 손상이 쉽게 발생할 수 있다.

사전 검사 (Priority Tests)

- 단순감각종합검사(SSCT) — 한 발로 감각 되먹임(sensory feedback)을 테스트하기 위해 눈 뜨고 검사와 눈 감고 검사를 하면서 중심세로축(CLA) 중심을 유지.
- 정적 런지(Static Lunge) — 가쪽 골반 안정성과 몸통 조절, 큰볼기근의 중간범위에서 안쪽범위의 움직임 점검
- 동적 런지훈련(Lunge Drive) — 전방 추진력
- 선 자세에서 무릎 올리기(Standing Knee Lift) — 엉덩관절과 골반 안정성
- 선 자세에서 다리 흔들기(Standing Leg Swing) — 중심세로축, 골반 안정성과 기능적 움직임
- 허벅지 쓰다듬기(Thigh Slides) — 가슴회전 능력

사전 운동 (Priority Exercise)

1단계

- 몸통과 하지의 모든 운동 (All trunk and lower limb activation exercise)
- 호흡운동(Breathing Technique) 4장 참조
- 리스닝 발(발 감각운동, Listening Foot) 4장 참조
- 역방향 신체 회전(중심세로축 주변), 또는 허벅지 쓰다듬기(Thigh Slides)과 무릎 크리퍼스(Knee Creepers)

2단계

- 한발로 뛰기(Single Leg Bounce)
- 오버 더 탑 운동(OTT)
- 계단 오르기(Step-ups)
- 스페이스 인베이더(Space Invaders)
- 흔들기(Sway)
- 균형(Balance)

3단계

- 메디슨 볼을 이용한 동작운동(Medicine Ball Sweep)
- 메디슨 볼을 이용한 대각선 운동(Medicine Ball Spiral)
- 도르래 잡아당기기 운동(Pulley Pull Drive)
- 크로스 바디 풀(Cross Body Pull)
- 선 자세에서 다리 스트레칭(Standing Stretch Band Leg Drive)
- 선 자세에서 무릎 높이 올리기(Standing Knee Lift Drive)
- 에어로플랜 시퀀스(Aeroplane Sequence)
- 걷기 훈련(Walking Drill)

4단계

- 스쿼트한 자세에서 메디슨볼 던지기(Side Squat Tosses)
- 몸통 회전운동(Follow Through Rotations)
- 계단 바운딩(Stair Bounding)
- 사이드 뛰기(Side Leaps)

골프 (Golf)

모든 골퍼들은 척추와 어깨 및 발의 관절 회전에 제한이 없는지 확인해야 한다. 안정성이 있는 신체 중심세로축(CLA)을 갖기 위해서는 몸통 회전, 골반의 안정성과 동적 균형이 꼭 필요하다. 만약 이런 요인 중 하나가 손상되거나 제한이 있으면, 골퍼는 허리, 손목, 무릎 또는 어깨 손상 위험이 매우 높다.

사전 검사 (Priority Tests)

- 단순감각종합검사(SSCT) — 발에서 감각 되먹임을 확인
- 정적 런지(Static Lunge) — 큰볼기근의 엉덩관절 보조와 몸통의 중심 균형
- 선 자세에서 무릎 올리기(Standing Knee Lift) — 골반과 몸통 배열과 조절
- 앉은 자세에서 뒤넙다리근 검사(Seated Hamstring Test) — 척추의 고유수용기와 뒤넙다리근육의 길이
- 신체 회전(Total Body Rotation) — 엉덩관절과 척추 회전
- 앉은 자세에서 가슴 움직임(Seated Thoracic Mobility)
- 앉은 자세에서 허리골반 움직임(Seated Lumbopelvic Mobility)
- 리스닝 발(발 감각운동, Listening Foot) — 하지 가동성
- 다이아몬드(Diamond) — 어깨관절 바깥돌림
- 슈퍼맨(Superman) — 상지, 코어와 하지의 통합적인 조절

사전 운동 (Priority Exercise)

1단계

- 리스닝 발(발 감각운동, Listening Foot)
- 1단계 운동 모두

2단계

- 오버 더 탑 운동(OTT)
- 런지(Lunges)
- 흔들기(Sway)
- 스키 점프(Ski Jumper)
- 균형(Balance)
- 2단계 움직임 자세 모두

3단계

- 메디슨볼을 이용한 복부 운동(Medicine Ball Clean)
- 메디슨볼을 이용한 동작운동(Medicine Ball Sweep)
- 메디슨볼을 이용한 대각선 운동(Medicine Ball Spiral)
- 직선으로 도르래 밀기(Straight Pulley Push)
- 풀리를 이용한 몸통회전(Trunk Rotation Pulley Push)
- 점진적 단계 런지(Progressive Lunge)
- 스위스볼 진자운동(Swiss Ball Pendulum)
- 스위스볼 몸통 회전(Swiss Ball Spin)
- 에어로플랜 시퀀스(Aeroplane Sequence)

4단계

- 옆으로 스쿼트 자세에서 메디슨볼 던지기(Side Squat Tosses)
- 몸통회전운동(Follow Through Rotations) -
- 볼에서 무릎 꿇고 균형잡기(Kneeling Ball Balance) — 몸통회전과 팔 움직임
- 스위스 볼에서 몸통 옆으로 올리기(Swiss Ball Side Raises)
- 진자 런지(Pendulum Lunges)
- 나선 운동(Corkscrew)

승마 (Equestrian)

승마선수는 효율적인 안정성, 좌 · 우측 균형과 허리골반, 엉덩관절 움직임 및 균형을 잡으면서 안정된 중심세로축(CLA)이 필요하다. 말을 타지 않을 때 습관적인 움직임과 자세, 몸의 배열과 체중 분포 등이 승마자세에 영향을 미친다. 지상에서의 검사는 승마자세에 영향을 미칠 수 있는 습관 등을 구분할 수 있다. 신체의 불균형을 해결하기 위해 지상에서 훈련하는 것은 승마선수의 움직임과 자세, 승마 자세 유지 능력을 향상시킬 수 있다.

사전 검사 (Priority Tests)

- 단순감각종합검사(SSCT)
- 정적 런지(Static Lunge)
- 볼 위에 앉아 무릎 올리기(Seated Knee Lift on a Ball)
- 선 자세 무릎 누르기(Standing Knee Press)
- 슈퍼맨(Superman)
- 앉아서 허리골반 움직임(모든 방향)
- 앉아서 몸통 앞으로 기울기(Seated Forward Trunk Tilt) - 척추 중립자세 조절 사정
- 엉덩관절 수직 이완(Vertical Hip Release) — 엉덩관절 굽힐 때 몸통 반응 사정

사전 운동 (Priority Exercise)

1단계

- 1단계 운동
- 앉아서 허리골반 움직임
- 리스닝 발(발 감각운동, Listening Foot)

2단계

- 한발로 뛰기(Single Leg Bounce)
- 오버 더 탑 운동(OTT)
- 다리 뒤로 올리기(Pull Backs)
- 흔들기(Sway)
- 스키 점프(Ski Jumper)

3단계

- 메디슨볼을 이용한 동작운동(Medicine Ball Sweep)
- 메디슨볼을 이용한 대각선 운동(Medicine Ball Spiral)
- 직선으로 도르래 밀기(Straight Pulley Push)
- 도르래 잡아당기기(Pulley Pull)

4단계

- 볼에서 무릎 꿇고 균형잡기(Kneeling Ball Balance)
- 컬업(Curl-ups)
- 테일-업(Tail-up)
- 나선 운동(Corkscrew)
- 엉덩관절 가동운동(Hip Ranger)

축구, 핸드볼과 농구 (Football, Handball and Basketball)

다방향으로 신속하게 움직이는 운동선수들은 모든 방향에서 신체를 조절할 수 있는 움직임이 요구되며; 하지에서 파워를 만들어 낼 수 있는 능력, 다른 선수들과 몸싸움에서 견딜 수 있는 능력, 점프와 착지를 잘 조절할 수 있어야 한다. 이 종목 선수들이 만약 동적 균형능력과 안정성이 충분하지 않으면, 무릎, 발목과 허리 손상을 받을 위험이 매우 높다.

사전 검사 (Priority Tests)

- 관절주머니 사정(Capsule Assessment)
- 점프 착지(Jump Landings)
- 리프 앤 리터(Leap and Return)
- 회전 점프(Rotational Jumps)

사전 운동 (Priority Exercise)

1단계

- 1단계 운동

2단계

- 오버 더 탑 운동(OTT)
- 다리 뒤로 올리기(Pull Backs)
- 런지(Lunges)
- 계단오르기(Step-ups)
- 몸싸움(Space Invaders)
- 현수교 운동(Suspension Bridege) - 벽에 다리 지지하고 팔로 지지해서 몸이 공중 부양된 자세
- 스키 점프(Ski Jumper)
- 균형(Balance)

- 움직임 자세 운동(Any of the Mobility Poses)
- 기립자세에서 한 발로 흔들면서 균형잡기(Standing Leg Swing Balance)
- 점진적 단계 런지(Progressive Lunge)
- 바로 누운 자세에서 양쪽다리 모아 좌 · 우로 흔들기(Windscreen Wipers)

3단계

- 3단계 운동 모두

4단계

- 4단계 운동 모두

크로스컨트리 (Cross- Country Skiing)

이 종목 운동선수들은 흔들림 없는 몸통 중립자세 유지와 안정성 있는 엉덩관절 움직임이 필요하다. 동적 자세를 유지할 수 없으면, 선수들은 안정된 골반을 유지하기 위해 허리근육을 과사용해 결과적으로 요통 위험이 증가하며, 엉덩관절 움직임을 감소시킬 수 있다.

사전 검사 (Priority Tests)

- 관절주머니 사정(Capsule Assessment)
- 앉아서 몸통 앞으로 기울기(Seated Forward Trunk Tilt)
- 선 자세에서 다리 흔들기(Standing Leg Swing)
- 사전 운동

1단계

- 1단계 운동 모두
- 앉아서 허리골반 움직임(Seated Lumbopelvic Mobility)

2단계

- 오버 더 탑 운동(OTT)
- 다리 뒤로 올리기(Pull Backs)
- 계단 오르기(Steps-ups)
- 스페이스 인베이더(Space Invaders)
- 서스펜션 브릿지운동(Suspension Bridege) — 벽에 다리 지지하고 팔로 지지해서 몸이 공중 부양된 자세
- 스키 점프(Ski Jumper)
- 균형(Balance)

3단계

- 직선으로 도르래 밀기(Straight Pulley Push)
- 도르래 잡아당기기(Pulley Pull)
- 메디슨볼을 이용한 복부 운동(Medicine Ball Clean)
- 메디슨볼을 이용한 동작 운동(Medicine Ball Sweep)
- 윗몸 경사시키며 도르래 밀기(Trunk Incline Pulley Push)
- 도르래 잡아당기기(Pulley Pull Drive)

4단계

- 스쿼트한 자세에서 메디슨볼 던지기 (Side Squat Tosses)
- 어깨 위로 공 던지기(Overhead Tosses)
- 계단 바운딩(Stair Bounding)
- 사이드 뛰기(Side Leaps)

싸이클 (Cycling)

싸이클 선수들은 신체 시상면에서 한쪽 편위 또는 약간의 불균형이 있으면, 힘과 운동 효율성에 영향을 미칠 수 있다. 선수들은 볼기근육군(gluteal group)과 연관되어 골반을 일정하게 유지하고, 척추를 구부리지 않고, 엉덩관절을 어떻게 굽힘해야 하는 방법을 알아야 한다. 선수들은 엉덩관절과 무릎의 올바른 정렬을 유지할 수 있는 방법을 또한 알아야 한다.

효율적인 복부근 활동으로 몸통을 안정화시키면 싸이클 선수들은 규칙적이고 정상적인 호흡을 할 수 있다. 단거리 경기에서는 폭발적인 힘을 단시간에 발휘할 수 있는 신체가 만들어져 있어야 하며, 장거리 도로 경기에서는 오랜 시간 동안 파워를 유지할 수 없다. 도로 경기 선수와 철인 삼종경기 선수들은 몸통 안정성을 위해 위팔 움직임에 의존하지 않고, 독립적으로 몸통 조절능력을 키워야 하며, 복부근육과 배빗근을 과사용해도 갈비우리(흉곽) 확장을 제한할 수 있다.

사전 검사 (Priority Tests)

- 관절주머니 사정(Capsule Assessment)
- 계단 오르기(Step-ups)

사전 운동 (Priority Exercise)

1단계

- 앉아서 무릎 올리기(Seated Knee Lift)
- 그레이하운드(Greyhound)
- 펄 브릿지(String of Pearls Bridge)
- 클램(Clam)
- 슈퍼맨(Superman)

2단계

- 스키타기 자세에서 뛰기(Ski Shifts)
- 계단오르기(Steps-ups)
- 오버 더 탑 운동(OTT)
- 스키 점프(Ski Jumper)
- 스페이스 인베이더(Space Invaders)
- 서스펜션 브릿지운동(Suspension Bridege) – 벽에 다리 지지하고 팔로 지지해서 몸이 공중 부양된 자세
- 런지(Lunge)

3단계

- 메디슨 볼을 이용한 동작운동(Medicine Ball Sweep)
- 직선으로 도르래 밀기(Straight Pulley Push)
- 도르래 잡아당기기(Pulley Pull)
- 점진적 단계 런지(Progressive Lunge) 강도 증가
- 인클라인 플랭크 자세에서 무릎운동(Incline Plank Knee Drive)

4단계

- 스위스 볼 위에서 팔꿈치 돌림운동(Swiss Ball Elbow Circles)
- 팔꿈치 자세에서 무릎 킥운동(Elbow Suport Knee Drive)
- 엉덩관절 가동운동(Hip Ranger)

조정 (Rowing)

조정과 관련된 3가지 손상은 요통과 무릎 통증과 갈비뼈 스트레스 골절이다(60). 운동사슬(kinetic chain)을 통한 관절들의 완전 가동범위와 협응력은 다른 부위의 비정상적인 움직임에 의해 발생되는 과도한 스트레스를 예방하기 위해 필요하다. 예를 들어, 비정상적인 엉덩관절 굽힘이 있으면, 조정선수가 노 잡는 자세를 잡기 위해 척추와 무릎을 과도하게 굽힘하는 보상작용이 나타날 수 있으며, 또한 가동범위를 약간 넘는 범위까지 노를 저어 윗팔이 긴장된 상태로 운동을 할 수 있다. 만약 정상적이고 안정적인 자세가 아닌 비정상적인 운동을 반복으로 실시하면, 운동 사슬에 의해 해당 관절 주변과 신체 전체에 손상 및 부상이 발생할 수 있다.

이런 종류의 손상을 피하기 위해 "가슴을 위로 유지하라(keep their chest up)"라고 가끔 말하지만, 선수들이 엉덩관절의 움직임이 정상적으로 원활하게 움직이지 않거나, 또는 몸통과 골반조절이 잘 이뤄지지 않으면, 가슴을 위로 유지하는 것이 어렵다. 골반과 척추를 잘 조절하는 능력은 효율적인 운동을 위해 중요하지만, 허리에 받는 스트레스를 최소화시키는 것도 필수적이다.

사전 검사 (Priority Tests)

- 관절주머니 사정(Capsule Assessment)
- 앉아서 몸통 앞으로 굽힘(Seated Forward Trunk Tilt)
- 누워서 엉덩관절 굽힘(Supine Hip Flexion)

사전 운동 (Priority Exercise)

1단계

- 볼 바운싱(Ball Bouncing)
- 점진적인 그레이하운드 운동(Greyhound and Progressions)
- 앉은 자세에서 무릎 올리기(Seated Knee Lift)
- 힙 펍(Hip Pops)
- 엉덩관절 회전운동(Hip Swivels)
- 다이아몬드 운동(Diamond)
- 스핑크스(The Sphinx)
- 벽 밀기(Wall Press)
- 뒤넙다리근 움직임 일직선 운동 (Straight-up Hamstring Mobility)
- 와인드업 스트레칭(Wind-up Stretch)
- 전신 회전운동(Total Body Rotation) – (비록 이 운동은 조정 동작의 기능은 아니지만, 근막 제한을 제거할 수 있으며, 관절 움직임에 영향을 미칠 수 있다.)

2단계

- 한 발로 점프(Single Leg Bounce)
- 오버 더 탑 운동(OTT)과 스쿼트 OTT
- 상지 안정화 운동(Upper Zone Stabiliser)

- 고무로 뒤로 잡아당기기(Pull Backs)
- 런지(Lunges)
- 스키 점퍼(Ski Jumper)
- 계단 오르기(Step-ups)
- 2단계 운동 모두

3단계

- 메디슨볼을 이용한 복부 운동(Medicine Ball Clean)
- 메디슨볼을 이용한 동작운동(Medicine Ball Sweep)
- 윗몸 경사시키며 도르래 밀기(Trunk Incline Pulley Push)
- 도르래 잡아당기기(Pulley Pull)
- 도르래 잡아당기기 운동(Pulley Pull Drive)
- 점진적 단계 런지(Progressive Lunge)
  강도 증가
- 인클라인 플랭크 자세에서 무릎운동(Incline Plank Knee Drive)

4단계

- 테일-업(Tail-up)
- 엉덩관절 운동(Hip Ranger)
- 스쿼트한 자세에서 메디슨 볼 던지기 (Side Squat Tosses)
- 토스와 스트레칭(Toss and Stretch)
- 어깨 위로 공 던지기(Overhead Tosses)
- 빠르게 회전(Quick Rotations)
- 계단 뛰기(Stair Bounding)
- 스위스 볼에서 몸통 옆면 올리기(Swiss Ball Side Raise)
- 스위스 볼 위에서 팔굽혀 펴기(Swiss Ball Full Press-ups)
- 스위스 볼 위에서 팔꿈치 돌림운동(Swiss Ball Elbow Circles)
- 팔꿈치 자세에서 무릎 킥운동(Elbow Suport Knee Drive)
- 한 발로 스쿼트(Single Leg Squat)
- 엎드려 스위스 볼 잡고 햄스트링 컬(Swiss Ball Hamstring Curl)
- 윗몸일으키며 발가락 닿기(Toe Touch Sit-ups)
- 볼 바운스 싯업(Ball Bounce Sit-ups)

수영 (Swimming)

허리통증과 어깨통증을 수영선수들이 자주 호소한다. 수영선수들을 평가할 때, 척추세움근(erector spinae muscles; 허리 표면에 있는 긴 근육)의 과도한 활동과 허리와 골반의 불충분한 조절능력과 몸통과 골반의 안정성 저하에 의해 요통이 자주 발생한다.

어깨 문제는 다양한 원인에 의해 나타날 수 있지만, 몇 가지 공통적인 특징이 있다. 몸통은 선수가 물을 팔로 잡아당기는 동안 지지해 줄 만큼 안정성을 갖고 있지 않다. 어깨뼈는 동적인 안정성을 제공하지 못하며, 오목위팔(볼과 소켓; ball and socket)관절 주변 근육의 불균형에 의해 나타날 수 있다.

기억해야 할 다른 중요한 사항은 훈련을 할 때 수영 기술 훈련과 지상훈련을 복합적으로 같이 실시해야 한다. 선수들이 체육관에서 근력강화 운동을 할 때까지는 손상을 당하지 않는 것이 예외적인 일이 아니다.

사전 검사 (Priority Tests)

- 양팔 올림 검사(Double Arm Raise)
- 앉은 자세에서 뒤넙다리근 검사(Seated Hamstring Test)
- 정적 런지(Static Lunge)
- 선 자세에서 무릎 올리기(Standing Knee Lift)
- 신체 회전(Total Body Rotation)
- 다이아몬드(Diamond)
- 벽 밀기(Wall Press)
- 슈퍼맨(Superman)
- 양팔로 바닥 누르기(Double Arm Floor Press)
- 기립자세에서 다리 흔들기(Standing Leg Swing)
- 바로 누운 자세에서 양쪽다리 모아 좌, 우로 흔들기(Windscreen Wipers)

사전 운동 (Priority Exercise)

1단계

- 볼 바운싱(Ball Bouncing)
- 점진적인 그레이하운드 운동(Greyhound and progressions)
- 앉은 자세에서 무릎 올리기(Seated Knee Lift)

- 펄 브릿지(String of Pearls Bridge)
- 힙 펍(Hip Pops)
- 핸드 슬라이드(Hand Slides)
- 다이아몬드 운동(Diamond)
- 바로 누운 자세에서 양쪽다리 모아 좌 · 우로 흔들기(Windscreen Wipers)
- 스핑크스(The Sphinx)
- 벽 밀기(Wall Press)
- 슈퍼맨(Superman)
- 스타 홀드(Star Hold)
- 뒤넙다리근 움직임 일직선 운동(Straight-up Hamstring Mobility)
- 바닥 누르기(Floor Press)
- 선 자세에서 다리 흔들기(Swing)

2단계

- 오버 더 탑 운동(OTT)
- 오버 더 탑 운동(OTT) Circles
- 오버 더 탑 운동(OTT) Press-ups
- 상지 안정화(Upper Zone Stabilizer)
- 고무로 뒤로 잡아당기기(Pull Backs)
- 서포트 런지(Supported Lunges)
- 한발로 스쿼트(Supported Single Leg Squat)
- 정적 런지 및 점진적 증가(Static Lunge and progressions)
- 흔들기(Sway)
- 스키 점퍼(Ski Jumper)
- 바닥에서 브릿지 운동(Floor Bridge)
- 팔굽혀펴기(Press-ups) (1-3단계)
- 삼각 자세(Triangle Pose)
- 전신확장 자세(Extended Warrior Pose)
- 회전 런지(Revolving Lunge)
- 엉덩관절과 척추 트위스트(Hip and Spine Twist)

3단계

- 메디슨볼을 이용한 동작운동(Medicine Ball Sweep)
- 직선으로 도르래 밀기(Straight Pulley Push)
- 도르래 잡아당기기(Pulley Pull)
- 스위스볼에서 좌 · 우 몸통 돌리기(Swiss Ball Body Spin)
- 스위스볼에서 팔굽혀펴기(Swiss Ball Press-ups)
- 물구나무서기(Handstand) (모든 수준)
- 스타 스퀀스(Star Squence)

4단계

- 스쿼트한 자세에서 메디슨볼 던지기(Side Squat Tosses)
- 토스와 스트레칭(Toss and Stretch)
- 어깨 위로 공 던지기(Overhead Tosses)
- 플라오메트릭 팔굽혀 펴기(Plyometric Press-ups) (1-3단계)
- 스위스 볼에서 옆면 올림(Swiss Ball Side Raise)
- 스위스 볼 위에서 팔굽혀 펴기(Swiss Ball Full Press-ups)
- 컬업(Curl-ups)
- 윗몸일으키며 발가락 닿기(Toe Touch Sit-ups)
- 볼 바운스 싯업(Ball Bounce Sit-ups)
- 두 다리 돌리기(Corkscrew)
- 닭 날개운동(Chicken Wings)
- 테일-업(Tail-up)

테니스 (Tennis)

효과적인 스트로크(Stroke) 스윙을 하기 위해서 테니스 선수는 발에서부터 다리, 골반, 몸통과 팔의 통합적인 기능이 필요하다. 골반의 회전 동작은 엉덩관절 위에서, 어깨의 회전 동작은 골반 위에서 동작의 제한이 없어야 한다. 골반과 몸통 조절은 스윙의 파워를 만들기 위해서 동적인 회전 동작이 필요하다. 골반과 몸통의 안정성이 없으면 2장에서 설명한 바와 같이 어깨 손상이 발생할 수 있으며, 또한 어깨 주변 근육들의 근력이 불균형되는 경향이 있다. 부상을 방지하고 경기력을 극대화시키기 위해서는 하지, 체간과 상지 모두 체계적인 관리가 필요하다.

사전 검사 (Priority Tests)

- 관절주머니 사정(Capsule Assessment)
- 점프 착지(Jump Landings)
- 한발 뛰어서 돌아오기(Hop and Return)
- 점진적 단계 런지 [Lunge Progressions(with catching tasks]
- 바로 누운 자세에서 양쪽다리 모아 좌, 우로 흔들기(Windscreen Wipers)
- 다이아몬드(Diamond)
- 양팔로 바닥 누르기(Double Arm Floor Press)

- 운동조절(Momentum Control)

사전 운동 (Priority Exercise)

1단계

- 모든 1단계 운동

2단계

- 몇 개의 핵심운동(OTT)
- 몇 개의 핵심운동(OTT) Circles
- 몇 개의 핵심운동(OTT) Twisting Squat Thrust
- 몇 개의 핵심운동(OTT) Scissors
- 상지 안정화(Upper Zone Stabilizer)
- 고무로 뒤로 잡아당기기(Pull Backs)
- 동적 런지 및 점진적 증가(Dynamic Lunge and progressions)
- 계단오르기(Steps-ups)
- 스페이스 인베이더(Space Invaders)
- 풀오버(Pullover)
- 흔들기(Sway)
- 스키 점퍼(Ski Jumper)
- 바닥에서 브릿지 운동(Floor Bridge)
- Press-ups(1–3단계)
- 부드러운 균형판에서 걷기(Wobble Cushion Steps)
- 둥근원판에서 균형잡기(Compass Balance)
- 메디슨볼을 움직이면서 한 발로 균형잡기 (Single Leg Balance with Medicine Ball Movements)
- 삼각 자세(Triangle Pose)
- 전신확장 자세(Extended Warrior Pose)
- 회전 런지(Revolving Lunge)
- 엉덩관절과 척추 트위스트(Hip and Spine Twist)

3단계

- 메디슨볼을 이용한 복부 운동(Medicine Ball Clean)
- 메디슨볼을 이용한 동작운동(Medicine Ball Sweep)
- 메디슨볼을 이용한 대각선 운동(Medicine Ball Spiral)
- 직선으로 도르래 밀기(Straight Pulley Push)
- 몸통 돌림으로 도르래 밀기(Trunk Rotation Pulley Push)
- 도르래 잡아당기기(Pulley Pull)
- 둥근원판 런지(Compass Lunges)
- 스위스볼에서 좌 · 우 몸통 돌리기(Body Spin)
- 물구나무서기(Handstand) (모든 수준)
- 에어로플랜 시퀀스(Aeroplane Sequence)
- 별 자세(Star Squence)

4단계

- 모든 4단계 운동

카누 또는 스프린트 카약 (Flatwater or Sprint Kayak)

이 운동은 바람과 물의 변화 요소에 의해 도전하는 스포츠로 속도를 내기 위해 정확하고,대칭적인 동작의 반복이 필요한 종목이다. 이 운동은 효율적이고, 빠른 속도를 유지하기 위해서 감각인지와 빠른 신경근 조절이 요구된다.

카누 선수는 뒤넙다리근, 골반과 가슴을 통해 완벽한 코어 조절, 어깨 안정성과 가동성이 필요하다. 코어 강화운동만 집중적으로 실시하면, 카누 선수들은 다리, 척추와 어깨를 통한 충분한 움직임을 만들 수 없어 몸통 회전을 제한할 수 있다. 회전 제한은 물에서 조절능력의 상실을 대처하기 위해 긴장할 수 있기 때문에 이차적인 움직인 상실 또는 근육의 긴장, 신체의 보상작용에 의해 원치 않은 움직임 특히, 어깨와 허리 주변에서 비정상적인 동작의 원인이 될 수 있다.

아래 목록은 물을 저어 나가는 동작(paddling)과 같이 특정 움직임에 대해 이해하기 위해 사전 검사에서 운동과 관련된 적응 동작들을 보여준다.

사전 검사 (Priority Tests)

- 앉아서 가슴 움직임(Seated Thoracic Mobility)
- 앉아서 허리골반 움직임(Seated Lumbopelvic Mobility)
- 앉아서 몸통 앞으로 굽힘(Seated Forward Trunk Tilt)
- Straight-up Hamstring Mobility
- 볼 위에 앉아 무릎 올리기(Seated Knee Lift on a Ball) (관상면에서 척추 조절)
- 다이아몬드(Diamond) (어깨뼈와 어깨 안정성)

볼 위에 앉아 허리골반 움직임의 검사는 모두 관련이 있다. 테스트 5.1은 바르게 앉은 자세에서 척추의 움직임을 검사할 수 있으며, 테스트 5.2는 다른 검사보다 한 면을 더욱 검사할 수 있으며, 테스트 5.3은 노를 젓는 동작과 거의 비슷한 움직임을 검사할 수 있다.

일직선으로 다리를 올리는 동작 테스트는 카약할 때 최대 무릎을 펼 때와 같이 한 점에 발을 압력을 주는 검사이다. 와인드업 스트레칭(Wind-up Stretch)은 회전동작을 검사한다. 만약 이 동작들을 잘할 수 있으면, 일직선으로 뒤넙다리근 가동성 검사와 추가로 앉아서 체간 전방경사 검사(Seated Forward Trunk Tilt). 마지막으로 이 자세에서 회전동작 테스트를 실시한다.

사전 운동 (Priority Exercise)

이 운동은 안정된 중심세로축(CLA)과 이 축을 중심으로 가슴과 골반이 회전하는 데 필요한 가동성을 만들어 주는 것을 목적으로 한다; 전방사슬 패턴(anterior chain patterning)은 일반적으로 긴장 없이 이완된 상태에서 회전력을 만들 수 있으며, 특히, 어깨관절에 효과적이다. 3단계 운동은 다리에서 팔까지의 협응력을 강화시키는 운동이다.

1단계

- 무릎 기기(Knee Creepers)
- 허벅지 쓰다듬기(Thigh Slides)
- 다이아몬드(Diamond) (어깨뼈 인지와 움직임 for scapular awareness and mobility)
- 볼 바운싱(Ball Bouncing) (팔 옆으로 움직임)
- 앉아서 무릎 올리기(Seated Knee Lift)
- Straight-up Hamstring Mobility (Wind-up 스트레칭에서 더욱 진행된 단계)
- 그레이하운드(Greyhound)
- 바닥 누르기(Floor Press)

2단계

- 오버 더 탑 운동(OTT) Circles (몸통 옆 굽힘 방지)
- 한발로 뛰기(Single Leg Bounce)
- 뒤로 잡아 당기기(Pull Backs) (응용동작, modifications; 팔로 뒤로 당기기, 골반을 전방쪽으로 향할 수 있도록 유지하며 가슴 전체를 이용)
- 계단 오르기(Step-ups)
- 컴퍼스 발란스(Compass Balance)
- 런지(Lunges) (가슴 회전; Thoracic Rotation)
- 상지 안정화(Upper Zone Stabiliser)
- 회전 런지(Revolving Lunge)
- 엉덩관절과 척추 트위스트(Hip and Spine Twist)

3단계

- 도르래 잡아당기기(Pulley Pull)
- 메디슨볼을 이용한 복부 운동(Medicine Ball Clean)
- 메디슨볼을 이용한 동작운동(Medicine Ball Sweep)
- 메디슨볼을 이용한 대각선 운동(Medicine Ball Spiral)
- 스위스볼 진자운동(Swiss Ball Pendulum)

4단계

- 두 다리 돌리기(Corkscrew)
- 볼 위에서 무릎 꿇고 균형잡기(Kneeling Ball Balance) (몸통 회전 실시)
- 빨리 회전하기(Quick Rotations)
- 스위스 볼 위에서 몸통 옆면 올리기(Swiss Ball Side Raises)
- 테일-업(Tail-up)
- 스쿼트한 자세에서 메디슨 볼 던지기 (Side Squat Tosses)
- 토스와 스트레칭(Toss and Stretch)

프로축구 선수들의 그룹 운동 (Sample Group Session for a Professional Football Club)

이 훈련 프로그램은 프로축구팀에서 사용되고 있는 그룹 운동의 샘플을 제시한 것이다. 처음에 선수들은 간단한 운동으로 시작해서 점차 더 힘든 훈련을 실시하고, 훈련 시작 1주 정도는 훈련 후 근육통을 많이 경험할 수 있다. 그러나, 신체의 안정성과 움직임 패턴이 향상되며, 팀에서 부상발생 비율이 현저하게 감소하고 자신의 신체에 대한 자신감이 증가하는 것으로 나타났다.

준비운동(Warm-up)

- 볼 따라가기(Ball Follow)
- 별 자세(Star Sequence)
- 신체 회전(Total Body Rotation)

동적 안정성 (Dynamic Stability)

- 정적 런지(Static Lunge)
- 눈 감고 회전하면서 런지(Lunge with Added Rotation and Eyes Closed)
- 다방향성 런지(Multidirectional Catching Lunges)

점프 (Jumping)

- 한 발로 착지훈련(Single Leg Landings)
- 한 발로 균형 잡으며 옆으로 뛰기(Leap Sideways onto one Leg and Balance)
- 푸시 점프(Push Jumps)
- 한 발로 푸시 점프(Single Leg Push Jumps)

메디슨 볼 (Medicine ball)

- 메디슨 볼을 이용한 복부 운동(Medicine Ball Clean)
- 메디슨 볼을 이용한 동작운동(Medicine Ball Sweep)
- 토스와 스트레칭(Toss and Stretch)
- 회전하면서 던지기(Follow Through Rotations)
- 어깨 위로 공 던지기(Overhead Tosses)

스트레칭 밴드 (Stretch band)

- 스페이스 인베이더(Space Invaders)
- 파트너와 스트레칭 밴드 런지운동(Lunges with Stretch Band Resistance From Partner)

스위스 볼 (Swiss Ball)

- 스키 점프(Ski Jumper)
- 오버 더 탑 운동(OTT)
- 벽 스쿼트(Wall Squat) (메디슨 볼을 이용한 대각선운동)
- 흔들기(Sway)
- 트위스트 플로어 브릿지(Twisted Floor Bridge) (with side-bend, rotation and forward tilt)
- 에어로플랜 시퀀스(Aeroplane Sequence)

집중적인 안정성-가동성 운동 (Focused stability-mobility)

- 그레이하운드(Greyhound)
- 클램(Clam)
- 신체 역회전(Counter Body Rotation)
- 엉덩관절과 척추 트위스트(Hip and Spine Twist)
- 삼각 자세(Triangle Pose)
- 전신 확장 자세(Extended Warrior Pose)
- 회전 런지(Revolving Lunge)

12장 재활 방향들

/ Rehabilitation Pathways

운동선수들과 함께 일하는 것은 예술과 과학을 실현하는 것이다. 우리는 운동뿐만 아니라 선수들의 동기, 태도와 신념을 인식해야 한다. 또한 스포츠에서 자주 발생할 수 있는 문화와 선수들의 직업적 환경 및 상황을 이해하는 마음가짐이 필요하다.

코칭 환경에서 스포츠의학 전문가들은 코치들과 운동선수들 간에 의사소통이 되지 않는 경우 서로 충돌하는 시간이 많아질 것이다. 스포츠의학 환경에 대해 이해하는 것이 장기적으로 시간을 절약할 수 있는 방법이다.

이후에 제시되는 스포츠의학적 접근 목록은 운동선수들과 스포츠 기관(조직)에서 문제 해결을 위해 오랜 시간 동안 경험한 내용들을 제시했다.

- 사실이라는 것이 아무 것도 없으며, 따라서 모든 것을 고려해야 한다.
- 구조적, 기능적으로 모두 섬세하고 주의 깊게 적용해야 한다.
- 기술적인 문제는 선수의 욕심과 "개인적인 스타일(personal style)"에 의해 나타나는 것은 아니다.
- 최고의 운동선수는 작은 문제들이라도 있어서는 안 된다. 스포츠 의학 전문가의 조언들은 선수들의 경기력 향상을 위해 가장 효과적으로 보완할 수 있는 방법 중 하나이다. 선수들의 경기력을 보완하기 위해 신체적, 정신적으로 많은 시간 운동을 실시할 때, 손상 주기(cycle)는 계속 지속된다. 편견 없이 정확하게 평가해야 한다.
- 부상 발생은 일반적으로 경기 수행력에도 영향을 미친다. 움직임과 운동 조절을 평가하는 것은 선수들의 해당 종목과 유사하거나 또는 요구되는 기술을 평가해야 하며, 검사 항목은 종목과 확실하게 비슷해야 한다.
- 자아 각성과 자신감을 향상시키기 위해 선수가 적극적으로 운동에 참여하는 동안 선수에게 직접 피드백에 대한 효과를 물어본다. 높은 품질의 피드백을 제공해도 선수가 경기력 향상이 되지 않을 수도 있지만, 패드백을 학습할 수는 있다. 이 기술을 습득하고 사용할 수 있는 기회를 제공하는 것은 선수의 내적 동기유발과 자신감을 증가시킨다.
- 연관성을 계속 가져라. 부상이 없는 선수는 부상예방이 우선순위는 아니다. 만약 운동 프로그램이 적절하면 경기 수행능력을 향상시킬 수 있으며, 선수는 더욱 쉽게 프로그램에 참여할 수 있다.
- 스포츠에 과학을 접목한 기술은 잠재적으로 복잡한 개념들을 쉽고 이용되는 것 같이 보인다. 로켓 과학 지식처럼, 스포츠과학을 이해하고 간단한 상식처럼 가르친다.
- 운동발달의 일반적인 오류는 운동의 질을 생각하지 않고 다양성과 복잡성을 무작위로 추가하는 것이다. 훈련 기술에 다양성을 추가하면 운동기술 습득을 향상 시킬 수 있지만, 만약 정상적인 움직임이 이뤄지지 않으면 원하는 움직임 습관을 자동적으로 증진시킬 수 없다. 저자의 경험에서 보면 뛰어난 선수는 자신의 특정 패턴과 특성을 이용하여 운동 수행능력을 관리하는 방법을 찾는다. 이러한 패턴은 지속적인 경기력 향상 또는 부상에 가장 적합한 전략이라고 할 수는 없다. 확실한 이론에 기반한 프로그램과 체계적인 훈련 방법을 통해 운동선수의 경기력을 발전시켜야 한다.
- 모든 프로그램에서 준비운동을 운동하기 전에 꼭 실시한다. 모든 움직임 패턴에서 마음과 신체에 좋든 나쁘든 상관없이, 준비운동은 신경 시스템에 가장 효율적인 메시지를 제공한다.
- 훈련과 관련된 수행력 안정기(performance plateaus)와 만성 손상들 사이에 "얼마나 잘하는지?"를 질문하지 않고 "얼마나 많이?", "어느 정도?", "얼마나 멀리?", "얼마나 빨리? 만 질문한다.
- 쉽게 도달할 수 있는 것을 목표로 한다. 설정 이것은 균형능력을 촉진하고 가장 효과적인 근육 패턴을 자극하는 통합 시스템이다.
- 자신감, 적응성, 창의성을 위해 훈련하라. 이러한 마음으로 훈련에 참여하는 선수들은 문제를 해결하고 기회를 활용하는 방법을 만들어 낸다.
- 소통과 통합. 여러 분야에 걸쳐 있는 전문가들이 서로 이해하는 마음이 필요하다. 비록 각각 전문가 사이에 순위가 다를 수 있지만, 전체적으로 목표는 같아야 한다. 만약 팀원 중 한 전문가의 연구 결과가 다른 전문가의 훈련 계획에 영향에 미치지 않으면 훈련 프로그램에 영향을 미쳐 목표에 도달하지 못할 수 있다.
- 마음에 있는 큰 그림을 유지하라: 장기적인 계획은 단기 성과보다는 장기적인 성공을 위한 기초를 생각하고 계획한다.
- 프로 운동선수들은 훈련과 운동수행을 즐길 수 있어야 한다. 그들은 최고 중의 최고 선수들로 쉽게 이겨내는 방법을 알고 이해한다.

치료 방향들 (Treatment Pathways)

다음 서술하는 내용들은 다양한 부상 중에서 저자가 경험한 선수들의 재활 방향들을 요약한 내용이다. 이 내용은 광범위한 사례연구 내용은 아니다. 이 목적은 운동선수들의 기능 검사와 관련성 및 다양한 부상에 따른 특정 치료 내용을 제시했으며, 치료 원칙과 적용하는 방법들을 설명하는 것이다. 각각 나열된 운동선수들이 갖고 있는 질환은 만성 또는 재발성 부상들이다. 선수들은 사전에 통증 부위에 대한 표준적인 치료를 받았다. 그러나 이 치료 접근 방법은 영구적인 문제를 해결되지는 않았다. 이 선수들은 구조적 결함을 발생시키는 근본적인 기능적 움직임에 문제가 있었다.

테니스 선수의 정강이 통증 (The Tennis Player with Shin Pain)

23세 테니스 선수는 6개월 동안 양쪽 정강이 심부 통증으로 치료를 받고 있다. 그녀는 뒤정강근육을 촉진하면 통증이 있으며, 다른 근골격계적인 통증은 없다.

선수는 테니스 코트에서 운동을 할 때 다리의 움직임이 느리고 불안정한 느낌이 들었다. 선수에게 질문했을 때, 그녀는 훈련 중 무릎 통증에 의해 무릎이 안쪽으로 무너지는 듯한 느낌이 있다고 대답했다. 그녀는 체육관에서 5개월 동안 무릎 조절 능력을 증가시키기 위해 보강운동을 실시했다.

아래 내용들은 그녀의 패턴을 변화시키기 위해 30분 동안 실시한 내용을 서술한 것이다. 검사기간 동안 선수의 신발 밑창을 관찰하였다.

기능과 관련된 검사를 위한 주요 조사 결과들 (Main Findings for Function-related Testing)

단순감각 종합검사 (SSCT) (Simple Sensory Communication Test)

하지 전체는 엉덩관절에서 안쪽 회전하고, 무릎은 안쪽으로 돌리고 발은 평편하게 한다. 이 운동은 간단하게 팔 운동을 추가하면 다른 검사들도 할 수 있다. 균형검사를 더욱 어렵게 시도할려면, 다리 회전을 더욱 많이 실시해야 한다.

몇 가지 중요한 점들은 이 검사 결과에 대한 고려사항이다. 허벅지를 중립위치에서 유지하기 어려우면 엉덩관절 조절과 큰볼기근(GMax)-중간볼기근(GMed) 활동능력을 추가 검사해야 한다. 균형을 발의 안쪽부분에서 중심을 잡는 경향이 있으면, 발바닥의 감각인식 검사를 실시해야 한다. 눈을 뜬 상태에서 간단하게 팔 운동 반응은 해리 문제를 암시한다.

스쿼트 (Natural Squat)

그녀는 균형검사를 하는 동안 중력중심(Center of Gravity)을 낮추지 못했다. 발 압력은 양쪽 발 모두 안쪽으로 회전하였고, 무릎은 안쪽으로 움직였다. 그녀는 수직력(vertical force) 관리에 문제가 있으며, 방향 전환과 운동 조절 훈련이 필요했다.

발목 등쪽굽힘(dorsiflexion)의 가동범위와 엉덩관절과 무릎관절 굽힘에는 제한이 없어, 선수는 동작을 수월하게 할 수 있었지만 기능적인 검사를 할 수 없었다.

정적 런지 (Static Lunge)

선수의 무릎 정렬은 움직이면서 바로 안쪽으로 회전되면서 무너졌다. 그녀는 엉덩이 부위가 아래쪽 보다는 뒤쪽으로 움직여 큰볼기근의 편심성 수축 조절 능력이 결여되어 있어 하지를 조절하고 지지하는 행동이 결여되어 있었다. 각 다리의 지지 반응 없으며, 잠재적인 추진력도 감소하였다.

리스닝 발 (발 감각운동, Listening Foot)

이 검사를 수행하는 것은 앞발부위 중앙에 매우 저하된 감각인식, 바닥과 접촉되어 있는 발의 내측면이 무너져 있으며, 발과 발목의 운동 조절 능력이 매우 낮았다. 그녀는 매우 낮은 체중 부하 자세에서 발 압력을 조절하기 위해 앞정강근과 뒤정강근을 과사용하고 있었다. 그녀는 또한 오금근육 활성화할 수 없었다.

부상 가능한 기전 (Likely Mechanism of Injury)

선수는 스트레칭하는 동안 뒤정강근의 반복적인 수축으로 인해 다리가 안쪽으로 무너지게 되어 선 자세에서 발을 발끝 밀기(push off)를 할 것이다.

치료적 접근(Treatment Approach)

발과 발목에서 고유감각 분리
(Proprioception-Dissociation at the Foot-Ankle)

선수는 의자에 앉아 먼저 리스닝 발(발 감각운동, listening foot)을 하기 위해 발바닥을 바닥에 내려 놓았다. 정상적인 족압(foot pressure)에 대한 반응이 어떤 느낌인지, 종아리뼈(fibula)가 어떻게 움직여서 정상적인 움직임이 무엇인지를 설명한 후, 운동을 실시하면서 발 조절 감각의 향상과 말초 근육의 과도한 활동을 감소시킬 수 있었다.

의자에 앉은 자세에서 발 감각운동을 통해 족압의 변화에 반응하는 엉덩관절의 움직임을 느끼고, 기립자세에서 동일한 방법으로 운동을 실시했다. 이 운동은 발과 엉덩관절 사이의 감각을 인식하는 능력을 증가하는데 도움을 준다.

활동 (Activation)

클램(Clam)운동은 가쪽 엉덩관절의 기본적인 근육 기능과 감각능력을 증가시킬 때 사용할 수 있다.

펄 브릿지운동(Pearls Bridge)은 선수에게 엉덩관절 폄과 체간 폄 사이를 구별하게 할 수 있게 해준다. 선수는 폄 운동을 할 때 척추세움근이 처음에 수축하는 것보다 큰볼기근이 처음에 수축 해야 한다. 이것은 교각자세에서 엉덩관절의 회전이 빠르게 개선되었으며, 큰볼기근 수축 반응도 더욱 빨라졌다.

머리 위로 손을 올려 팔을 스트레칭 한 상태에서 간단하게 볼 바운싱(Ball Bouncing) 등 몇 가지 동작을 하면 선수의 중심 긴장도가 증가되며, 몸통의 안정화 반응들을 자극시킨다. 이 운동은 또한 체중 부하를 주지 않으면서 중립적인 발의 위치 감각과 무릎 조절능력을 증가시켜 동적 신경근육계의 자극을 제공한다.

균형 (Balance)

발바닥의 감각능력을 증가하고, 엉덩근육을 활성화 시키는 것을 중점을 두었으며, 기본 평형성은 선수의 발바닥 감각에 초점을 맞춰 훈련을 실시했다. 그녀는 하지의 불안정성을 빨리 인지할 수 있었으며, 불안정한 자세를 교정할 수 있었다.

기능적 부하 증가 (Increasing Functional Loading)

선수는 큰 볼기근의 편심성 조절과 발과 무릎 위치, 척추 위치감각을 발달시키기 위하여 스위스볼을 이용하여 기본적인 벽 스쿼트(Wall Squat)를 배웠다. 정적 런지 검사에서 우리는 이 선수의 부적절한 편심성 큰볼기근 조절에 의해 런지운동을 할 때 골반이 뒤쪽으로 이동하는 것을 확인할 수 있었다. 볼을 이용하여 발부터 척추까지의 운동사슬(kinetic chain)에 의해 보상 가능한 동작과 표준 스쿼트 동작을 비교하면서 불필요한 동작을 감소시켰다. 발목과 몸통 자세를 지속적으로 유지하면서, 엉덩관절 움직임의 오류를 쉽게 발견할 수 있다.

선수가 엉덩관절, 발과 무릎의 감각 제어능력이 안정이 되면, 볼 런지(Ball Lunge) 운동으로 운동강도를 증가시켰다. 볼 운동은 사지의 부하를 감소시키면서, 체중부하 조절을 통해 중간단계로 운동을 증가시킬 수 있다.

재활훈련 끝낸 후 재 테스트 (Re-testing at the End of the Session)

정적 런지(Static Lunge) 검사를 다시 측정하였다. 발, 무릎과 엉덩관절 조절은 무릎 굽힘 95°까지 수행할 수 있었다. 기본적인 균형검사에서는 초기에 문제를 감지하고 다시 조절해서 정확한 동작으로 검사를 할 수 있었다.

이와 같은 자세조절이 된 것은 기능수행 능력들이 증가했기 때문이다. 중요한 점은 발과 엉덩관절 사이의 감각능력과 발과 발목 주변의 감각능력이 증가했다는 것이다. 양성 지지 반사(positive support reflex)가 나타난 것은 엉덩관절, 무릎과 골반 조절능력이 증가했기 때문이다.

재활 훈련 프로그램은 다양한 요소들을 이용해 점진적으로 적용했었다. 정적 런지의 수행력 증가는 중심영역(control zones)이 자세를 유지하는 동안 독립적으로 움직일 수 있어 향상되었다. 민첩성과 운동량 조절 증가는 정확한 수직력(vertical force) 관리와 내츄럴 스쿼트(Natural Squat)의 수행속도가 증가하는 효과를 볼 수 있었다. 하지 추진력 향상은 발목과 발 동작을 조절하는 협응력 운동과 보행할 때 엉덩관절 주변 근육의 수축력 향상은 런지 훈련을 시작할 때부터 발달했었다.

조정선수의 요통
(The Rower with Lower Back Pain)

이 선수는 요통에 대한 기본적인 치료를 받아도 호전되지 않아, 요통이 지속적으로 재발하고 있으며, 지속적으로 조정훈련을 할 수 없었다.

기능과 관련된 검사 후 주요 결과들
(Main Findings for Function-related Testing)

- **앉은 자세에서 허리-골반 움직임**(Seated Lumbo-pelvic Mobility) : 운동성 결여와 분리
- **앉은 자세에서 뒤넙다리근 테스트**(Seated Hamstring Test) : 몸통 고유수용기와 자세 조절 결여
- **누운 자세에서 엉덩이 굽힘**(Supine Hip Flexion) : 엉덩관절 굽힘 80° 에서 골반의 후방 회전
- **앉은 자세에서 몸통 앞 기울임**(Seated Forward Trunk Tilt) : 움직임 초기 굽힘에 몸통을 접음
- **정적 런지**(Static Lunge) : 가쪽 골반 조절 결여, 넓은등근의 과사용
- **수직 엉덩관절 이완**(Vertical Hip Release) : 엉덩관절 굽힘 결여
- **기본 균형**(**평형성**, Basic Balance) : 양측 발 위에서 몸통조절 결여

부상 가능한 기전 (Likely Mechanism of Injury)

이 선수는 엉덩관절보다 척추 유연성이 상대적으로 좋고, 허리-골반부(lumbopelvic region)의 조절과 고유감각 능력이 결여되어 있다. 스트로크(Stroke)의 회복단계에서, 척추가 굽힘되고, 엉덩관절보다 척추가 불안정하며, 고유수용감각의 결여 때문에 척추가 부분적으로 사용되고 있었다. 이것은 노를 잡고 잡아당기기 시작할 때 허리에 최대 스트레스가 발생하며, 노를 물의 저항에 이겨내기 위해 자세가 변형되어 나쁜 자세가 나타난다.

치료 접근 (Treatment Approach)

고유수용감각과 근육 활성화가 이 선수에게는 제일 먼저 필요하였다. 선수에게 스위스볼에 부드럽게 앉아 배 위에서 노 젓는 동작과 같이 훈련하도록 운동을 실시하였다. 이 운동은 선수가 갖고 있는 몇 가지 문제; 몸통 움직임, 몸통 안정화 활동과 고유수용감각을 해결할 수 있었다.

이후, 선수는 골반의 중립위 회복과, 기본적인 허리골반 동작 훈련을 실시했었다. 이 훈련은 움직임 조절과 고유수용감각이 동시에 실시할 수 있는 운동이다. 볼에서 바운싱(Bouncing)하는 동안 중립위치 감각능력을 회복하고 추가로, 몸통 근육 활성화와 신경근 증가를 위해 가쪽 골반경사(lateral pelvic tilts)을 실시했다. 선수는 이 훈련을 통해 척추에 대한 자신감이 더욱 가지게 되었다.

엉덩관절과 허리와의 관련성은 엉덩관절 움직임 개선을 위한 도수치료, 증가된 가동범위를 유지하기 위해, 허리를 이완시키고 엉덩관절의 움직임을 증가시키기 위해 서로 필요하다. 이 운동을 선수에게 자가 홈 프로그램으로 실시하도록 했었다.

배가로근(TrA)의 활성화와 몸통 안정화를 위해, 선수에게 그레이하운드(Greyhound) 운동과 벽 밀기(Wall Press)를 가르쳤다. 그는 굽힘 자세에서 몸통의 불안정이 익숙해져 있으며, 몸통의 중립 자세를 유지하는 척추안정화 개념의 두 가지 운동을 시작했다. 그는 엉덩관절 굽힘과 몸통 중립자세 조절을 결합한 운동인 앉은자세에서 몸통 앞기울임 경사(seated forward trunk tilt) 운동을 실시했다.

펄 브릿지운동(string of pearls bridge)은 조정선수의 큰볼기근의 초기 활성화를 위해 운동을 시작했다. 벽 스쿼트(Wall Squat) 적용도 같은 의미로 적용되었다. 이러한 운동은 몇 가지의 목적을 갖고 있다. 조정선수는 엉덩관절과 허리가 초기 운동에서 기능부전을 나타나고 있었다. 그는 엉덩관절 굽힘보다는 허리 굽힘에 더 많은 문제를 갖고 있었다. 그에게 벽 스쿼트(Wall Squat)를 할 때 잘못된 동작이 무엇인지를 알려주었으며, 벽 스쿼트를 하는 동안 척추의 똑바른 자세를 지속적으로 유지하고 무릎과 엉덩관절 굽힘을 정확하게 어떻게 해야 하는지를 알려주었다. 또한, 큰볼기근의 활동을 위해 편심성, 원심성 훈련을 하는 동안 운동감각, 고유수용감각과 안정화 요소를 증가시키기 위해 이 훈련 방법을 적용했다.

벽 스쿼트가 숙달되었으면, 조정선수는 내츄럴 스쿼트(Natural Squat)로 운동강도를 증가시켰다.

1단계 훈련을 마치면서, 조정선수는 몇 개의 핵심운동(OTT)로 운동강도를 증가시킬 수 있었다. 기본적인 몇 개의 핵심운동(OTT)은 중립자세에서 몸통 안정화를 증가시킬 수 있으며, 두 손을 바닥에 짚고 두 다리를 쭈그렸다 폈다하는 운동(Squat Trust)은 몸통 중립과 엉덩관절 굽힘 사이의 관계를 훈련하기 위해 이 운동을 추가실시했다.

골반 BLT는 스위스 볼 위에 앉은 자세에서 한발로 자세를 유지하는 운동이다. 이 운동은 높은 수준의 운동조절과 동적 허리골반의 안정성이 요구된다.

스키점퍼운동은 중립적인 몸통 조절과 엉덩관절, 허리 폄근의 근활성도와 지속적인 협응력이 추가로 필요하다. 엉덩관절과 몸통운동의 동적 협응력을 위해 메디신볼 클린(Medicine Ball Cleans)과 다양한 런지(Lunge) 운동을 시작하였으며, 기본적인 움직임을 할 수 있을 때 추가로 회전운동을 실시했다.

저부하 상태에서 동적 몸통 조절과 지구력 운동의 경우, 조정선수는 고정자전거(Ergometer)에 앉아 몸통과 머리의 중립위치와 손의 위치에 맞게 안장을 앞, 뒤로 조절하여 선수에 맞게 조절했다. 도르래 운동(Pulley exercise)과 일반적인 실내 운동(Gym exercise)은 재활훈련을 하면서 선수의 자신감 회복이 되었을 때 마지막으로 추가했다.

선수는 재활 훈련이 끝난 후 자신감 증가, 통증 감소로 정상적인 조정훈련을 할 수 있어 스포츠 활동에 복귀했다.

단거리 선수에게서 반복되는 서혜부와 뒤넙다리근 염좌 (The Sprinter with Recurrent Groin and Hamstring Strains)

이 선수는 반복되는 부상을 2년간 지속하고 있었다. 그는 엉덩관절 주변 근육들의 만성적인 단축, 기술 능력 감소와 오른쪽 어깨의 관절가동범위 제한을 갖고 있다. 이러한 문제가 발생하기 전에 경미한 오른쪽 무릎 부상을 갖고 있었다.

기능과 관련된 검사 후 주요 결과들 (Main Findings for Function-related Testing)

- **단순감각 종합검사**(SSCT): 오른쪽 다리의 경미한 손상과 양쪽 발에 심각한 균형 부족, 오른쪽 발 경축(rigidity)이 보였다.
- **걷기 반복 연습**(Walking Drills): 왼쪽 발을 뗄 때 중심세로축(CLA)의 결여와 몸통이 오른쪽으로 쏠림(collapsed) 된다.
- **서서 다리 흔들기**(Standing Leg Swing): 선수는 두 다리로 서서 다리로 흔들기를 수행 할 수 없었다. 그는 균형과 움직임을 얻기 위해 서있는 자세(stance leg)에서 지지가 충분하지 않았다.
- **선 자세에서 무릎 올리기**(Standing Knee Lift): 선수는 오른쪽 무릎을 들어 올릴 때, 오른쪽 넓은등근(latissimus dorsi)이 내려왔다. 그는 후방경사 근막사슬(posterior oblique myofascial sling)의 보상작용이 있었다.
- **정적 런지**(Static Lunge): 골반이 가쪽과 앞쪽(laterally and anteriorly)으로 기울어져 있었다; 허리를 펼 때 불안정성이 보였다; 오른쪽 무릎은 안쪽(medially)으로 기울어져 있었다. 그래서 하지 조절영역(lower control zone)의 지지능력이 결여되어 있는 것이 보였다.
- **동적 런지훈련**(Lunge Drive) : 강한 뒤넙다리근의 우세, 골반의 뒤쪽경사 변위와 무릎 굽힘이 보였다. 선수는 추진 전략이 결여되어 있는 것처럼 보였다.

부상 가능한 기전 (Likely Mechanism of Injury)

이 선수는 수직적인 중심세로축(CLA)를 유지할 수 없었다. 왼발로 나아갈 때, 그의 몸통은 오른쪽으로 흔들리며, 균형을 유지할 때 엉덩관절 폄이 증가하고 왼쪽 모음근들(adductors)이 수축되는 것이 보였다. 그의 큰볼기근은 어떤 자세나 또는 어떤 움직임에 자발적으로 활성화가 되지 않으며, 모음근육군과 뒤넙다리근은 보상작용에 의해 과부하가 걸리는 것으로 보였다. 오른쪽 어깨가 밑으로 내려오는 경향이 보이며, 운동선수는 팔꿈치를 뒤로 움직일 수 없으며, 어깨 경직(stiffness)을 갖고 있어 정확한 움직임이 이뤄지지 않았다.

이 선수는 뒤넙다리근과 척추세움근의 근활성도가 매우 높았다. 또한 엉덩관절 대신에 허리의 지속적인 동작을 감지하는 감각이 결여되어 있었다. 몸통 안정화 전략의 기능부전으로 척추세움근과 엉덩관절 굽힘에 의존하고, 배가로근(TrA)의 활성도가 매우 낮았다. 이것은 엉덩관절의 경직을 증가시켰다. 오른쪽 리스닝 발(listening foot)을 실시하지 않아 오른쪽 골반 조절 능력의 결여와 다시 뒤넙다리근을 과사용하게 되는 원인이 되었다.

선수는 엉덩관절을 펼 때 골반이 앞과 위로 이동해서 생산적인 움직임을 할 수 없기 때문에, 그는 "골반이 내려 앉은(sitting down)" 자세가 되며, 몸을 일어설 때 고정한 발을 통해 엉덩관절을 앞쪽으로 미는 대신에 뒤넙다리근을 이용하여 발을 고정한 상태로 일어난다. 그래서 그는 효과적인 추진 전략이 부족했다.

치료 접근 (Treatment Approach)

이 선수는 4단계로 분류하여 재활훈련 프로그램을 진행했다.

1단계 훈련은 큰볼기근(GMax), 중간볼기근(GMed)과 배가로근의 활성화시키는 운동으로 구성했다. 하지 조절지지 운동과 리스닝 발(Listening Foot)은 운동 시작 즉시 실시했다. 이 운동들은 선수의 균형능력을 향상시키고, 오른쪽 다리의 정상적이고 안정적인 메카니즘을 강화하기 위해 실시했다. 앉은 자세에서 허리-골반의 움직인과 바운싱(Bouncing)은 골반의 위치조절과 고유감각을 증가시키기 위해 실시했다.

벽 밀기(Wall Press)는 안정된 중심세로축(CLA)을 만들기 위해, 몸통이 안정된 자세에서 좌, 우 균형적으로 실시했다. 이 운동은 반복적인 조절능력을 발달시키기 위해 시작하였다. 슈퍼맨(Superman) 자세는 척추의 지속적인 조절을 위해 엉덩관절 폄과 굽힘 운동을 실시함으로써 하지와 척추 사이의 움직임을 분리시켰다. 선수의 탄력성을 유지하기 위해서 그레이하운드(Greyhound) 운동과 함께 시작했다. 두 운동 모두 단거리 선수들에게 필요한 운동이었다.

2단계 훈련은 낮은 강도의 운동과 자세 유지능력(long body shape)을 목표로 운동을 실시했다. 런지와 스키 점퍼(ski jumper)운동은 몸통 후방사슬의 협응력을 발달시키고, 한발로 바운싱(Single Leg Bouncing)은 고정된 발에서 자신의 신체를 유지하는 능력을 키우기 위해 실시했다. 선수의 몇 개의 핵심운동(OTT)은 오른쪽 무릎이 굽힘할 때 안쪽으로 쏠리는 경향이 있었으며, 높은 수준의 엉덩관절 굽힘패턴을 위해 한 발로 스쿼트 운동을 통해 실시했다.

3단계 훈련은 선수의 무릎과 엉덩관절 사이의 정확한 운동 타이밍을 만드는 것을 목표로 하였다. 메디슨 볼 동작운동(Medicine Ball Cleans)과 메디슨 볼 복부운동(Medicine Ball Sweeps)은 바닥에서 하지의 완전 협응 폄 훈련을 실시했으며, 더 높은 수준의 중심세로축(CLA) 훈련을 지속적으로 실시했다. 체육관에서 체력강화운동을 다시 시작할 필요가 있기 때문에 이 패턴 운동은 꼭 필요했다. 폴리운동(pulley exercise)은 몸통을 폄 상태에서의 대근육들(global muscles)의 조절을 향상시키기 위해 실시했다. 기립자세에서 다리 밴드 스트레칭 운동은 엉덩관절 주변의 근육을 중심으로 실시했다.

4단계 훈련은 스피드 증가와 부하를 이겨낼 수 있는 체력을 만들기 위한 시작단계로, 다양한 자세에서의 안정성을 조절할 수 있는 능력을 훈련했다. 계단에서 점프(Stair Bounding)는 몸통 자세에 영향을 받지 않고 하지의 힘을 최대로 만들 수 있는 운동이다.

이 선수가 완전한 중심세로축(CLA)을 형성한 후, 서혜부(groin)에 받는 부담이 줄어들었다. 이전 치료는 주로 안정화시키는 그룹을 활성화 시키는 것을 중점으로 실시했지만, 선수가 재활에 성공하기 위해서는 고유수용감각과 운동감각 능력을 결합한 운동을 실시했다. 이것은 선수가 육상필드에서 경기 기술적면을 향상시킬 수 있으며, 자신이 갖고 있는 동작에 대한 문제점과 훈련 프로그램을 완전히 수행할 수 있는 동기부여를 증가시켰다.

골프선수의 요통 (The Golfer with Lower Back Pain)

이 선수는 요통에 대한 기왕력을 갖고 있으며 경기력 향상에 대한 장애요인들이 증가했다. 그녀는 체육관에서 근력강화운동을 기반으로 파워를 증가시키는 훈련을 시도했으나, 몸이 좋아진 것을 느끼지 못했다.

기능과 관련된 검사 후 주요 결과들 (Main Findings for Function-related Testing)

- **단순감각종합검사**(SSCT): 사지의 균형능력 저하, 오른쪽 발과 발목관절의 경축(rigidity).
- **기본 선 자세**(Basic Standing Position): 선수는 선 자세에서 넙다리네갈래근과 앞정강근의 과도한 근활성이 보였다. 그녀는 또한 하복부의 낮은 근력 저하와 상복부의 과도한 긴장이 보였다.
- **선 자세에서 고정된 발에서 골반 돌림**(Pelvix Rotation Over the Fixed Foot in Standing): 엉덩관절의 제한된 움직임과 하복부의 펴되는 경향과 위 몸통에서 보상작용이 나타나 과도한 돌림되는 경향이 보였다.
- **메디신 볼 정사각형 회전**(Medicine Ball Square Rotation): 선수는 한 구역에서 움직이는 경향이 있고, 엉덩관절과 어깨의 분리를 힘들어 하는 것처럼 보였다. 그녀는 탄력적으로 몸통을 대각선으로 움직이는 능력(Elastic Spiral Support Mechanism)이 충분하지 않았다.
- **앉아서 몸통 앞 기울기**(Seated Forward Trunk Tilt): 선수는 척추를 펴하는 경향이 보였고, 마지막 자세에서 척추세움근의 강한 수축이 보였다.

부상 가능한 기전 (Likely Mechanism of Injury)

여기에 몇 가지 요인들이 있었다. 선수의 습관적으로 허리를 펌 자세를 유지하며, 허리세움근의 긴장도가 높게 유지되었다. 그녀는 백스윙(backswing)을 할 때, 움직임을 만들기 위해 코어가 작용되지 않아 엉덩관절이 과도하게 옆으로 움직이기 때문에 골반이 가슴과 분리할 수 없었다. 이 자세에서 스윙을 시작하면서, "점프(jump)" 스윙 때문에 하지의 회전 타이밍이 좋지 않아 보상작용으로 골반에 힘을 주어서 오른쪽 다리가 충분하게 회전되지 않았다. 엉덩관절의 적절한 움직임이 없어, 척추의 과도한 폄과 옆으로 굽힘할 때 힘을 많이 받아, 허리의 후관절(facet joint)에 압박을 받았다.

치료 접근 (Treatment Approach)

골프를 할 때 안정성과 가동성 인지가 동시에 필요하다. 첫 번째 단계는 스윙을 정상적으로 회전하여 하지를 이용할 수 있도록 오른쪽 리스닝 발(listening foot)을 실시했다. 이것은 백스윙할 때 과도한 체중이동을 줄이고 엉덩관절의 움직임과 정상적인 골반 회전 인지감각 훈련을 결합한 것이며, 위 몸통과 아래 몸통 사이의 장력을 유지해 보다 강한 스윙 파워를 만들기 위한 기본적인 재활운동이다.

재활운동을 더욱 발전시켜, 선수의 탄력성을 높이기 위해 그레이하운드(Greyhound)를 가르쳤으며, 중립적 몸통 자세의 조절과 감각능력을 훈련하고 배가로근(TrA)의 활성화를 위해 벽 밀기(Wall Press)와 스위스볼 위에서 바운스(Ball Bouncing) 운동을 실시했다. 또한 그녀는 허리 폄근을 이용하지 않고 엉덩관절을 조절하는 방법을 벽 스쿼트(Wall Squats)를 통해 배웠고, 허리와 하지를 이용하는 않고 엉덩관절 주변조직을 이용해 스윙을 할 수 있도록 고유수용감각 능력을 증가시켰다.

또한 스키 점퍼(Ski jumper), 오버 더 탑 운동(OTT)과 스위스볼 위에서 몸통 회전성과 요가와 같은 연속적인 움직임 조절을 통합하는 운동을 2단계와 3단계에서 점증적으로 강도를 높여 실시했다.

단거리 선수들과 같이(346쪽 참조), 재활은 그녀의 움직임에 대한 문제를 분석해서 진행되어야 했다. 안정성 문제와 함께 운동 방해요인들을 치료하기 위해 추가적으로 발생할 수 있는 문제들을 예방하는 것을 목표로 운동을 증가시켰다. 그녀는 최소한의 불편과 골프 기술능력 증가와 함께 프로 수준의 경기를 다시 할 수 있었다.

테니스 선수의 어깨 통증 (The Tennis Player with Shoulder Pain)

이 테니스 선수는 왼손잡이로 특히, 포핸드와 백핸드를 할 때 앞쪽 어깨통증이 증가하여 병원에 내원했다. 그녀는 테니스를 30분 정도 연습할 때 통증을 느껴 운동 수행력이 점점 떨어졌다.

기능과 관련된 검사 후 주요 결과들 (Main Findings for Function-related Testing)

- **자세 관찰**(Postural observation): 선수의 왼쪽 큰가슴근(pectoralis major)과 위등세모근(upper trapezius)이 과도하게 발달되어 있었다.
- 정상 보행에서, 선수는 상체를 효과적으로 회전할 수 없었다.
- **정적 런지**(Static Lunge): 런지를 완전하게 실시할 때 엉덩관절과 무릎관절의 움직임을 잘 조절하지 못하며, 앞으로 나가려는 경향이 보였다.
- **윈드 스크린 와이퍼**(Windscreen Wipers): 위팔머리(head of the humerus)는 팔을 회전할 때 앞으로 미끄러졌다.
- **앉은 자세에서 가슴의 가동성**(Seated Thoracic Mobility) : 선수는 양 방향에서 몸통 회전능력이 낮았다.

부상 가능한 기전 (Likely Mechanism of Injury)

포핸드로 경기를 할 때, 선수는 골반과 가슴회전을 분리하기보다는 동시에 같이 회전되었다. 이 회전이 분리가 되지 않기 때문에, 스트로크하는 동안 신체의 힘을 효과적으로 전달하지 못하고, 파워를 만들기 위해 몸통에서 잠재적인 탄력성을 효율적으로 이용할 수 없었다. 이것은 그녀가 스트로크하는 동안 파워를 전달하지 못해서 팔을 과도하게 사용하는 원인이 되었다.

백핸드 슬라이스할 때, 선수는 무릎을 비교적 앞에서 유지하고, 몸이 앞으로 기울어지면서 힘을 만들기 때문에 어깨에서 파워를 만들기 어려운 각도가 되었다. 선수는 어깨뼈 안정화 훈련을 하였고, 그래서 어깨관절이 부하가 감소하였지만 팔에 힘이 제대로 전달되지 않았다. 대신에, 위팔머리는 관절의 앞쪽으로 이동하며, 회전 축이 불안정하여 어깨 조절에 문제가 있었다. 이 선수는 어깨 주변 근육 중 뒤쪽 근육들보다는 앞쪽 근육들이 더 많이 사용되고 있었다.

치료적 접근 (Treatment Approach)

서 있는 동안 골반과 가슴의 회전 감각을 증가시킬 뿐만 아니라, 최적의 가동성을 위해 몸통 회전(Total Body Rotation, 6장 참조) 운동을 시작했다.
팔을 리드미컬하게 스윙하는 동안 골반이 회전한 후에 가슴이 탄력성 있게 대각선으로 움직이는 느낌을 들 수 있도록 도와주었다. 메디슨볼 회전운동(Medicine Ball Square Rotation, 7장 참고)은 골반을 고정하고 가슴의 회전 동작만 할 수 있게 했으며, 발을 고정한 상태에서 골반회전(6장 참고)은 골반에서 움직임이 시작할 수 있도록 감각훈련을 실시했다. 이 모든 운동을 하는 동안 어깨가 움직일 수 있도록 했다. 이 운동은 팔 움직임과 같이 포핸드 스윙으로 연결될 수 있도록 했다.

핸드 슬라이드(Hand Slied) (6장 참고)는 어깨뼈 들임(retraction)과 내밈(protraction)을 증가시키기 위해 실시했다. 종종 팔이 머리위 자세에서 어깨뼈 조절이 좋지만, 선수는 팔 벌림 위치에서 어깨뼈 가동성은 매우 좋지 않았다.

선수의 몸통, 골반과 어깨뼈 조절은 기본적으로 정상이었으나, 어깨관절의 조절 문제 때문에 몸 전체에 잘못된 운동 반응이 전달되었다. 그녀는 어깨에서 힘을 증폭시키기 위해 몸 전체를 움직일 수 있으며, 안정성이 더욱 증가된 것을 인식할 수 있었다. 그녀는 몸 전체의 기능적 가동성, 협응력과 타이밍에 문제를 갖고 있었다. 몸의 가동성에 대한 감각 회복과 움직임에 대한 적응이 된 후에 어깨 부하가 감소되었다.

그녀는 새로운 움직임을 인지하고 테니스 스트로크 동작할 때 통합적인 움직임을 코트에서 할 수 있었다. 선수는 2시간 동안 통증 없이 게임을 지속할 수 있었으며, 이 문제 때문에 다시 병원에 가지 않았다.

축구 선수의 무릎 통증 (The Football with Knee Pain)

이 선수는 오른쪽 무릎을 1년 전에 앞십자인대(ACL) 복원 수술을 했었다. 그는 인대 검사에서 불안정한 증상이 나타나지 않음에도 불구하고, 무릎 통증과 불안정한 느낌이 계속 증가했다. 이 선수는 무릎에 대한 정상적인 재활을 받았지만, 경기와 훈련을 지금도 오랜 시간 동안 할 수 없었다.

기능과 관련된 검사 후 주요 결과들 (Main Findings for Function-related Testing)

- **단순감각종합검사**(SSCT): 발과 발목관절에서 경축(rigidity)과 오른쪽 다리에서 균형능력이 매우 저하되어 있었다
- **서서 무릎 올리기**(Standing Knee Lift): 선수는 왼쪽 무릎을 올릴 때 몸통이 오른쪽으로 기울어졌고, 오른쪽 무릎을 올릴 때 오른쪽으로 몸통이 기울어졌다.
- **정적 런지**(Static Lunge): 왼쪽과 오른쪽 무릎 정렬이 바르지 않아 골반이 앞으로 경사지면서 가쪽으로 기울어져 있었다.
- **점프 착지**(Jump Landings): 무릎과 엉덩관절에 정상적인 완충 동작이 없었다. 선수는 착지할 때 뻣뻣한 관절들 때문에 통증을 더욱 많이 느꼈다. 그의 신경근(neuromusclular) 계통은 매우 나빴다.

지속되는 통증의 기전 (Mechanism of Continuing Pain)

오른쪽 발에서 관찰된 경축은 발 감각운동을 할 때 확인되었다. 선수는 무릎의 자가-잠김 기전(self-locking mechanism)의 영향을 받아 정강뼈 돌림이 일어나지 않았다.

잘못된 양성 지지 기전(faulty positive support mechanism)에 의해 발의 경축이 왔다. 선수의 넙다리네갈래근, 볼기근의 협응력과 근수축 타이밍의 저하가 있었다. 선수는 충격과 운동량 제어에 대처하기 위해 자신의 관절을 경직시키는 것과 같이 신체를 잘 적용하지 못했다. 중간 볼기근과 큰볼기근의 빈약한 수축에 의해, 선수의 골반 안정성은 방향 전환 등의 훈련에 충분하게 대처하지 못했다. 골반 주변 조직들의 낮은 수축력은 몸통 조절능력 저하와 무릎관절에 부하 증가가 있었다.

치료적 접근 (Treatment Approach)

1 단계의 모든 운동에서 이 선수는 몸통근육의 활성화와 골반 안정화 상태를 유지시킬 수 없었다. 오른쪽 발에서 감각 피드백 증가와 정강이 회전 증가는 골반 안정화를 위해 필요했다. 선수에게 이 요인을 증가시키기 위해 능동적 리스닝 발(listening foot) 실시했다. 골반 안정화 근육을 활성화시키기 위해 조개운동(Backed up with Clam)과 펄 브릿지운동(String of Pearls Bridge)을 권장하였고, 큰볼기근의 수축을 활성화 시키기 위해 허리골반 영역의 가동성을 증가시키는 운동을 실시했다. 슈퍼맨(Superman) 훈련은 엉덩관절에서 체중 지지하는 것을 도와주며, 중심세로축(CLA)을 만드는데 도움을 주었다.

2단계 운동은 선수의 생활습관을 통해 오른쪽으로 기울어진 몸통을 중립위치로 만드는 것을 도와주며, 수직 중심세로축(CLA)을 유지하는 것을 강조하는 운동을 프로그램에 추가했다. 계단 오르기(Step-ups)와 런지(Lunge) 운동은 지지 전략을 세우기 위해 사전 운동으로 실시했다. 스페이스 인베이더(Space Invaders) 운동은 골반, 엉덩관절과 함께 몸통조절을 통합하는 운동이다. 그는 이 운동을 하는 동안 몸통이 과도하게 앞으로 기울어지는 것을 피하고 수직적인 엉덩관절 이완에 집중할 수 있도록 했다.

3단계 운동은 대부분 메디슨볼(Medicine ball) 운동들로 무릎관절과 엉덩관절의 연속적인 수축과 협응력을 증가시키기 위해 실시했다.

4 단계 운동은 운동량을 조절하기 위한 전략을 해결하기 위해, 총 6단계가 요구되지만 2단계까지만 필요했다. 이것은 선수의 스피드를 확인할 때 효과적인 중력중심이 능력이 결과이다. 선수가 공중점프 할 때 다른 선수와 접촉 후 착지할 때 특별히 주의했다.

근력과 안정성 뿐만 아니라 신경감각이 정상으로 회복되었을 때, 선수는 통증이 감소되고 스피드와 민첩성이 증가해서 강한 자신감을 느꼈다. 그는 프리미어 리그 경기로 복귀할 수 있었다.

마장마술선수의 요통과 수행 문제들 (The Dressage Rider with Lower Back Pain and Performance Problems)

이 선수는 경기력 문제 외에 지속적인 척추 통증의 경험을 갖고 있었다. 관찰했을 때, 그녀는 주로 오른쪽에 체중을 두고 말을 탔었다. 많은 승마선수들과 같이, 그녀는 어린 시절부터 말에서 떨어진 경험들이 있었다.

기능과 관련된 검사 후 주요 결과들 (Main Findings for Function-related Testing)

- **골반 측면 경사**(Pelvic Side Tilts) : 왼쪽경사 결여
- **서 있는 동안 무릎 올리기**(Standing Knee Lift) : 오른쪽 무릎을 올릴 때 부족
- **앉아서 스위스 볼 위에서 무릎 올리기**(Seated Knee Lift on a Swiss Ball) : 오른쪽 무릎을 올릴 때 부족
- **단순감각종합검사**(SSCT) : 왼쪽 다리에서 균형 능력 결여
- **리스닝 발**(Listening Foot) : 왼쪽에서 결여

부상 가능한 기전 (Likely Mechanism of Injury)

이 선수의 왼발과 왼쪽 다리, 몸의 방향감각과 균형 기전들이 손상되었다. 그녀의 검사결과 이전에 말에서 낙상과 가끔씩 말의 발길질에 의해 골반과 허리에 지속적인 충격이 있으며, 이런 사고는 승마선수에게 일반적으로 발생했다. 이런 충격들은 골반의 정상적인 메커니즘을 방해하고, 통증부위가 승마선수의 운동에 지속적으로 영향을 줄 수 있다.

승마선수의 감각 피드백은 오른쪽을 통해 대부분 이뤄지고 있었다. 그녀는 안장에 앉을 때 통증은 없지만, 그녀의 중심세로축(CLA)이 오른쪽으로 무너졌을 때 체중이 고르게 분포된 것으로 인식하기 때문에 체중 부하를 완전하게 할 수 없었다. 이것은 그녀가 느끼는 "정상적" 위치였다.

치료적 접근 (Treatment Approach)

이 선수의 치료 목표는 척추에 받는 스트레스를 경감하기 위해 정상적인 허리골반 움직임 복원과 효과적으로 체중 부하와 다리를 보조해줄 수 있도록 하기 위해 좌 · 우 균형을 맞춰 주기를 위해 치료를 실시했다. 견고한 중심세로축(CLA)을 구축하기 위해 왼쪽 발은 리스닝 발(Listening Foot) 운동에 의해 자극을 하고, 왼쪽 골반을 이완시키기 위해 골반 옆경사(Pelvic Side Tilts) 운동을 시작했다.

선수는 양쪽 골반에 체중 부하를 동일하게 하는 감각을 증진시키고 몸통을 중립위치에 놓기 위해서 중립 영역에서 팔을 머리위로 올리고 스위스 볼 바운싱(Ball Bouncing) 운동을 시작했다. 그녀는 손에 빗자루를 잡고 머리위로 올리고 골반 가쪽경사(Lateral Pelvic Tilt) 운동과 볼 위 중심선에서 한쪽 골반으로만 바운싱 운동을 한 후, 다른 한쪽 골반도 바운싱 운동을 실시했다. 바운싱 운동을 하는 동안 빗자루는 수평을 유지한 채로 운동을 실시했다.

그레이하운드(Greyhound)와 벽 밀기(Wall Press)는 좌 · 우 몸통 대칭과 배가로근(TrA)을 활성화시킨다. 엉덩관절 회전(Hip Swivels) 운동을 허리골반 가동성과 큰볼기근 활성화를 위해 시작했다. 승마선수는 몸의 양쪽에 걸쳐 안정적인 골반의 움직임과 안정성, 그리고 왼쪽 감각 피드백을 증가시키기 위해 균형 훈련을 서서 실시했다.

점차 재활치료가 진행되었을 때, 허리골반 경사를 앞쪽과 뒤쪽으로 가동성을 증가시키는 운동과 골반회전과 대퇴 미끄러짐 운동(Thigh Sliders for Pelvic Rotation)은 말의 움직임에 반응하여 더 좋은 균형감각과 움직임이 나올 수 있도록 이 운동들을 시작했다. 마장마술선수는 오버 더 탑 운동(OTT)과 함께 2단계 운동을 진행했다. 2단계 운동은 정적 런지(Static Lunge)와 스키 점프(Ski Jumper)운동은 전방 및 후방 운동사슬 균형과 안정성을 증가시킬 수 운동이다.

볼 바운싱(Ball Bouncing) 운동은 말을 탈 때 중립적인 자세를 찾기 위한 감각을 증가시키는데 매우 효과적 운동이다. 볼 위에서 앉아 말을 타고 있는 듯한 상상을 하게 하는 훈련은 그녀가 중립위치를 쉽게 찾을 수 있게 도움을 주는 운동이다. 말들은 좌 · 우 모두 같은 균형을

갖고 앞으로 전진하기 때문에 중립위치와 균형 감각이 증가하면 척추에 받는 스트레스를 감소하고, 말의 움직임에 반응하여 말 위에서 자신의 몸을 조절할 수 있으며 말에서 낙상 위험이 낮아졌다.

철인 삼종경기 선수의 만성 아킬레스힘줄염 (The Triathlete with Chronic Achilles Tendonitis)

이 선수는 3개월 동안 왼쪽 아킬레스건 통증 때문에 어려움을 겪고 있었다. 그녀는 전기치료와 연부조직 마사지를 포함한 보존적 치료와 편심성 부하(eccentric loading) 프로그램을 실시하고 있었다. 이 치료들이 도움이 되지 않아 지속적인 달리기 운동을 할 수 없었다.

기능과 관련된 검사 후 주요 결과들 (Main Findings for Function-related Testing)

- **보행 평가**(gait assessment): 선수는 골반회전의 비대칭이 보였다. 그녀의 왼쪽 장딴지로 발을 밀기가 어렵기 때문에 왼쪽 발을 밀기한 후 오른쪽 골반으로 연결되지 않았다. 골반회전 결여는 왼쪽 엉덩관절의 폄을 불가능하게 하며, 또한 볼기근 수축시간에 영향을 주었다. 이 선수는 앞쏠림(propulsion) 기능부전을 갖고 있었다.
- **선 자세에서 무릎 올리기**(Standing Knee Lift): 선수의 오른쪽 무릎을 올릴 때 왼쪽 엉덩관절을 일직선으로 유지하기가 어렵다.
- **정적 런지**(Static Lunge): 골반 조절 결여와 왼쪽 엉덩관절의 적절하게 굽혀지지 않으며, 골반조절의 결핍이 관찰되었다.
- **리스닝 발(발 감각운동,** Listening Foot): 선수는 바닥에서 발의 압력을 변경할 수 없었다. 양쪽 발은 기능적으로 단단하고 정확한 감각 피드백을 제공할 수 없었다.
- **단순감각종합검사**(SSCT): 선수는 왼쪽 다리로 서 있을 때 몸이 왼쪽으로 회전되었다.

부상 가능한 기전 (Likely Mechanism of Injury)

이 선수는 안정성과 가동성 문제를 동시에 갖고 있었다. 지면에 발 접촉하는 시간의 증가와 하지에 강한 부하, 지면의 충격에 의해 골반이 무너지는 원인. 큰볼기근과 중간볼기근의 활성화가 매우 부족했다. 또한 장딴지 근육의 과도한 긴장에서 달리기를 할 때 골반회전이 비대칭적인 움직임을 갖고 있어서 운동 기능부전 증상을 가지고 있었다.

치료적 접근 (Treatment Approach)

생체역학적 문제를 직접 해결하기 위해, 선수에게 옆으로 누워하는 신체 역회전(Counter Body Rotation)을 가르쳤다(6장 참고). 다른 쪽으로 누워 가동성을 검사했을 때 양쪽 차이가 있는 것을 발견하고 매우 놀랐다. 이런 경험을 한 후, 운동할 때 골반회전과 정상적인 보행을 할 때 골반회전에 대한 느낌을 신경 쓰라고 그녀에게 요구했다.

1단계 운동은 큰볼기근과 중간볼기근의 활성화되는 느낌을 체험하기 위해 운동을 실시했다. 중간과 내부 범위와 외부 가동범위를 통해 엉덩관절 조절능력을 증가시키기 위해 정적 런지(static Lunge)와 계단오르기(Step-ups) 운동할 때 체중부하를 증가시키는 방법으로 운동을 실시했다. 선수에게 장딴지 근육을 과도하게 사용하는 대신 중간볼기근을 이용하여 엉덩관절을 앞으로 움직이는 느낌으로 런지 자세에서 스탠딩 스트레치 밴드 레그(Standing Stretch Band Leg) 운동을 실시하도록 했다. 계단 오르기(Step-ups)는 다리를 지지하고 엉덩관절의 폄 속도를 증가시키기 위해, 무릎을 높이 올리는 동작을 추가로 실시했다.

선수는 골반의 균형감각을 증가시키기 위해, 장딴지 올리기(calf raises)운동을 추가했으며, 이 운동은 선수의 신체 정렬을 바르게 유지할 수 있도록 도와주는 운동이다.

이 선수의 회복을 위한 가장 큰 요인은 아킬레스건에 대한 집중적인 치료보다는 잘못된 움직임 패턴을 회복시키는 것이 더 중요했었다. 신체 역회전(Counter Body

Rotation)의 재확립은 지면에서 충격에 대한 체중 부하를 지지할 수 있는 기능과 함께 엉덩관절 폄 운동을 실시했을 때, 선수는 증상 감소가 시작되었다 선수는 더 이상 문제없이 훈련에 복귀할 수 있었다.

골프선수의 어깨 통증
(The Golfer with Shoulder Pain)

이 선수는 오른쪽 상부 등세모근(upper trapezius), 어깨뼈와 오른쪽 등허리 부분에 통증이 2년 동안 갖고 있었다. 선수는 많은 돈을 치료받는데 투자를 하였으나 증상은 호전되지 않았다. 많은 치료를 받았어도, 이 선수의 골프스윙은 완벽한 스윙이 되지 못했다. 과거에 받았던 치료들은 통증 부위만 치료했고, 조직에 받는 스트레스에 대한 원인치료를 받지 못했다.

관찰하는 동안, 이 선수의 백스윙(back swing)은 팔의 동작이 자연스럽게 연결되지 못하고 부자연스럽게 스윙하는 경향이 보였다.

기능과 관련된 검사 후 주요 결과들
(Main Findings for Function-related Testing)

- **신체 회전**(Total body rotation) : 오른쪽 하지의 부정렬
- **엉덩관절과 무릎관절 굽힘 상태에서 몸통 회전**(Total body rotation with hips and knees bent) : 왼쪽 어깨가 내려앉고(dropping), 오른쪽 엉덩관절이 뒤쪽으로 움직임
- **가슴 회전**(Thoracic rotation) : 정상
- **목 회전**(Cervical rotation) : 정상
- **오른쪽 어깨의 바깥돌림**(External rotation of the right shoulder) : 중간 정도 제한

부상 가능한 기전 (Likely Mechanism of Injury)

골반 회전 제한 때문에, 이 선수는 오른쪽 엉덩관절이 뒤쪽으로 이동했었다. 백스윙(backswing)할 때 왼쪽 어깨가 내려앉았기 때문에 오른쪽 뒤쪽 어깨와 목 주변 근육들이 과긴장이 되었다.

치료적 접근 (Treatment Approach)

이 선수의 가장 먼저 치료해야 할 요인은 골반 회전을 회복시켜 자신의 스윙을 정확하게 하는 자세를 교정하는 것이 필요했었다. 그는 엉덩관절의 가동범위를 회복시키기 위해 전신 회전(Total body rotation) 운동을 시작했다. 부분적인 움직임에 감각능력 회복과 골반회전 운동에 대한 감각능력을 향상시키기 위해 발을 고정한 상태에서 골반회전 운동을 실시했다. 이 선수에게 골반의 움직임 개선을 위해 궁둥구멍근(이상근, piriformis) 스트레칭을 가르쳤다.

1단계 재활치료가 끝났을 때, 선수의 스윙을 재평가하고, 불편한 느낌 없이 골반이 자연스럽게 회전되는 감각이 증가했다.

선수 치료 프로그램 1단계 운동에는 근육의 탄력성을 증가시키기 위해 그레이하운드(Greyhound) 운동과 허리뼈 움직임을 증가시키기 위해 펄 브릿지(string of Pearls Bridge) 운동, 어깨의 바깥돌림을 위해 다이아몬드(Diamond) 운동뿐만 아니라, 힙 펍(Hip Pops)과 클램(Clam) 운동을 포함해서 실시했다.

2단계 운동은 스키 점퍼(Ski Jumper), 오버 더 탑 운동(OTT)와 서스펜션 브릿지(Suspension Bridge)운동을 추가했다. 마지막으로, 2단계와 3단계 운동에서 요가 기반의 연속적인 움직임(sequences) 운동을 추가했다.

선수는 골프 투어 게임에 지속적으로 참가하여 실제적인 치료를 할 수 없으나, 스스로 운동을 실시했다; 2개월 후에 선수는 독립적으로 재활운동을 실시할 수 있었다. 그는 신체의 불편한 느낌이 감소되었고 경기력은 매우 많이 향상되었다.

프로 축구선수의 허리와 서혜부의 통증 (The Professional Footballer with Lower Back Pain and Groin Pain)

이 선수는 프로축구 선수로 급성 서혜부 통증 때문에 운동을 할 수 없었고, 과거에 요통을 갖고 있었다. 탈장(Hernia)은 아닌 것으로 진단되었다.

기능과 관련된 검사 후 주요 결과들 (Main Findings for Function-related Testing)

- **정적 런지**(Static Lunge): 골반, 무릎 그리고 몸통 조절이 매우 나쁘며; 엉덩관절 굽힘이 감소되고 몸통이 앞쪽으로 기울어져 있음
- **양팔 올리기**(Double Arm Raise): 몸통 조절이 나쁨; 팔을 올리고 골반을 앞쪽으로 움직일 때 배근육의 활동은 정상적 활동이 나타남
- **서서 무릎 올리기**(Standing Knee Lift): 오른쪽 발로 기립할 때 조절능력 상실; 오른쪽 넓은등근(latissimus dorsi); 발의 과도한 수축과 오른쪽 무릎을 올릴 때 몸통이 오른쪽으로 옆굽힘 됨.
- 허리에서 뭇갈래근(mutifidus)의 촉진을 확실하게 하지 못함.

부상 가능한 기전 (Likely Mechanism of Injury)

서혜부 문제가 커져서 전신 조절 문제로 확대됨.

치료적 접근 (Treatment Approach)

골반을 도수치료 후, 선수는 허리 주변 근육들의 패턴 재교육을 위해 옆으로 누운 자세에서 신체 역회전(Counter Body Rotation) 운동을 가르쳤다.

첫 번째 프로그램으로 그레이하운드(Greyhound), 펄 브릿지(string of pearls bridge) 운동과 슈퍼맨(Superman) 운동을 수행했다.

이 선수는 아주 간단한 운동에도 문제를 갖고 있었다. 그는 스위스볼 위에 앉아 팔을 머리 위로 올릴 수 없고, 몸통조절이 되지 않고, 팔을 올리면 오른쪽 팔이 아래로 떨어졌다. 그는 또한 간단한 벽 밀기(Wall Press)를 할 수 없었다. 손상 없이 평가의 중요성을 강조한다: 국제적인 수준의 선수들은 간단한 운동들을 수행할 수 있다고 예상하지만, 그들은 간단한 동작들을 평가하지 않고 넘어가는 경우가 많다.

이러한 문제들을 극복하기 위해, 선수는 올바른 호흡 패턴을 가르칠 필요가 있었다. 그는 효율적인 근육 패턴을 이용하여 몸통 안정화를 시킬 수 없으며, 배빗근육들(oblique muscles)에 과도하게 의존해서 가슴 위 부분만 이용한 호흡 패턴을 이용하라고 배웠다. 그는 어떻게 호흡 해야 하는가를 배웠고, 바른 자세에서 풍선을 이용해서 어떻게 호흡해야 하는 방법도 배웠다. 그 재활훈련을 하면서 몸통의 안정성 패턴이 변화하고 호흡 패턴도 신속하게 개선되었다.

배가로근(TrA)의 기본적인 수축은 오버 더 탑 운동(OTT)과 통합한 후, 스쿼트 트러스트(Squat Thrust) 운동을 통해 엉덩관절 굽힘 운동을 하고, 추가로 한 발 스쿼트 트러스트(single leg Squat Thrust) 운동을 추가했다. 척추 회전 조절은 오버 더 탑 운동(OTT) 트위스트 스쿼트 트러스트(Twisting Squat Thrust)를 추가해서 실시했다.

선수의 몸통의 무너짐과 강한 수직축(vertical axis)을 유지하는 어려워 골반 BLT와 한 다리(Single Leg BLT)운동을 추가적으로 실시했다.

서포트 런지(Support Lunge) 운동은 하지를 낮게 한 자세에서 엉덩관절 동작 움직임 조절을 도와 주었으며, 이 운동이 적응되면 정상적인 체중지지를 한 상태에서의 런지(Lunge)로 진행했다. 선수의 요통은 1단계 치료에서 해결하고, 서혜부 통증은 3단계 치료에서 해결되었다. 선수의 동적 안정성을 증진시키기 위해 축구에서 요구되는 기본 체력에 맞춰 재활운동을 지속적으로 실시하도록 권장했다.

높이뛰기 선수의 만성적 양쪽 앞구획 증후군 (The Long Jumper with Chronic Bilateral Anterior Compartment Syndrome)

이 선수는 달리기와 점프할 때 정강이 통증 때문에 10대 초반 이후에 어려움을 겪었다. 이 증상은 결국 양쪽 다리의 앞정강근과 관련된 구획증후군으로 점점 상태가 악화되어, 양쪽 다리에 근막절개술을 받았다.

이 선수는 절개술로 문제를 해결하는데 실패했고, 선수는 물리치료를 실시했다. 그러나, 안정화 운동들을 처방 받아 재활운동을 실시해도, 선수의 증상 호전이 없었다. 그녀는 3년 동안 달릴 수가 없었으며, 증상 때문에 걸을 때 통증이 나타났다. 또한 골반 및 엉덩관절 통증과 오른쪽 어깨 통증으로 고생하고 있었다.

기능과 관련된 검사 후 주요 결과들 (Main Findings for Function-related Testing)

- **단순감각종합검사**(SSCT) : 양쪽 발의 기능적인 경축(rigidity)과 매우 저하된 상태
- **정적 / 동적 런지**(Static and Dynamic Lunges) : 오른쪽 몸통의 기울어짐과 양쪽 모두 기능이 저하된 상태. 엉덩관절은 아래쪽보다 뒤쪽으로 더 움직이고, 무의식적으로 큰볼기근이 편심성 수축을 하고 있었다.
- **양팔 올리기**(Double Arm Raise) : 골반이 뚜렷하게 앞으로 이동하고, 몸통조절 및 자세습관이 좋지 않은 상태
- **서서 무릎 올리기**(Standing Knee Lift) : 왼쪽과 오른쪽 자세 모두에서 넓은등근(latissimus dorsi)의 과도한 수축이 보임
- **동적 런지훈련**(Lunge Drive) : 추진력 패턴이 나쁨, 똑바로 선 자세를 유지하는 것이 어렵고, 넙다리네갈래근과 앞정강근(tibialis anterior)에 의해 몸통이 뒤쪽으로 기울어짐

부상 가능한 기전 (Likely Mechanism of Injury)

이 선수의 기본 균형 전략은 앞정강 근육을 과사용하고 있으며, 또한 다리 뒤쪽 큰 근육들을 사용하는 대신 발을 앞쪽으로 움직여 정강뼈를 끌어들여 균형을 유지하려는 경향이 있었다. 정상적인 기립자세에서, 그녀는 무릎관절과 엉덩관절을 똑바로 유지할 수 없고, 골반이 앞쪽으로 이동하면서 기립자세를 유지했다.

이 선수가 달릴 때 골반에 의해 지지된 몸통이 흔들리며, 골반은 엉덩관절의 굽힘과 척추에 의해 뒤쪽으로 이동해서 척추의 심부가 무너진 상태로 달렸다. 이런 자세에 대응해서, 선수는 코치의 지시에 따라 자세를 개선하기 위해 어깨를 뒤로 잡아당긴 상태에서 달렸다. 이런 조합은 골반 근육에서 불리하게 작용하고, 앞정강근의 의존에 의해 과도한 수축이 발생했다. 선수의 하지 부위는 정상적인 근육의 탄력성보다 부족하고, 단단하고 수축력이 떨어졌다.

치료적 접근 (Treatment Approach)

초기 단계에서, 이 선수의 정강이 상처부위의 근막이완술이 필요했고, 추가로 연부조직 가동 및 림프 배출을 위한 림프부종마사지를 실시했다. 이 치료는 정상적인 순환을 증가시키고, 울혈 감소를 통해 주변에 빠른 치유 환경을 조성할 필요가 있었다. 움직임 패턴의 재교육은 선수를 회복시키는데 매우 중요한 요소이며, 움직임 패턴을 수정하지 않으면 통증부위를 더욱 악화시킨다.

1단계는 골반과 몸통의 안정성 증가를 목표로 하였다. 선수는 안정화 운동을 프로그램대로 실시했지만 코어 근육들을 사용하지 못했다. 선수는 엉덩이-골반 이동성을 회복하기 위해서 힙 펄(Hip Pop)과 힙 스위브(Hip Swivels), 허리 유연성을 증가시키기 위해 펄 브릿지(String of pearls bridge) 운동과 엉덩관절 벌림근육을 강화시키기 위해 클램(Clams) 운동과 선 자세에서 무릎 프레스(Standing Knee Press) 운동을 실시했다. 그녀는 척추의 중립위 감각과 3개의 조절 영역들의 협응력을 키우기 위해 그레이하운드(Grehound) 운동과, 슈퍼맨(Superman) 운동과 벽 밀기(Wall Press)를 배웠다. 체중부하 운동을 준비하기 위해 리스닝 발 운동(Listening foot exercise)과 기본 균형운동(Basic Balance)을 실시했다.

2단계는 신체 역회전 회복과 중심세로축(CLA) 조절 능력을 증가시키기 위해 오버 더 탑 운동(OTT), 스키 점프운동(Ski Jumper)과 서스펜션 브릿지

(Suspension Bridge) 운동을 추가했다. 서포트 런지(Supported Lunge) 운동은 정상 쪽 지지전략을 발전시키고, 엉덩관절 가동범위 내에서만 운동을 실시했다.

3단계는 발로 지지한 상태에서 엉덩관절을 앞쪽으로 움직일 수 있도록 집중적인 교육을 실시했으며, 서서 한쪽 무릎 들어올리기(Standing Knee Lift Drive) 운동과 도르래 잡아 당기기(Pulley Pull Drive) 운동을 추가했다. 정적 런지(Static Lunge) 운동은 갈비뼈에 탄성저항밴드(elastic resistance)를 걸쳐 기쪽으로 잡아당기면 몸통과 골반 협응력을 조절하는데 매우 효과적인 운동이다.

이 질환을 빠르게 치료할 수 없고 통증 부위 조직을 정상화시키는 데 약간의 시간이 걸렸다. 그러나, 선수는 일주일에 여러 번 달리기를 할 수 있었다.

부록 1: 일반적으로 사용되는 용어 (Commonly Used Terms)

자세 관련 용어 (Positional Relationship)

앞 또는 배쪽 〔Anterior (or ventral)〕

체내 구조 또는 신체 구조에서 앞 표면. 이 단어의 의미는 신체 부위들 사이의 관계를 설명할 수 있다. 예로, 복장뼈는 폐의 앞 부분에 있고, 앞(anterior)은 앞쪽을 의미한다. 신체 구조에서 폐의 앞 표면들을 말한다.

뒤 또는 등쪽 〔Posterior (or dorsal)〕

체내 구조 또는 신체 구조에서 뒤 표면. 예를 들어, 허리는 당신의 뒤면에 있고, 척추는 폐의 뒤에 있다.

위 (Superior)

이 의미는 다른 신체 구조들에 비해 높은 부분으로, 예를 들어, 머리는 어깨의 위에 있다.

아래 (Inferior)

이 의미는 다른 신체 구조들에 비해 낮은 부분으로, 예를 들어, 발은 무릎의 아래에 있다.

몸쪽 (Proximal)

신체 구조가 신체중심에 가까운 부분에 있을 때, 예를 들어, 넙다리뼈는 정강뼈 보다 몸쪽에 있다.

먼쪽 (Distal)

신체 구조가 신체중심에 먼쪽 부분에 있을 때, 예를 들어, 손은 팔꿉 보다 먼쪽에 있다.

운동 용어 (Movement Terms)

척추 (Spine)

굽힘: 앞으로 굽힘
폄: 뒤로 굽힘
가쪽 굽힘: 옆으로 굽힘

무릎 (Knee)

굽힘: 무릎을 굽힘
폄: 무릎을 곧게 폄

엉덩관절 (Hip)

굽힘: 넓적다리를 앞쪽으로 움직여 엉덩관절을 굽힘
폄: 넓적다리를 뒤쪽으로 움직여 엉덩관절을 곧게 폄
벌림: 신체 중심선에서 넓적다리를 멀리 움직임
모음: 신체 중심선에서 넓적다리를 중심에 가까워 지거나 또는 가로질러 움직임
가쪽 돌림: 넓적다리를 밖으로 움직임
안쪽 돌림: 넓적다리를 안쪽으로 움직임

어깨 (Shoulder)

굽힘: 위팔을 앞쪽 위를 향해 직선으로 움직임
폄: 위팔을 뒤쪽을 향해 직선으로 움직임
벌림: 위팔을 신체에서 떨어져 움직임
모음: 신체 중심선에서 위팔이 중심에 가까워 지거나 또는 가로질러 움직임
가쪽 돌림: 위팔 안쪽면이 상대적으로 앞쪽면으로 움직임
안쪽 돌림: 위팔 안쪽면이 상대적으로 뒤쪽면으로 움직임

운동 면 (Planes of Movement)

시상면 (Sagittal)

굽힘과 폄, 또는 앞쪽과 뒤쪽 동작면, 예를 들어 자전거 타기

관상면 (Coronal)

벌림과 모음과 같이 옆으로 움직임, 예를 들어, 수레바퀴 돌리기

가로면 (Transverse)

신체 내에서 회전하는 면, 예를 들어, 야구 타격

근육 수축 용어 (Muscle Contraction Terms)

내부 범위 (Inner range)

근육이 짧아진 상태에서 다시 근수축, 예를 들어, 만약 팔꿉관절을 완전히 굽힘하고 있는데 더욱 굽힘 할려고 하면, 두갈래근이 짧은 상태에서 수축한다.

외부 범위 (Outer range)

근육이 늘어난 상태에서 근수축, 예를 들어, 턱걸이를 시작할 때, 팔꿈치를 곧게 편한 상태인 두갈래근이 최대로 늘어난 상태와 같이 외부 범위에서 수축이 시작한다.

중간 범위 (Mid range)

폄과 굽힘 사이의 가운데 지점, 일반적으로 근육이 강한 자세, 예를 들어, 턱걸이를 팔꿈치 굽힘에서 시작하면 쉽게 한다.

동심 (Concentric)

근육힘을 발생하며 짧아지는 것, 예를 들어, 두갈래근 컬(bicep curl)운동을 할 때 두갈래근이 짧아짐

편심 (Eccentric)

근육이 늘어나며 수축하는 것, 예를 들어, 깊은 스쿼트(Deep Squat)를 할 때 넙다리네갈래근의 운동

등척성 (Isometric)

근육의 길이가 변하지 않고 수축하는 것, 예를 들어, 역도선수가 머리위로 중량 바를 잡고 근육 길이는 변화지 않고 근육들이 수축하며, 자세를 유지하고 있는 상태

운동 제어 용어 (Motor Control Terms)

기저면 (Base of support)

신체의 표면 접촉점 사이에 포함한 총면적, 예로, 한 발로 기립해 있으면 작은 기저면을 제공한다. 손과 무릎(네발 자세)으로 신체를 지지하면 큰 기저면을 제공한다. 큰 기저는 일반적으로 안정적이다.

자세조절 (Postural control)

시각, 안뜰(내이)와 몸감각(근육, 힘줄, 피부와 인대)의 피드백에 대한 반응으로 몸의 평형을 조절하기 위한 자동조절 능력이다. 또한 움직임 자극에 반응하여 운동을 준비하는 신체의 능력, 움직임을 준비하기 위해 안정 활동과 체중 이동을 유발하는 반응이다. 이 준비과정을 피드포워드(feedforward) 반응이라고 부른다.

해리 (Dissociation)

부드럽고 독립적으로 신체의 다른 부분으로 이동하는 능력. 만약 대근육(global muscle)의 고정은 과도한 근육 긴장으로 자유롭게 움직이는 것을 어렵게 만들 수 있다.

고유감각 (Proprioception)

몸의 감각 피드백에 의해 만들어지는 관절의 위치 인식 또는 관절 움직임

양성지지 반응 (Positive support response)

엉덩관절과 무릎 폄근의 반응은 일반적으로 체중지지에 의해 발에서 발바닥의 자극에 의해 반응

열린사슬 (Open chain)

먼쪽 움직임 분절 끝부분이 고정되지 않은 상태에서의 움직임, 예를 들어, 공을 던지는 동작

닫힌사슬 (Closed chain)

먼쪽 움직임 분절이 고정된 상태에서의 움직임, 예를 들어, 레그 프레스(Leg Press)

부록 2 : 일반적인 패턴 목록 (List of Common Patterns)

이 책 전반에 걸쳐 많은 근육들의 작용 관계를 논의되었다. 이 표는 이러한 관계를 요약한 것이다. 방향성 관계(directional relationship)는 단순히 저활동 근육군들(underactive groups)에 대한 과활동 근육군들(overactive groups)의 위치를 의미한다

방향적 관계	해부학적 관계	과활동 근육들	과활동 근육들의 작용	저활동 근육들/ 조절되지 않는 근육들
수직의 Vertical	힘을 생산하기 위해 상체와 하체의 사용된 비율. 팔의 과사용.	큰가슴근(대흉근, Pectoralis major) 작은가슴근(소흉근, Pectoralis minor) 앞쪽 어깨세모근 (전방 삼각근, Anterior deltoid)	힘의 생성과 조절	배가로근 (복횡근, Transversus abdominis), 뭇갈래근 (다열근, multifidus), 배속빗근 (내복사근, internal oblique). 체간과 골반 사이의 힘의 잘못된 이동
수직의 Vertical	골반의 활동에 대한 하지의 활동	앞정강근 (전경골근, Tibialis anterior)	고정된 발 위에서 다리를 전방으로 당김	큰볼기근 (대둔근, gluteus maximus)/ 뒤넙다리근 (슬괵근, hamastrings)의 고정된 발의 엉덩이를 전방으로 밀기의 실패
수직의 Vertical	골반-엉덩이 조절에 대한 하지의 활동	장딴지근(비복근, Gastrocnemius)/ 넙치근(가자미근, soleus)/ 발가락굽힘근(무지굴근, flexor hallucis)	다리를 안정화하기	중간볼기근(중둔근, gluteus medius) 과 큰볼기근(대둔근, gluteus maximus) 활동 저하, 불안정한 CLA
수직 후방 Vertical posterior	허리-골반 부위와 엉덩이	뒤넙다리근(슬괵근, hamastrings),	요추-골반-엉덩이 부위의 신전 힘을 조절	큰볼기근(대둔근, gluteus maximus), 뭇갈래근(다열근, multifidus)
수직 전방 Vertical Anterior	골반과 엉덩이	척추세움근(척추기립근, Erector spinae), 배곧은근(복직근, rectus abdomins), 배바깥빗근(외복사근, external obliques), 엉덩이 굽힘근들 [엉덩허리근(장요근, iliosoas), 넙다리곧은근(대퇴직근, rectus femoris)]	골반과 엉덩이의 관계를 조절	배가로근 (복횡근, transversus abdominis)
대각선의 Diagonal	골반과 양측의 어깨	넓은등근(광배근, Latissimus dorsi)	후방의 비스듬한 슬링 유지	반대쪽 큰볼기근 (대둔근, gluteus maximus)
측면의 Lateral	체간과 한측 골반	허리네모근(요방형근, quadratus lumborum)	골반 위의 체간의 자세 유지	중간볼기근(중둔근, gluteus medius)
측면의 Lateral	내측과 외측의 엉덩이	모음근육군(내전근군, adductor group)	엉덩이 조절	큰볼기근(대둔근, gluteus maximus) /중간볼기근(중둔근, gluteus medius) / 엉덩이의 깊은 회전근들
전후방의 Anteroposterior	상지와 체간	큰가슴근(대흉근, Pectoralis major) 작은가슴근(소흉근, Pectoralis minor) 앞쪽 어깨세모근(전방 삼각근, Anterior deltoid)	상지와 체간의 사이의 부하를 지지 그리고 이동하기	앞톱니근(전거근,serratus anerior), 아래 등세모근(하부 승모근, lower rapezius), 돌림근띠(회전근개, rotator cuff)
전후방 사선 패턴 Anteroposterior cross pattern	요추와 골반	엉덩이 굽힘근들 척추세움근(척추기립근, Erector spinae)	요추-골반 관계를 안정화	배가로근(복횡근, Transversus abdominis), 큰볼기근(대둔근, Gluteus maximus)

부록 3: 중요 기능 평가를 위한 득점표
(Scoring Charts for the Capsule Functional Assessment)

중요 기능 평가는 스포츠와 관련된 사람들에게 적용할 수 있는 일반적인 검사 방법들이다. 이것은 특정 스포츠를 목적으로 하지 않고, 기본적인 운동조절에 관련된 주요 영역을 검사한다. 특정 스포츠 검사에 대한 추가적인 자세한 정보는 이 책 11장을 참고한다.

아래 득점표는 신체 능력의 기본적인 능력을 기록하기 위해 사용될 수 있다. 기능적 운동은 운동사슬체인을 통해 고려해야 할 많은 변수들을 객관적으로 측정하기 어렵다. 이 검사방법의 목적은 훈련 프로그램을 계획할 때 고려해야 할 중요한 조절 문제들을 신속하고 간단하게 알아보고자 하는 것이다.

만약 검사 점수에서 2점 또는 더 높은 점수를 받은 경우, 상위 영역의 자격을 가지고 있는 것이다. 만약 중요 기능평가에서 모두 총계의 합이 5점을 초과하면, 운동선수에 대한 전체 평가는 치료가 매우 필요한(remedial high priority; RHP) 선수이다. 점수가 3점과 5점 사이인 경우, 치료가 필요한(remedial priority; RP) 선수이다. 점수가 0-2점 사이인 경우, 적절한(competent; C) 기능을 가진 선수로 평가된다.

이 검사를 완료 한 후, 실행 계획을 수립해야 한다. 선수가 필요한 신체기능 부분과 이것을 해결하기 위한 계획은 책을 참고하세요. 검사 결과 선수가 필요한 신체기능부분을 해결하기 위해 계획한 훈련 프로 그램을 보세요. 예를 들어, 당신이 하지와 코어 조절 능력이 낮으면, 껑충 뛰기와 바운딩할 때 부상 위험이 증가한다. 움직임 패턴을 발달시키는 동안 만족스러운 훈련 목표를 위해 교대로 다리 운동(alternate legs)을 실시하는 것보다 두 다리를 동시에 폭발적인 파워운동을 했을 때 운동조절 능력을 향상시킨다.

마지막으로, 기능검사 결과와 당신이 계획한 운동 프로그램과 연계해서 운동을 실시할 수 있다. 1장과 2장에서 제시된 개념은 기능검사 결과 운동 문제점에 대해 연계해서 당신에게 도움을 줄 수 있습니다.

기본적인 기능 평가표 (Basic Functional Assessment Charts)

이름: ______________________________

태어난 날짜: ______________________________

테스트한 날짜: ______________________________

❶ 균형 (Balance)

점수: 당신이 관찰한 가장 높은 점수의 장애를 선택해라. 즉, 처음 3가지 선택사항 중 하나를 선택해라. 만약 발이나 얼굴이 고정이 관찰되면 각각의 점수를 더해라.

균 형		눈을 뜬 상태의 균형		눈을 감은 상태의 균형	
		오른쪽	왼쪽	오른쪽	왼쪽
흔들림(워블)	1				
발 이동	2				
발가락 만지기	3				
발 강직	1				
얼굴 고정	1				
총점 :					

균형 합계 : __________

❷ 가동성 관계 (Mobility Relationships)

점수: 적절한 점수에 동그라미.

양팔 들기 (Double Arm raise)		앉은 채로 뒤넙다리근 테스트	오른쪽	왼쪽	전신 회전	오른쪽	왼쪽
앞쪽으로 돌아간 골반/깊어진 척추의 굽힘	3	척추의 중립 소실	3	3	회전의 제한이 반원의 1/3	2	2
골반/앞쪽으로 이동한 무게	3	완전히 펴지지 않는 무릎관절	2	2	회전의 제한이 반원의 2/3	1	1
180° 가 되지 않는 어깨	3				맞지 않는 발의 압력반응	1	1
합계:		**합계:**			**합계:**		

가동성 관계 합계: __________

❸ 하지영역조절과 중심영역조절 안정성 (Lower and Central Control Zone Stability)

정적 런지 (뜬 눈)		오른쪽 다리 앞으로	왼쪽 다리 앞으로	눈을 감은채 정적 런지		오른쪽 다리 앞으로	왼쪽 다리 앞으로	동적 런지		오른쪽 다리 앞으로	왼쪽 다리 앞으로
무릎관절 안쪽으로 이동	3			무릎관절 안쪽으로 이동	3			무릎관절 안쪽으로 이동	3		
골반옆으로 기울이기	3			골반 옆으로 기울이기	3			골반옆으로 기울이기	3		
엉덩관절 뒤로 움직이기 (허리 굽힘 심화)	3			엉덩관절 뒤로 움직이기 (허리 굽힘 심화)	3			엉덩관절 뒤로 움직이기 (허리 굽힘 심화)	3		
몸통 옆으로 기울이기	3			몸통 옆으로 기울이기	3			몸통 옆으로 기울이기	3		
한쪽 팔을 다른 쪽보다 낮게 떨어뜨리기	3			한쪽 팔을 다른 쪽보다 낮게 떨어뜨리기	3			몸통 앞쪽으로 붕괴	3		
								바닥에서 뒤꿈치 들기	3		
입술깨물기 또는 얼굴고정	1			입술깨물기 또는 얼굴고정	1			어깨를- 뒤로 움직이면 시작 위치로 돌아갑니다.	1		
단단한 앞쪽 발	1			단단한 앞쪽 발 앞쪽 발	1			입술깨물기 또는 얼굴고정	1		
								단단한 앞쪽 발	1		
합계 :				**합계 :**				**합계 :**			

런지 운동 (Lunge Drive)		오른쪽 다리 올리기	왼쪽 다리 올리기	내츄럴 스쿼트 운동 (Natural Squat)		오른쪽 다리 올리기	왼쪽다리 올리기
골반이 뒤쪽경사로 움직임 (Pelvis is tucked under in posterior tilt)	3			넓적다리가 수평자세에 도달하지 않음 (Thigh does not reach a horizontal position)	3		
무릎자세가 구부러짐 (Stance knee is bent)	3			무릎과 발목이 안쪽 또는 바깥쪽으로 무너짐 (Knees and ankles collapse inwards or outwards)	3		
몸통이 뒤쪽보다 앞쪽이 짧다 (Trunk is shorter at the front than at the back)	3			몸통각 각도가 너무 앞쪽으로 멀리 기울어져 있음 (Angle of trunk tilts too far forward)	3		
몸통이 뒤쪽보다 앞쪽이 길다 (Trunk is longer at the front than at the back)	3			몸통 모양의 변화, 굽힘 또는 폄이 됨 (Change in trunk shape, either into flexion or extension)	3		
몸통 옆으로 기울어짐 (Trunk is tilted sideways)	3			골반이 양쪽 다리 사이 중앙에 위치하지 않음 (The pelvis does not sit centrally between the legs)	3		
입술 물기 또는 얼굴 고정 (Lip biting or facial fixing)	1			균형점이 발 뒤꿈치에 있음 (Balance point is in heels)	3		
발고정 (foot fixing)	1			얼굴고정 (facial fixing)	1		
합계				**합계**			

기립자세에서 무릎 올림 (Standing Knee Lift)		오른쪽 다리 올리기	왼쪽 다리 올리기	앉은자세에서 무릎 올림 (Seated Knee Lift)		오른쪽 다리 올리기	왼쪽 다리 올리기
다리 올리는 쪽의 엉덩이가 올라가거나 / 몸통 옆이 짧아짐	3			다리 올리는 쪽의 엉덩이가 올라가거나 / 몸통 옆이 짧아짐	3		
엉덩관절이 옆으로 움직이는 자세	3			골반이 측면 밖으로 움직임	3		
한 팔이 더 낮게 움직임	2			한 팔이 더 낮게 움직임	3		
몸통이 옆으로 기울어짐	3			몸통이 옆으로 기울어짐	3		
다리를 똑바로 올리지 못함	2			다리를 똑바로 올리지 못함	3		
척추 폄	3			얼굴 고정 (facial fixing)	1		
척추 굽힘	3			발고정 (foot fixing)			
얼굴 고정 (facial fixing)	1						
발고정 (foot fixing)	1						
합계				**합계**			

하지와 코어 주변 안정성 합계: ____________

④ 상지 안정성 (Upper Control Zone Stability)

다이아몬드(Diamond)		오른쪽	왼쪽	벽 밀기(Wall Press)		오른쪽	왼쪽
손목과 아래팔 대신에 손바닥을 위로 돌림 (Hands turn palms upwards instead of wrists amd forearms lifting)	3			턱이 위쪽으로 기울어짐 (Chin tilts upward)	3		
어깨가 귀 앞쪽으로 움직임 (Shoulders move towards ears)	3			어깨가 위로 움직이거나 또는 어깨뼈가 갈비뼈에서 떨어짐 (Shoulders move up, or scapulae wing off the rib cage)	3		
손이 10cm 보다 적게 올라감 (Hands lift less than 10 cm)	3			골반이 앞쪽으로 움직이는 경향 (Pelvis drifts forward)	3		
어깨가 바닥쪽으로 내려 앉음 (Shoulder sinks to the floor)	3			위가 돌출됨 (Stomach protrudes)	3		
				상지가 앞쪽으로 굽혀짐 (Stomach protrudes)	3		
합계				**합계**			

상지 주변 안정성 합계: ____________

⑤ 기본적인 신체 조절 (Basic Global Control)

슈퍼맨 (Superman)		오른쪽 팔/왼쪽 다리 올림	왼쪽 팔/오른쪽 다리 올림
머리자세 불안정 (Head position is lost)	2		
어깨가 위로 움직이거나 또는 어깨뼈가 갈비뼈에서 떨어짐 (Shoulders move up, or scapulae wing off the rib cage)	3		
지지되지 않는 쪽의 가슴이 아래로 떨어짐 (Chest drops on unsupported side)	3		
골반이 지지되지 않는 쪽이 위쪽 돌림 또는 아래쪽 돌림	3		
위가 돌출되거나-척추 만곡이 깊어짐 (Stomach protrudes-spinal curve deepens)	3		
얼굴 고정 (fascial fixing)	1		
합계			

기본적인 신체 조절 합계: ____________

점수 요약 (Score Summary)

1. 균형	
2. 가동성 관계	
3. 중심 영역 조절과 하지 영역 조절 안정성	
4. 상지 안정성	
5. 기본적인 신체 조절	

전체 총 점수: ___________

행동 계획 (Action Plan):

❶ 주된 부위: ______________________________

____

❷ 힘과 조건화 프로그램 영향들: ______________________________

____

❸ 기술적인 영향들: ______________________________

____

문헌 목록과 참고문헌 (Bibliography and References)

1 Abt, J.P., Smoglia, J.M., Bricj, M.J., Jolly, J., Lephart, S., & Fu, F.: 2007. Relationship between cycling mechanics and core stability. *J. of Strength and Conditioning Research*, **21**(4): 1300–1304.

2 Alon, R.: 1996. *Mindful Spontaneity: Returning to Natural Movement*. North Atlantic Books, Berkeley, CA.

3 Anderson, T.: 1996. Biomechanics and running economy. *Sports Medicine*, **22**(2): 76–89.

4 Barlow, W.: 1973. *The Alexander Principle: How to Use Your Body Without Stress*. Victor Gollancz, London.

5 Bergmark, A.: 1989. Stability of the lumbar spine: a study in mechanical engineering. *Acta Orthopedica Scandinavica*, **230**: 20–24.

6 Besier, T.F., Lloyd, D.G., Ackland, T.R. & Cochrane, J.L.: 2001. Anticipatory effects on knee joint loading during running and cutting manoeuvres. *Medicine and Science in Sports and Exercise*, **33**(7): 1176–81.

7 Bolgla, L.A. & Keskula, D.R.: 2000. A review of the relationship among knee effusion, quadriceps inhibition and knee function. *J. of Sport Rehabilitation*, **9**(2): 160–168.

8 Bosch, F.: 2012. The Mechanics of Sprinting. Lecture delivered at "Running" Conference, UK.

9 Bullock-Saxton, J.E., Janda, V. & Bullock, M.I.: 1994. The influence of ankle sprain injury on muscle activation during hip extension. *Int. J. of Sports Medicine*, **15**(6): 330–334.

10 Burden, A.M., Grimshaw, P.N. & Wallace, E.S.: 1998. Hip and shoulder rotations during the golf swing of sub-10 handicap players. *J. Sports Sci*ence, **16**(2):165–176.

11 Burnett, A., Cornelius, M., Dankaerts, W. & O'Sullivan, P.: 2004. Spinal kinematics and trunk muscle activity in cyclists: a comparison between healthy controls and non-specific chronic low back pain subjects: a pilot investigation. *J. of Manual Therapy*, **9**(4): 211–219.

12 Cairns, M.C., Foster, N.E., & Wright, C.: 2006. Randomized controlled trial of specific spinal stabilization exercises and conventional physiotherapy for recurrent low back pain. *Spine*, **1**:31(19): E670–681.

13 Chappell, J.D., Yu, B., Kirkendall, D.T. & Garrett, W.E.: 2002. A comparison of knee kinetics between male and female recreational athletes in stop-jump tasks. *Am. J. of Sports Medicine*, **30**(2): 261–267.

14 Christina, R.W.: 1996. Major determinants of the transfer of training: Implications for enhancing sport performance. In: Kim, K.W. (ed.) *Human Performance Determinants in Sport*. Korean Society of Sport Psychology, Seoul, pp. 25–52.

15 Comerford, M.J. & Mottram, S.L.: 2001. Movement and stability dysfunction: contemporary developments. *J. of Manual Therapy*, **6**(1): 15–26.

16 Cortes, N., Quammen, D., Lucci, S., Greska, E., & Onate, J.: 2012. A functional agility short-term fatigue protocol changes lower extremity mechanics. *J. Sports Sci.* **30**(8): 797-805.

17 Cowan, S.M., Hodges, P.W., Bennell, K.L., & Crossley, K.M.: 2002. Altered vastii recruitment when people with patellofemoral pain syndrome complete a postural task. *Arch. Phys. Med. Rehabil.*, **83**(7): 989–995.

18 Cowan, S.M., Schache, A.G., Brukner, P., Bennell, K.L., Hodges, P.W., Coburn, P. & Crossley, K.M.: 2004. Delayed onset of transversus abdominus in long-standing groin pain. *Med. Sci. Sports Exerc.*, **36**(12): 2040–2045.

19 Decker, M., Torry, M., Noonan, T., Riviere, A. & Strerett, W.: 2002. Landing adaptations after ACL reconstruction. *Medicine and Science in Sport and Exercise*, **34**(9): 1408–1413.

20 De Luca, L., Di Giorgio, P., Signoriello, G., Sorrentino, E., Rivellini, G., D'Amore, E., De Luca, B. & Murray, J.A.: 2004. Relationship between hiatal hernia and inguinal hernia. *Digestive Diseases and Sciences*, **49**(2): 243–247.

21 Diallo, O., Dore, E., Duche, P. & Van Praagh, E.: 2001. Effects of plyometric training followed by a reduced training programme on physical performance in prepubescent soccer players. *J. of Sports Medicine and Physical Fitness*, **4**(3): 342–348.

22 Dickerman, R.D., Smith, A. & Stevens, Q.E.: 2004. Umbilical and bilateral inguinal hernias in a veteran powerlifter: is it a pressure-overload syndrome? *Clinical J. of Sport Medicine*, **14**(2): 95–96.

23 Don Tigny, R.: 2005. Critical analysis of the functional dynamics of the sacroiliac joints as they pertain to normal gait. *J. of Orthopaedic Medicine*, **27**(1): 3–10.

24 Dufek, J. & Bates, B.: 1990. The evaluation and prediction of impact forces during landings. *Medicine and Science in Sports and Exercise*, **22**(2): 370–377.

25 Ellenbecker, T.S., Roetert, E.P., Piorkowski, P.A. & Schulz, D.A.: 1996. Glenohumeral joint internal and external rotation range of motion in elite junior tennis players. *J. of Orthopaedic and Sports Physical Therapy*, **24**(6): 336–341.

26 Elphinston, J. & Pook, P.: 2000. *The Core Workout: The Definitive Guide To Swiss Ball Training for Athletes, Coaches and Fitness Professionals.* Lotus Publishing, Chichester.

27 Elphinston, J. & Hardman, S.L.: 2006. Effect of an integrated functional stability program on injury rates in an international netball squad. *J. Sci. Med. Sport*, **9**(1–2): 169–176.

28 Elphinston, J.: 2006. *Total Stabilitets-Traning: Prestationsutvecklande, Skadeforebyggande, Ovingar Och Teori*. SISU Idrottsbocker, Stockholm.

29 Escorsell, A., Gines, A., Llach, J., Garcia-Pagan, J.C., Bordas, J.M., Bosch, J. & Rodes, J.: 2002. Increasing intra-abdominal pressure increases pressure, volume, and wall tension in esophageal varices. H*epatology*, **36**(4): 936–940.

30 Feldenkrais, M.: 1972. *Awareness through Movement*. Harper and Row, New York.

31 Fleisig, G.S., Barrentine, S.W., Escamilla, R.F. & Andrews, J.R.: 1996. Biomechanics of overhand throwing with implications for injuries. *J. of Sports Medicine*, **21**(6): 421–437.

32 Garrick, J.G. & Requa, R.: 2005. Structured exercises to prevent lower limb injuries in young handball players. *Clinical J. of Sport Medicine*, **15**(5): 398.

33 Gibbons, S.: 2001. Biomechanics and stability mechanisms of psoas major. In: Conference Proceedings 4th Interdisciplinary World Congress on Low Back and Pelvic Pain, pp. 246–247.

34 Gracovetsky, S.A.: 1997. Linking the spinal engine with the legs: a theory of human gait. In: Vleeming, A., Mooney, V., Dorman, T., Snijders, C. & Stoeckart, R. (eds.). *Movement, Stability and Low Back Pain: The Essential Role of the Pelvis*. Churchill Livingstone, Edinburgh, pp. 243–251.

35 Grenier, S.G. & McGill, S.M.: 2007. Quantification of lumbar stability by using two different abdominal activation strategies. *Arch. Phys. Med. Rehabil.*, **88**(1): 54–62.

36 Grimstone, S.K. & Hodges, P.W.: 2003. Impaired postural compensation for respiration in people with recurrent low back pain. *Experimental Brain Research*, **151**(2): 218–224.

37 Hagins, M. & Lamberg, E.M.: 2006. Natural breath control during lifting tasks: effect of load. *European J. of Applied Physiology*, **96**(4): 453–458.

38 Hall, K.G., Domingues, D.A. & Cavazos, R.: 1994. Contextual interference effects with skilled baseball players. *Perceptual and Motor Skills*, **78**(3): 835–841.

39 Hamlyn, N., Behm, D.G. & Young, W.B.: 2007. Trunk muscle activation during dynamic weight training exercises and isometric instability exercises. *J. of Strength and Conditioning Research*, **21**(4): 1108–1112.

40 Hassanlouei, H., Arendt-Nielsen, L., Kersting, U.G., Falla, D.: 2012. Effect of exercise-induced fatigue on postural control of the knee. *J. Electromyogr Kinesiol.* **22**(3): 342–347.

41 Hewett, T.E., Myer, G.D., Ford, K.R., Heidt, R.S. Jr., Colosimo, A.J., McLean, S.G., van den Bogert, A.J., Paterno, M.V. & Succop, P.: 2005. Biomechanical measures of neuromuscular control and valgus loading of the knee predict anterior cruciate ligament injury risk in female athletes: a prospective study. *Am. J. of Sports Medicine*, **33**(4): 492–501.

42 Hides, J.A., Richardson, C.A. & Jull, G.A.: 1996. Multifidus recovery is not automatic following resolution of acute first-episode low back pain. *Spine*, **21**(23): 2763–2769.

43 Hintermeister, R.A., O'Connor, D.D., Lange, G.W., Dillman, C.J. & Steadman, J.R.: 1997. Muscle activity in wedge, parallel, and giant slalom skiing. *Medicine and Science in Sports and Exercise*, **29**(4): 548–553.

44 Hodges, P. & Richardson, C.A.: 1997. Feedforward contraction of transversus abdominis is not influenced by the direction of arm movement. *Experimental Brain Research*, **114**(2): 362–370.

45 Hodges, P. & Gandieva, S.C.: 2000. Changes in intra-abdominal pressure during postural and respiratory activation of the human diaphragm. *J. Appl. Physiol.*, Sept. **89**(3): 967–976.

46 Hodges, P.: 2001. Changes in motor planning of feedforward postural responses of the trunk muscles in low back pain. *Experimental Brain Research*, **141**(2): 261–266.

47 Hodges, P.W., Heijnen, I. & Gandevia, S.C.: 2001. Postural activity of the diaphragm is reduced in humans when respiratory demand increases. *J. of Physiology*, **537**(3): 999–1008.

48 Hodges, P.W., Gurfinkel, V.S., Brumagne, S., Smith, T.C. & Cordo, P.C.: 2002. Coexistence of stability and mobility in postural control: evidence from postural compensation for respiration. *Experimental Brain Research*, **144**(3): 293–302.

49 Hodges, P.W., Eriksson, A.E., Shirley, D. & Gandevia, S.C.: 2005. Intra-abdominal pressure increases stiffness of the lumbar spine. *J. of Biomechanics*, **38**(9): 1873–1880.

50 Hodges, P.W., Sapsford, R., & Pengel, L.H.: 2007. Postural and respiratory functions of the pelvic floor muscles. *Neurourol Urodyn*. **26**(3): 362–371.

51 Hudson, J.L.: 1986. Coordination of segments in the vertical jump. *Medicine and Science in Sports and Exercise*, **18**(2): 242–251.

52 Hungerford, B., Gilleard, W. & Hodges, P.W.: 2003. Evidence of altered lumbo-pelvic muscle recruitment in the presence of sacroiliac joint pain. *Spine*, **28**(14): 1593–1600.

53 Hurd, W.J., Chmielewski, T.L., Axe, M.J., Davis, I. & Snyder-Mackler, L.: 2004. Differences in normal and perturbed walking kinematics between male and female athletes. *Clinical Biomechanics*, 19(5): 465–472.

54 Huxel, K.C., Swanik, C.B., Swanik, K.A., Bartolozzi, A.R., Hillstrom, H.J., Sitler, M.R. & Moffit, D.M.: 2008. Stiffness regulation and muscle-recruitment strategies of the shoulder in response to external rotation perturbations. *J. Bone Joint Surg. Am.*, **90**(1): 154–162.

55 Irmischer, B.S., Harris, C., Pfeiffer, R.P., DeBeliso, M.A., Adams, K.J. & Shea, K.G.: 2004. Effects of a knee ligament injury prevention exercise program on impact forces in women. *J. of Strength and Conditioning Research*, **18**(4): 703–707.

56 Ishikawa, M., Komi, P.V., Grey, M.J., Lepola, V. & Bruggemann, G.P.: 2005. Muscle-tendon interaction and elastic energy usage in human walking. *J. of Applied Physiology*, **99**(2): 603–608.

57 Itoi, E., Kuechle, D.K., Newman, S.R., Morrey, B.F., & An, K.N.: 1993. Stabilising function of the biceps in stable and unstable shoulders. *J. Bone Joint Surg. Br.*, **75**(4): 546–550.

58 Itoi, E., Newman, S.R., Kuechle, D.K., Morrey, B.F. & An, K.N.: 1994. Dynamic anterior stabilisers of the shoulder with the arm in abduction. *J. Bone Joint Surg. Br.*, **76**(5): 834–836.

59 Jackson, O.: 1999. Neuro-orthopaedics and geriatric rehabilitation: balance, flexibility, coordination: improving function for older persons, using the Feldenkrais method. *Northeast Seminars*, East Hampstead, NH.

60 Janda, V.: 1983. On the concept of postural muscles and posture in man. *Aus. J. Physioth.*, **29**(3): 83–84.

61 Jull, G., Kristjansson, E. & Dall'Alba, P.: 2004. Impairment in the cervical flexors: a comparison of whiplash and insidious onset neck pain patients. *J. of Manual Therapy*, **9**(2): 89–94.

62 Jung, A.P.: 2003. The impact of resistance training on distance running performance. *J. of Sports Med.*, **33**(7): 539–552.

63 Karlson, K.: 2000. Rowing injuries. Identifying and treating musculoskeletal and non-musculoskeletal conditions. *The Physician and Sports Medicine*, **28**(4): 40–50.

64 Khayambashi, K., Mohammadkhani, Z., Ghaznavi, K., Lyle, M.A., Powers, C.M.: 2012. The effects of isolated hip abductor and external rotator muscle strengthening on pain, health status, and hip strength in females with patellofemoral pain: a randomized controlled trial. J. Orthop. Sports Phys. Ther., **42**(1): 22–29

65 Kibler, W.B., McMullen, J. & Uhl, T.: 2001. Shoulder rehabilitation strategies, guidelines and practice. *Orthopedic Clinics of North America*, **32**(3): 527–538.

66 Kolar, P.: 1999. The sensomotor nature of postural functions: its fundamental role in rehabilitation of the motor system. *J. of Orthopaedic Medicine*, **21**(2): 40–45.

67 Kornecki, S.: 1992. Mechanism of muscular stabilisation process in joints. *J. of Biomechanics*, **25**(3): 235–245.

68 Kristjansson, E.: 2004. Reliability of ultrasonography for the cervical multifidus muscle in asymptomatic and symptomatic patients. *J. of Manual Therapy*, 9(2): 83–88.

69 Kulig, K., Loudon, J.K., Popovich, J.M. Jr., Pollard, C.D. & Winder, B.R.: 2011. Dancers with Achilles tendinopathy demonstrate altered lower extremity takeoff kinematics. *J. Orthop. Sports Phys. Ther.*, **41**(8): 606–613.

70 LaBella, C.R., Huxford, M.R., Grissom, J., Kim, K.Y., Peng,J., Christoffel, K.K.: 2011 Effect of neuromuscular warm-up on injuries in female soccer and basketball athletes in urban public high schools: cluster randomized controlled trial. *Arch. Pediatr. Adolesc. Med.* **165**(11): 1033–1040.

71 Lee, D.G.: 2005. The thorax: an integrated approach for restoring function, relieving pain. *Physiotherapist Corporation*, Canada.

72 Lee, D. & Vleeming, A.: 2000. Diagnostic tools for the impaired pelvis. *American Back Society Annual Meeting*, December 7–9, Vancouver, Canada.

73 Leetun, D.T., Ireland, M.L., Willson, J.D., Ballantyne, B.T., & Davis, I.M.: 2004. Core stability measures as risk factors for lower extremity injury in athletes. *Med. Sci. Sports Exerc.* **36**(6): 926–934.

74 Lephart, S.: 2003. Sensorimotor system: performance and protection. Paper presented at the Seventh Olympic Conference in Sports Sciences, Athens, 7–11 October.

75 Lewit, K.: 1999. Chain reactions in the locomotor system in the light of coactivation patterns based on developmental neurology. *J. of Orthopaedic Medicine*, **21**(2): 52–57.

76 Li, L. & Caldwell, G.E.: 1998. Muscle coordination in cycling: effect of surface incline and posture. *J. of Applied Physiology*, **85**(3): 927–934.

77 Loudon, J. & Reiman, M.: 2012. Lower Extremity Kinematics in Running Athletes With and Without a History of Medial Shin Pain. *Int. J. of Sp. and Phys. Therapy*, Vol.7, No.4, p.356.

78 Louw, Q., Grimmer, K. & Vaughan, C.: 2006. Biomechanical outcomes of a knee neuromuscular exercise programme among adolescent basketball players: a pilot study. *Physical Therapy in Sport*, 7: 65–73.

79 Magarey, M.E. & Jones, M.A.: 2003. Dynamic evaluation and early management of altered motor control around the shoulder complex. Manual Therapy, **8**(4): 195–206.

80 Malinzak, R.A, Colby, S.M., Kirkendall, D.T., Yu, B. & Garrett, W.E.: 2001. A comparison of knee joint motion patterns between men and women in selected athletic tasks. *Clinical Biomechanics*, **16**(5): 438–445.

81 Mascal, C.L., Landel, R. & Powers, C.: 2003. Management of patellofemoral pain targeting hip, pelvis, and trunk muscle function: two case reports. *J. of Orthopaedic and Sports Physical Therapy*, **33**(11): 647–660.

82 McLean, S.G., Felin, R.E., Suedekum, N., Calabrese, G., Passerallo, A., & Joy, S.: 2007. Impact of fatigue on gender-based high-risk landing strategies. *J. of Med. Sci. Sports Exerc.*, **39**(3): 502–514.

83 McNair, P.J., Prapavessis, H. & Callender, K.: 2000. Decreasing landing forces: effect of instruction. *Br. J. of Sports Medicine*, **34**(4): 293–296.

84 McNitt-Gray, J.L., Hester, D.M., Mathiyakom, W. & Munkasy, B.A.: 2001. Mechanical demand and multijoint control during landing depend on orientation of the body segments relative to the reaction force. *J. of Biomechanics*, **34**(11): 1471–1482.

85 Mellor, R., & Hodges, P.W.: 2006. Effect of knee joint angle on motor unit synchronization. *J. Orthop. Res.*, **24**(7): 1420–1426.

86 Mens, J., Inklaar, H., Koes, B.W., & Stam, H.J.: 2006. Anew view on adduction-related groin pain. *Clin. J. Sport Med.* 16(1): 15–19.

87 Mok, N.W., Brauer, S.G. & Hodges, P.W.: 2004. Hip strategy for balance control in quiet standing is reduced in people with low back pain. *Spine*, **29**(6): E107–112.

88 Moraes, G.F., Faria, C.D. & Teixeira-Salmela, L.F.: 2008. Scapular muscle recruitment patterns and isokinetic strength ratios of the shoulder rotator muscles in individuals with and without impingement syndrome. *J. Shoulder Elbow Sur.*, **17**(1): 48S–53S.

89 Moseley, G.L., Nicholas, M.K. & Hodges, P.W.: 2004. Pain differs from non-painful attention-demanding or stressful tasks in its effect on postural control patterns of trunk muscles. *Experimental Brain Research*, **156**(1): 64–71.

90 Moseley, G.L., Nicholas, M.K. & Hodges, P.W.: 2004. Does anticipation of back pain predispose to back trouble? Brain, **127**(10): 2339–2347.

91 Mottram, S. & Comerford, M.: 1998. Stability dysfunction and low back pain. *J. of Orthopaedic Medicine*, **20**(2): 13–19.

92 Myer, G.D., Ford, K.R., Brent, J.L. & Hewett, T.E.: 2006. Te effects of plyometric vs. dynamic stabilization and balance training on power, balance, and landing force in female athletes. *J. Strength Cond. Res.*, **20**(2): 345–353.

93 Myer, G.D., Ford, K.R., McLean, S.G. & Hewett, T.E.: 2006. The effects of plyometric versus dynamic stabilization and balance training on lower extremity biomechanics. *Am. J. Sports Med.*, **34**(3): 445–455.

94 Myers, T.: 2008. *Anatomy Trains: Myofascial Meridians for Manual and Movement Therapists, 2e.* Churchill Livingstone, Edinburgh, (Chapter 2).

95 Myklebust, G., Engebretsen, L., Braekken, I.H., Skjolberg, A, Olsen, O.E. & Bahr, R.: 2007. Prevention of noncontact anterior cruciate ligament injuries in elite and adolescent female team handball athletes. *Instr. Course Lect.* 3:56: 407–418.

96 Neptune, R.R., Zajac, F.E. & Kautz, S.A.: 2004. Muscle force redistributes segmental power for body progression during walking. *Gait and Posture*, **19**(2): 194–205.

97 Newcomer, K.L., Laskowski, E.R., Yu, B., Johnson, J.C. & An, K.N.: 2000. Differences in repositioning error among patients with low back pain compared with control subjects. *Spine*, **25**(19): 2488–2493.

98 Nuzzo, J.L., McCaulley, G.O., Cormie, P. & Cavill, M.J.: 2008. Trunk muscle activity during stability ball and free weight exercises. *J. of Strength and Conditioning Research,* **22**(1): 95–102.

99 Nyland, J.A., Caborn, D.N., Shapiro, R. & Johnson, D.L.: 1997. Fatigue after eccentric quadriceps femoris work produces earlier gastrocnemius and delayed quadriceps femoris activation during crossover cutting among normal athletic women. *Knee Surg. Sports Traumatol. Arthrosc.* **5**(3): 162-167.

100 Nyland, J, Lachman, N., Kocabey, Y., Brosky, J., Altun, R. & Caborn, D.: 2005. Anatomy, function, and rehabilitation of the popliteus musculotendinous complex. *J. Orthop. Sports Phys. Ther.* **35**(3): 165–179.

101 Oberländer, K.D., Brüggemann, G.P., Höher, J. & Karamanidis, K.: 2012. Altered landing mechanics in ACL-reconstructed patients. *Med. Sci. Sports Exerc.* [E-pub ahead of print].

102 Olsen, O.E., Myklebust, G., Engebretsen, L., Holme, I. & Bahr, R.: 2005. Exercises to prevent lower limb injuries in youth sports: cluster randomised controlled trial. *British Medical Journal*, **330**(7489): 449.

103 Onate, J.A., Guskiewicz, K.M. & Sullivan, R.J.: 2001. Augmented feedback reduces jump-landing forces. *J. of Orthopaedic and Sports Physical Therapy*, **31**(9): 511–517.

104 O'Sullivan, P.B., Burnett, A., Floyd, A.N., Gadson, K., Logiudice, J., Miller, D. & Quirke, H.: 2003. Lumbar repositioning deficit in a specific low back pain population. *Spine*, **28**(10): 1074–1079.

105 O'Sullivan, P.B., Phyty, G.D., Twomey, L.T. & Allison, G.T.: 1997. Evaluation of specific stabilizing exercise in the treatment of chronic low back pain with radiologic diagnosis of spondylolysis or spondylolisthesis. *Spine*. Dec. 15, **22**(24): 2959–2967.

106 Paoletti,S.: 2006. *The Fasciae: Anatomy, Dysfunction and Treatment*. (Chapter 2). Eastland Press, Seattle.

107 Park, E., Schöner, G. & Scholz, J.P.: 2012. Functional synergies underlying control of upright posture during changes in head orientation. *PLoS One*. **7**(8): e41583.

108 Pfeiffer, R.P., Shea, K.G., Roberts, D., Grandstrand, S., & Bond, L.: 2006. Lack of effect of a knee ligament injury prevention program on the incidence of non-contact anterior cruciate ligament injury. *J. Bone Joint Surg. Am.*, **88**(8): 1769–1774.

109 Pirouzi, S., Hides, J., Richardson, C., Darnell, R. & Toppenberg, R.: 2006. Low back pain patients demonstrate increased hip extensor muscle activity during submaximal rotation efforts. *Spine*, **15**:31(26): E999–E1005.

110 Podraza, J.T. & White, S.C.: 2010. Effect of knee flexion angle on ground reaction forces, knee moments and muscle co-contraction during an impact-like deceleration landing: implications for the non-contact mechanism of ACL injury. *J. Orthop Res*. **17**(4): 291-5°.

111 Reed, C.A., Ford, K.R., Myer, G.D., Hewett, T.E.: 2012. The effects of isolated and integrated 'core stability' training on athletic performance measures: a systematic review. *Sports Med.*, **1**:42(8): 697–706.

112 Renkawitz, T., Boluki, D. & Grifka, J.: 2006. The association of low back pain, neuromuscular imbalance, and trunk extension strength in athletes. *Spine*, **6**(6): 673–683.

113 Roll, R., Kavounoudias, A. & Roll, J.P.: 2002. Cutaneous afferents from human plantar sole contribute to body posture awareness. *Neuroreport*, **13**(15): 1957–1961.

114 Rose, D.J.: 2003. *Fallproof! A Comprehensive Balance and Mobility Training Programme*. Human Kinetics, Champaign, IL.

115 Ross, A.L. & Hudson, J.L.: 1997. Efficacy of a mini-trampoline program for improving the vertical jump. In: Wilkerson, J.D., Ludwig, K.M. & Zimmermann, W.J. (eds.) *Biomechanics in Sports XV*, Texas Women's University, Denton, pp.63–69.

116 Sahrmann, S.: 2002. *Diagnosis and Treatment of Movement Impairment Syndromes*. Mosby, St. Louis, pp.30–31.

117 Santello, M., McDonagh, M.J. & Challis, J.H.: 2001. Visual and non-visual control of landing movements in humans. *J. of Physiology*, **537**(1): 313–327.

118 Saunders, S.W., Rath, D., & Hodges, P.W.: 2004. Postural and respiratory activation of the trunk muscles changes with mode and speed of locomotion. *Gait Posture*, **20**(3): 280–290.

119 Sell, T., Tsai, Y., Smoglia, J., Myers, J. & Lephart, S.: 2007. Strength, flexibility and balance characteristics of highly proficient golfers. *J. Strength and Conditioning Research*, **21**(4): 1166–1171.

120 Sigward, S. & Powers, C.M.: 2006. The influence of experience on knee mechanics during side-step cutting in females. *Clin Biomech.,* **21**(7): 740–747.

121 So, R.C.H., Ng, J.K.F. & Ng, G.Y.F.: 2005. Muscle recruitment pattern in cycling: a review. *Physical Therapy in Sport*, **6**(2): 89–96.

122 Stanton, R., Reaburn, P.R., & Humphries, B.: 2004. The effect of short-term Swiss ball training on core stability and running economy. *J. Strength Cond. Res*., **18**(3): 522–528.

123 Tateuchi, H., Taniguchi, M., Mori, N. & Ichihashi, N.: 2012. Balance of hip and trunk muscle activity is associated with increased anterior pelvic tilt during prone hip extension. *J. Electromyogr Kinesiol*., **22**(3): 391–397.

124 Thompson, C.J., Cobb, K.M., & Blackwell, J.: 2007. Functional training improves club head speed and functional fitness in older golfers. *J. Strength Cond. Res*., **21**(1): 131–137.

125 Tsai, L.C., McLean, S., Colletti, P.M. & Powers, C.M.: 2012. Greater muscle co-contraction results in increased tibiofemoral compressive forces in females who have undergone anterior cruciate ligament reconstruction. *J. Orthop. Surg*., Online Early View edition, 22 JUNE, 2012.DOI: 10.1002/jor.22176).

126 Umphred, D.A.: 2001. The limbic system: influence over motor control and learning. In: *Neurological Rehabilitation 4th Ed*., Mosby, St Louis, pp. 148–177.

127 Urquhart, D.M., Hodges, P.W. & Story, I.H.: 2005. Postural activity of the abdominal muscles varies between regions of these muscles and between body positions. *Gait Posture*, **22**(4): 295–301.

128 Vad, V., Gebeth, A., Dinas, D., Altcheck, D. & Norris, B.: 2003. Hip and shoulder rotation range of motion deficits in professional tennis players. *J. of Science and Medicine in Sport*, **6**(1): 71–75.

129 Van Schie, C., Carrington, A., Vermigli, C. & Boulton, A.: 2004. *Diabetes Care*, (27)7: 1668 –1673.

130 Van Wingerden, J.P., Vleeming, A., Buyruk, H.M. & Raissadat, K.: 2004. Stabilization of the sacroiliac joint in vivo: verification of muscular contribution to force closure of the pelvis. *European Spine Journal*, **13**(3): 199–205.

131 Vleeming, A., Pool-Goudzwaard, A.L., Stoeckart, R., van Wingerden, J.P. & Snijders, C.J.: 1995. The posterior layer of the thoracolumbar fascia. Its function in load transfer from spine to legs. *Spine*, **20**(7): 753–758.

132 Vleeming, A., Mooney, V., Snidjers, C. & Dorman, T. (eds.): 1997. Movement, Stability and Low Back Pain: the Essential Role of the Pelvis. *Churchill Livingstone, Edinburgh.*

133 Vrbanić, T.S., Ravlić-Gulan, J., Gulan, G. & Matovinović, D.: 2007. Balance index score as a predictive factor for lower sports results or anterior cruciate ligament knee injuries in Croatian female athletes–preliminary study. *Coll Antropol*. **31**(1): 253–258.

134 Walker, M., Rothstein, J., Finucare, S. & Lamb, R.: 1987. Relationship between lumbar lordosis, pelvic tilt and abdominal performance. *Physical Therapy*, **67**(4): 512–516.

135 Young, W.B. & Behm, D.G.: 2003. Effect of running, static stretching and practice jumps on explosive force production and jumping performance. *J. of Sports Medicine and Physical Fitness*, **43**(1): 21–27.

136 Zazulak, B.T., Hewett, T.E., Reeves, N.P., Goldberg, B., & Cholewicki, J.: 2007. Deficits in neuromuscular control of the trunk predict knee injury risk: a prospective biomechanical-epidemiologic study. *Am. J. Sports Med*. **35**(7): 1123–1130.

찾아보기 (Index)

운동 색인

Chapter 3

Chapter 4

Chapter 5

Section 1. Simple sensory communication test

Section 2: Functional mobility

Section 3. The lower and central control zones

Section 4: The upper control zone

Section 5: Basic global control

Functional mobility testing and mobility training

Jumps

Landings

Higher level pelvic control testing

Momentum control

Chapter 6

Chapter 7

Chapter 8

Chapter 9

Chapter 10